DICTIONNAIRE

DE MÉDECINE.

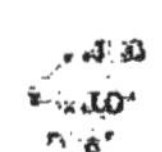

DE L'IMPRIMERIE DE T.-F. RIGNOUX,
Imprimeur de l'Académie royale de Médecine,
rue des Francs-Bourgeois-Saint-Michel, n° 8.

DICTIONNAIRE

DE MÉDECINE,

PAR MM. ADELON, ANDRAL, BÉCLARD, BIETT, BRESCHET, CHOMEL, H. CLOQUET, J. CLOQUET, COUTANCEAU, DESORMEAUX, FERRUS, GEORGET, GUERSENT, LAGNEAU, LANDRÉ-BEAUVAIS, MARC, MARJOLIN, MURAT, OLLIVIER, ORFILA, PELLETIER, RAIGE-DELORME, RAYER, RICHARD, ROCHOUX, ROSTAN, ROUX ET RULLIER.

TOME SEIZIÈME.

ORT–PIV.

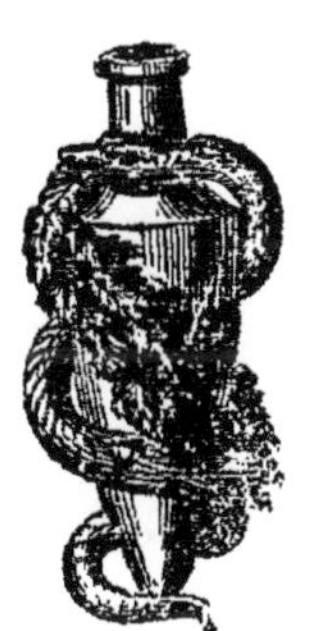

A PARIS,

CHEZ BÉCHET JEUNE,

LIBRAIRE DE L'ACADÉMIE ROYALE DE MÉDECINE,
place de l'École de Médecine, nº 4.

OCTOBRE 1826.

DICTIONNAIRE
DE MÉDECINE.

ORT.

ORTHOPÉDIE, s. f., de ὀρθὸς, droit, et de παῖς, enfant. Partie de la chirurgie qui a spécialement pour objet de prévenir et de corriger les difformités du corps chez les enfans. On a fait remarquer avec raison que cette définition fondée sur l'étymologie est incomplète; car les moyens que l'orthopédie met en usage sont quelquefois applicables avec succès aux adultes. Ces moyens sont la gymnastique, le régime pris dans toute sa latitude, des bains et des douches simples ou composées, des manipulations méthodiques, des appareils ou machines. Quelques auteurs, qui ont publié des ouvrages sur l'orthopédie, y ont traité d'un grand nombre d'affections qui appartiennent à d'autres branches de la chirurgie ou de la médecine, telles que les imperforations des ouvertures naturelles, les hernies congéniales de la tête et de l'abdomen, les hydropisies congéniales, le bec de lièvre, les altérations de la vue, de l'ouïe, de la parole, les maladies chroniques de la peau, le goître, etc.; ils ont manifestement dépassé les limites de leur sujet, et la nature des moyens qu'emploie l'orthopédie indique suffisamment celle des affections dont elle doit s'occuper.

On peut rapporter les vices de conformations et les déformations, en ayant égard à leur siége, à plusieurs genres : ceux de la tête, du rachis, du thorax, de l'abdomen, du bassin, des membres. Si on veut classer les difformités d'après leurs causes et leur origine, on les distingue en celles qui sont congéniales et en celles qui surviennent après la naissance; mais il importe beaucoup de remarquer que les unes et les autres peuvent se rencontrer sur des enfans très-sains d'ailleurs, et d'une très-bonne constitution; que d'autres fois, elles sont occasionnées ou entretenues par un état morbide général ou constitutionnel, tel que le rachitisme, les scrofules. Il faut aussi distinguer parmi les difformités survenues après la naissance, celles qui sont produites par une disposition héréditaire, et dont la guérison complète est toujours plus difficile à obtenir; celles qui sont occasionnées par des maladies locales où par des lésions mécaniques de quelque partie des systèmes osseux, musculaire, ligamenteux, nerveux, et enfin les déviations qui reconnaissent pour cause des attitudes vicieuses communiquées ou spontanées, l'usage de vêtemens qui gênent le développement des organes, des exercices mal dirigés, le défaut d'exercice ou l'exercice trop précoce ou trop continu de certaines parties. Quelques difformités, quoique très-apparentes à l'extérieur, et très-gênantes, ne sont pas du domaine de l'orthopédie : je veux parler de celles qui sont le symptôme de quelque maladie organique que l'on pourrait promptement aggraver ou rendre presque instantanément mortelle, en cherchant à les faire disparaître; telles sont les gibbosités anguleuses de la colonne vertébrale, occasionnées par la carie ou par l'absorption du corps de quelques vertèbres, les tumeurs formées par les hernies cérébrales, par l'hydrocéphale, l'hydrorachis , etc.; les difformités provenant des luxations dites spontanées, etc. On ne saurait trop le répéter, ces déformations symptomatiques ne sont pas du ressort de l'orthopédie, qui ne peut fournir que quelques moyens accessoires dans le traitement des affections primitives d'où elles résultent.

Les vices de conformation que les enfans apportent en naissant, et qui ne rentrent pas dans la classe de ceux dont nous venons de parler et que nous nommons symptomatiques, sont pour la plupart susceptibles de guérison, quoique quelques auteurs aient avancé le contraire; ces vices ne sont pas plus fréquens chez les jeunes filles que chez les garçons. Les difformités des membres qui se développent après la naissance ne paraissent pas être plus nombreuses dans un sexe que dans l'autre, mais il n'en est pas de même des altérations de forme de la colonne vertébrale, du bassin et du thorax : on les rencontre beaucoup plus souvent chez les jeunes filles que chez les garçons, et il est également certain qu'elles sont bien plus fréquentes dans les grandes villes qu'à la campagne. On a prétendu qu'à Paris on pourrait évaluer le nombre des jeunes filles affectées de ces déviations plus ou moins prononcées au vingtième ou même au quinzième du nombre total des sujets;

mais cette évaluation nous paraît exagérée. D'après les observations que j'ai pu recueillir, soit dans les hospices et les hôpitaux destinés aux enfans, soit dans plusieurs établissemens orthopédiques, le nombre des jeunes personnes affectées de gibbosité rachitique est à celui des garçons qui présentent le même mode de déformation, à peu près dans le rapport de vingt à un, tandis que chez ces derniers on observe bien plus souvent que chez les filles l'érosion ou la carie des vertèbres. Mais, pourquoi les filles sont-elles plus souvent affectées de déformation du tronc? On peut assigner comme causes principales de ce phénomène, leur constitution plus délicate, plus lymphatique, la mollesse plus grande du tissu de leurs vertèbres et des fibro-cartilages inter-vertébraux, la faiblesse de leur système musculaire, le peu d'exercice auquel elles se livrent, la vie sédentaire dont on leur fait contracter l'habitude de très-bonne heure, les attitudes vicieuses qu'elles prennent en se livrant à leurs occupations, et enfin, l'usage des corsets serrés qui compriment l'abdomen et le thorax, et empêchent les muscles du tronc de prendre l'accroissement qu'ils eussent pris, s'ils n'eussent point été comprimés.

Dans tous les traités d'Hygiène, dans la plupart des ouvrages où l'on a exposé les principes généraux relatifs à l'éducation physique des enfans, et dans un grand nombre de mémoires ou de dissertations sur le même sujet, on a signalé les inconvéniens qui résultent pour le développement du corps des enfans des deux sexes, de la manière dont ils sont généralement élevés, et qui a presque uniquement pour but de hâter le perfectionnement de leurs facultés intellectuelles; on a blamé avec raison la coutume généralement suivie de leur faire commencer des études abstraites et difficiles dès l'âge de six à sept ans, de les tenir enfermés dans des classes pendant la plus grande partie de la journée, de ne leur accorder que des récréations de courte durée dont ils sont encore souvent privés pour des fautes légères, etc. Il n'est pas difficile d'apprécier la justesse de ces observations; mais quoiqu'elles soient d'une haute importance, jusqu'à présent on n'en a guères tenu compte. Dans quelques institutions, cependant, on a déja introduit l'usage des exercices gymnastiques réguliers, il serait bien à désirer qu'il fût plus généralement adopté (*voyez* ENFANT, GYMNASTIQUE). Ces exercices ne doivent pas être considérés seulement comme un moyen de fortifier le corps, de donner plus de souplesse et de sûreté aux mouvemens, ils peuvent, ainsi que nous l'indiquerons bientôt, être d'une grande utilité pour guérir des déformations commençantes, et pour consolider des guérisons obtenues par l'emploi des machines.

Nous adopterons, dans l'examen des différens vices de conformation, l'ordre qui a été adopté par la plupart des auteurs, et nous passerons successivement en revue ceux de la tête, de la colonne vertébrale, du thorax, de l'abdomen, du bassin et des membres.

§ I. *Vices de conformation de la tête.*—Les difformités du crâne que les enfans apportent en naissant sont produites par une conformation vicieuse de l'encéphale ou par des maladies de cet organe; ou bien ils sont l'effet d'une pression extérieure exercée sur la tête, soit par les os du bassin, soit par quelque instrument employé pour terminer l'accouchement. Lorsque ces difformités sont le symptôme d'une maladie susceptible de guérison, on les voit diminuer peu à peu à mesure que la maladie guérit; c'est ce qui arrive dans quelques hernies cérébrales, dans quelques hydrocéphales; mais lorsqu'elles dépendent d'une conformation vicieuse du cerveau, elles ne s'effacent point avec l'âge, comme on peut s'en assurer en examinant le crâne de la plupart des idiots de naissance. Lorsque le crâne des enfans a été déformé par une compression extérieure pendant le travail de l'accouchement, il serait dangereux de vouloir lui rendre sa forme par des manipulations ou par l'application de bandages compressifs, et il arrive presque toujours que les os ne tardent pas à reprendre leur situation et leur courbure naturelle dès qu'ils cessent d'être comprimés.

L'os maxillaire inférieur, après la première dentition et surtout après la seconde, s'avance chez quelques enfans au-delà des os maxillaires supérieurs. On peut modifier cette difformité, en plaçant sur les dents inférieures un plan incliné en platine ou en or qui les ramène peu à peu en arrière, en même temps qu'il repousse en devant les dents incisives et canines supérieures. On seconde efficacement l'action de ce plan incliné par une mentonnière en toile ou en peau dirigée obliquement du menton vers l'occiput. J'ai vu ces moyens réunis réussir sur une jeune personne de quatorze ans.

§ II. *Déformations de la colonne vertébrale.*— Ces déformations sont de plusieurs espèces; quelques-unes se développent chez des enfans encore à la mamelle, mais le plus grand nombre d'entre elles se déclarent depuis l'âge de sept à huit ans jusqu'à la fin de la puberté. On voit aussi la colonne vertébrale se déformer chez quelques femmes à la suite de leur premier accouchement, chez d'autres à l'époque de la cessation du flux menstruel. Cette colonne peut également prendre des courbures vicieuses chez les adultes des deux sexes, et elles sont occasionnées soit par des affections rhumatismales, soit par des travaux assidus qui ont tenu le corps continuellement penché.

Chez les jeunes sujets, les déformations de la colonne épinière reconnaissent le plus souvent pour cause matérielle le ramollissement et l'affaissement sur l'un de leurs côtés des fibro-cartilages inter-vertébraux, qui prennent la forme d'un coin en s'affaissant du côté vers lequel le rachis s'incline, tandis qu'ils s'allongent et augmentent d'épaisseur du côté opposé; chez d'autres individus ce sont les corps des vertèbres qui éprouvent des changemens analogues; et dans quelques autres, les vertèbres et les fibro-cartilages sont en même temps déformés.

Les espèces de déformations de la colonne vertébrale peuvent se rapporter aux suivantes : 1° courbure de toute la colonne en avant; 2° renversement de la portion cervicale en arrière; 3° inflexion de cette même portion en avant; 4° torticolis ou torsion du cou avec inclinaison de la tête vers une épaule, tandis que le visage regarde du côté opposé; 5° inflexion du dos en devant ou dos vouté; 6° cambrure de la taille ou saillie des vertèbres lombaires en avant; 7° courbures latérales de l'épine.

Courbure de toute la colonne vertébrale en avant : on l'observe dans plusieurs cas; chez les enfans très-jeunes, faibles, dont la tête trop volumineuse ne pouvant être soutenue par les muscles de la région postérieure du cou penche en devant et entraîne dans la même direction le thorax; chez les jeunes sujets qui sont sur le point d'atteindre l'âge de la puberté, d'une constitution naturellement très-faible ou affaiblie par des maladies, par la masturbation, par des études trop assidues, enfin chez les vieillards dont les muscles extenseurs du tronc se sont peu à peu affaiblis.

Cette déformation, quand elle est parvenue à un certain degré, occasionne le rétrécissement de la poitrine par le rapprochement du bord des côtés dans la moitié antérieure de leur longueur; elles perdent de leur courbure, et le sternum est repoussé en avant. La cavité abdominale est rétrécie de haut en bas, les muscles droits abdominaux se raccourcissent, ou bien ils sont courbés d'arrière en avant par les viscères comprimés; la respiration et la digestion deviennent pénibles.

Les moyens qu'il convient d'employer pour les enfans très-jeunes menacés ou atteints de cette déformation sont un régime analeptique, des bains aromatiques chauds, des frictions sèches sur toute la région postérieure du tronc, l'insolation de cette région avec les précautions convenables pour que ni le cerveau ni la moelle de l'épine ne soient pas irrités par les rayons du soleil. Ces enfans doivent être couchés sur le dos, et soit dans leur lit, soit sur les genoux de leur mère, ils doivent être placés sur un coussin dur, rempli de crin ou d'herbes aromatiques desséchées. Il faut éviter de tenir ces enfans assis, ou de les faire marcher de trop bonne heure; quand ils ont acquis un certain degré de force, on peut les abandonner à eux-mêmes, soit sur un tapis, soit sur le sable échauffé par les rayons du soleil. Plus tard, on peut employer utilement pour eux les bains frais soit par immersion dans une baignoire, soit mieux encore les bains dans l'eau courante.

Les mêmes indications se présentent quand le mal existe chez des enfans plus âgés, mais les moyens de remplir ces indications ne sont pas absolument semblables. Il faut d'abord éloigner les causes qui tendraient à entretenir ou à aggraver ce mal; les bains aromatiques, les bains ferrugineux, les bains de rivière, les bains de mer, plusieurs exercices gymnastiques, tels que la natation, l'ascension à la surface postérieure d'une échelle ou à une corde garnie de nœuds, à l'aide des mains seules, l'action de monter aux arbres, l'exercice militaire, l'escrime pratiquée alternativement des deux mains, la danse à la corde en faisant tourner celle-ci de devant en arrière, peuvent produire les meilleurs effets. Le lit sera composé d'un fond sanglé ou d'une planche inclinée de la tête vers les pieds, et d'un seul matelas ou paillasse, étroit, dur, sur lequel l'enfant reposera sur le dos, sans oreiller ni traversin. Pendant les heures d'étude, les attitudes de l'enfant seront surveillées, on pourrait même employer pour lui un appareil destiné à soutenir la tête et à l'empêcher, ainsi que le dos, de se courber en devant. Cet appareil, que l'on peut appeler arbre de suspension de la tête, se compose d'une large ceinture qui embrasse les hanches, d'une tige d'acier recourbée à son extrémité supérieure, qui doit être plus élevée que la tête, et brisée au niveau de l'occiput, de manière à ce qu'on puisse la fléchir, l'incliner latéralement, et cependant l'assujétir au moyen d'une vis de pression : deux courroies fixent cette tige autour du moignon des épaules; inférieurement elle prend son point d'appui sur la ceinture; en haut elle soutient la tête au moyen de deux bandes de cuir croisées, dont l'une embrasse l'occiput, et l'autre le menton.

Si la déformation était très-ancienne et considérable, il faudrait avoir recours à l'extension permanente de la colonne vertébrale dont nous parlerons plus bas.

Renversement du cou en arrière : cette difformité peut exister seule, mais on la trouve assez souvent réunie à la saillie du dos en arrière, et à la dépression ou cambrure de la région lombaire. Ce renversement du cou se développe quelquefois chez les enfans à la mamelle, que les nourrices tiennent habituellement sur leurs genoux et couchés sur le dos, en leur laissant pendre la tête en arrière; d'autres fois, elle a lieu chez ces enfans ou sur d'autres plus âgés affectés d'engorgemens glandulaires considérables sur les parties latérales et antérieures du cou. Les sujets affectés de cette difformité ont le menton dirigé en avant, leur occiput se rapproche du dos, la tête paraît s'enfoncer entre les épaules, les mouvemens de rotation du cou paraissent gênés.

Quand les enfans sont très-jeunes, on remédie à ce renversement en évitant de leur laisser pendre la tête en arrière, en les couchant sur le dos, de manière à ce que la tête soit soutenue et légèrement repoussée en avant par un coussin assez dur et en forme de coin. On peut aussi plus tard se servir de la tige de suspension dont j'ai parlé, et surtout avoir recours aux exercices gymnastiques. Il est rare qu'il soit nécessaire de mettre en usage les moyens d'extension permanens de la colonne vertébrale.

Inflexion du cou en devant : lorsqu'elle existe seule, on y remédie aisément par la disposition du lit, qui doit être semblable à celui que l'on emploie dans le cas d'inflexion de tout le rachis dans le même sens, et par les exercices gymnastiques. On a aussi conseillé de fixer sur la poitrine une plaque, à la partie supérieure de laquelle est jointe une tige qui supporte un croissant destiné à soutenir le menton pendant les heures d'études.

Le Torticolis ; il peut provenir de plusieurs causes : de la paralysie ou de la contracture de l'un des muscles sterno-mastoïdien, affections auxquelles peuvent participer en même temps le trapèze et peut-être encore d'autres muscles du cou ; de la présence de tumeurs placées sur l'un des côtés du col ; d'attitudes vicieuses plus ou moins anciennes.

On a proposé, dans le cas de paralysie réputée incurable de l'un des muscles sterno-mastoïdien, de couper en travers celui du côté opposé. Cette opération serait probablement sans utilité : après la cicatrisation de la plaie, quoiqu'elle ne puisse pas avoir lieu immédiatement, la tête reprendrait sa direction vicieuse.

On a également proposé la section transversale de ce muscle lorsqu'il est affecté de contracture permanente douloureuse ou sans douleur. J'ai vu une jeune fille de douze à treize ans chez laquelle cette contracture était très-douloureuse. La section transversale du muscle sterno-mastoïdien fut pratiquée deux fois sur elle, dans l'espace de quatre mois, par deux chirurgiens de Paris très-habiles. A la suite de chacune de ces opérations, on parvint d'abord facilement à ramener la tête à sa direction, et les douleurs cessèrent pendant quelques semaines; mais au bout de ce temps, la plaie étant guérie, les douleurs revinrent et le torticolis récidiva. J'ai vu une autre demoiselle, âgée de quatorze ans, affectée, dès son bas-âge, de torticolis sans douleur, par contracture d'un muscle sterno-mastoïdien, et portant en même temps une gibbosité latérale du rachis ; elle a obtenu dans l'établissement orthopédique de M. Laguerre une guérison complète, dans l'espace de huit mois, par l'emploi de l'appareil d'extension horizontale et permanente de la colonne vertébrale, modifié de manière à ramener peu-à-peu la tête à sa direction naturelle. J'avais été amené à conseiller ce mode de traitement par la réunion des deux difformités, le torticolis et la gibbosité ; par le défaut de succès des deux opérations dont j'ai parlé, et par les exemples nombreux de guérison que M. d'Yvernois a obtenus de la rétraction des muscles extenseurs du pied, au moyen d'un appareil qui agit en tenant le talon continuellement abaissé. On doit favoriser l'action des moyens d'extension employés contre le torticolis par contracture par les fumigations, les douches, les bains émolliens, les embrocations huileuses.

Le torticolis provenant de paralysie ne peut guérir que quand la paralysie est dissipée; et pendant sa durée, comme dans les cas où la paralysie est incurable, les moyens orthopédiques ne doivent servir qu'à soutenir la tête et à l'empêcher de se contourner davantage. Mais quand la paralysie est dissipée, si le torticolis persistait par suite des changemens survenus dans la forme des fibro-cartilages inter-vertébraux et du corps des vertèbres, on pourrait encore essayer, avec plus ou moins de chances de succès, suivant l'ancienneté du mal, la méthode curative dont nous venons de parler, c'est-à-dire l'extension continuelle horizontale exécutée de manière à ramener peu à peu la tête à sa direction naturelle. Ce serait aussi la conduite qu'il faudrait tenir, si le torticolis avait été occasionné par des engorgemens qui auraient duré assez long-temps pour déformer les vertèbres et leurs ligamens.

Inflexion du dos en devant ou *dos voûté.* — Cette déformation, chez les enfans, reconnaît les mêmes causes et présente les mêmes indications que la courbure générale de la colonne vertébrale en avant. C'est le mode de déformation que l'on pourrait plus aisément confondre avec la gibbosité occasionnée par l'érosion des vertèbres. On l'observe souvent dans l'âge adulte et dans la vieillesse sur des individus tourmentés depuis long-temps par des affections rhumatismales, chez les sujets faibles dont la taille est très-élevée, chez les habitans des campagnes, et notamment chez les jardiniers et les vignerons qui sont obligés pendant leurs travaux d'avoir le corps fortement courbé vers la terre. J'ai trouvé souvent, sur ces hommes âgés, les vertèbres soudées entre elles par l'ossification de leurs fibro-cartilages; amincies à leur partie antérieure, ou bien unies par des ossifications irrégulières formées sur la partie antérieure de leurs corps et de leurs fibro-cartilages. Notons ici que quand des blessures ou des fractures pourraient indiquer la situation horizontale, il serait impossible de la faire conserver pendant quelques jours à des individus qui seraient affectés de cette déformation : elle occasionnerait un tiraillement douloureux dans les muscles abdominaux, de la difficulté à respirer, des excoriations au niveau des apophyses épineuses saillantes.

Cambrure de la taille ou saillie des vertèbres lombaires en avant : cette déformation est souvent réunie à deux autres déformations de l'épine : l'une dans le cou qui est trop saillant en devant, l'autre dans le dos qui se voûte en arrière, et quelquefois en même temps dans sa région dorsale, au niveau de l'épaule, l'épine est déjetée à droite. Dans ce cas, les différentes courbures de la colonne vertébrale sont portées au-delà de leur degré naturel ; l'une de ces courbures ayant une fois dépassé ses limites, il faut absolument, pour que l'équilibre puisse se maintenir pendant la marche et la station, que les autres courbures deviennent aussi plus considérables. Les enfans nés de parens rachitiques, les enfans très-faibles, ceux que l'on fait marcher de trop bonne heure, les petites filles auxquelles on fait porter des corsets qui compriment le ventre sans embrasser les hanches, sont souvent affectés de cette déformation composée ; et les moyens d'y remédier sont ceux que nous avons conseillés contre la courbure générale du rachis en avant.

La saillie des vertèbres lombaires en avant peut exister seule, et donner lieu à des accidens fâcheux lorsqu'elle est assez forte pour que la ligne de gravité des parties plus élevées de la colonne vertébrale passe en arrière des vertèbres déplacées. On trouve des exemples fort remarquables de cette déformation dans le n° 2 du *Journal Clinique sur les difformités*, de M. le docteur Maisonabe, agrégé à la Faculté de Médecine de Paris. Nous rapporterons ici les phénomènes principaux observés sur l'une des malades : elle était âgée de vingt-trois ans, d'une constitution faible, d'une haute stature, mariée depuis quatre ans, ayant fait deux fausses-couches, et étant une fois accouchée à terme. Sa taille régulière fut déformée dans sa dernière grossesse, de telle sorte que la région lombaire s'est tellement courbée en devant, que l'équilibre dans la station bipède et la progression sont devenues si difficiles, que deux fois en cinq jours elle est tombée sur le dos. Cette dame nourrissait ; M. Maisonabe lui conseilla de sevrer et de rester couchée sur un lit dur dans une situation horizontale, de faire faire des frictions sèches sur la région lombaire, et de suivre un régime analeptique. La malade, pendant huit jours, ne put rester plus d'une heure de suite couchée sur le dos ; elle faisait alterner cette situation avec le décubitus sur le ventre soulevé avec un oreiller de laine. Ayant essayé de se tenir seule debout, un mois après, ses reins ont fléchi avec douleur et par un prompt mouvement, au point que l'on put craindre quelque rupture, et un évanouissement eut lieu. Il fallut replacer la malade sur le dos, et placer des coussins sous les lombes pour qu'elle pût rester dans cette situation. L'épaisseur de ces coussins fut diminuée chaque jour. Au bout de deux mois, ces coussins devinrent inutiles. Cinq mois après ce mode de traitement, la malade a pu se lever et marcher; mais la taille est restée encore fortement courbée. La maladie dont nous venons de rapporter succinctement les principaux phénomènes n'offre-t-elle pas quelque analogie avec le relâchement douloureux des symphyses que l'on observe assez fréquemment chez les femmes près d'accoucher?

Courbures latérales de l'épine : ces courbures, qui sont les plus fréquentes de toutes, sont susceptibles de devenir très-fortes, très-difformes, de nuire singulièrement au développement des organes intérieurs, et même des membres, de déranger les fonctions du cœur, des poumons, des organes digestifs. Notons même que, quand ces courbures surviennent plusieurs années avant l'époque de la puberté, il peut arriver qu'elles occasionnent consécutivement la déformation du bassin, et à un degré assez considérable pour que les dimensions de ses détroits et de ses cavités ne puissent que très-difficilement, dans l'âge nubile, donner passage au fœtus.

Ces courbures présentent plusieurs variétés; le plus ordinairement, la troisième, la quatrième, la cinquième vertèbre dorsale commencent à s'incliner à droite, et en même temps les premières vertèbres lombaires et les dernières dorsales se déjettent à gauche. Les gouttières vertébrales se rétrécissent et deviennent saillantes dans les régions qui correspondent à la convexité des courbures contre nature de la colonne vertébrale, tandis qu'elles s'aplatissent, s'élargissent, se creusent du côté opposé. A mesure que le mal devient plus ancien, et quelquefois dès son origine, un plus grand nombre de vertèbres abandonnent leur direction naturelle, et le rachis finit par représenter une grande *S*, dont la convexité supérieure soulève l'épaule droite, et la convexité inférieure fait saillie un peu au-dessus de la hanche gauche. Sur un très-grand nombre d'individus affectés de déviations de la colonne vertébrale, je n'en ai encore rencontré que trois chez lesquels l'épaule gauche était soulevée par les vertèbres déjetées de ce côté, et ils n'étaient pas *gauchers*.

Lorsque les vertèbres se sont éloignées à un certain degré de l'axe naturel du rachis, elles éprouvent presque toujours un nouveau mode de déplacement, qui consiste dans une sorte de rotation sur leur axe, par suite duquel la colonne épinière se tord sur elle-même, de telle façon que sa face antérieure se dirige à droite, dans la partie supérieure du dos, et à gauche dans la région lombaire, et il arrive alors que les apophyses transverses gauches des vertèbres lombaires soulèvent fortement en arrière les muscles par lesquels elles sont recouvertes. Cette torsion du rachis contribue beaucoup à augmenter les difficultés que présentent le traitement des difformités. Enfin, chez quelques sujets, il existe en même temps trois élémens de déformation dans la colonne vertébrale : 1° les déviations latérales; 2° la torsion de la colonne; 3° les vertèbres dorsales décrivent, avec les dernières cervicales, une portion de cercle saillant en arrière, tandis que les vertèbres lombaires plongent dans l'abdomen. Toutes les fois que les vertèbres dorsales éprouvent des changemens persistans dans leur situation, les côtes, le sternum, les omoplates, les clavicules, doivent nécessairement aussi en éprouver de plus ou moins considérables, non-seulement dans leur direction, mais encore dans leurs formes : dans l'espèce de déformation de la taille que l'on observe le plus souvent, la portion des côtes sternales droites, comprise entre la tête et l'angle de ces os, devient très-oblique en dehors et en arrière, la partie antérieure à l'angle perd de sa courbure, s'aplatit, s'alonge, et en même temps l'angle de la côte devient plus aigu et plus saillant. Du côté gauche, les côtes se rapprochent par leurs bords, au point de se toucher et même de se croiser chez beaucoup de sujets; elles suivent le mouvement de torsion du rachis, et forment en devant une saillie plus ou moins considérable : le sternum repoussé en devant, par suite de la direction vicieuse des côtes, tantôt présente la forme d'une carène, d'autres fois, l'un de ses bords s'avance plus en avant que l'autre. L'omoplate droite, soulevée et portée en dehors par les côtés déformées, soulève en même temps l'extrémité externe de la clavicule, et presque toujours son angle inférieur tend à s'éloigner de la ligne médiane. L'épaule gauche est abaissée; entre l'omoplate de ce côté et la hanche saillante, on remarque ordinairement un enfoncement profond, oblique; la base de la poitrine se rapproche de la crête de l'os de la hanche.

Chez quelques sujets, les courbures des clavicules sont plus fortes, et ces os sont raccourcis; chez d'autres, la clavicule droite paraît plus longue, moins courbée que dans l'état naturel, et enfin sur le plus grand nombre, ces os conservent leur forme et présentent seulement une direction vicieuse.

Les médecins et les chirurgiens qui se sont livrés à l'étude et à l'application de l'orthopédie ont dû ne pas se borner à l'observation des difformités extérieures que je viens d'exposer succinctement. Il était bien important pour eux de constater par la dissection dans quels états différens peuvent se trouver les os, les cartilages, les ligamens, les muscles, les vaisseaux principaux des parties déformées, les viscères pectoraux et abdominaux, afin de pouvoir puiser dans la connaissance exacte des altérations successives éprouvées par ces parties des indications curatives rationnelles. C'est probablement parce que ces recherches n'ont pas été faites assez soigneusement, et sur un assez grand nombre d'individus, par tous les médecins qui ont écrit sur le sujet qui nous occupe, qu'ils ont adopté des opinions si différentes, quelquefois même entièrement opposées sur les causes organiques des courbures du rachis et sur l'utilité ou le danger des moyens conseillés pour les prévenir, et y remédier.

Chez tous les sujets bien conformés, qui ont atteint l'âge de cinq à six ans, on remarque une légère courbure latérale à droite dans la région du rachis formée par les trois ou quatre vertèbres du dos situées au-dessous de la deuxième vertèbre de cette région. Cette courbure qui n'est probablement pas occasionée par la pression de la crosse de l'aorte, mais qui est plutôt produite par la prédominence des muscles du côté droit exercés plus souvent et plus fortement, reconnaît pour cause immédiate ou organique une légère différence d'épaisseur dans les deux parties latérales des fibro-cartilages intervertébraux; ils sont un peu plus épais à droite qu'à gauche, et les muscles du côté droit, notamment le trapèze, l'angulaire de l'omoplate, le rhomboïde, le très-large du dos sont un peu plus développés que les muscles correspondant du côté opposé. Cette courbure, étant commune à tous les individus, et n'éloignant les apophyses épineuses des vertèbres dorsales que de quelques lignes de l'axe du rachis, n'est point une difformité proprement dite; mais, si le sujet est faible, si son accroissement est rapide, si les muscles conservent la même inégalité d'action, il arrivera bientôt que les fibro-cartilages intervertébraux du dos s'affaisseront davantage du côté gauche, et la courbure du rachis deviendra chaque jour plus forte, augmentée par la pression de la tête sur la partie supérieure de la colonne vertébrale. Bientôt après, pour que l'équilibre puisse se maintenir, il surviendra une courbure en sens opposé à la partie inférieure du dos, et supérieure de la région lombaire. Quelques anatomistes, et entre autres M. Cruveilhier, pensent que la déviation de la région dorso-lombaire précède constamment la déviation de la région supérieure du dos; mais je n'ai reconnu que chez quelques jeunes personnes la déviation de la portion inférieure du rachis, à une époque où il n'existait pas encore de la déformation au niveau des épaules.

Lorsque les courbures latérales accidentelles du rachis existent déjà depuis une ou plusieurs années, et qu'elles forment des saillies considérables, on trouve les fibro-cartilages intervertébraux bien plus épais du côté correspondant à la convexité de ces courbures; les trousseaux fibreux placés sur leur concavité sont raccourcis, et même chez quelques sujets déformés depuis très-long-temps; les corps des vertèbres sont affaissés sur eux-mêmes du côté concave, et quelquefois ankylosés.

Dans la plupart des déformations anciennes, les muscles qui occupent les deux gouttières vertébrales sont altérés dans leurs formes, et leur nutrition est moins active. Du côté où la gouttière est rétrécie, ils sont comprimés sur eux-mêmes; du côté opposé ils sont élargis, mais en même temps amincis. Des deux côtés, leur couleur est moins rouge, et leurs fibres sont moins prononcées que dans l'état naturel. Les muscles larges, qui de la colonne épinière se rendent aux épaules, offrent des altérations analogues, et ils ne sont déjà plus alors depuis long-temps que des agens très-secondaires de l'augmentation des courbures de cette colonne, qui tend à se courber chaque jour davantage, par cela même qu'elle est déjà courbée, et que sa partie supérieure qui soutient le poids de la tête, du col, des épaules, appuie plus perpendiculairement sur les régions déjà déviées. Cette colonne perd d'autant plus en hauteur, que les courbures latérales sont plus fortes, et sont formées par un plus grand nombre de vertèbres. Les médecins qui blâment absolument l'extension continuelle employée pour redresser la colonne vertébrale, et qui ne trouvent que des inconvéniens dans le repos que l'on fait observer aux jeunes malades couchées sur des lits plats et durs, plus élevés vers la tête que du côté des pieds, nient l'existence de ces déformations des fibro-cartilages, des vertèbres, des muscles, et suivant eux, on trouve les muscles plus épais, plus nourris du côté des gibbosités, et plus ou moins atrophiés du côté opposé. Cette opinion est entièrement opposée à la vérité, dans tous les cas de déformations bien prononcées; et les moyens gymnastiques employés seuls sont insuffisans pour y remédier.

Nous avons déjà dit que, dans un certain nombre de courbures latérales de la colonne épinière, cette colonne se tord sur elle-même; en effet, on trouve les apophyses transverses des vertèbres dorsales, du côté de la gibbosité, inclinées en arrière, et dans la région lombaire, ce sont les apophyses transverses du côté gauche, qui se portent dans cette direction. Mais un phénomène bien digne de remarque, et dont j'ai reconnu l'existence sur plusieurs sujets que j'ai eu occasion d'examiner, après leur mort, c'est que les corps des vertèbres peuvent avoir décrit un mouvement de rotation considérable sur leur axe, avant que les apophyses transverses soient sensiblement éloignées de leur direction naturelle : ce qui ne peut avoir lieu sans un changement de forme et de longueur dans les lames vertébrales et les apophyses transverses. Les muscles inter-costaux gênés dans leur action, surtout du côté où les côtes sont rapprochés, sont amincis, décolorés, plissés, en quelque sorte, longitudinalement sur eux-mêmes; du côté opposé, ils sont également très-minces, larges, aplatis. On remarque aussi assez souvent que les côtés déformées et déviées, comme nous l'avons dit précédemment, n'ont pas l'épaisseur qu'elles devraient avoir, et que leurs bords sont contournés. L'aorte suit toutes les courbures du rachis, le cœur et les poumons sont nécessairement gênés dans la poitrine retrécie : de là résulte la difficulté habituelle de la respiration, de la circulation, les palpitations dont se plaignent beaucoup de jeunes personnes déformées, le peu de développement des muscles de leurs membres. La cavité abdominale est retrécie elle-même : le foie, la rate, l'estomac sont comprimés, refoulés; en bas et en avant on trouve quelquefois sur le foie et sur la rate des dépressions imprimées par les dernières côtes; leurs fonctions et même quelquefois celles de l'utérus deviennent irrégulières et pénibles.

Il était nécessaire, afin de pouvoir apprécier à leur juste valeur, et sans prévention, les différentes méthodes conseillées pour prévenir les déformations de la colonne vertébrale, et pour y remédier, d'exposer d'abord, comme nous l'avons fait, les différens élémens primitifs de ces déformations, et de faire connaître leur marche progressive, ainsi que leur influence sur la conformation des parties qui ont des connexions immédiates ou éloignées avec le rachis. Il nous reste maintenant à nous occuper de l'exposition et de l'application de ces méthodes.

Quelques médecins blâment sans distinction l'emploi des moyens mécaniques dans le traitement de toutes les espèces de déformations de la colonne vertébrale. Suivant eux, ces déformations peuvent être rapportées à deux genres : les unes dépendent d'une action irrégulière des muscles, les autres sont produites par l'altération pathologique de quelques-unes des principales parties qui constituent la colonne vertébrale. Dans le premier cas on doit, suivant eux, toujours se borner à chercher à rétablir l'équilibre entre les puissances musculaires, etc. Dans le second, il faut s'occuper seulement de procurer la guérison de la maladie qui affecte les vertèbres; ces mêmes médecins prétendent que les moyens mécaniques, et notamment ceux qui sont destinés à exercer sur la colonne vertébrale une extension continue, sont inutiles s'ils agissent faiblement, et qu'ils deviennent *extrêmement dangereux* s'ils sont assez puissans pour produire l'extension même lente de la colonne épinière. Nous devons admettre la distinction des deux genres de déformation de la colonne vertébrale, et nous avons déjà dit au commencement de cet article que celles de ces déformations qui sont la suite de l'érosion ou de la carie des vertèbres, ne sont pas dans le domaine de l'orthopédie; elle ne peut fournir que quelques moyens accessoires dans leur traitement destinés à contribuer à empêcher les gibbosités de devenir très-considérables, et à s'opposer à ce que l'épine forme un angle trop aigu et trop saillant en arrière. J'a vu en consultation, chez M. d'Yvernois, une jeune fille affectée d'une de ces gibbosités dans la région dorsale; on la tenait habituellement couchée sur le dos, et placée sur un matelas très-dur, plus élevé vers la tête que vers les pieds. La tête de cette jeune fille était assujétie au chevet du lit de telle manière, qu'elle pouvait exécuter ses mouvemens de rotation, et le poids du corps reposant sur un plan incliné opérait graduellement une extension faible mais continue, qui a procuré dans l'espace de quelques mois, et sans accidens, une diminution considérable dans la saillie de la gibbosité.

Lorsqu'il n'existe pas de maladie organique à la colonne vertébrale et que cette colonne *commence* seulement à se dévier, soit dans sa région dorso-lombaire, soit au niveau des épaules, soit dans ces deux régions en même-temps, on parvient *dans un petit nombre de cas* à empêcher la difformité de s'accroître, et même à la faire disparaître presque complétement par divers exercices, tels que la natation, l'escrime, le jeu de paume ou de ballon avec la main gauche, l'ascension à une corde garnie de nœuds, le balancement du corps élevé à quelques pouces au-dessus du sol, et soutenu par les mains à deux cordes garnies de nœuds ou de poignées. C'est encore dans la même intention qu'on a conseillé, pour fortifier particulièrement les muscles qui se rendent du rachis à l'omoplate gauche, de faire tirer, avec la main de ce côté, plusieurs fois par jour, une corde passée dans une poulie élevée et à laquelle est fixé un poids ou un sac rempli de terre ou de balles de plomb. Des douches aromatiques ou ferrugineuses, des frictions toniques sur les régions grêles des gouttières vertébrales peuvent seconder utilement ces moyens. Les bains froids dans l'eau courante, les bains de mer, la danse, l'exercice militaire, un régime analeptique sont également d'une grande utilité, et surtout il faut surveiller avec attention les jeunes personnes, afin qu'elles plâcent constamment les épaules à la même hauteur, soit lorsqu'elles sont debout, soit quand elles sont assises, et pour qu'elles ne prennent pas l'habitude, étant debout, de ne se soutenir que sur un seul pied en faisant exécuter au bassin sur la cuisse un léger mouvement de rotation. Les corsets garnis d'un tuteur destiné à soutenir l'épaule qui tend à s'abaisser, ou de lames d'acier pressant sur l'épaule saillante, ne sont d'aucune utilité dans ce cas; ils sont même peut-être plus nuisibles qu'utiles, en gênant l'action des muscles qu'il importe surtout de fortifier. Ajoutons que pendant que l'on met en usage ces différens moyens, les jeunes personnes doivent, lorsqu'elles sont couchées, être placées sur le dos; leur lit sera plus élevé vers la tête que vers les pieds, sans oreiller ni traversin, et garni d'un seul matelas en crin, étroit, très-ferme, plat ou légèrement convexe de droite à gauche.

Je pourrais citer un certain nombre d'observations qui prouveraient l'utilité de ce mode de traitement dans des déformations récentes et peu considérables, mais je dois aussi déclarer que je ne l'ai jamais vu réussir, quoique suivi avec soin, dans les déviations existant depuis une ou plusieurs années, et assez fortes pour que les apophyses épineuses se trouvassent éloignées de plus d'un demi-pouce de la ligne médiane.

Il y a quelques années, à une époque où les machines destinées à exécuter l'extension continue de la colonne vertébrale étaient tombées en désuétude, et même depuis que ces moyens ont été conseillés par un grand nombre d'habiles praticiens, quelques médecins recommandaient et quelquefois recommandent encore, pour redresser les déviations latérales de cette colonne, l'application de plusieurs larges moxa sur ses parties latérales. Mais que peuvent produire ces puissans révulsifs quand il n'existe pas d'inflammation, pas d'engorgement, et qu'il ne s'agit que de remédier à une lésion purement mécanique, à un déplacement? J'ai vu employer plusieurs fois cette méthode : les déviations ont persisté, elles ont continué à faire des progrès. Si la gymnastique, secondée par tous les autres moyens que l'on peut emprunter à l'hygiène, ne peut suffire pour remédier au plus grand nombre des déformations de la colonne vertébrale, faut-il les abandonner à elles-mêmes, se borner à soutenir le tronc par des tuteurs placés sous les aisselles, et prenant leur point d'appui sur une ceinture fixée autour du bassin, et réserver, comme on l'a conseillé, les moyens plus puissans pour les enfans tellement déformés, que les principales fonctions de l'économie languiraient chez eux, au point de ne leur laisser presque aucune chance de vie. Notre estimable confrère M. Lachaise, en donnant ce précepte, a probablement cédé à des préventions contre les machines dont on peut certainement abuser, et contre les praticiens qui en recommandent l'usage; les faits qu'il aura occasion d'observer le ramèneront certainement à une autre opinion.

Ces moyens sont l'extension permanente de la colonne épinière, au moyen d'un appareil qui s'adapte à la tête et au tronc, et qui permet au malade de se tenir debout ou assis. 2° L'extension permanente exercée sur les malades couchés sur un lit incliné de la tête aux pieds; 3° l'extension avec mouvemens oscillatoires; 4° la pression latérale exercée sur les parties saillantes du rachis et du thorax. Le massage de ces mêmes régions, la suspension du tronc, au moyen de béquilles qui servent aux malades lorsqu'ils marchent ou lorsqu'ils sont assis. A ces moyens principaux on peut associer plus ou moins utilement des bains, des douches, destinés soit à assouplir des parties trop rigides, soit à fortifier des parties affaiblies.

L'extension permanente de la colonne épinière, au moyen d'un appareil qui permet aux jeunes malades de rester debout et de se livrer à leurs études ordinaires, a été employée avec succès par Levacher, qui a décrit sa méthode, et rapporté plusieurs observations dans un mémoire inséré dans le tome quatre de ceux de l'Académie de chirurgie. Cet appareil dont nous avons déjà parlé est composé d'un corset baleiné, d'un arbre suspensoir fixé au corset. Cet arbre est en acier, il remonte en droite ligne, le long de l'épine, depuis la première vertèbre lombaire jusqu'au milieu du cou; depuis ce point, jusqu'au bord supérieur du coronal, cette tige se moule sur la forme des parties sur lesquelles elle se prolonge; une coiffure assez compliquée fixe la tête à l'arbre suspenseur. M. Delacroix a perfectionné cet appareil en lui faisant prendre son point d'appui sur le bassin, et en disposant sa partie supérieure de manière que la tête bien soutenue puisse être portée dans telle direction que l'on juge convenable, et que ses mouvemens de rotation restent libres. Le bonnet de cuir garni d'une mentonnière sur lequel agit l'extrémité supérieure de la tige d'acier s'applique avec plus de facilité et de solidité que la coiffure compliquée décrite par Levacher. Ce chirurgien pensait, d'après ses observations, que l'on pouvait, par sa méthode, procurer la guérison de tous les enfans, pourvu qu'ils ne fussent pas âgés de plus de douze à treize ans; que plus tard son appareil ne pouvait servir qu'à empêcher les progrès ultérieurs de l'incurvation, et il ajoute que la torsion des vertèbres est l'accident qui résiste le plus à l'action de sa machine. Levacher nous paraît avoir apprécié à sa juste valeur la méthode dont il est l'auteur; remarquons que c'est à lui qu'il faut rapporter l'honneur d'avoir établi les principes fondamentaux du traitement des incurvations latérales de la colonne vertébrale, et d'avoir démontré que l'extension permanente doit en être considérée comme le moyen curatif principal. Mais pourquoi l'extension permanente exécutée suivant la méthode de Levacher ne convient-elle spécialement que pour les enfans au-dessous de douze à treize ans, et pourquoi échoue-t-elle fréquemment dans le cas de torsion des vertèbres? Elle convient spécialement pour les enfans, parce qu'il n'est pas nécessaire d'une traction forte pour redresser leur épine, et allonger les fibro-cartilages inter-vertébraux affaissés; et que chez eux les incurvations latérales, étant encore récentes, sont ordinairement peu considérables; elle doit ordinairement échouer dans le cas de torsion de la colonne, parce qu'elle n'agit que parallèlement à son axe, et qu'elle ne peut exercer aucune pression propre à faire exécuter aux vertèbres un mouvement de rotation en sens opposé de celui qui a dirigé latéralement la partie moyenne de leur corps. Cette méthode devient moyen auxiliaire dans le traitement des incurvations déjà corrigées par d'autres procédés, et lorsqu'il ne s'agit plus que de conserver et de consolider le redressement déjà obtenu.

L'extension permanente exercée sur les malades couchés est beaucoup plus efficace que la précédente, dont elle n'est d'ailleurs qu'une imitation, parce qu'aucune pression verticale ne peut avoir lieu sur la colonne vertébrale. On exécute cette extension avec des ressorts gradués; avec des poids abandonnés à leur pesanteur, attachés à des cordes qui passent dans des poulies de renvoi placées au chevet et au pied du lit; avec des poids soutenus sur des petits chariots qui roulent sur des bascules que l'on peut incliner à volonté, et qui sont logées dans le fond du lit au-dessous du châssis, sur lequel le matelas se trouve placé. Un de ces moyens de traction est-il préférable aux autres? M. Maisonabe accorde la préférence aux lits à bascule, parce que l'extension doit être plus uniforme qu'avec des ressorts qui peuvent perdre de leur force, lorsqu'ils ont été long-temps tendus; il préfère encore ces lits, parce qu'il y trouve l'avantage de pouvoir s'assurer avec ses mains du degré de tension que les malades peuvent supporter sans inconvénient au commencement du traitement. Les praticiens qui préfèrent les ressorts attachent peu d'importance aux différences légères de traction qui peuvent résulter de leur tension un peu plus ou un peu moins forte, et suivant eux, on apprécie suffisamment bien, par les sensations que les malades accusent, le degré d'extension qu'il faut employer. Enfin les poids abandonnés à leur pesanteur ont l'avantage de constituer le moyen d'extension le plus simple et le moins dispendieux.

Quel que soit le moyen d'extension que l'on mette en usage, il doit agir sur les deux extrémités de la colonne vertébrale. Du côté de la tête, on lui fait prendre ses points d'appui sur l'os maxillaire inférieur, sur les apophyses mastoïdes, et sur l'occipital; en bas, la traction s'opère sur le bassin embrassé par une large ceinture.

L'extension doit être faible au commencement du traitement; il faut que l'on puisse toujours en apprécier rigoureusement la force; elle doit agir sans secousse et dans une direction parallèle à l'axe naturel de la colonne vertébrale. Cette extension sera suspendue, ou au moins modérée, si elle occasionne des tiraillemens douloureux, de l'insomnie, quelques symptômes de congestion cérébrale; ce dernier accident a lieu fort rarement, et la disposition des lits qui doivent être, comme nous l'avons dit, plus élevés vers la tête que du côté des pieds, contribue beaucoup à le prévenir. Dans les premiers temps du traitement, il suffit que les jeunes malades restent étendues sur leur lit seize à dix-huit heures par jour; lorsqu'elles le quittent, elles doivent se servir, pour marcher, de béquilles assez longues pour que la pointe des pieds seulement puisse atteindre le sol; ou bien elles s'asseyent sur des tabourets élevés, plats, auxquels sont adaptées des crosses destinées à sontenir les épaules. Ces béquilles empêchent le poids des membres thorachiques de peser sur la colonne vertébrale, et comme elles soulèvent les épaules, elles opèrent encore médiatement une certaine extension de cette colonne, surtout pendant l'exercice de la promenade, lorsque les deux pieds quittent en même temps le sol. L'extension permanente suffit chez quelques jeunes personnes pour redresser le rachis; chez d'autres, il faut nécessairement y associer les pressions latérales, mais ces dernières ne conviennent que quand on a déjà obtenu un alongement assez considérable du rachis. Les moyens de pression latérale sont de deux genres : les uns ne sont mis en usage que pendant douze à quinze minutes chaque jour, les autres doivent agir d'une manière continue, soit lorsque les jeunes personnes sont couchées, soit pendant qu'elles sont assises. Les pressions latérales de courte durée se font avec les mains nues ou couvertes de gants épais, ou bien avec un levier de bois aplati, garni d'un coussin vers sa partie moyenne; une des extrémités de ce levier est engagée dans une ouverture que présente un montant fixé sur le côté du lit; le chirurgien manœuvre lui-même l'autre extrémité. Pendant ces pressions les malades sont soumises à l'extension et presque couchées sur la partie antérieure du tronc. L'opérateur doit agir de manière à exercer sa pression pendant l'expiration, il soulève au contraire le levier pendant l'inspiration. Ces pressions, pour être utiles, doivent être faites avec beaucoup d'attention; car si elles sont exercées, soit au delà, soit en deça de l'angle des côtes saillantes, elles sont plutôt propres à les déformer qu'à leur rendre leur forme naturelle; elles redressent le rachis en le repoussant vers l'axe du corps, et en faisant exécuter aux vertèbres le mouvement de rotation opposé à celui qu'elles ont éprouvé en se déplaçant. La pression latérale continue, sur le lit, se fait soit avec des ressorts qui font appuyer des coussins plus ou moins durs sur les côtes saillantes et sur les vertèbres lombaires du côté où les vertèbres font saillie; soit avec des coins interposés entre les gibbosités et les parois d'une espèce de boîte en bois dans laquelle le tronc est placé; soit enfin au moyen de vis de pression qui agissent en poussant des plaques de bois concaves garnies d'un coussin sur les parties qu'il faut repousser seulement ou refouler et faire tourner en même temps sur leur axe. Ces appareils de pression doivent être différens pour chaque malade, et modifiés encore à mesure qu'il survient des changemens dans les incurvations.

La pression latérale se fait, lorsque les jeunes personnes sont assises, au moyen d'un fauteuil mécanique assez compliqué, auquel sont adaptées des béquilles destinées à soutenir les épaules, un arbre suspenseur de la tête, et des plaques de pression mues par des vis pour agir sur les côtes et sur les apophyses transverses saillantes des vertèbres lombaires. Les malades passent de quatre à six heures par jour sur ces fauteuils, où elles peuvent plus commodément, que quand elles sont couchées, se livrer à leurs études et aux travaux propres à leur sexe.

L'extension permanente de la colonne vertébrale, les pressions latérales exécutées sur le thorax et sur la région lombaire ne sont employées que pour alonger cette colonne et pour repousser les vertèbres déplacées. Cette extension, ces pressions ne peuvent point augmenter l'action des muscles affaiblis, elles ne peuvent pas davantage rétablir l'équilibre musculaire dont la cessation est dans beaucoup de cas une des premières causes des incurvations contre nature du rachis. M. Jalade-Lafon a imaginé de substituer à l'extension continue l'extension exécutée de telle sorte que la colonne épinière éprouve des alternatives successives et de courte durée de tension et de relâchement; mais le relâchement ne doit jamais être tel que les parties cessent d'être complétement tendues. M. Lafon obtient ce résultat au moyen d'une poulie elliptique placée au pied du lit, et sur laquelle passe une corde fixée par une de ses extrémités à un treuil destiné à la tendre plus ou moins; par son autre extrémité cette corde est fixée à une traverse, aux deux extrémités de laquelle sont attachées de doubles boîtes en cuivre, renfermant des ressorts en boudin, qui, lors des allées et des venues de la traverse, se comprimeront et se détendront tour à tour, en réagissant sur le bassin, avec lequel ils communiquent au moyen de lanières fixées à une ceinture, qui, sans comprimer l'abdomen, entoure la partie inférieure du tronc. La poulie elle-même est mue par un tournebroche ordinaire, dont les rouages, mis en mouvement par un poids, font tourner une chaîne sans fin qui réagit sur une roue à dents fixée sur un arbre servant aussi d'axe à la poulie elliptique. L'action de cette machine peut être instantanément suspendue, soit en faisant sortir la corde de la gorge de la poulie, soit en arrêtant l'action des ressorts à l'aide de crochets, et alors elle devient une machine à extension ordinaire. L'auteur de cet appareil pense qu'il est plus avantageux que les machines à extension permanente auxquelles il reproche de produire des extensions trop fortes, d'occasionner de la gêne, de la douleur dans les régions où elles prennent leur point d'appui, d'augmenter la disposition des muscles à s'atrophier en les maintenant dans un repos absolu. L'Académie de Médecine, à laquelle M. Maisonabe a présenté son lit à extension permanente, exécutée par des poids qui glissent sur des bascules, et M. Lafon, ses moyens mécaniques oscillatoires, ayant chargé une commission composée de MM. Breschet, Ribes, Marc, Husson, Maingault, Péligot et Thillaye de lui faire un rapport sur ces appareils; ces commissaires ont déclaré qu'ils n'avaient pas de motifs suffisans pour se prononcer exclusivement en faveur de l'un ou de l'autre; que ces machines maniées par des mains habiles ne peuvent exposer aux accidens que devraient faire redouter des appareils moins bien construits. Je peux ajouter que, depuis plusieurs années, j'ai vu employer l'extension continue, *au moyen de ressorts*, dans les établissemens orthopédiques de MM. Milly, Laguerre, au Sacré cœur, et dans plusieurs pensionnats; que ce mode d'extension était déjà depuis assez long-temps usité à Wurtzbourg; qu'il est en usage dans l'établissement de M. Humbert, à Morlaix, près de Bar-le-Duc; que j'ai suivi le traitement d'un grand nombre de jeunes personnes, et qu'aucune d'elles n'a éprouvé d'accidens produits par cette extension; qu'elles ont repris pendant leur traitement un meilleur teint, de l'embonpoint, une respiration facile. Parmi ces jeunes personnes, les unes ont été complétement redressées; d'autres en plus grand nombre ont conservé une légère incurvation qu'il était impossible de soupçonner sous des vêtemens ordinaires; enfin, chez quelques-unes les incurvations très-fortes, très-anciennes de la colonne vertébrale, compliquées de torsion de cette colonne, et d'une grande déformation des côtes, ont persisté ou n'ont été que faiblement modifiées.

Des moyens accessoires sont quelquefois nécessaires pour seconder l'extension continue : ces moyens sont les bains tièdes, les douches émollientes et les fumigations émollientes sur les parties déjetées, le massage de ces parties avec des corps gras. On doit facilement concevoir que tous ces agens relâchans ne peuvent être utiles que dans la première période du traitement, et qu'il faut assouplir les tissus fibreux dont la rigidité et le raccornissement constitue l'obstacle principal au redressement. Chez les sujets faibles, lymphatiques, dont la colonne épinière courbée est cependant plus flexible qu'elle ne devrait l'être, les bains généraux seraient nuisibles; il ne faut même employer qu'avec beaucoup de prudence les fumigations et les douches locales.

Dans la seconde période du traitement, qui commence quand on a redressé presque complétement les incurvations, il faut s'occuper de maintenir la colonne dans la rectitude qu'elle a reprise, et de fortifier les muscles qui agissent sur elle. C'est ici le moment de faire remarquer que la nutrition devient spontanément plus active dans ces organes, dès que la colonne est redressée, parce qu'ils cessent d'être soulevés et distendus par les gibbosités, et d'être pressés et comprimés sur eux-mêmes dans les régions rétrécies ou déprimées.

Pour maintenir la colonne dans une direction convenable, les jeunes personnes doivent encore coucher plusieurs années sur le lit incliné; elles porteront un corset qui embrasse les hanches, l'abdomen et le thorax, et il peut être nécessaire d'adapter à ce corset des plaques mues par des ressorts ou par des vis de pression, pour achever de déprimer la saillie formée par les côtes et par les apophyses transverses des vertèbres lombaires; il faut même, dans quelques cas, que des crosses jointes à ce corset soient placées sous les aisselles. Lorsque ces moyens mécaniques sont convenablement construits, ils ne gênent pas les mouvemens ordinaires, et ils peuvent être facilement cachés par les vêtemens. Dans cette seconde période de la cure des incurvations du rachis, les promenades au grand air avec les béquilles, si les épaules ne sont pas soutenues par un corset garni de tuteurs sous-axillaires, les frictions aromatiques, les douches toniques, l'insolation du dos, les bains dans l'eau courante, les bains de mer sont manifestement indiqués. Pendant toute la durée du traitement, le régime alimentaire sera approprié à la constitution du sujet et à l'état de ses organes digestifs.

La durée de la première période du traitement est variable pour les différens sujets; il faut au moins six mois pour faire disparaître chez des enfans au-dessous de douze ans des incurvations latérales de cinq à six lignes; lorsque les incurvations sont plus fortes, plus anciennes, qu'elles existent chez des jeunes personnes, dont les tissus fibreux sont très-résistans, ou chez des sujets trop irritables ou trop indociles, pour qu'ils puissent supporter une extension suffisante, le temps nécessaire pour redresser la colonne est beaucoup plus long, et peut se prolonger au-delà de quinze à dix-huit mois.

Pendant ce traitement, voici les effets les plus remarquables que l'on observe facilement, si on a eu l'attention, avant de le commencer, de mesurer la hauteur totale du corps, et de faire prendre en plâtre le moule de la partie postérieure du tronc : il suffit que les jeunes personnes soient restées pendant quelques jours couchées horizontalement, sans être soumises à l'extension, pour qu'elles paraissent avoir grandi de deux à trois lignes; pendant le premier mois où l'on exerce l'extension, la taille peut s'accroître de plus de deux pouces ; cet alongement est en partie occasionné par le redressement des courbures, et en partie par la distension de tous les fibro-cartilages intervertébraux; l'augmentation de la longueur du corps continue encore pendant plusieurs mois, assez rapidement produit encore par le redressement des courbures de l'épine et par l'accroissement de tout le corps, qui devient plus régulier et plus actif à mesure que les organes thoraciques et abdominaux reprennent leur forme et leur situation naturelles; enfin quand l'épine est totalement redressée, l'accroissement en hauteur, s'il continue encore, ne peut être attribué qu'au développement régulier et facile des diverses parties des systèmes osseux et musculaire. A mesure que le tronc gagne en hauteur, les gibbosités s'affaissent, l'angle des côtes saillantes devient plus obtus, la dépression située au-dessous de l'épaule abaissée s'efface; les côtes s'éloignent de la hanche du côté de la saillie formée par les vertèbres lombaires, cette hanche paraît moins saillante; tantôt les deux incurvations diminuent en même temps; quelquefois l'une d'elles persiste plus long-temps, probablement parce que les vertèbres qui la forment ont éprouvé un déplacement plus considérable, par un mouvement de torsion sur leur axe. Lorsque les jeunes personnes redressées quittent complétement l'usage des moyens extensifs, elles perdent quelques lignes de hauteur, par l'affaissement des fibro-cartilages intervertébraux.

Le traitement dont nous venons d'exposer, le plus succinctement qu'il nous a été possible, les règles générales et les effets, compte encore un grand nombre d'antagonistes parmi les médecins. Ils ne peuvent nier les succès nombreux obtenus depuis plusieurs années dans les établissemens orthopédiques de Paris; on a pu leur fournir la preuve qu'il n'occasionne jamais d'accidens quand il est dirigé par des personnes instruites; il ne leur reste plus qu'à prétendre que les guérisons procurées ne seront pas durables, que la colonne épinière reprendra au bout de quelques années ses incurvations contre nature, que cette récidive aura sûrement lieu après la première ou la seconde grossesse, et ils ne manquent pas d'émettre ces assertions, mais sans aucune preuve à l'appui. Ils ne doivent cependant pas ignorer que les membres inférieurs déformés, déviés, conservent leur forme naturelle quand ils l'ont recouvrée à la suite d'un traitement convenable; et remarquons que ces os ont à supporter tout le poids du corps, et que les os du pied et ses nombreux ligamens ont une grande analogie de structure avec ceux de la colonne vertébrale. Si la mollesse des os, des fibro-cartilages intervertébraux chez les enfans, si la laxité de leurs ligamens, et la faiblesse des muscles sont des causes des incurvations de la colonne épinière, ces causes s'affaiblissent à mesure qu'on avance en âge, et que l'ossification fait des progrès. Quand cette dernière fonction aura atteint son terme, les côtes plus fortes et plus élastiques résisteront plus énergiquement à la tendance des vertèbres à s'incliner latéralement, si leurs fibro-cartilages et leurs autres moyens d'union pouvaient encore permettre le déplacement.

Directions vicieuses, et déformations du bassin.—Cette partie du corps offre chez beaucoup de sujets des déviations qu'il est plus aisé de prévenir qu'il ne l'est d'y remédier. Ces déviations sont quelquefois consécutives à des incurvations contre nature, soit en devant, soit latéralement de la portion lombaire de la colonne vertébrale ; d'autrefois elles ont lieu primitivement dans le bassin, et dans quelques cas, elles sont le résultat de la longueur ou de la direction inégales des membres inférieurs. Il faut encore noter que quand ces déviations surviennent chez des jeunes sujets, dont les os ont peu de consistance, elles peuvent, au bout d'un temps assez court, occasionner la déformation de ces os et de l'intérieur du bassin.

Les enfans que l'on fait marcher trop jeunes, les jeunes filles auxquelles on fait porter des corsets serrés, qui compriment le ventre sans embrasser les hanches, celles qui, dans leur jeune âge, sont obligées de porter des fardeaux trop lourds, sont exposés à être affectés de ces déviations ; mais on les voit encore plus souvent survenir chez les enfans qui contractent l'habitude de se tenir assis de côté et sur une seule fesse, ou bien de ne soutenir le corps que sur une seule hanche quand ils sont debout.

Pour prévenir et corriger ces difformités, il faut d'abord faire cesser l'action des causes qui y donnent lieu; les enfans seront couchés pendant la nuit sur le dos et sur un lit incliné plat et très-dur; on aura soin d'y placer les hanches à la même hauteur. Le jour, ils se livreront à des exercices variés, tels que la danse, l'escrime, la natation, l'ascension à une corde garnie de nœuds, la marche militaire, etc. Dans le cas où l'inclinaison du bassin résulte d'une inégalité de longueur des membres abdominaux à laquelle il est impossible de remédier; il faut faire porter un soulier dont la semelle soit plus élevée.

Il est important de ne pas confondre ces déviations du bassin produites par des attitudes vicieuses, ou par une inégalité de force entre les muscles qui s'implantent aux parois de cette cavité, avec un autre genre de déviation, accompagnée de douleur, de claudication, et quelquefois de fièvre. Cette affection, que l'on pourrait, dans quelques cas, confondre avec une maladie de l'articulation coxo-fémorale, nous paraît avoir son siége dans l'une des symphyses sacro-iliaques et dans les parties molles voisines. C'est une véritable inflammation qu'il faut combattre par le repos, la situation horizontale, les saignées locales, les topiques émolliens, les bains tièdes, et par les vésicatoires et les moxa, quand elle se prolonge, et que la douleur a été modérée par les autres moyens dont je viens de parler.

Les os du bassin se déforment chez les enfans que l'on fait marcher trop jeunes, que les nourrices portent constamment du même côté, qu'elles tiennent habituellement assis sur des siéges trop creux ou percés à leur centre; ils se déforment assez souvent aussi à la suite de maladies de leur propre tissu, ou par l'effet d'une diathèse rachitique. Le médecin orthopédiste ne peut contribuer à prévenir ces déformations, qui peuvent avoir les suites les plus fâcheuses chez les femmes, qu'en éloignant les causes physiques susceptibles de les produire; il doit aussi prescrire un régime analeptique, et les médicamens indiqués par la débilité et la prédominance lymphatique que l'on observe souvent chez les enfans menacés ou déjà atteints de ces déformations. Je ne connais aucun moyen mécanique propre à les corriger lorsqu'elles sont survenues.

Les déviations et les déformations des membres sont bien plus fréquentes dans les inférieurs que dans les supérieurs. Cette observation ne se rapporte pas seulement aux difformités qui surviennent après la naissance, elle est également applicable à celles qui sont congéniales. Parmi ces difformités congéniales, on en trouve plusieurs qui ne sont pas du ressort de l'orthopédie, parce qu'elles exigent des opérations proprement dites, telles sont les imperforations, les adhérences contre-nature, la présence de membres ou de portions de membres surnuméraires, etc.; il en est d'autres auxquelles elle ne peut apporter aucun remède, ce sont celles qui consistent dans l'absence partielle ou totale d'un membre, d'un organe. On ne peut guères se rendre compte du nombre plus considérable des vices de conformation congéniaux des membres inférieurs, mais on trouve facilement les causes des déformations très-fréquentes qu'ils sont exposés à éprouver après la naissance : l'ossification y est plus tardive que dans les supérieurs; les os qui entrent dans leur composition sont assez long-temps trop grêles, trop flexibles, et les ligamens qui les unissent, trop faibles, pour que ces membres puissent supporter sans se courber ou se dévier le poids du tronc; les affections de la moelle de l'épine qui produisent la paralysie complète ou incomplète des muscles ou des spasmes, et par suite des déformations dans les os, sont plus fréquentes dans sa moitié inférieure que dans la supérieure; une autre cause de la faiblesse relative de ces membres et de leur prédisposition à se déformer, se trouve dans le développement peu avancé de leur système vasculaire, dans les premières années qui suivent la naissance. Remarquons enfin que les vices de conformation de la colonne vertébrale, du bassin, entraînent souvent à leur suite la déformation ou la déviation du fémur et du genou, tandis qu'ils n'ont qu'une influence très-faible ou nulle sur la direction et la conformation du bras, du coude. Beaucoup de déformations des membres inférieurs surviennent d'ailleurs, depuis l'enfance jusqu'à l'âge de la puberté, chez des sujets qui n'ont aucune disposition au rachitisme, et sont souvent occasionnées par les pressions irrégulières que l'on exerce sur les membres inférieurs en portant les enfans; d'autres surviennent parce qu'on a voulu faire marcher les enfans beaucoup trop jeunes; quelques-unes plus tardives sont le résultat des travaux trop pénibles auxquels sont obligés de se livrer, avant leur entier accroissement, certains individus occupés à porter des fardeaux très-lourds, ou exerçant des professions qui nécessitent une position constante du corps et des membres, et telle que le poids du corps ne repose habituellement que sur un seul membre, tandis que l'autre est placé dans une direction oblique.

Les médecins sont assez fréquemment consultés pour des enfans plus ou moins agés, dont les membres inférieurs et le bassin paraissent bien conformés, et qui cependant, en marchant, balancent fortement le tronc latéralement, de sorte qu'ils paraissent être affectés d'une double claudication. Ce balancement est surtout très-apparent, quand les enfans marchent lentement, quelquefois il paraît à peine, lorsque les enfans courent ou lorsqu'ils dansent. La faiblesse des muscles qui s'attachent supérieurement et inférieurement au bassin doit être, dans le plus grand nombre des cas, la cause de ce balancement, et on conçoit facilement quels moyens il faut alors mettre en usage. Mais chez quelques sujets, il paraît aussi dépendre d'une mauvaise conformation des cavités cotyloïdes, ou de la partie supérieure des fémurs, et il sera alors impossible d'y remédier. Les enfans, en avançant en âge, apprennent assez souvent d'eux-mêmes à modifier l'action des muscles, de manière à dissimuler, en quelque sorte, ce balancement. J'ai vu une jeune personne arriver à ce résultat, en prenant l'habitude de marcher constamment sur la pointe des pieds.

Les os de la cuisse et ceux de la jambe sont sujets à plusieurs espèces de déformations et de directions vicieuses, plus ou moins susceptibles d'être corrigées par des moyens orthopédiques. Tantôt ces difformités sont un effet du rachitisme, d'autrefois elles sont dues à des causes externes. Les principales de ces difformités sont 1° la courbure des fémurs en avant et en dehors qui coincide ordinairement avec l'écartement des genoux et l'arcqûre des jambes en dehors; 2° la convergence des fémurs, qui entraîne à sa suite le rapprochement des genoux, quelquefois leur croisement dans la marche, l'élargissement du condyle interne du fémur et du tibia, l'obliquité divergente des deux jambes, et la nécessité de n'appuyer le pied que sur son bord interne dans la station et en marchant; 3° l'incurvation du tibia en avant et en dedans, également suivie du renversement de la plante du pied en dehors, et de l'abaissement de la malléole interne. J'ai vu assez souvent ces difformités, chez des enfans de deux ou trois ans, disparaître peu à peu à mesure que les os et les muscles acquéraient plus de force. On doit seconder les efforts de la nature par quelques moyens fort simples, tels que les bains aromatiques, des pressions modérées exercées plusieurs fois par jour avec les mains dans la direction convenable pour redresser les os, et surtout il faut éviter, tant que les os conservent de la tendance à se courber ou à se dévier davantage, que les enfans restent long-temps debout.

Lorsque les genoux sont fortement déjetés en dedans, la rotule se déplace plus ou moins en dehors, et il arrive quelquefois que les ligamens latéraux deviennent tellement lâches, que ces articulations perdent leur solidité, et ne peuvent plus soutenir le poids du corps. Il faut avoir recours à des appareils plus ou moins compliqués. On empêche le relâchement ultérieur des ligamens latéraux, en entourant l'articulation avec une genouillère lacée, en peau ou en coutil; on ramène les genoux à leur direction naturelle, soit en plaçant les jambes et les cuisses dans une gouttière matelassée, et en interposant entre cette gouttière et le côté interne du genou des coussins en forme de coin plus ou moins épais. Cet appareil a le grand inconvénient de condamner les enfans au repos absolu. Il vaut beaucoup mieux se servir, comme le fait M. d'Ivernois, d'une machine très-simple à bascule, composée de deux lames d'acier longitudinales, unies supérieurement et inférieurement par deux autres lames du même métal courbées en demi-cercle. Cette machine remonte de la partie inférieure interne de la jambe à la partie interne supérieure de la cuisse, et se fixe sur ces deux membres au moyen de deux larges courroies en cuir, qui complètent le cercle en partie formé par les deux lames recourbées : une troisième courroie placée à la hauteur du genou appuye sur son côté interne, et le repousse continuellement en dehors. Pour que cet instrument ne se déplace pas, on l'assujétit à une lame d'acier verticale qui remonte le long du côté externe de la jambe, et qui est elle-même recourbée inférieurement pour être fixée entre les semelles du soulier ou du brodequin de l'enfant. Lorsque le pied est fortement renversé en dehors, il est en même temps convenable de faire augmenter l'épaisseur de la semelle du soulier le long de son bord interne, pour que le pied soit ramené plus sûrement et plus promptement à sa direction naturelle.

On trouve dans les cabinets de la Faculté de Médecine, et dans le Gymnase de M. Delacroix, d'autres appareils destinés à corriger la même difformité; nous recommanderons particulièrement celui-ci : une large ceinture embrasse le bassin, et soutient l'extrémité supérieure d'un tuteur métallique qui descend jusqu'au genou, Ce tuteur s'articule supérieurement avec la ceinture en nœud de compas; inférieurement, il se joint de la même manière à une autre lame métallique qui descend jusqu'à la malléole externe; au niveau de cette saillie, l'appareil présente une troisième brisure destinée à permettre les mouvemens du pied, et va se terminer en se recourbant à angle droit entre les deux semelles d'une bottine que doit porter le sujet déformé. Ces lames métalliques sont convenablement matelassées, et une large courroie en cuir qui s'y attache au niveau du genou, agissant continuellement sur cette articulation de dedans en dehors, le ramène dans cette direction. Une autre courroie fixée un peu plus bas agit de la même manière sur la jambe.

Les pieds peuvent être le siége de plusieurs difformités congéniales ou accidentelles; nous signalerons comme les plus fâcheuses, parce qu'elles nuisent davantage à la station et à la marche, leur torsion congéniale, *pieds-bots;* l'applatissement général de leur surface plantaire, *pieds-plats;* le croisement des orteils; la direction perpendiculaire des deux dernières phalanges des orteils vers le sol; le redressement vertical d'un ou plusieurs orteils.

La torsion congéniale des pieds présente trois variétés, auxquelles les anciens ont donné des noms particuliers : ils désignaient, sous le nom de *vari*, les pieds renversés en dedans; *valgi*, ceux qui étaient contournés en dehors, et *equini*, les pieds ramassés sur eux-mêmes, et n'appuyant sur le sol que par leur extrémité phalangienne. Scarpa a donné, en 1803, un excellent mémoire sur ce vice de conformation, et sur les moyens d'y remédier, et le premier, il a fait connaître avec une grande exactitude la disposition anatomique des pieds-bots. M. le professeur Delpech a publié, plus tard, des considérations fort importantes sur la même affection; MM. d'Ivernois et Mellers, orthopédistes distingués, ont aussi publié, antérieurement à M. Delpech, dans des dissertations particulières ou dans des journaux de médecine, un assez grand nombre d'observations où ils ont exposé l'étiologie de cette difformité, et la méthode curative qu'ils emploient pour la guérir; cette méthode recommandable par sa simplicité, est celle de Vénel et de Jacquard.

Scarpa, Boyer, Delpech ont cherché à déterminer les causes organiques et physiologiques de la torsion congéniale des pieds; mais jusqu'à présent, à cause du petit nombre de dissections que l'on a faites sur des enfans très-jeunes, on ne doit considérer que comme des hypothèses plus ou moins plausibles les opinions émises sur ce sujet. On conçoit très-bien d'ailleurs, avec ces célèbres praticiens, que chez quelques sujets la déformation peut reconnaître pour première cause la forme irrégulière d'un os du tarse ou même d'une seule facette articulaire; que d'autres fois elle peut résulter du défaut d'équilibre entre les forces des différens muscles qui meuvent le pied, ou du défaut de longueur d'une partie de ces muscles; que, dans d'autres cas, elle peut provenir d'un mode d'insertion contre nature de l'un ou de plusieurs des tendons puissans qui se rendent à ce membre. Une fois que le premier élément de torsion a commencé à produire son effet, la difformité doit s'accroître chaque jour, parce que cet élément prend plus de développement, et parce que plusieurs des causes dont nous venons de parler se réunissent successivement pour déformer et faire dévier le pied. Après la naissance, quand les enfans commencent à marcher, le poids du corps vient encore contribuer puissamment à augmenter la déformation et la déviation.

Dans la torsion des pieds, soit en dedans, soit en dehors, le calcanéum, le cuboïde, le scaphoïde, les os cunéiformes éprouvent un mouvement de rotation anormal sur l'axe antéro-postérieur du pied. Dans la torsion en dehors, qui est la plus fréquente, le calcanéum se porte en dedans, et son extrémité postérieure remonte; le cuboïde présente en bas son bord externe et même quelquefois une partie de sa face supérieure; la tubérosité interne du scaphoïde vient, en se contournant, se placer sous la malléole tibiale; les os cunéiformes et les os du métatarse éprouvent une rotation analogue. Ces différens os se pressent du côté de la face plantaire du pied, et s'écartent les uns des autres du côté de sa face supérieure devenue externe; l'astragale est peu déplacé sur le tibia; cependant chez quelques sujets sa tête est plus inclinée en dedans que dans l'état naturel, et alors l'extrémité inférieure du péroné paraît placée au côté externe, et en même temps postérieur du tibia. Dans la torsion du pied en dedans, sa face plantaire est très-concave, et présente de profonds sillons; sa face dorsale est très-convexe; le bord interne paraît raccourci, il offre une courbure concave assez forte; le bord externe est allongé et convexe; le gros orteil est saillant et entraîné en haut et en dehors; les orteils suivans se renversent souvent du côté opposé. Les ligamens sont amincis, distendus sur le dos du pied, et sont dans des conditions opposées du côté plantaire. Les tendons des muscles dont les attaches ont été éloignées, sont tendus, et ceux dont les attaches ont été rapprochées sont retractés ou relâchés. Lorsque les sujets affectés de pied-bot ont marché depuis un certain temps sur le bord externe et sur une partie de la face dorsale du pied, la peau y devient dure et calleuse, ainsi que le tissu cellulaire sous-cutané. Chez les enfans très-jeunes, les muscles de la jambe et du pied n'opposent pas une grande résistance aux efforts que l'on fait pour redresser le pied, et ces muscles ne paraissent pas avoir beaucoup souffert dans leur nutrition; mais à mesure que l'on s'éloigne de l'époque de la naissance, il arrive assez souvent que les muscles du mollet se rétractent, et plus souvent encore tous les muscles de la jambe, et quelquefois même ceux de la cuisse tombent dans un état d'atrophie et de faiblesse, qui pourrait en imposer pour une paralysie. Il faudrait donc peut-être admettre, *comme une loi physiologique*, dit M. Delpech, *que la conservation de la masse et de l'énergie des muscles dépend en partie du juste degré de tension que la nature a voulu leur donner*, et que la difformité a totalement changé. Lorsque la torsion des pieds est très-ancienne, les os doivent nécessairement, par suite des rapports contre nature qu'ils ont pris, et des pressions inégales et irrégulières qu'ils ont éprouvées, perdre leur forme naturelle, et même dans quelques cas s'ankyloser. Les mains sont susceptibles d'éprouver sur les os de l'avant-bras une déviation analogue à celle des pieds-bots. J'ai vu cette difformité sur un enfant âgé de deux mois : le bord radial de la main touchait presque le radius, la face supérieure des os de la première rangée du carpe était tournée du côté du cubitus; la main conservait d'ailleurs sa forme naturelle. Cet enfant est mort à la campagne, et je n'ai pu l'examiner après sa mort.

Dans le *pied équin* le talon est entraîné en haut, la face dorsale du pied forme un angle très-ouvert avec la jambe; sa face plantaire est fortement concave; le poids du corps appuie sur la tête des os du métacarpe, les orteils forment avec eux un angle droit; les muscles de la jambe et même ceux de la cuisse s'atrophient comme dans les torsions latérales; le genou s'infléchit en devant, et la station devient très-difficile et peu sûre.

L'expérience a fait connaître que l'on peut aisément corriger les déformations congéniales des pieds chez les enfans très-jeunes. M. d'Ivernois en a traité avec succès plusieurs qui n'avaient point atteint l'âge de six mois. M. Delpech prétend cependant qu'il y a, en général, peu de chose à gagner sur un pied-bot, avant que l'enfant difforme ne soit en état de marcher. On peut encore utilement entreprendre le traitement après l'âge de la puberté, et M. d'Ivernois a guéri des sujets âgés de plus de vingt ans.

Les moyens que l'on met en usage doivent agir de manière à ramener peu à peu les os contournés dans leur situation naturelle, et à les y maintenir jusqu'à ce que les muscles puissent les empêcher de se déplacer de nouveau. Ces moyens sont des manipulations méthodiques répétées journellement, et des machines qui agissent comme des leviers seulement, ou en même temps comme des leviers et des ressorts. Si l'on compare, sous le rapport de la durée des traitemens, les faits consignés dans les mémoires de MM. Scarpa et Delpech avec ceux que beaucoup de médecins de Paris ont observés dans l'établissement orthopédique de M. d'Ivernois, la méthode qu'il emploie obtiendra la différence. Faut-il attribuer la durée beaucoup moins longue de la cure à la manière différente d'agir des machines qu'il met en usage, ou bien aux manipulations qu'il exécute journellement sur les pieds contournés? Des expériences comparatives faites avec des appareils semblables, avec ou sans l'aide de ces manipulations, pourraient seules donner la solution rigoureuse de cette question; mais je pense cependant, d'après mes observations, que ces manipulations doivent être d'une très-grande utilité.

L'appareil que M. d'Ivernois met en usage est celui de Venel modifié : il consiste dans une semelle de bois de forme quadrangulaire et de la longueur du pied. Elle repose sur deux rebords saillans, dont la hauteur diminue d'avant en arrière. Le côté externe de cette semelle est surmonté postérieurement d'une équerre demi-circulaire en fer doublée en dedans par un coussinet, et garnie en dehors de boutons où viennent se fixer des courroies qui assujétissent le pied sur la semelle. Sur cette équerre se trouve aussi, en dehors, une douille destinée à recevoir une tige en fer, qui s'élève le long de la jambe, et se fixe supérieurement par une jarretière. Cette tige est un véritable levier qui entraîne le pied et la machine en dehors, à mesure qu'on la rapproche de la jambe, et qu'on tend à la rendre parallèle à ce membre. La partie postérieure du pied et le talon sont solidement maintenus sur cette semelle par une talonnière en peau fixée au dessous de la semelle, et lacée sur le coude-pied et le bas de la jambe. Cet appareil est remarquable par son extrême simplicité, et par la force avec laquelle on peut le faire agir. Lorsque la partie antérieure du pied est ramenée à sa direction naturelle, le même appareil peut servir à abaisser le talon : il suffit pour cela de couder la tige de fer qui sert de levier. Les malades portent cet appareil la nuit et le jour. Lorsque la cure est avancée, ou qu'il ne s'agit plus que de conserver au pied sa direction naturelle et de tenir le talon abaissé, on remplace cette machine pendant le jour par une bottine à laquelle est adaptée en dehors une tige d'acier aplatie jointe par pivot, au niveau de la malléole, à une équerre en tôle fixée entre les semelles du soulier. Le pivot qui unit la lame d'acier à l'équerre dépasse en dehors celle-ci par une tête carrée, et reçoit une noix, ce qui forme une charnière que l'on rend fixe à volonté au moyen d'une vis de pression. A la partie inférieure de la noix se trouve une petite pièce de fer fendue d'avant en arrière, destinée à recevoir une chaînette qui vient s'accrocher à l'extrémité supérieure et postérieure d'un ressort semblable à celui d'un fusil fixé presque verticalement sur l'équerre. Lorsque la tige d'acier verticale est ramenée de devant en arrière et maintenue contre la jambe, le pied ne peut se renverser en dehors; le ressort auquel la chaînette est accrochée est tendu, et dans cet état il fait effort pour abaisser le talon.

L'appareil de Scarpa est beaucoup plus compliqué, et il est difficile de s'en former une idée exacte sans le secours de gravures. Celui de M. Delpech ressemble sous beaucoup de rapports à celui de Scarpa, mais il est cependant un peu plus simple : « une plaque métallique, recourbée pour embrasser la plante du pied, et que pour cette raison, nous appellerons l'étrier, porte deux oreilles qui s'élèvent jusqu'à la hauteur des malléoles, ou plutôt de la région que ces éminences doivent occuper dans la conformation naturelle du pied. Sur l'extrémité de chacune de ces oreilles sont des boutons saillans : les uns, de part et d'autre, pour arrêter les extrémités d'une courroie qui, en passant sur le coude-pied, sert à fixer l'étrier vis-à-vis les malléoles; du côté externe seulement existe un bouton aplati destiné à fixer l'extrémité d'un ressort qui doit régner le long du péroné. Cette pièce qui fait effort pour se recourber en dehors, articulée avec l'oreille externe de l'étrier, doit ensuite être fixée sur le côté externe de la jambe, jusqu'à la hauteur du genou, par deux jarretières à boucle, portant chacune une coulisse volante que l'on peut relever ou abaisser à volonté, et fixer sur la lame de ressort au moyen d'une vis de pression. »

« A la base de l'oreille externe de l'étrier se trouve une coulisse dormante, destinée à recevoir une autre lame de ressort plus faible que la précédente, et qui peut être fixée de même par une autre vis de pression. Cette dernière lame, couchée le long du côté externe du pied, assujétie sur le devant du métatarse par une courroie qui embrasse cette dernière partie, fait effort pour se recourber en dehors, doit ramener le pied dans cette même direction. »

« Tout cet appareil doit être appliqué par dessus une guêtre entière de peau de chevreau, lacée sur la région antérieure, embrassant la totalité du pied et de la jambe, et soumettant ces parties à une compression douce et uniforme. »

Dans les premiers temps de l'application de cet appareil, les enfans souffrant plus ou moins, et les os du pied n'étant pas encore suffisamment redressés, le repos est nécessaire; et quand ils commencent à marcher, il convient de fortifier le bas de la tige de la bottine d'une pièce capable de prévenir tout diversement latéral, en laissant au talon la facilité de glisser en bas.

Dans quelques cas où le calcanéum obéissait moins que le reste du pied, et où il restait fortement rétracté en haut et en dedans, M. Delpech a fait adapter à l'oreille interne de l'étrier une lame de ressort mince et fort souple, terminée par une courroie qui se fixait sur l'oreille opposée, après avoir passé sur le talon. Ce ressort produit quelquefois d'assez fortes douleurs, et même une escarre; il faut alors y renoncer. Ce savant praticien a encore modifié son appareil, pour qu'il puisse plus facilement être renfermé dans une chaussure, en faisant fixer sur l'oreille externe de l'étrier le ressort du pied et celui de la jambe par leurs extrémités respectives au moyen d'un clou rivé faisant l'office de charnière.

Le traitement de la difformité que l'on a nommée *pied équin*, repose sur les mêmes principes que celui des torsions latérales. Il faut aussi avoir recours aux manipulations et à l'extension permanente. M. d'Ivernois se sert encore de l'appareil de Venel, mais il adapte au sabot ou à la semelle de bois deux tiges verticales, et lorsque le talon est abaissé, il remplace ce sabot pendant le jour, par la bottine garnie de l'appareil à bascule dont nous avons parlé, et dont les malades doivent faire long-temps usage.

Michaelis, Thilénius, ont proposé et pratiqué dans ce cas la section du tendon d'Achille. M. Delpech a pratiqué lui-même cette opération, sans couper la peau en travers, et en rapprochant immédiatement, après la section, les bouts du tendon coupé. La cicatrisation ayant eu lieu, par le moyen d'une substance intermédiaire, comme on devait s'y attendre, cette substance put ensuite s'allonger de deux pouces, pendant l'application d'un appareil convenable, et permettre au talon d'être ramené en contact avec le sol; le principal inconvénient de cette méthode, suivant M. Delpech, «lorsqu'elle est pratiquée avant le terme de l'accroissement du malade, est de laisser les muscles dans l'état d'infirmité, d'atrophie où ils sont ordinairement, et dont ils sortent, lorsque le traitement et la guérison sont opérés par des appareils. Ces motifs sont suffisans, sans doute, pour faire préférer la méthode de l'extension, toutes les fois qu'elle est praticable, et surtout dans la première jeunesse»; nous devons cependant faire remarquer que cette difformité ne doit pas être considérée comme incurable par les appareils chez des sujets adultes, notre confrère M. Bricheteau, médecin de l'établissement orthopédique de M. d'Ivernois, a bien voulu me communiquer des observations de guérison obtenues sur une dame de trente-cinq ans, sur une autre dame de quarante, et sur un homme de plus de cinquante; mais chez ces sujets âgés, les muscles fléchisseurs du pied sont restés paralysés, et il leur a fallu faire usage d'un appareil contentif, qui est également nécessaire après la section du tendon d'Achille.

La difformité connue sous le nom de *pied plat* est fréquente : les malléoles, et surtout l'interne, touchent presque le sol; le bord interne du pied appuye plus fortement que l'externe, toute la plante du pied est aplatie et élargie. Les sujets affectés de cette difformité ne peuvent supporter de longues marches, et sont absolument impropres au service militaire. On peut y remédier chez les jeunes sujets, en leur faisant porter un bas de peau lacé, qui embrasse et comprime uniformément le pied, et le bas de la jambe, et des souliers, dont la semelle garnie d'une lame de tôle, doit être convexe d'avant en arrière, jusqu'au niveau de l'extrémité antérieure des os du métatarse.

Le redressement vertical d'un ou de plusieurs orteils peut être congénial, ou la suite de la contracture d'un muscle, ou bien être occasionné par une cicatrice adhérente. On y remédie quelquefois par l'application d'un ressort recourbé, placé sous la plante du pied; quand ce moyen ne réussit pas, on doit, comme l'a fait M. Boyer, couper en travers le tendon extenseur de l'orteil dévié, et abaisser ensuite cet orteil.

L'abaissement perpendiculaire de la dernière ou des deux dernières phalanges d'un ou de plusieurs orteils vers le sol est ordinairement accompagné de leur croisement avec les orteils voisins qui leur sont superposés. L'ongle des orteils abaissés est peu à peu usé par la pression; leur extrémité s'élargit, devient calleuse; la station sur l'extrémité du pied est douloureuse; les longues marches donnent lieu à l'ulcération des orteils déviés. Les chaussures trop étroites occasionnent souvent cette difformité, que l'on peut faire disparaître au moyen d'un ressort qui tend à se courber en haut; en arrière, ce ressort est fixé à une lame mince de métal matelassée qui embrasse la convexité du pied, et en avant on l'assujétit à l'orteil, au moyen d'un doigtier en peau. Un appareil analogue peut être employé pour les doigts entraînés vers la paume de la main, à la suite de la paralysie de leurs muscles extenseurs. (MARJOLIN.)

ORTHOPNÉE, s. f., *orthopnœa*, de ὀρθὸς, droit, et de πνέω, respirer. Dyspnée très-forte, dans laquelle les malades sont forcés de se tenir droit pour pouvoir respirer. *Voyez* RESPIRATION (séméiotique).

ORTIE, s. f., *urtica*. Genre de plante qui a donné son nom à la famille des urticées et qu'on reconnaît à ses fleurs unisexuées, généralement monoïques. Dans les fleurs mâles, le calice est monosépale, à quatre divisions; les étamines, au nombre de quatre, sont saillantes; dans les fleurs femelles, l'ovaire est à une seule loge et à une seule graine, surmonté d'un stigmate poilu et sessile. Le fruit est un akène recouvert par le calice, qui persiste. Les espèces de ce genre sont fort nombreuses, tantôt herbacées, tantôt soufrutescentes. Leurs feuilles sont opposées. Dans la plupart des espèces on trouve des poils dont la piqûre est extrêmement douloureuse. Ces poils sont creux, et à leur base on remarque une petite glande vésiculeuse remplie d'une humeur excessivement âcre et qui cause la douleur brûlante que fait éprouver la piqûre des orties lorsqu'elles sont fraîches.

Car, dès qu'elles ont été séchées, leur piqûre ne produit plus aucun mal. On s'est servi de cette propriété des orties pour déterminer dans certaines parties du corps une irritation dérivative plus ou moins puissante. *Voyez* URTICATION.

Les espèces dont on a fait usage sont l'*urtica dioica* ou grande ortie, si commune dans les lieux incultes et le long des murs, l'*urtica urens* ou ortie grièche, qui croît en abondance dans les jardins et les lieux cultivés, et l'*urtica pilulifera* ou ortie romaine. Le suc que l'on extrait de ces trois plantes fraîches est légèrement astringent et a été autrefois vanté dans le traitement de l'hémoptysie et des autres hémorrhagies. Mais, aujourd'hui, son usage a été tout-à-fait abandonné. On remédie aux effets de la piqûre des orties, en frottant les parties avec une eau spiritueuse, telle que l'eau de Cologne, de lavande ou le vinaigre. (A. RICHARD.)

ORTIÉ, adj., *urticarius ;* fièvre ortiée. *Voyez* URTICAIRE.

ORVIÉTAN, s. m., *orvietanum*, dérivé de l'italien *orvietano*, orviète, nom de la ville d'où vint, dit-on, le charlatan qui distribuait ce médicament; suivant d'autres, c'était le nom du charlatan lui-même. L'orviétan est un électuaire très-composé, formé de vieille thériaque, de vipère sèche, et de beaucoup de plantes aromatiques et stimulantes. Ses propriétés sont à peu près semblables à celle de la thériaque. Il est maintenant entièrement inusité. Malgré les vertus merveilleuses qui lui ont été attribuées, et qui ont été prônées dans les carrefours, l'oubli dans lequel on le laisse ne doit exciter aucun regret. Marchand d'orviétan est synonyme de charlatan.

OS, s. m., *os*, ὀστέον. Les os sont les parties les plus dures et les plus sèches du corps humain : leur réunion constitue le SQUELETTE; ils sont pesans, blanchâtres, très-élastiques, inextensibles, peu flexibles, se rompent par un effort violent, et paraissent insensibles à l'impression des agens extérieurs. Non-seulement chacun d'eux a reçu un nom particulier, mais encore beaucoup de parties circonscrites des os ont également une dénomination spéciale. Leur nombre est considérable, et varie suivant qu'on les examine sur l'enfant, l'adulte ou le vieillard. Ceux qu'on s'accorde généralement à considérer comme distincts, sont les vingt-quatre vertèbres, le sacrum, le coccyx, les côtes, le sternum, l'occipital, le sphénoïde, l'ethmoïde, le frontal, les pariétaux, les temporaux, avec les trois osselets de l'ouïe, le vomer, les deux maxillaires supérieurs, les palatins, les os de la pommette, les os propres du nez, les os unguis ou lacrymaux, les deux cornets inférieurs, l'os maxillaire inférieur, les dents, l'hyoïde et les os des membres, qui tous sont doubles : l'omoplate, la clavicule, l'humérus, le radius, le cubitus, les huit os carpiens, les cinq métacarpiens, les deux phalanges du pouce, celles des autres doigts qui sont au nombre de douze, et cinq os sésamoïdes. Pour les membres inférieurs, l'os coxal, le fémur, le tibia, la rotule, le péroné, les sept os du tarse, les cinq métatarsiens, les phalanges des orteils dont le nombre égale celui des doigts, et trois os sésamoïdes.

Les os sont toujours situés à l'intérieur; leur grandeur qui est très-variable, les a fait distinguer en grands, moyens, petits et très-petits ou osselets; ceux qui sont impairs sont formés de deux moitiés latérales symétriques : les os pairs ou doubles sont généralement semblables entre eux, et sont placés sur les côtés, et plus ou moins loin de la ligne médiane du corps : tous les os impairs occupent cette ligne médiane. Considérés d'après leur forme en général, et le rapport de leurs trois dimensions géométriques, on les divise aussi en os longs, larges, courts et mixtes. Les os longs occupent le centre des membres, et forment une série de colonnes brisées et articulées dont le nombre va successivement en augmentant, tandis que leur longueur diminue à mesure qu'on s'éloigne du tronc. Chaque os long est divisé en partie moyenne ou corps et en deux extrémités : le corps est cylindroïde dans quelques-uns, prismatique et triangulaire dans d'autres, et généralement un peu courbé et tordu; les extrémités sont renflées et plus épaisses. Les os larges contribuent à former une partie des parois du tronc et de la tête : ils sont aplatis, plus ou moins contournés, leur forme est très-variée, et leurs bords ordinairement plus épais que le centre. Les os courts constituent par leur réunion et leur multiplicité des parties à la fois solides et mobiles, comme le rachis, le carpe, le tarse. Leur conformation extérieure présente de nombreuses variétés. Enfin, les os mixtes participent des os de plusieurs genres, par les caractères qu'ils présentent dans leur totalité ou dans une partie de leur étendue.

Considérés extérieurement, les os offrent à leur surface des parties ou régions distinctes; tantôt on distingue une partie médiane et des parties latérales, tantôt ces deux dernières sont simplement réunies sur une ligne médiane; dans d'autres, les régions sont déterminées par le mode de développement de l'os, comme dans l'os coxal, dans le sphénoïde, etc. : dans quelques-uns, cette détermination résulte uniquement de la situation, de la forme ou des usages des régions; on distingue aussi spécialement certaines parties de leur étendue, comme le corps, les extrémités, les faces, les bords, les angles, etc. Leur surface présente aussi des éminences et des enfoncemens très-variés. Les premiers sont désignés sous les noms d'apophyses et d'épiphyses : nous parlerons de ces dernières à l'occasion des phénomènes de l'ossification. Quant aux apophyses, ce sont des saillies de forme variable, très-nombreuses, et continues au tissu de l'os; elles sont articulaires ou non articulaires; on a fait mention des premières dans un autre article. *Voyez* ARTICULATION. Les secondes sont ordinairement rugueuses, plus ou moins longues; courtes et épaisses, elles constituent les protubérances, les tubérosités; alongées, étroites et peu saillantes, on les nomme crêtes et lignes. Toutes en général servent d'insertions à des fibres ligamenteuses. Les enfoncemens ou les cavités qu'on remarque à la surface des os sont, comme les apophyses, articulaires (*voy.* ARTICULATION) ou non-articulaires. Ces dernières forment par le degré de leur profondeur, la largeur de leur ouverture, etc., des fosses, des fossettes, des impressions digitales : d'autres sont très-larges avec une ouverture très-étroite, ce sont des sinus, et des cellules, si la cavité est divisée par des cloisons intérieures. Quelques-unes sont alongées, étroites, plus ou moins profondes; de là, des rainures, des sillons, des coulisses, des méats, etc. : sur le bord des os, elles forment des échancrures. Des enfoncemens très-nombreux, peu profonds, rapprochés, et entremêlés d'éminences peu saillantes, constituent les empreintes ou inégalités qui donnent ordinairement attache à des parties ligamenteuses. Il est aussi des cavités qui traversent les os de part en part : tantôt directement, tels sont les trous, les fentes, les fissures; tantôt après un trajet plus ou moins long, comme les canaux, les conduits, etc.. Quelques trous sont formés par la réunion de plusieurs os : tels sont les trous sphéno-palatins, déchiré postérieur, etc.; il en est de même pour les conduits orbitaires, palatins, etc. La réunion de différens os concourt aussi à la formation de cavités qui renferment des organes, comme le crâne, le canal rachidien.

L'intérieur des os est creusé de cavités closes qu'on nomme cavités médullaires, et qui contiennent la moelle ou le tissu MÉDULLAIRE des os. Dans le corps des os longs, on trouve une longue cavité cylindrique qui communique avec les cellules du tissu aréolaire des deux extrémités de l'os, et qui ajoute à la fois à sa légèreté et à sa solidité. Dans les os courts, dans les os larges, et surtout dans l'épaisseur des bords de ces derniers, existe un tissu percé d'une multitude d'aréoles, qu'on a nommé tissu spongieux, et qui est le même que celui qu'on rencontre dans les extrémités des os longs; ces aréoles contiennent également du suc médullaire. La substance compacte des os contient elle-même des cavités médullaires microscopiques. Indépendamment de ces cavités, le tissu des os est encore traversé par des canaux vasculaires qui livrent passage aux vaisseaux du tissu médullaire et du tissu osseux. Dans les os longs, il y en a au moins un qui traverse obliquement les parois du canal central dans lequel il s'ouvre, et qui donne passage aux vaisseaux et aux nerfs de la membrane médullaire : il est dirigé de haut en bas dans l'humérus, le tibia et le péroné, tandis que le trajet de celui du fémur, du radius et du cubitus est dans le sens opposé. On remarque aussi aux extrémités de ces os, à la surface des os courts et aux bords des os plats, des trous larges et nombreux par lesquels pénètrent des vaisseaux, la plupart veineux; il en existe également une multitude de très-petits à la périphérie de tous les os, qui donnent aussi passage à des ramuscules capillaires.

Le tissu des os, qui est généralement très-dense, n'offre pas partout la même texture; les trois modifications qu'il présente et qui ont été distinguées par trois dénominations différentes, constituent les substances compacte, spongieuse et réticulaire. La première est située à l'extérieur des os, où elle forme une couche plus ou moins épaisse, d'une telle densité qu'on n'y voit pas d'interstices à l'œil nu, quoiqu'elle soit traversée d'une infinité de canalicules visibles au microscope, qui sont disposés longitudinalement dans les os longs, et qui communiquent avec la cavité médullaire centrale Les substances spongieuse et aréolaire ou réticulaire sont celles qui forment les cellules nombreuses qu'on remarque à l'intérieur des os. Dans les extrémités des os, les lamelles sont plus épaisses; ce sont, au contraire, de simples filamens ou des lames réticulées à la surface interne du canal central. En général, les couches extérieures de substance compacte sont écartées les unes des autres par l'interposition de la substance spongieuse, comme on le voit dans les os plats et larges; mais quelquefois aussi les deux couches se touchent dans ces os, de sorte que là l'os est très-mince et souvent translucide. Dans les os du crâne, le tissu spongieux porte le nom de diploé, et la couche interne de substance compacte, qui porte le nom de lame vitrée, est plus mince et plus fragile que la lame externe. Ces diverses substances ne sont, ainsi que nous venons de le dire, qu'une modification de texture du tissu osseux qui est plus ou moins condensé dans telles ou telles parties. La seule différence réelle qu'elles offrent résulte de la présence du tissu médullaire et de ses vaisseaux dans la substance spongieuse, tandis qu'il n'est qu'en contact avec une des faces seulement de la substance compacte.

La disposition intérieure du tissu osseux a été l'objet d'une foule de recherches. Malpighi n'y voyait qu'un amas de lames, de fibres et de filamens plongés au milieu d'un suc osseux intermédiaire; Harvers a émis une opinion analogue. Suivant Gagliardi, les lames osseuses sont réunies par des chevilles de même nature, et Lasône admet que les lames sont formées de fibres ossifiées, liées entre elles par des fibres obliques. D'après Reichel, ces lamelles et ces fibres forment un tissu poreux et tubulé, continu avec la substance spongieuse : Scarpa pense que ce tissu a tout-à-fait l'organisation de cette dernière substance. Quoi qu'il en soit, si l'on détruit la substance saline qui forme une grande partie des os, en les plongeant pendant quelques jours dans un acide étendu d'eau, ils deviennent flexibles, tenaces comme les fibro-cartilages, et peuvent être réduits par l'ébullition en colle ou en gélatine. De cette manière, la macération dans l'eau fait voir que la substance compacte est formée de lames réunies par des fibrilles; que ces lames sont elles-mêmes composées de fibres qui se gonflent, et deviennent aréolaires et molles comme le tissu cellulaire. Dans les os longs, on voit par ce procédé que le corps de l'os se divise en plusieurs couches, dont la plus extérieure enveloppe tout l'os, tandis que celles qui sont sous-jacentes se raréfient insensiblement en se rapprochant des extrémités de l'os où elles se confondent avec les lamelles du tissu spongieux; dans les os larges, il y a deux lames seulement, et dans les os courts, on n'en trouve qu'une seule dont la face interne fournit des prolongemens qui forment la substance spongieuse. Il résulte de ces expériences que la fibre osseuse, très-analogue à la fibre cellulaire, se distingue des autres fibres animales par la grande proportion de substance terreuse qui entre dans sa composition; car si l'on soumet un os à l'incinération au lieu de le plonger dans une eau acidulée, on détruit la partie organique, et il reste une substance dure, très-fragile, qui n'est qu'un sel terreux, et qui conserve la forme, le volume et une grande partie du poids de l'os soumis à cette épreuve. On ignore dans quel rapport exact la substance inorganique des os se trouve avec la substance organique.

On rattache à l'histoire anatomique des os la description du PÉRIOSTE, de la moelle et de la membrane MÉDULLAIRE, parties qui font l'objet d'autres articles. Quant aux vaisseaux sanguins des os, ils sont très-nombreux, comme on a pu le voir d'après ce que nous avons dit au sujet des cavités internes des os : les uns se distribuent au périoste, et pénètrent ensuite dans les petits trous nourriciers de la substance compacte; les autres se rendent dans le canal central de l'os sans se ramifier d'abord, se répandent dans la membrane médullaire, pénétrent ensuite dans l'épaisseur de la substance compacte par sa face interne, et s'anastomosent avec les ramifications précédentes. Enfin, des ramuscules non moins nombreux s'enfoncent dans les trous multipliés des extrémités des os longs et de la surface des os courts, et se distribuent dans la substance spongieuse, en s'anastomosant avec les ramifications des deux autres ordres de vaisseaux. Chaque conduit nourricier renferme une artère et une veine, ceux de la substance spongieuse livrent surtout passage à des veines très-grandes à parois minces, et qui semblent avoir de larges communications avec les cavités médullaires du tissu spongieux. Les vaisseaux lymphatiques ne sont visibles qu'à la surface extérieure des grands os, et l'on ne distingue pas dans leur intérieur d'autres nerfs que ceux qui accompagnent les vaisseaux de la membrane médullaire.

L'analyse chimique a fait voir que la dureté considérable des os résultait de la grande proportion de substance terreuse qu'ils contiennent, et que Scheele a le premier signalée comme phosphate de chaux. Suivant M. Berzélius, les os privés d'eau et de graisse sont composés de matière animale qu'on peut réduire en gélatine par la décoction, 32,17; matière animale soluble, 1,13; phosphate de chaux, 51,4; carbonate de chaux,

11,30; fluate de chaux, 2,0; soude et hydrochlorate de soude, 1,20; phosphate de magnésie, 1,16. Ce dernier sel n'a pas été trouvé par Fourcroy et M. Vauquelin dans leurs premiers essais; M. Hildebrandt en nie l'existence. M. Hatchett y admet en outre du sulfate de chaux, qui n'est, suivant M. Berzélius, que le résultat de la calcination. Fourcroy et M. Vauquelin n'y ont pas trouvé de fluate de chaux, mais ils y indiquent de plus que M. Berzélius, du fer, du manganèse, de la silice, de l'alumine et du phosphate d'ammoniaque. Enfin, cette composition chimique des os, généralement applicable à leur ensemble, présente des différences relatives aux proportions de telles ou telles parties : c'est ainsi que l'âge et certaines maladies font varier les quantités des substances terreuse et animale; en outre, tous les os du même individu ne sont pas les mêmes sous ce rapport : tels sont les os du crâne qui contiennent proportionnellement beaucoup plus de substance terreuse que les autres, et surtout la portion pierreuse du temporal. Les os jouissent aussi d'une extensibilité et d'une force de rétraction réelles, mais dont les effets ne deviennent sensibles que lentement, comme on le voit dans la dilatation que présente quelquefois le sinus maxillaire par suite du développement de tumeurs dans son intérieur, et dans le resserrement progressif des alvéoles après l'extraction ou la chute des dents. Les os ne sont sensibles que dans l'état pathologique. Quoiqu'ils se réparent lentement, la production naturelle et accidentelle de ce tissu est cependant très-énergique.

Le développement des os ou l'*ostéogénie* résulte de plusieurs transformations successives; ils sont d'abord mous et gélatiniformes; leur consistance augmentant graduellement, ils deviennent cartilagineux, quelques-uns fibreux et cartilagineux, et ce dernier état précède l'ossification proprement dite. Le tissu qui les constitue à une époque très-rapprochée de la conception, est transparent, incolore; leur accroissement a lieu par végétation, de sorte qu'ils forment un tout continu qui se divise plus tard en parties distinctes les unes des autres. Suivant Béclard, les os cartilagineux temporairement ne sont visibles qu'après deux mois environ, mais l'on ne peut reconnaître cette transformation que dans les os dont l'ossification est un peu tardive; car il n'est pas bien prouvé que ceux qui s'ossifient très-promptement passent par l'état de cartilage, état qui paraît plutôt destiné à remplir provisoirement les fonctions d'os, ajoute Béclard, qu'à être une période de l'ossification. L'état osseux commence successivement dans les divers os, à partir de la fin du premier mois pour les plus précoces, jusqu'à dix ou douze ans environ, après la naissance, dans les plus tardifs : quelques points osseux accessoires ne commencent même guère à se former que vers quinze à dix-huit ans. On a indiqué ailleurs (*Voyez* OEUF HUMAIN, art. 2, § VII) l'ordre dans lequel les différens os commencent à paraître. Nous venons de dire que l'ossification ne résultait pas dans tous de la transformation du cartilage en os : en effet, le corps des os longs et le centre des os larges passent immédiatement de l'état muqueux à l'état osseux. C'est en examinant les changemens successifs qui s'opèrent dans les autres parties du système osseux qui sont toutes cartilagineuses avant de se durcir, qu'on peut suivre les phénomènes de l'ossification. Des cavités irrégulières se creusent d'abord dans le cartilage qui a primitivement la forme et progressivement le volume de l'os : à ces cavités irrégulières succèdent des canaux tapissés d'une membrane vasculaire, et remplis d'un liquide visqueux; alors le tissu cartilagineux devient opaque, les canaux paraissent rouges et l'ossification commence dans le centre et dans l'épaisseur des cartilages, mais jamais à sa surface. La partie qui avoisine et touche le point d'ossification, de même que le cartilage dans la partie moyenne duquel cette transformation s'effectue, est rouge, vasculaire dans les autres points de son étendue qui est successivement de moins en moins opaque et vasculaire à mesure qu'on se rapproche davantage de la circonférence où le tissu cartilagineux est homogène et sans vaisseaux. D'un autre côté, le point central d'ossification s'accroît en largeur; le cartilage qui offre successivement dans toute son étendue la rougeur vasculaire et l'opacité qu'on observait primitivement seulement au centre de l'os, là où l'ossification apparaissait, finit par disparaître lui-même à mesure qu'il est envahi par l'ossification. Les canaux très-larges qui le traversaient d'abord, se rétrécissent peu à peu et cessent d'exister quand la transformation du cartilage est achevée, et l'on trouve à sa place un os très-vasculaire creusé de cavités aréolaires tapissées de membranules fines et remplies de graisse rougeâtre et liquide. La vascularité de l'os diminue elle-même plus tard. On a émis un grand nombre d'opinions sur la cause de l'ossification, mais toutes ne reposent que sur des hypothèses plus ou moins ingénieuses, qu'il est conséquemment inutile de rapporter ici. Ce qu'on sait de positif à cet égard, c'est que le développement des vaisseaux dans le cartilage précède toujours l'ossification, et qu'il diminue à mesure que cette dernière fait des progrès. Il paraît que la matière osseuse est déposée primitivement sous forme liquide, et qu'elle augmente de consistance par l'addition de nouvelles particules terreuses et par la résorption du liquide qui leur servait de vésicule. Il en résulte que l'ossification consiste dans la formation simultanée d'un tissu qui contient tout à la fois, et la matière terreuse, et la matière animale.

L'ossification ne procède pas de la même manière dans tous les os : ainsi, dans les os longs, où elle est très-précoce, on ne trouve point de cartilage avant l'ossification et même quand elle commence, car on ne trouve entre les cylindres osseux qu'une matière mucilagineuse. Ces cylindres osseux, qui sont d'abord gros et courts, correspondent au point où se trouve plus tard l'artère nutricière principale, et vers le troisième mois, on remarque au bout de ces cylindres, des extrémités cartilagineuses dont la conformation extérieure est déjà bien dessinée : de leur ossification isolée et tardive résultent les épiphyses dont nous avons parlé plus haut. Les os larges, ceux du crâne particulièrement, se forment vers deux mois, deux mois et demi; on trouve entre le péricrâne et la dure-mère, qui sont très-vasculaires, une substance muqueuse qui contient elle-même beaucoup de vaisseaux, et les premiers rudimens osseux paraissent sous forme de points isolés dans les endroits les plus sanguins : ces points osseux se réunissent insensiblement, forment un réseau, puis une lamelle dont la circonférence est garnie de fibres rayonnées qui sont interposées au milieu d'une substance muqueuse, rougeâtre et très-vasculaire. On a dit que ces os, ainsi que les vertèbres qui forment avec eux la cavité encéphalo-rachidienne, en un mot, que les os qui forment des parois de cavités, étaient dépendans, dans leur développement, de celui des organes qu'ils sont destinés à contenir, de sorte que l'arrêt du développement de l'encéphale ou de la moelle épinière, par exemple, déterminait une imperfection analogue dans le crâne et le rachis. Mais cette assertion est démentie par les faits, et MM. Béclard, Baron, Breschet et Ollivier ont cité des exemples assez nombreux qui contredisent cette proposition (*Voyez* ANENCÉPHALE, MOELLE (pathologie) MONSTRUOSITÉ). En outre, dans les cas de spina-bifida complet, les lames postérieures des vertèbres existent, et sont simplement étalées latéralement au lieu de se joindre en arrière; il n'y a donc pas là arrêt de développement, mais déviation des parties hors de leur direction naturelle : on sait que dans ce cas, la moelle épinière peut exister sans aucune altération.

Quant aux os courts, leur ossification procède comme celle des extrémités des os longs. Ils sont d'abord cartilagineux, et l'on y observe les phénomènes que nous venons de décrire en parlant de l'ossification en général. Avant cette transformation, les rotules et les os sésamoïdes sont fibreux, puis cartilagineux; enfin, beaucoup d'os se forment par plusieurs points d'ossification isolés, ainsi qu'on a eu soin de l'indiquer dans la description particulière de chacun d'eux. Ceux de ces points isolés qui s'ossifient ordinairement plus tard que le corps de l'os auquel ils sont réunis plus ou moins long-temps par un cartilage intermédiaire, constituent les points secondaires d'ossification qu'on nomme épiphyses. On les rencontre surtout dans les os longs et dans quelques os larges et courts; elles se forment à des époques très-différentes et restent plus ou moins long-temps distinctes avant leur réunion à l'os : celle de l'extrémité inférieure du fémur s'ossifie la première, tandis que celle de l'extrémité supérieure du radius s'ossifie peut-être la dernière. La première ne se soude au reste de l'os que très-tard; la seconde, au contraire, est une des premières qui cesse d'être distincte et isolée de l'os auquel elle appartient.

L'observation prouve évidemment que l'accroissement des os a lieu par suite des dépositions successives de matière osseuse autour du point primitivement ossifié. Dans les os longs, l'augmentation de longueur résulte de l'alongement du corps ou de la diaphyse à ses extrémités; dans les os plats, l'accroissement est produit à la fois pour l'épaisseur et la largeur, par la déposition à leur surface de la matière osseuse, et à leur circonférence, soit immédiatement sur leurs bords, soit en épiphyses marginales. On peut s'assurer que le périoste, qui est alors très-vasculaire, secrète à leur périphérie une matière muqueuse qui s'épaissit successivement, et s'endurcit en adhérant intimement et en se confondant avec les couches les plus extérieures. Quant aux éminences, les unes sont d'abord épiphysaires, les autres résultent d'un épaississement analogue à celui que produit le périoste pour l'os en totalité. Les cavités externes non articulaires se creusent dans les os par suite de pressions circonscrites qui rendent dans ces points la nutrition moins active que dans les parties environnantes. Quant aux cavités articulaires et aux éminences correspondantes, elles se modèlent mutuellement. Il en est à peu près de même pour les cavités qui doivent contenir des parties molles ou fluides; néanmoins, leur existence, leur forme, ne dépendent pas nécessairement de celles de ces parties, ainsi que nous l'avons dit plus haut. Enfin, l'accroissement en longueur et en largeur cesse lorsque les épiphyses sont entièrement soudées au reste de l'os: l'accroissement en épaisseur a lieu un peu plus long-temps. La succession de ces phénomènes a été démontrée par les effets que la garance produit sur les os des animaux nourris avec cette substance : beaucoup d'expérimentateurs ont constaté ces effets qu'ils ont invoqués à l'appui de diverses opinions qu'il serait trop long de rappeler ici. Mais la nutrition habituelle des os n'a pas été mieux appréciée par ces expériences, car la garance qui rougit rapidement les os d'un jeune animal ne produit souvent aucun effet sur ceux d'un animal adulte.

Les os éprouvent des changemens notables chez les vieillards. Les cavités internes des os longs, larges et courts s'agrandissent par suite d'une résorption intérieure de la matière osseuse, de sorte que le squelette des vieillards est toujours bien moins pesant que celui des adultes; les os du crâne éprouvent un changement semblable, mais qui produit quelquefois la perforation de l'os dans un point de leur surface. L'amincissement qu'on y observe le plus souvent résulte de la disparition du diploë et du rapprochement et de l'accollement des deux lames compactes de l'os; on trouve aussi, parfois, les surfaces articulaires des membres inférieurs et des vertèbres, élargies et aplaties. A cette époque avancée de la vie, le tissu osseux devient aussi plus dense, plus sec, plus fragile, il n'a plus de flexibilité, la substance terreuse y est beaucoup plus abondante.

L'ossification accidentelle n'est pas rare, on l'observe même fréquemment, mais ce tissu osseux n'est jamais parfait dans son organisation : tantôt ce n'est qu'une matière blanche, crétacée, friable, tantôt elle est très-dure, opaque, très-abondante en matière terreuse, étendue en plaques souvent fort larges, ou bien sous forme de masses arrondies comme dans l'utérus; quelquefois cette production osseuse a la dureté et le poli de l'émail des dents, et parfois aussi elle offre tous les caractères de l'os naturel. L'ossification accidentelle paraît être un effet de l'âge, mais le plus souvent elle est due à l'irritation et à l'inflammation chronique; l'EXOSTOSE résulte aussi d'une ossification accidentelle. Le spina-ventosa est une altération différente de l'exostose, dans laquelle on voit quelquefois le tissu accidentel qui a distendu l'os, s'ossifier lui-même. En outre, les os peuvent être affectés d'inflammation, de PLAIES, de FRACTURES qui donnent lieu à des phénomènes pathologiques qu'on a décrits dans d'autres articles : ils sont également le siége de la NÉCROSE, de l'OSTÉOSARCÔME, de l'OSTÉOSTÉATÔME, de vices de conformation très-variés; l'hypertrophie et l'atrophie de leur tissu y apportent aussi souvent des changemens très-remarquables. La CARIE qui les détruit assez fréquemment est le résultat d'une inflammation de leur substance, qui d'abord se ramollit, puis tombe en suppuration. On observe encore une autre espèce de ramollissement dans le RACHITIS et qui semble produit par la diminution de la substance terreuse pendant la période d'accroissement. Enfin, la matière tuberculeuse, le squirrhe et le tissu encéphaloïde, se rencontrent aussi quelquefois dans les os. (MARJOLIN.)

OSCHÉOCÈLE, s. f., *oscheocele*, de ὄσχεον, scrotum, et de κήλη, tumeur. Nom de la hernie inguinale, chez l'homme, lorsque les parties déplacées descendent jusque dans le scrotum. *Voyez* HERNIE. Sauvages a désigné sous le même nom un genre de maladies placé dans l'ordre des kystes, et auquel il rapporte presque toutes les tumeurs qui peuvent affecter le scrotum, telles que le pneumatocèle, l'hydrocèle, le varicocèle, le spermatocèle, l'hæmatocèle, etc.

OSEILLE, s. f., *rumex acetosa*. L. Rich., *Bot. méd.*, t. I, p. 163. L'oseille appartient à la famille des polygonées et à l'hexandrie trigynie. C'est une plante vivace ayant ses feuilles radicales pétiolées, sagittées entières et très-obtuses. Les tiges sont hautes d'environ deux pieds, simples, striées longitudinalement, terminées par une panicule rameuse de fleurs très-petites et rougeâtres. Cette plante croît naturellement dans les prés, on la cultive dans les jardins comme plante potagère.

Toutes les parties de l'oseille, mais particulièrement ses feuilles, ont une saveur acide très-prononcée, qui est due à l'oxalate de potasse qu'elles contiennent en assez grande quantité. Ces feuilles servent à faire le bouillon d'herbes qui n'est qu'une véritable tisanne tempérante et légèrement relâchante. On en fait un usage très-fréquent en médecine, soit dans les irritations légères du tube digestif, soit dans les maladies de la peau, ou pour aider l'action des médicamens purgatifs. Quelquefois on joint à une livre de bouillon d'herbes, une demi-once ou une once de sel de Glauber, et l'on a ainsi un médicament minoratif, qui agit sans déterminer aucune secousse. On emploie aussi le suc retiré des feuilles d'oseille, auxquelles on joint celles de bette, qui en diminuent l'acidité. Il est rafraîchissant, et son usage est souvent prescrit chez les individus affectés de scrofules ou de maladies cutanées chroniques.

Le docteur Missa a reconnu dans les feuilles de l'oseille une propriété bien précieuse, c'est celle de neutraliser et de faire cesser presque instantanément les accidens produits par les substances végétales âcres, comme le suc d'euphorbe, la racine de bryone, d'arum, etc. Ayant voulu goûter un jour en herborisant de la racine d'*arum*, il en mit une parcelle sur le bout de sa langue. Bientôt il y ressentit une douleur très-piquante, toutes les parties de la bouche se gonflèrent, et les douleurs allèrent en augmentant, sans que les lotions et les gargarismes qu'il employa presque instantanément fissent cesser cet état. Mais le hazard ayant voulu qu'il mâchât quelques feuilles d'oseille, tous ces accidens se dissipèrent comme par enchantement. Le docteur Missa répéta l'expérience plusieurs fois, et obtint toujours les mêmes résultats.

C'était de l'oseille que l'on retirait autrefois l'oxalate de potasse, nommé pour cette raison *sel d'oseille*, employé dans les arts. Mais aujourd'hui on le retire de l'alleluia, petite plante de la famille de oxalidées qui en contient une plus grande quantité.

L'oseille, ainsi que chacun sait, est une plante alimentaire, et son usage peut quelquefois être avantageux, dans la convalescence de certaines maladies, quand on veut ne prescrire que des alimens peu substantiels et rafraîchissans. (A. RICHARD.)

OSMAZOME, s. f. Ce mot derivé de ὀσμή odeur, et de ζωμὸς bouillon, est employé pour désigner ce que l'on appelait autrefois *matière extractive de la viande*. Il existe dans la chair de bœuf et probablement dans celle de tous les animaux adultes qui est brune et savoureuse, dans le bouillon de bœuf, dans le cerveau, dans les eaux de l'amnios et de l'allantoïde de la jument et de la vache, dans les huîtres et dans l'eau qui les baigne, dans quelques champignons, dans plusieurs autres végétaux, et dans certaines tumeurs qui se développent à la suite de quelques affections morbides. Il a la consistance d'un extrait; il est brun rougeâtre, aromatique et d'une saveur forte, semblable à celle du bouillon. Il est composé d'oxygène, d'hydrogène, de carbone et d'azote : aussi, fournit-il du sous-carbonate d'ammoniaque, lorsqu'on le décompose par le feu. Il est déliquescent, très-soluble dans l'eau et dans l'alcohol; le *solutum* aqueux fournit des précipités abondans par la noix de galle, le proto-nitrate de mercure, l'acétate et le nitrate de plomb. La plupart des chimistes le rangent parmi les principes immédiats des animaux, tandis que Berzélius le considère comme formé de lactate de soude et de matière animale. Thomson croit, au contraire, que ce n'est que de la fibrine légèrement altérée. On l'obtient en traitant à plusieurs reprises la chair musculaire avec de l'eau froide, qui dissout l'albumine, l'osmazôme et quelques sels; on fait bouillir la dissolution pour coaguler l'albumine, que l'on sépare avec une écumoire; on la filtre lorsqu'elle est moyennement concentrée, et qu'il ne se coagule plus d'albumine : on continue l'évaporation à une douce chaleur, jusqu'à ce que la liqueur ait acquis la consistance de sirop : on la traite par l'alcohol qui dissout l'osmazôme; on filtre et on fait évaporer de nouveau pour volatiliser l'alcohol.

Il entre pour un huitième dans la composition du bouillon de bœuf qui lui doit son odeur et sa saveur. Il n'est point nutritif, mais il agit évidemment comme tonique et excitant : aussi remarque-t on une grande différence entre les effets du bouillon de bœuf et ceux des bouillons privés d'osmazôme, comme sont les bouillons de veau, de poulet, d'os. L'osmazôme pourrait être employé en médecine pour rappeler l'appétit des convalescens : uni à la gélatine dans la proportion de 1 à 7, il constitue un mélange qu'il suffit d'aromatiser avec du poivre et du girofle, et de faire dissoudre dans l'eau bouillante légèrement salée, pour obtenir un bouillon analogue au bouillon de bœuf. (ORFILA.)

OSMIUM, s. m., d'ὀσμή, odeur, à cause de l'odeur de son oxyde. Métal de la cinquième section (*Voyez* MÉTAL) qui n'a été trouvé jusqu'à présent que dans la mine de platine. Il est solide, d'une couleur noirâtre, susceptible de s'oxyder à l'air, et de fournir un oxyde incolore volatil, cristallisable, d'une odeur très-désagréable, d'une saveur caustique, très-soluble dans l'eau. Ce solutum bleuit par l'infusion de noix de galle et par une lame de zinc; il forme avec les alcalis des composés moins odorans. Le chlore gazeux communique à l'osmium sec une couleur verte très-belle et très-intense, et le dissout. L'acide hydrochlorique dissout également ce métal, à l'aide de la chaleur, et fournit un sel, à peu près le seul d'osmium qui soit connu, qui est d'un jaune rougeâtre et qui devient d'un bleu très-foncé par l'addition de l'infusion de noix de galle ou du zinc. L'osmium ni aucune de ses préparations ne sont usités. (ORFILA.)

OSPHRÉSIOLOGIE, s. f., de ὄσφρησις, odorat, et de λόγος, discours. Traité du sens de l'*odorat*. *Voyez* ce mot.

OSSELET, s. m., *ossiculum*, nom donné aux petits os de l'OREILLE.

OSSEUX, EUSE, adj., *osseus*; qui est relatif aux os.

OSSIFICATION, s. f., *ossificatio*; action organique qui donne lieu à la formation, au développement du tissu osseux. *Voyez* os.

OSTÉOCOPE, adj., de ὀστέον, os, et de κόπος, fatigue, travail. On caractérise ainsi les douleurs qui paraissent avoir leur siége dans les os, et qui sont ordinairement un symptôme de l'infection générale de la *syphilis*. *Voyez* ce mot.

OSTÉOGÉNIE, s. f., *osteogenia*; génération, formation des os. *Voyez* os.

OSTÉOLOGIE, s. f., *osteologia*, partie de l'anatomie qui traite des os. (MARJOLIN.)

OSTÉOMALACIE, OSTÉOMALAKIE, ou OSTÉOMALAXIE, s. f., *osteomalacia*, de ὀστέον, os, et de μαλακός, mou. Ramollissement des os. C'est un synonyme de RACHITIS.

OSTEOSARCOME, s. m. *osteosarcoma*; d'ὀστέον os, et σάρξ, chair. Transformation de l'os en chair. On appelle ainsi une maladie du tissu osseux dont les lames, après s'être considérablement distendues, se ramollissent et se transforment en une substance plus ou moins analogue à celle du cancer : c'est véritablement le cancer des os, comme la nécrose en est la gangrène. On a décrit cette maladie sous les noms *d'osteosarcose*, de *carnification*, de *ramollissement des os*. M. Cooper la nomme *exostose fongueuse de la membrane médullaire*, parce qu'il pense que son siége est d'abord dans cette membrane nourricière. Il est bien vrai en effet qu'à l'ouverture des tumeurs osteosarcomateuses, on trouve quelquefois des fongosités vasculaires qui s'étendent de la membrane médullaire à la peau, ont pour ainsi dire criblé cette dernière, après avoir écarté ses fibres, et lui donnent une apparence fongueuse : mais quelquefois aussi on ne rencontre de fongosités dans aucun point de la tumeur, et l'on voit à la place du tissu de l'os qui a disparu entièrement, tantôt une matière jaune qui rappelle assez bien le tissu graisseux (c'est dans ce cas qu'on appelle la maladie *osteostéatome*); tantôt une substance lardacée, comme cartilagineuse, qu'on a décrite ailleurs sous le nom de tissu squirrheux (*Voyez* l'art. CANCER), et qui, encore à l'état de crudité dans certains endroits, est déjà ramollie dans d'autres, et parsemée d'épanchemens sanguins qui lui donnent un aspect marbré. Les parties molles environnantes sont également dans un état de dégénérescence complet, et présentent des foyers purulens, ichoreux, ou sont confondues en une masse homogène. L'altération n'est cependant pas toujours aussi étendue; les parties molles restent souvent reconnaissables; elles n'ont souffert qu'un amincissement considérable, et au milieu de la dégénérescence ou du ramollissement du tissu osseux, on en voit encore des lames ordinairement anguleuses dont la texture et la consistance sont à peu près naturelles. Enfin on trouve quelquefois dans ces tumeurs des épanchemens albumineux ou gélatineux, dont la formation est fort difficile à expliquer. M. le professeur Richerand parle d'un épanchement semblable de « matière homogène, jaunâtre et un peu opaque, semblable à du bouillon pris en gelée dans lequel on aurait fait dissoudre un peu de sang, dont le poids pouvait être évalué à 28 ou 29 livres. L'humérus était presque totalement détruit jusque vers son extrémité inférieure, et il ne restait de cet os qu'une lame osseuse élargie en raquette vers la tête de cet os, rugueuse et raboteuse par le côté qui répondait à la collection gélatineuse; la surface de la cavité glénoïde était également usée, et l'on ne trouvait aucun débris de cette destruction. »

Tous les os peuvent être affectés de cancer dans leurs diverses parties : cependant les extrémités des os longs, les os du crâne, ceux de la face, et surtout l'os coxal, y sont particulièrement exposés.

Les causes de l'ostéosarcome agissent presque toujours comme celles du cancer des parties molles, en irritant ou même en enflammant les os. Parmi les auteurs, les uns pensent que le virus vénérien, les vices scrofuleux, dartreux, rhumatismal et même psorique peuvent lui donner naissance. D'autres n'admettent la production de l'ostéosarcome que sous l'influence du virus cancéreux. Mais en supposant que l'existence de ce virus soit mise hors de doute, et qu'on doive lui attribuer la reproduction de la maladie après l'amputation de la partie affectée, est-il prouvé qu'il existe déjà à l'origine de la maladie? il est au moins permis d'en douter. Cette maladie attaque bien plus fréquemment les enfans que les adultes, et surtout les enfans d'une constitution lymphatique. Bien souvent aussi l'os qui en devient le siége a reçu une contusion. L'observation de M. le professeur Richerand en fournit un exemple : dans quelles circonstances la maladie s'est-elle développée? c'est quatre mois après une chute sur l'épaule que le malade ressent les premières douleurs dans le bras droit, douleurs suivies peu de temps après de l'apparition d'une tumeur aux environs de l'épaule. Jusqu'ici la maladie de l'os, si elle existe, n'a fait que des progrès assez lents : mais une nouvelle et forte cause d'inflammation survient (un tiraillement violent de l'épaule malade), et dès ce moment les douleurs augmentent considérablement, et les mouvemens deviennent impossibles. Dans ce cas, il est inutile d'attribuer l'ostéosarcome au virus cancéreux, et l'on trouve dans les circonstances de la chute et du tiraillement des causes suffisantes pour expliquer la production de la maladie. Il en serait souvent de même, si l'on voulait remonter soigneusement aux circonstances commémoratives.

Enfin une dernière cause du cancer des os, et peut-être la plus fréquente de toutes, c'est la contiguité d'un cancer des parties molles environnantes. Cette cause est même tellement fréquente qu'on est dans l'usage de distinguer l'ostéosarcome en *essentiel* et en *secondaire* : essentiel, quand la maladie a commencé par l'os, et que les parties molles n'ont été envahies que consécutivement, ce qui au reste est quelquefois difficile à déterminer pendant la vie : secondaire, au contraire, lorsque le cancer s'est étendu des parties molles à l'os, comme cela arrive pour les os maxillaires supérieurs à la suite d'un polype sarcomateux des fosses nasales, et pour la mâchoire inférieure dans beaucoup de cas de cancer des lèvres.

Le premier symptôme du cancer des os est ordinairement une douleur aiguë, profonde, qui dure assez long-temps sans tuméfaction apparente. Cette douleur redouble, devient lancinante, et souvent détériore déjà la constitution du malade, bien que le membre n'ait encore éprouvé aucun changement sensible, et qu'il remplisse même encore ses fonctions; bientôt la tuméfaction se prononce, et s'empare de toute la circonférence du membre, bien au-delà de l'étendue du gonflement de l'os : la tumeur est profonde; elle est dure, bosselée, on la comprime sans l'affaisser, mais aussi sans augmenter les douleurs. A tous ces signes, il est déjà possible de soupçonner la nature de la maladie, quoique les parties molles restent encore dans leur état naturel. Cependant la tuméfaction augmente de jour en jour, les nerfs sont comprimés, et les élancemens deviennent de plus en plus fréquens. Bientôt les parties molles s'engorgent, se distendent et deviennent tuberculeuses : ces tubercules mous, fluctuans, s'enflamment à leur sommet, la peau s'y ulcére, il se fait des écoulemens abondans de sérosité sanguinolente, et l'ulcération prend tous les caractères cancéreux. D'autres fois la peau ne s'ulcère pas, mais de petites portions des fongosités sous-jacentes écartent ses fibres, se font jour au dehors à travers des éraillemens de son tissu, et lui donnent une apparence fongueuse. Souvent la peau, quoique fortement distendue et même éraillée, conserve son intégrité. La fièvre de consomption ne tarde pas à paraître, accompagnée de symptômes colliquatifs; l'insomnie causée par la violence des douleurs use le reste des forces du malade, l'épuisement est à son comble, et la mort arrive enfin.

Tel est le tableau de cette effroyable maladie : rien ne peut en arrêter le cours quand elle est développée; et les palliatifs sont, dans la plupart des cas, les seuls moyens qu'on puisse lui opposer. Quand l'ostéosarcome est placé assez loin des cavités splanchniques, et qu'on peut espérer que la maladie cancéreuse est locale, on doit avoir recours à l'amputation : mais trop souvent les ganglions lymphatiques situés au-delà du lieu où l'on pourrait pratiquer l'opération, ont eux-mêmes le caractère cancéreux, ou bien, comme dans le fongus hématoïde, il existe de semblables tumeurs ostéosarcomateuses dans d'autres parties du corps; et l'on ne peut sauver les jours du malade, même au prix de son membre. Il faut alors se comporter comme dans un cas désespéré de cancer des parties molles, et administrer les narcotiques les plus puissans, pour calmer les souffrances horribles dont s'accompagne presque toujours l'ostéosarcome arrivé à un certain degré. Au reste, il est un fait qui doit consoler de ne pouvoir amputer, lorsque le cancer occupe une partie qu'il n'est pas permis d'enlever, c'est que presque toujours la maladie se reproduit après l'amputation, soit aux environs même de son siége primitif, soit dans un endroit éloigné, quelque soin qu'on ait mis à enlever toute la tumeur, et bien qu'on ait eu tout lieu de croire la maladie locale.

(J. CLOQUET.)

OSTÉOSE, s. f., synonyme d'OSTÉOGÉNIE.

OSTÉOSTÉATOME, s. m., *osteosteatoma*, d'ὀστέον, os, et de στέαρ, suif ou graisse. Ludwig, Murray, M. Portal ont donné ce nom à une tumeur des os dans laquelle on trouve une substance qui ressemble plus ou moins au tissu graisseux. C'est une maladie qui tient du spina-ventosa et de l'ostéosarcome; *Voyez* OSTEOSARCOME et SPINA-VENTOSA. (J. CLOQUET.)

OTALGIE, s. f., douleur d'oreille. Symptômatique d'une inflammation dans un grand nombre de cas, produite et entretenue dans d'autres circonstances par la présence d'un corps étranger, la douleur d'oreille semble quelquefois n'être due à aucune de ces causes; on la range alors parmi les névroses, et on en place le siége, soit dans le filet nerveux qui rampe à la partie inférieure de la caisse du tympan, soit dans la portion du nerf facial qui parcourt l'aqueduc de Fallope, soit dans les nombreux filamens du nerf acoustique.

Les causes de l'otalgie sont les mêmes que celles des névroses en général; quelquefois elle ne se développe que consécutivement à une névralgie de la face, ou à une odontalgie; elle se manifeste, lorsque celles-ci s'exaspèrent, s'amende lorsqu'elles diminuent, et cessent avec elles; d'autre fois elle les remplace. J'ai observé une femme chez laquelle l'otalgie alternait avec une névralgie sciatique; ailleurs, on l'a vue se montrer après la disparition de douleurs rhumatismales. D'après une observation de Fauchard, une otalgie, qui persistait depuis plusieurs années, se dissipa après l'extraction d'une dent cariée.

Le seul symptôme qui révèle l'existence de l'otalgie est la douleur; elle diffère de la douleur produite par l'otite, en ce qu'elle n'augmente pas par degrés, et que souvent, dès le premier moment de son apparition, elle a acquis son maximum d'intensité. Elle n'a rien de fixe dans sa durée; elle peut disparaître aussi brusquement qu'elle s'est manifestée, et se montrer en même temps, soit dans un autre point de la tête, soit dans une autre région du corps. Or, ce n'est point ordinairement avec de tels caractères que se présente la douleur inflammatoire. Lorsque cette douleur est très-vive, on la voit quelquefois se répandre par irradiation dans les filets nerveux du crâne et de la face; les yeux deviennent rouges et larmoyans. M. Itard ne pense point que la douleur déterminée par la névrose qui fait le sujet de cet article puisse être jamais assez violente pour donner lieu, comme on l'a dit, à du délire ou à des convulsions. L'apparition de ces symptômes, d'après cet honorable praticien, est plutôt liée à l'existence d'une véritable otite, ou à la présence d'un corps étranger dans l'oreille. Des tintemens d'oreille fort incommodes, une surdité légère accompagnent assez fréquemment l'otalgie. Ainsi, dans ce cas, on voit coïncider une vive exaltation de la sensibilité de l'oreille avec une diminution de la faculté de percevoir les sons.

L'otalgie, à l'instar de toutes les névroses, n'a rien de constant dans sa marche ni dans sa durée; elle peut frapper plusieurs fois le même individu; on a cité des cas dans lesquels elle s'était montrée sous une forme intermittente, et avait été alors attaquée avec succès par les préparations de quinquina.

L'otalgie doit être combattue par les divers moyens que l'on emploie ordinairement contre les différentes névroses. Cependant M. Itard proscrit l'introduction de toute espèce de préparation opiacée dans l'intérieur du conduit auditif; il a vu cette introduction être suivie de symptômes cérébraux fort graves. Il pense qu'on ne doit employer que des injections simplement émollientes, faites avec le lait, la guimauve, etc. Mais on peut appliquer avec avantage un cataplasme opiacé sur la tempe, le pavillon de l'oreille, et l'apophyse mastoïde. Le même médecin dit avoir plus d'une fois fait disparaître des otalgies, en dirigeant vers le conduit auditif le goulot d'une fiole à médecine, renfermant trois gros de liqueur minérale anodine d'Hofmann, avec une demi-once d'eau, et qu'on tient plongée dans de l'eau chaude. Plusieurs fois, on a vu l'otalgie se dissiper à la suite de l'établissement artificiel d'une abondante transpiration à la tête. Pour la provoquer, M. Itard conseille de faire éponger la tête avec de l'eau chaude pendant un quart-d'heure, de frictionner ensuite la tête avec de la flanelle chaude, jusqu'à ce que la dessiccation soit complète, puis de couvrir le crâne de taffetas gommé. Chez d'autres individus, l'otalgie a cédé à l'application d'un topique irritant, sur la tempe ou sur l'apophyse mastoïde. En même temps qu'on a recours à ces divers moyens, il ne faut pas négliger l'emploi des remèdes internes. Diverses substances narcotiques et antispasmodiques doivent être administrées; des purgatifs peuvent être essayés. Des bains entiers, simples ou médicamenteux, ou bien des bains de vapeurs, ont plus d'une fois déterminé vers la peau une fluxion avantageuse.

(ANDRAL fils.)

OTITE, s. f., inflammation de l'oreille. On désigne plus particulièrement sous ce nom la phlegmasie aiguë de l'organe de l'ouïe, et sous celui d'otorrhée, sa phlegmasie chronique. Il ne sera donc question dans cet article que de l'inflammation aiguë de l'oreille.

L'otite n'avait été que très-vaguement décrite jusque dans ces derniers temps; on la trouve à peine indiquée dans les anciens auteurs; c'est dans l'excellente monographie de M. Itard, sur les maladies de l'oreille, ainsi que dans quelques mémoires récemment publiés, qu'il faut chercher des notions plus précises et plus étendues sur cette phlegmasie.

Les diverses parties dont l'ensemble constitue l'appareil de l'audition peuvent s'enflammer isolément ou d'une manière simultanée. Ainsi, on voit souvent le conduit auditif externe être seul frappé de phlegmasie; la maladie prend alors le nom d'otite externe. D'autres fois l'inflammation a seulement lieu dans la caisse du tympan, et dans ses dépendances (membrane du tympan, cellules mastoïdiennes, trompe d'Eustachi), ou dans l'oreille interne proprement dite (vestibule, canaux demi-circulaires, limaçon) : il y a dans ce cas otite interne.

Les altérations de texture produites par l'otite sont nombreuses, et variables en raison de son siége. Voici les lésions les plus remarquables auxquelles elle donne lieu dans son état aigu (on trouvera décrites celles de l'état chronique à l'article otorrhée).

Le derme très-fin qui revêt la surface du conduit auditif externe s'injecte, rougit avec une grande facilité; pénétré de plus de sang que de coutume, il se tuméfie rapidement, d'où peut résulter l'oblitération momentanée du conduit. De la face libre de ce prolongement cutané, on voit souvent s'élever des boutons qui, rouges d'abord, blanchissent ensuite en se remplissant de pus; tantôt ils sont en petit nombre et assez volumineux, tantôt très-petits, semblables à des grains de millet, ils parsèment toute la paroi du conduit; à la place de ces boutons, on trouve quelquefois des vésicules transparentes, remplies d'un liquide séreux, et comparables à certains aphthes de la bouche. Le liquide contenu dans ces boutons, dans ces vésicules, est tantôt résorbé, et tantôt s'échappe à travers leurs parois rompues; dans ce dernier cas peuvent se former de véritables ulcérations variables en forme et en grandeur.

Ainsi enflammée, la peau du conduit auditif acquiert souvent une remarquable ressemblance avec les membranes muqueuses; le liquide qu'elle secrète, ou plutôt qui est fourni par les glandes cérumineuses, présente les mêmes modifications que le liquide fourni par une membrane muqueuse enflammée. Ainsi, dans un certain degré de phlegmasie, c'est du mucus qui remplit le conduit auditif; dans un autre degré, c'est du pus; quelquefois enfin, chez les jeunes enfans surtout, on trouve les parois de ce conduit tapissées par une couche pultacée membraniforme semblable à celles qui, à cet âge, sont si fréquemment le résultat de l'inflammation des membranes muqueuses.

Des foyers de pus, de véritables abcès se forment quelquefois, mais plus rarement qu'on ne l'a dit, au-dessous du derme du conduit auditif, spécialement à son entrée; il peut en résulter de petites tumeurs qui obstruent le canal. De semblables abcès se sont formés quelquefois dans l'épaisseur même du pavillon de l'oreille, entre la peau et les cartilages.

L'inflammation peut envahir les parties osseuses et cartilagineuses du conduit; mais les os ne s'affectent guères que dans le cas d'otite chronique. (*Voyez* OTORRHÉE.) Il n'en est pas de même de la portion cartilagineuse; chez quelques individus atteints d'une otite purulente qui n'avait pas quinze jours de durée, j'ai trouvé la portion cartilagineuse du conduit singulièrement ramollie et même perforée. Mais quelquefois la perforation de ce cartilage se produit autrement : elle s'effectue de dehors en dedans, consécutivement à un abcès formé entre l'apophyse mastoïde, l'angle de la mâchoire et le pavillon de l'oreille; j'ai vu une semblable perforation succéder à la suppuration d'une des parotides ; le pus, primitivement formé entre les granulations de la glande, sortait par le conduit auditif à travers une fistule de sa portion cartilagineuse.

L'inflammation du tympan peut être bornée à sa membrane muqueuse, et alors de la modification de sécrétion de cette membrane résulte dans la caisse la présence d'un liquide muqueux, séreux, sanguinolent, purulent, quelquefois semblable, par sa consistance, à du lait caillé ou à des grumeaux de savon. De la muqueuse qui tapisse la caisse, l'inflammation peut se propager 1° à la portion de membrane qui tapisse l'intérieur de la trompe d'Eustachi, d'où obstruction fréquente de celle-ci, soit par des liquides, soit par la tuméfaction passagère de sa muqueuse enflammée; 2° aux cellules mastoïdiennes, dont le tissu, pourvu naturellement de beaucoup de vaisseaux, peut s'enflammer d'une manière aiguë, d'où tuméfaction de l'apophyse mastoïde, et quelquefois ouverture fistuleuse de cette éminence osseuse; 3° à la membrane du tympan qui, dans un espace de temps, souvent très-court, se ramollit, se perfore, et livre passage, soit au pus amassé dans la caisse, soit aux osselets dont les liens ordinaires ont été détruits. Plusieurs de ces désordres se rencontrent plus fréquemment dans le cas d'otorrhée.

Quant aux altérations de texture que produit l'otite dans l'oreille interne proprement dite, elles ne sont que très-vaguement connues, et on les a plutôt supposées qu'elles n'ont été réellement observées sur le cadavre.

L'otite reconnaît un certain nombre de causes spéciales qui, le plus ordinairement, ne donnent lieu qu'à l'inflammation de l'oreille externe. Ces causes sont particulièrement l'impression d'un courant d'air froid sur la tête, surtout s'il vient frapper directement l'oreille, la présence d'un corps étranger irritant dans le conduit auditif, l'accumulation du cérumen dans ce conduit, sa lésion par un instrument piquant. D'après un cas rapporté par M. Itard, une des causes de l'otite interne, sans qu'il y ait d'ailleurs en même temps maladie du cerveau, semble pouvoir être une chute sur la tête.

On voit assez fréquemment l'otite survenir dans le cas où une sorte de mouvement fluxionnaire étant fixé vers la tête, le cuir chevelu, la peau de la face, la membrane muqueuse oculaire, buccale, nasale et pharyngienne deviennent simultanément ou tour à tour le siége de congestions plus ou moins intenses. Elle se manifeste encore pendant le cours ou à la suite de fièvres continues légères ou graves, et de différens exanthèmes cutanés. Les enfans y sont exposés à l'époque de la dentition, et chez eux aussi, il n'est pas rare de voir une otite remplacer des éruptions croûteuses du cuir chevelu. Il est des individus qui semblent comme prédisposés à contracter des otites, et qui en sont plus ou moins fréquemment atteints. Chez les uns, cette prédisposition se trouve liée à une constitution scrofuleuse, à l'existence actuelle ou passée d'une affection herpétique; chez d'autres, les oreilles ont été pendant l'enfance le siége d'un écoulement chronique, et les retours de l'otite annoncent la persistance d'un excès de susceptibilité dans le conduit auditif. Chez d'autres enfin, on ne peut rapporter à aucune cause connue la fréquente reproduction de ces otites, qui, quelquefois alors, affectent un retour périodique, qui, par exemple, se manifestent à la fin de chaque hiver. Assez souvent cette disposition aux inflammations de l'oreille se montre pendant toute la durée de l'enfance, puis se dissipe spontanément à l'époque de la pubèrté.

Les symptômes qui signalent l'existence de l'otite sont différens suivant le siége de cette affection. Étudions-les tour à tour dans les cas d'otite externe et interne.

Lorsque l'inflammation est bornée au conduit auditif externe et au pavillon de l'oreille, la douleur est le premier signe qui l'annonce. Le plus ordinairement, cette douleur est d'abord peu intense; c'est plutôt une simple chaleur, ou un prurit plus ou moins vif; elle augmente ensuite graduellement, et peut devenir assez aiguë pour arracher des cris, faire couler les larmes et produire des phénomènes nerveux plus ou moins graves; elle est souvent lancinante, et s'exaspère par intervalles. D'autres fois l'inflammation parcourt ses divers degrés, sans qu'il y ait eu jamais beaucoup de douleur; quels que soient ses divers degrés d'intensité, elle est habituellement augmentée par tous les mouvemens imprimés au pavillon de l'oreille, par l'acte de la mastication, par l'impression d'un air froid, par le contact de liquides trop chauds. Outre cette douleur, le malade éprouve dans l'intérieur de l'oreille une sensation de bourdonnement ou de sifflement, et l'audition est plus ou moins altérée. Si on examine le conduit, on y trouve les différentes lésions dont j'ai déjà signalé l'existence. Plus ou moins long-temps après que l'otite a commencé à se manifester, soit au bout de quelques heures seulement, soit le plus souvent du deuxième au quatrième jour, un liquide commence à se former dans le conduit auditif, et à s'écouler au dehors. C'est d'abord une sérosité ténue, limpide, assez souvent sanguinolente, qui, peu à peu s'épaissit, et se transforme en une matière puriforme, blanche, jaune ou verdâtre, inodore ou très-fétide, possédant quelquefois des propriétés assez âcres pour irriter les portions de la peau sur lesquelles elle coule ou séjourne. Plus tard encore, et lorsque l'inflammation touche à sa fin, cette matière devient encore plus consistante, elle offre un aspect caséeux, ne s'écoule plus au dehors, et reste accumulée dans le conduit auditif d'où il faut l'extraire. Enfin, pendant les premier temps qui suivent la disparition de tous les signes de l'otite, on observe du côté où a eu lieu l'inflammation, une sécrétion de cérumen plus abondante que de coutume. Chez plusieurs individus, l'écoulement qui s'effectue à l'intérieur du conduit auditif coïncide avec l'établissement d'un suintement séreux derrière l'oreille. Dans un grand nombre de cas, à mesure que l'écoulement a lieu, la douleur devient plus supportable.

L'otite externe est souvent bornée à ses symptômes locaux ; toutefois, lorsque l'inflammation est très-aiguë, et la douleur vive, un mouvement fébrile peut s'allumer; il peut y avoir céphalagie, insomnie, trouble plus ou moins grand des fonctions digestives.

Les symptômes de l'otite interne sont en partie les mêmes que ceux de l'externe; les différences qu'ils peuvent présenter sous le double rapport de leur nature et de leur gravité s'expliquent par la différence même de la disposition anatomique des parties où l'inflammation a lieu : ainsi, la matière sécrétée dans l'intérieur de la caisse ne peut que difficilement s'écouler au dehors; de là, des accidens graves, produits par le seul fait de la rétention de cette matière. Ainsi, la phlegmasie frappe des tissus plus vasculaires, plus pourvus de nerfs que le conduit auditif externe; de là, réaction plus énergique sur le cœur et sur les centres nerveux.

L'otite interne débute souvent par une céphalalgie intense ou une insupportable hémicrânie; les yeux sont injectés, larmoyans, la face rouge, la peau chaude et le pouls fébrile. Dans plus d'un cas, il est alors difficile de découvrir la lésion locale qui est le point de départ de cet ensemble de symptômes; mais le plus ordinairement la douleur se fait sentir avec plus de force qu'ailleurs vers l'une ou l'autre oreille; cette douleur peut acquérir rapidement une intensité extrême; le plus léger mouvement de la tête ou de la mâchoire inférieure, le moindre bruit extérieur l'exaspèrent notablement. Les malades en rapportent le siége au fond du conduit auditif qui paraît exempt de toute altération appréciable; quelquefois ils la sentent se propager d'une manière très-distincte vers les cellules mastoïdiennes; alors peuvent apparaître du délire, des mouvemens convulsifs, en un mot, les différens symptômes de la fièvre ataxique.

Tel est ce qu'on pourrait appeler la première période de la maladie; elle dure jusqu'à ce que la matière muqueuse ou purulente, produite par l'inflammation dans l'intérieur de la caisse et de ses dépendances, se soit frayé une route au dehors; avec cet écoulement commence la seconde période, pendant laquelle la douleur diminue, et les symptômes généraux ou s'amendent ou disparaissent.

La matière, accumulée dans l'oreille moyenne, peut sortir par trois voies : 1° à travers une perforation spontanée de la membrane du tympan; 2° par la trompe d'Eustachi; 3° à travers une ouverture fistuleuse de l'apophyse mastoïde. De ces trois voies frayées par la nature, la première est la plus commune; d'après M. Itard, sa fréquence est à celle de la seconde dans la proportion de dix cas sur un. Le plus ordinairement, c'est tout à coup, et sans aucun signe antécédent qui annonce cette voie de solution, qu'une grande quantité de matière vient à remplir le conduit auditif, et s'écoule au dehors; c'est dans des cas de ce genre qu'on dit communément que l'abcès de l'oreille s'est crevé. En même temps les malades éprouvent un soulagement subit, qui va en augmentant à mesure que l'écoulement continue. Bien que la membrane du tympan soit ouverte, il peut arriver que la consistance extrême de la matière accumulée dans la caisse s'oppose à ce qu'elle en sorte; d'autres fois des croûtes formées dans le conduit auditif bouchent l'ouverture de la membrane tympanique. En disposant convenablement le conduit auditif, l'œil peut pénétrer jusqu'à son fond, et découvrir souvent le point où la membrane est perforée; dans d'autres circonstances, on croirait à la simple vue que cette membrane s'est conservée intacte; mais en faisant expirer le malade, sa bouche et ses narines étant fermées, on peut voir des bulles d'air, mêlées à du liquide, sortir par le conduit auditif. Toutefois ce dernier effet ne serait pas produit, si la trompe d'Eustachi était restée oblitérée. Rien n'est, en effet, plus fréquent que cette obstruction; elle est telle, dans un grand nombre de cas, que, comme il vient d'être dit, elle présente à l'issue des matières accumulées dans la caisse une barrière plus forte que la membrane du tympan. Toutefois cette barrière peut être surmontée, et alors l'arrivée des matières dans l'arrière-gorge peut avoir lieu, soit brusquement et en grande quantité à la fois, soit peu à peu. Dans le premier cas, il y a expectoration subite de matière muqueuse, sanieuse, purulente, etc., comme dans le cas où vient à s'ouvrir un abcès de l'amygdale. Dans le second cas, les malades éprouvent pendant quelque temps, au fond de la gorge, une sensation âcre, désagréable, qui les excite à un crachottement continuel.

La durée de l'otite peut varier depuis un petit nombre de jours jusqu'à un mois; si elle persiste au-delà de ce dernier terme, ses symptômes perdent leur acuité, et la maladie, passant à l'état chronique, prend le nom d'otorrhée. Assez souvent, en effet, celle-ci reconnaît pour point de départ une inflammation aiguë de l'oreille. Après que l'otite semble être complétement dissipée, il est des individus chez lesquels l'audition reste plus ou moins obtuse. Tantôt cette diminution de l'ouïe persiste indéfiniment, et dépend de quelque altération de texture que l'otite a laissée après elle; tantôt elle diminue par degrés, et se dissipe au bout d'un certain temps. Parmi les lésions assez communes qui sont le résultat de l'otite, et qui lui survivent, si l'on peut ainsi dire, il faut principalement placer un épaississement notable du cartilage qui continue les parois de la portion osseuse du conduit auditif, une tuméfaction permanente du derme de ce même conduit, d'où rétrécissement de celui-ci, l'épaississement, l'opacité, la perforation de la membrane du tympan, la perte d'un ou de plusieurs osselets, l'obstruction de la trompe d'Eustachi, la carie de l'apophyse mastoïde. Quelquefois même on a vu la carie du rocher déterminée au bout d'un temps très-court par une inflammation aiguë de l'oreille interne.

L'otite ne peut guères se terminer par la mort, que si elle se trouve compliquée d'une affection du cerveau ou de quelqu'autre organe important : c'est principalement l'otite interne qui peut présenter ces fâcheuses complications.

Le traitement de l'otite doit varier en raison du siége de la phlegmasie, de son intensité, de ses symptômes et de ses diverses périodes.

Lorsque l'inflammation est bornée au conduit auditif, qu'il n'y a pas de symptômes généraux, et que la douleur est modérée, des injections émollientes, des cataplasmes maintenus appliqués sur l'oreille, l'éloignement de toutes les causes propres à augmenter l'inflammation, suffisent souvent pour faire avorter la maladie avant qu'aucun flux ne se soit établi. Si la douleur est vive, il faut avoir recours aux injections calmantes et narcotiques, faites, par exemple, avec une solution de cinq à six grains d'opium dans une décoction de guimauve et de têtes de pavot; M. Itard recommande, dans ce même cas, de placer dans le conduit auditif un bourdonnet de coton dans lequel on aura enveloppé quelques grains de camphre. Des applications de sangsues dans le voisinage de l'oreille sont alors très-bien indiquées; mais, pour peu que les symptômes ne s'amendent pas, que la douleur ne cède point, et qu'il y ait de la fièvre, on ne doit pas hésiter à pratiquer une saignée générale; en pareil cas, elle a souvent une bien plus grande efficacité que plusieurs applications de sangsues. Lorsque l'oreille commence à couler, il faut s'abstenir des injections narcotiques, et les remplacer par d'autres injections faites ou avec du lait tiède, ou avec de l'eau de guimauve miellée. Avant et pendant l'écoulement, on doit insister sur l'emploi des pédiluves simples ou sinapisés. On peut aussi, chez certains individus, établir, avec avantage, une dérivation vers le canal intestinal, à l'aide d'un purgatif assez énergique donné une seule fois, ou de doux laxatifs fréquemment répétés. Lorsque la douleur a disparu, et qu'il n'existe plus d'autre symptôme de l'otite qu'un écoulement muqueux qui ne semble point disposé à se tarir spontanément, on peut tenter, avec les précautions convenables, l'emploi des injections astringentes, et en particulier de celles qui sont faites avec l'eau de Barrèges.

Dans le cas d'otite interne, la plupart des moyens qui viennent d'être indiqués sont encore convenables; mais ici, il y a de plus une indication particulière à remplir : c'est celle d'évacuer la matière accumulée dans la caisse; car de sa rétention dépend la plus grande partie des accidens graves qui accompagnent l'otite interne; si on attend que la nature en opère l'évacuation, elle peut se faire long-temps attendre; les accidens peuvent augmenter d'une manière très-fâcheuse; de plus, la matière accumulée dans la caisse du tympan, et n'ayant aucune issue au dehors, s'insinue, d'après M. Itard, dans les plus étroites sinuosités de l'organe, s'y épaissit, y adhère et les obstrue à jamais. Telle est même, suivant ce savant praticien, une des causes de la surdité qui se manifeste assez souvent à la suite des inflammations de l'oreille interne. On peut chercher à donner issue à la matière qui remplit la caisse, soit en désobstruant la trompe d'Eustachi, soit en perforant la membrane du tympan. On a cherché à remplir la première de ces indications, soit à l'aide de gargarismes, soit en employant la fumée de tabac que le malade soutire d'une pipe, et qu'il expire ensuite avec force, sa bouche et ses narines étant bouchées. Mais le plus ordinairement, ces moyens sont insuffisans, et alors il ne faut pas hésiter à pratiquer la perforation de la membrane du tympan; on lit dans l'ouvrage de M. Itard plusieurs observations où, pratiquée en pareil cas, cette opération a eu un plein succès. Lorsque la membrane a été perforée, tantôt la matière accumulée derrière elle s'écoule spontanément, tantôt elle est tellement consistante, que pour l'extraire de la caisse, il faut y porter un instrument, ou y pousser des injections avec force. On peut encore en favoriser l'expulsion, en faisant prendre au malade diverses poudres sternutatoires. Si, après l'ouverture de la membrane du tympan, les symptômes d'inflammation ne cèdent pas, il faut insister sur le traitement antiphlogistique, recourir aux injections émollientes, pratiquées comme dans le cas de simple otite externe. Si, enfin, il ne reste plus que l'écoulement, on peut pousser dans la caisse, comme on le fait dans le conduit auditif, des injections plus ou moins stimulantes. M. Itard recommande particulièrement, dans ce cas, l'emploi d'une injection faite avec une solution de deux gros de potasse caustique par pinte d'eau de roses. (ANDRAL fils.)

OTORRHÉE. On appelle ainsi tout écoulement chronique du conduit auditif, qui a sa source soit dans l'oreille elle-même, soit dans un abcès formé au voisinage de cet organe, et qui s'y est ouvert.

D'après la nature du liquide qui forme la matière de l'écoulement, on a admis deux espèces dans cette maladie, savoir : l'otorrhée muqueuse ou catarrhale, et l'otorrhée purulente. La première précède souvent la seconde, qui est beaucoup plus grave, parce qu'elle est constamment liée à une carie des os.

L'otorrhée est souvent la terminaison de l'inflammation aiguë de l'oreille, et alors elle reconnaît les mêmes causes que celles qui ont donné naissance à l'otite. D'autres fois elle est primitive : aucun symptôme d'affection aiguë ne la précède; il n'y a pas de douleur, et l'écoulement est le seul phénomène morbide qu'on observe.

L'otorrhée muqueuse peut n'occuper que le conduit auditif externe. Tantôt la membrane qui tapisse les parois de ce conduit semble à peine altérée, tantôt elle est rouge, tuméfiée, couverte de végétations; quelquefois des adhérences viennent à s'établir entre ses deux faces et produisent l'oblitération du conduit. Cette espèce d'otorrhée est plus fréquente pendant l'enfance qu'à aucune autre époque de la vie; on la voit assez souvent résister pendant plusieurs années à toutes les méthodes de traitement, puis se dissiper spontanément à l'époque de la puberté. Les sujets lymphatiques, scrofuleux, y sont plus particulièrement disposés. Dans le plus grand nombre des cas, aucun symptôme grave ne l'accompagne : quelquefois cependant la finesse de l'ouïe est plus ou moins diminuée. Quant au liquide qui s'écoule de l'oreille, il présente de grandes variétés sous le rapport de ses qualités et de son abondance. Ainsi, soit chez les différens individus, soit chez un même individu à différentes époques, il offre mille nuances de couleur, d'odeur, et de consistance, tantôt ressemblant à de la sérosité, et tantôt puriforme, etc. D'après M. Itard, on ne doit attacher que très-peu d'importance à ces nombreuses variations. Non-seulement l'écoulement peut devenir par intervalles beaucoup moins abondant, mais encore il peut momentanément se tarir tout-à-fait. Chez les uns, cette disparition de l'écoulement a lieu spontanément; chez d'autres, elle peut être rapportée à des causes appréciables. D'abord, dans un certain nombre de cas, la matière de l'écoulement ne cesse pas d'être produite; mais des croûtes, formées à l'intérieur du conduit, forment obstacle à son écoulement. De cette rétention peut résulter l'irritation de la membrane du tympan, et par suite sa perforation. Dans d'autres cas, où il y a réellement suspension de sécrétion, on voit apparaître en un autre point de l'économie une sécrétion nouvelle, ou un travail pathologique quelconque. M. Itard a vu survenir, en pareil cas, des engorgemens des ganglions lymphatiques du cou, la tuméfaction d'un testicule, diverses affections des yeux et de la peau, enfin de graves lésions du cerveau. M. Lallemand qui, dans sa quatrième lettre sur les maladies de l'encéphale, a consigné sur l'otorrhée de précieuses remarques, a observé des écoulemens de l'oreille qui alternaient, soit avec des accès de rhumatisme, soit avec des catarrhes de la vessie ou des flueurs blanches. D'un autre côté l'otorrhée muqueuse s'établit quelquefois à la suite de la suppression sollicitée ou spontanée d'un autre flux muqueux. On l'a vue, par exemple, remplacer une blennorrhée.

L'otorrhée muqueuse peut aussi avoir son siége dans la caisse du tympan; il y a alors perforation de la cloison. Les symptômes sont d'ailleurs les mêmes que dans le cas précédent.

L'otorrhée purulente se distingue d'abord du simple écoulement muqueux, par la nature du liquide auquel le conduit auditif livre passage. Ce liquide ressemble à celui qui se forme partout où il y a une carie des os; il est plutôt sanieux que purulent, d'une teinte grisâtre, mêlé souvent à du sang, il exhale une odeur caractéristique, communique une couleur comme bronzée aux instrumens d'argent, et entraîne avec lui des débris de substance osseuse.

La carie, que nous avons déjà dit accompagner constamment l'otorrhée purulente, peut avoir été la maladie primitive; mais le plus souvent elle est consécutive à l'altération de la membrane muqueuse auditive; elle suit alors la direction des nombreux conduits que tapisse cette membrane. Dans ces deux cas, l'otorrhée est idiopatique; elle est au contraire symptômatique, si la carie des parois osseuses des diverses cavités de l'oreille s'est développée consécutivement à l'affection d'autres organes, et en particulier du cerveau; des abcès formés dans ce viscère peuvent en effet se frayer un passage à travers l'os du rocher secondairement carié et détruit. Mais ce cas paraît être beaucoup plus rare que celui où c'est la carie du rocher qui produit l'affection du cerveau.

Plus souvent qu'aucune autre partie de l'oreille, l'apophyse mastoïde devient le siége de la carie. Elle est donc le point de départ du plus grand nombre d'otorrhées purulentes. Cette carie est annoncée par des douleurs, et par de l'empâtement à la région mastoïdienne; au bout d'un temps plus ou moins long, il s'y forme un abcès qui s'ouvre, et devient une fistule. Un stylet introduit dans celle-ci fait reconnaître l'os à nu, pénètre dans les cellules mastoïdiennes, et quelquefois jusque dans la cavité du tympan. En y injectant un liquide, on le voit sortir soit par le conduit auditif, soit par la trompe d'Eustachi. Dans quelques circonstances, le diagnostic n'est pas aussi facile; c'est lorsque le pus, au lieu de s'amasser en foyer autour de l'apophyse mastoïde elle-même, fuse entre les muscles qui s'attachent à cette éminence, et vient former abcès en un point quelconque des parties latérales du cou. Dans d'autres circonstances, l'apophyse mastoïde cariée ne se perfore pas, mais le pus amassé dans ses cellules s'évacue à travers la caisse du tympan et le conduit auditif externe. Quelquefois enfin, sans aucune affection antécédente des parties molles qui recouvrent l'apophyse mastoïde, les molécules qui la composent sont détachées peu à peu, entraînées avec le pus dans la caisse, et il peut arriver que, par suite de cette destruction graduelle, la saillie formée par cette apophyse diminue ou même disparaisse complétement. De là le précepte, donné par M. Lallemand, qui a particulièrement insisté sur ce fait, d'examiner comparativement les deux apophyses mastoïdes, lorsqu'il existe une écoulement de l'oreille.

Les parois osseuses du conduit auditif externe deviennent quelquefois aussi le siége de la carie; mais ce cas est plus rare que le précédent, et la portion du rocher, qui, après l'apophyse mastoïde, se carie le plus souvent, est, d'après MM. Itard et Lallemand, celle où sont contenus les canaux demi-circulaires. Dans ces canaux, en effet, se continue, par l'intermédiaire du vestibule, la membrane muqueuse qui a tapissé la caisse. D'autres fois, d'après M. Lallemand, c'est autour de l'aqueduc du limaçon, ailleurs le long de l'aqueduc de Fallope, ailleurs enfin, mais plus rarement, dans la direction du conduit auditif interne, que s'établit et se propage spécialement la carie. Mais si, dans un certain nombre de cas, la carie affecte un siége circonscrit, dans d'autres circonstances, au contraire, l'altération de l'os n'est plus ainsi limitée; plusieurs points sont tour à tour ou simultanément affectés; le rocher peut être entièrement détruit, *vermoulu*, quelquefois même la carie s'étend aux os voisins.

et les altère d'une manière plus ou moins profonde. Dans quelques cas de ce genre rapportés par M. Lallemand, il y avait à la fois carie de diverses portions du temporal, de l'occipital, des premières vertèbres cervicales.

L'existence de la carie du rocher, sous l'une ou l'autre des formes qui viennent d'être indiquées, entraîne presque nécessairement, au bout d'un temps plus ou moins long, une affection grave du cerveau ou au moins de ses membranes. Cette affection peut être de plusieurs sortes. Il peut arriver que, sans phénomène morbide antécédent du côté de l'encéphale, on observe tout à coup, chez un individu atteint d'otorrhée, les symptômes d'une affection cérébrale aiguë, qui l'entraîne rapidement au tombeau. L'ouverture du cadavre montre alors le rocher carié, les membranes plus ou moins vivement injectées autour de cet os, et d'ailleurs aucune autre altération appréciable dans le cerveau. Dans ce cas la nécropsie, de même que les symptômes, annonce une affection aiguë. 2° Les mêmes symptômes ayant existé, ou bien des signes de méningite ou d'encéphalite chroniques s'étant manifestés, on peut trouver, soit un décollement partiel de la dure-mère, avec ou sans adhérences des deux lames de l'arachnoïde, soit un ramollissement de la substance cérébrale, soit un abcès creusé dans l'intérieur de cette même substance. Ces diverses lésions se rencontrent plus fréquemment à la face antérieure du rocher qu'à sa face postérieure, ce qui est en rapport avec la plus grande fréquence de la carie dans le premier de ces points, lequel correspond au canal demi-circulaire supérieur, que dans le second où s'ouvrent l'aqueduc du limaçon et le conduit auditif interne. Il peut arriver qu'à la place du rocher l'on ne trouve plus qu'une vaste poche pleine de pus qui communique avec l'oreille moyenne. L'abcès, formé autour du rocher, consécutivement à une affection de cet os, se fraye quelquefois une issue au dehors à travers le conduit auditif externe; ce même mode d'évacuation peut également avoir lieu dans les cas plus rares où la carie du rocher suit la formation de l'abcès du cerveau, au lieu de la précéder.

Les symptômes qui annoncent la propagation de la maladie de l'oreille à l'organe encéphalique, sont les mêmes que ceux qui décèlent l'existence des nombreuses variétés de la méningite et de l'encéphalite, dans leur état aigu ou chronique. Ce serait donc répéter ce qui a déjà été dit dans d'autres articles que de retracer ici ces symptômes. Alors on voit l'otorrhée se compliquer de délire, de convulsions, de paralysie, d'une insupportable céphalée, etc.

La carie des parois de l'aqueduc de Fallope, survenant pendant le cours d'une otorrhée, a quelquefois donné lieu, d'après M. Lallemand, à des symptômes spéciaux, résultat de la lésion du tronc du nerf facial, contenu dans cet aqueduc. Ces symptômes sont plusieurs de ceux qui caractérisent ordinairement une névralgie de la face, tels que douleurs dans cette région, mouvemens convulsifs de ses muscles, et plus tard leur paralysie.

Aucune durée fixe ne peut être assignée à l'otorrhée; on la voit quelquefois résister à tous les moyens thérapeutiques, et persister indéfiniment; ailleurs, après s'être prolongée pendant plusieurs mois ou même plusieurs années, elle disparaît spontanément, ou sous l'influence d'un traitement quelconque. Il est des individus chez lesquels elle affecte une marche comme intermittente, soit qu'elle alterne ou non avec un autre flux.

Le pronostic de l'otorrhée ne peut être établi d'une manière générale. La gravité de cette affection n'est pas la même; 1° suivant ses causes; ainsi l'otorrhée syphilitique est moins fâcheuse que celle qui dépend d'une diathèse scrofuleuse; 2° suivant la nature muqueuse ou purulente du liquide qui s'écoule; 3° suivant qu'elle est ou non compliquée, soit de la carie des os, soit d'une affection cérébrale qui peut être elle-même primitive ou consécutive : le pronostic est alors très-grave; cependant, dans des cas de ce genre, on a vu quelquefois la guérison s'effectuer; 4° ce pronostic doit encore varier suivant les âges : il est moins grave avant l'époque de la puberté, parce que souvent, lorsque celle-ci s'établit, on voit disparaître spontanément d'anciennes et opiniâtres otorrhées. Toutefois il ne faut pas oublier que tout écoulement chronique de l'oreille, quelque simple, quelque bénin qu'il paraisse, est une maladie fâcheuse, soit parce que, dans cet état même de simplicité, il entraîne le plus souvent un degré plus ou moins grand de surdité, soit parce que cet écoulement peut être le prélude d'accidens plus graves.

Le traitement de l'otorrhée peut être divisé en local et en général. Le premier doit être à peu près uniforme dans toutes les circonstances. Le second, qui a pour but de combattre la cause interne plus ou moins appréciable sous l'influence de laquelle s'est développée l'affection de l'oreille, doit nécessairement varier en raison de la nature et de l'intensité de cette cause.

Dans l'otorrhée, comme dans tous les flux chroniques, les émissions sanguines ne sont que rarement indiquées. Elles peuvent cependant être utiles dans le cas où il y a récrudescence des symptômes, et passage ou retour de la maladie chronique à l'état aigu. C'est ce qu'on voit assez souvent arriver dans le cours de l'otorrhée, soit sans cause connue, soit sous l'influence d'un traitement trop stimulant.

L'application de vésicatoires derrière les oreilles a souvent contribué à faire disparaître certaines otorrhées. Si ce moyen est insuffisant, on peut les appliquer à la nuque, ou bien placer sur cette région, soit un double cautère, soit un séton, dont on entretient plus ou moins long-temps la suppuration. On peut aussi établir à demeure un topique irritant sur un point plus éloigné du lieu malade, comme au bras ou à la cuisse. M. Itard conseille encore de pratiquer des frictions plus ou moins stimulantes sur la tête rasée, et de la tenir enveloppée, pendant l'intervalle des frictions, dans une calotte de taffetas gommé. Les injections, recommandées par plusieurs auteurs, ne doivent être essayées, suivant le savant auteur du traité des maladies de l'oreille, qu'avec beaucoup de prudence et de réserve. Il conseille de ne tenter d'abord d'autres injections que celles qui peuvent favoriser l'écoulement, comme de l'eau miellée, ou tout simplement de l'eau tiède. On ne doit en venir à l'emploi des injections stimulantes, dites détersives et astringentes, que lorsque, sous l'influence des autres remèdes, l'écoulement a commencé à diminuer, sans qu'il y ait augmentation de céphalalgie ou apparition de nouveaux accidens. On s'élève peu à peu d'injections astringentes peu actives à d'autres plus énergiques, et on en gradue l'emploi en raison des effets qu'on obtient. Ainsi, d'abord on peut faire usage d'injections avec une dissolution de miel rosat, la décoction de camomille, de feuilles de patience, de suc de petite joubarbe, etc.; plus tard, on peut employer l'alun, le sulfate de zinc, différentes résines, du vin miellé, etc. Dans aucun cas, il ne faut avoir recours aux injections huileuses, qui ont pour inconvénient de se rancir promptement dans l'oreille, et d'apporter obstacle à l'écoulement du liquide. M. Itard cite à ce sujet le cas d'un enfant chez lequel une otorrhée, ayant été tout à coup supprimée par une injection d'huile de lin, des convulsions survinrent, et amenèrent rapidement la mort. Dans tous les cas où l'écoulement vient ainsi à se supprimer intempestivement, on doit chercher à le rappeler. On y parvient surtout par des applications émollientes chaudes, faites sur le pavillon de l'oreille, de manière que le conduit se trouve imprégné de leurs vapeurs. M. Itard recommande en particulier de couvrir l'oreille d'un pain sortant du four, et dépouillé de sa croûte. Toutes les trois heures il faut renouveler cette application, et à chaque pansement, il conseille d'injecter dans le conduit auditif une solution de trois grains de muriate oxigéné de mercure dans huit onces d'eau tiède. Il ne faut pas d'ailleurs oublier que la suppression brusque de l'écoulement peut dépendre de l'accumulation dans le conduit de matière purulente, de mucus solidifié sous forme de croûtes, et quelquefois même de la présence d'esquilles osseuses. Ces causes mécaniques étant reconnues, il est facile de les faire disparaître. Lorsque l'existence de la carie est constatée, et qu'il n'existe d'ailleurs dans l'oreille aucune sensibilité, aucun indice d'inflammation aiguë, les injections précédemment indiquées peuvent être remplacées par des injections alcalines faites avec une dissolution de potasse, dans la proportion d'une once de cet alcali pour une livre d'eau. Elles doivent être renouvelées plusieurs fois par jour, et chaque fois maintenues dans l'oreille pendant un certain temps.

Le traitement local dont nous venons de poser les bases, n'a souvent quelque efficacité, qu'autant qu'on administre en même temps des remèdes internes, dont la nature doit varier suivant les causes de la maladie, et suivant la constitution de l'individu. C'est ainsi que chez les sujets lymphatiques, scrofuleux, les substances amères et toniques, données avec les précautions convenables, ont semblé plus d'une fois contribuer puissamment à tarir l'écoulement de l'oreille. Souvent, en pareil cas, M. Itard a eu recours avec succès aux préparations de quinquina, et ce n'est même qu'après en avoir continué l'usage pendant quelque temps, qu'il conseille de commencer le traitement local qui devient alors beaucoup plus efficace. Chez d'autres individus, dont l'otorrhée avec carie des os semblait reconnaître pour cause une maladie syphilitique, le même praticien a employé le mercure avec succès.

Dans d'autres circonstances, c'est par des purgatifs convenablement administrés, que l'otorrhée a été combattue avec avantage. D'autres fois enfin, ces divers moyens échouent, ou même exaspèrent la maladie, qui s'amende au contraire sous la simple influence des antiphlogistiques et d'un régime sévère. Ainsi donc, dans le traitement de l'otorrhée, comme dans celui de toutes les affections chroniques, on ne doit espérer obtenir quelques succès qu'autant que l'on saura varier avec art les méthodes thérapeutiques. (ANDRAL FILS.)

OUIE, s. f., *auditus*. Dénomination affectée au sens par lequel nous percevons les sons et dont l'oreille est l'organe. Pour exposer d'une manière complète la fonction de l'audition, nous examinons successivement : 1° la transmission des sons à l'organe de l'ouïe, 2° leur trajet dans l'organe lui-même, 3° enfin, leur mode d'impression et leur perception, en exposant dans cette division le rôle que joue chacune des parties qui composent l'oreille.

1° *Transmission des sons à l'organe de l'ouïe.*—L'air est le fluide qui sert à transmettre les sons à l'appareil de l'ouïe; cependant un corps solide ou liquide peut aussi les propager. La transmission des sons dans l'air n'est autre chose que les oscillations du corps sonore, communiquées à ce fluide, et parvenant jusqu'à l'organe du sens. En examinant avec attention ce phénomène, on reconnaît facilement la cause pour laquelle l'intensité du son diminue en raison du carré de la distance. En effet, lorsqu'une oscillation d'un corps sonore est transmise à la couche d'air environnant, elle la déplace; ce déplacement ne peut s'opérer sans éprouver une résistance de la part de la seconde couche aérienne qui cède et qui réagit en partie sur la première; en sorte que si l'on applique le même raisonnement à la troisième, à la quatrième couche d'air, on se convaincra que l'étendue des oscillations doit diminuer de plus en plus à mesure qu'elles s'éloignent du corps sonore, parce qu'elles éprouvent de la part des couches successives une pression continue. Cette théorie est applicable à tous les corps qui sont susceptibles de transmettre les sons. Une expérience fort simple, due à M. Biot, prouve d'une manière concluante la transmission des sons par l'air : elle consiste à placer une sonnerie à ressort sous le récipient d'une machine pneumatique, en ayant soin de poser la sonnerie sur un corps mou pour éviter la transmission du son par le plateau de la machine; on observe que le son devient d'autant plus faible, que l'air est plus raréfié dans la cloche, et qu'il est imperceptible lorsque le vide est complet.

2° *Trajet des sons dans l'oreille.*—Le pavillon de l'oreille et le conduit auditif externe, communiquant librement avec l'air extérieur, reçoivent immédiatement les oscillations de ce fluide. Celles-ci ne peuvent subir aucune modification de la part de l'air contenu dans le pavillon et le conduit auditif; mais en est-il de même à l'égard des parties qui les composent? Leur conformation, leur texture, leur densité ne peuvent-elles pas les influencer? D'un côté, si l'on a égard à la disposition anatomique du pavillon de l'oreille dans les animaux chez lesquels l'organe de l'ouïe est très-développé, on sera porté à conclure par analogie, que celui de l'homme doit servir à rassembler les rayons sonores pour les transmettre en plus grande quantité, et sous un plus petit volume, au conduit auditif. Cette opinion a été accréditée par beaucoup de physiologistes, et principalement par Boërhaave, qui a même cherché dans la disposition relative de chacune des parties qui composent le pavillon la démonstration physique de cette hypothèse. D'un autre côté, M. Itard est entièrement opposé à cette doctrine; il s'appuie sur ce que la perte de l'auricule n'entraîne pas l'affaiblissement de l'ouïe. Il ajoute que le pavillon ne pourrait remplir cet office que s'il avait la forme d'un cornet; et enfin, que chez beaucoup d'animaux qui ont l'ouïe très-fine, il manque entièrement, comme dans la taupe, les oiseaux.

Sans vouloir attacher trop d'importance à cette portion de l'appareil de l'ouïe, nous ferons remarquer que toutes les parties de notre organisation ont un but, une destination particulière; que le pavillon de l'oreille nous deviendrait plus utile, si la direction qui lui est donnée par la nature n'était pas modifiée par les vêtemens employés pendant l'enfance à recouvrir la tête; que de ce qu'il existe des animaux qui en sont dépourvus, quoiqu'ils possèdent une ouïe très-fine, on n'en peut pas conclure que le pavillon de l'oreille soit inutile à l'homme, car chez ces animaux, les organes d'audition sont beaucoup plus superficiels et beaucoup plus impressionnables, puisqu'ils deviennent pour eux les garans de leur conservation. Ne pourrait-on pas supposer aussi qu'étant destinés à juger les sons les plus faibles, l'étendue de l'ouïe est limitée comme chez l'homme, mais dans d'autres rapports et de manière à ce que leurs organes ne soient destinés qu'à apprécier des vibrations de fort peu d'étendue?

On a voulu aussi assigner aux diverses parties du conduit auditif un usage particulier, on a regardé sa structure moitié osseuse moitié cartilagineuse comme destinée à le rendre plus élastique. On a dit que ses poils protégeaient la membrane du tympan du contact des matières hétérogènes suspendues dans l'air; que le cérumen avait pour but de présenter aux insectes une substance qui, par son amertume, éloignât leur approche: enfin, que la courbure du conduit était propre à ajouter à l'intensité des sons. Cette dernière opinion est appuyée d'un fait puisé dans l'anatomie comparée, c'est que dans tous les animaux qui ont un conduit auditif, ce conduit est tortueux. Toujours est-il que l'existence de ce conduit doit certainement favoriser l'audition, puisque les vibrations peuvent se propager, avec une très-grande facilité, et à une distance très-considérable, à l'aide d'une gouttière, et à plus forte raison, à l'aide d'un conduit.

Après avoir traversé le pavillon de l'oreille et le conduit auditif externe, les rayons sonores arrivent à la membrane du tympan pour se propager ensuite jusqu'à l'oreille interne par l'intermédiaire de l'air que contient la caisse et des parties qui la constituent. Une opinion généralement accréditée est celle qui consiste à admettre que la membrane du tympan tour à tour se relâche et se tend. On ajoute que les muscles qui vont se rendre à la chaîne des osselets de l'ouïe sont chargés de cette fonction; mais tout en admettant la tension et le relâchement de la membrane, les physiologistes sont dissidens d'opinion à l'égard de la circonstance qui les fait naître. Les uns veulent que ce soit dans un rapport avec le ton des sons : les autres veulent que ce soit relativement à leur force, et cette dernière manière de voir est peut-être plus en rapport avec un fait journalier. Les militaires qui servent les canons ont très-fréquemment la membrane du tympan rompue. Il est très-probable que cette membrane transmet à l'air de la caisse les vibrations de celui qui est en contact avec elle; que si l'on a égard à la disposition anatomique des osselets de l'ouïe, il est difficile de ne pas admettre sa tension et son relâchement dans certaines circonstances que nous ne pouvons pas spécifier; cependant M. Itard n'a jamais pu reconnaître à l'œil nu ses mouvemens; et il est sûr que son intégrité n'est pas absolument nécessaire pour la transmission des sons; non-seulement sa rupture accidentelle n'entraîne pas la perte de l'ouïe, mais souvent elle la rétablit.

On concevra facilement la transmission des sons jusqu'à la paroi interne de la caisse du tympan, si l'on réfléchit que cette caisse est remplie d'air qui peut être sans cesse renouvelé par le canal de la trompe d'Eustache; mais quel est le but des cellules mastoïdiennes? Leur utilité chez l'homme doit être presque nulle, à cause de leur peu de développement. Il n'en est pas de même chez les oiseaux où elles sont très-amples, puisqu'elles contournent toute la partie postérieure de la tête. Cette disposition anatomique ne permet-elle pas d'avancer que les cellules mastoïdiennes remplissent le même office que la caisse du tympan, et que dans le cas où celle-ci est très-peu développée elles y suppléent? Par là on expliquerait pourquoi ces cellules ne forment chez l'homme qu'un véritable tissu spongieux, et pourquoi elles forment au contraire, chez les oiseaux, des cavités d'une étendue assez grande.

Les fonctions de la chaîne des osselets sont aussi peu connues. Il est impossible d'admettre avec Berenger de Carpi, que les oscillations de l'air contenu dans la caisse du tympan soient la source des mouvemens du marteau, et que ce dernier, en frappant sur l'enclume, répète les vibrations et fournisse un son. Ce qui est plus probable, c'est que la chaîne des osselets sert, ou à tendre et relâcher la membrane du tympan, ou à transmettre directement le son à la membrane vestibulaire en présentant une série de corps d'une densité plus grande et meilleurs conducteurs. Dans le premier cas, il reste à déterminer quels sont les agens de la tension et du relâchement, et dans quelles circonstances ces phénomènes ont lieu. Déjà nous avons avoué notre ignorance sur ce dernier point; pour le premier, M. Chaussier admettant que ce levier anguleux agit par un mouvement de bascule, établit que le muscle de l'étrier exerce son action sur la membrane du tympan, et les muscles du marteau, sur celle du vestibule. L'opinion contraire a été émise par beaucoup de physiologistes.

Quant à la trompe d'Eustachi, son seul office est de procurer l'introduction de l'air dans la caisse du tympan. C'est à tort que l'on a dit qu'elle permettait l'entrée des sons; il est démontré que les conduits auditifs externes étant fermés, on peut parler dans la bouche sans qu'aucun son soit perçu.

C'est à l'aide des membranes vestibulaire et cochléaire que la transmission des sons de la caisse au labyrinthe s'effectue; car il est impossible d'admettre avec quelques physiologistes que les parties dures y entrent pour quelque chose; la lymphe de Cotugno reçoit aussitôt cette impression et la communique directement aux nerfs qui tapissent la membrane qui lui sert d'enveloppe. Tout porte à croire que dans cette transmission des sons la membrane vestibulaire se tend et se relâche dans telle ou telle circonstance; mais nous nous trouvons dans la même ignorance à l'égard de cette membrane que relativement à celle du tympan, et la cause de ces phénomènes ne nous est pas mieux connue. Peut-on lui appliquer une opinion qui lui serait commune avec cette dernière, savoir : qu'elle est composée de zônes diverses qui correspondent chacune à autant de tons différens? Ce n'est encore qu'une pure supposition.

Que d'opinions émises sur le rôle que joue la lymphe de Cotugno! D'abord on ignora son existence et on la crut remplacée par de l'air; M. Ribes a même voulu, dans ces derniers temps, faire revivre cette supposition ancienne. Mais quand l'anatomiste qui découvrit cette lymphe eut examiné avec soin sa disposition, et qu'il l'eut rencontrée dans toutes les parties du labyrinthe, ayant égard à la communication des canaux demi-circulaires et du limaçon avec le vestibule, il lui supposa gratuitement une marche régulière qu'il appelait *le grand* et *le petit circuit*, et il pensa qu'elle déposait pendant ce trajet, sur chaque point de la membrane labyrinthique, les oscillations reçues. On a même prétendu que cette membrane présentait des vibrations; il est évident que toutes ces théories ne sont rien moins qu'avérées.

Le vestibule, le limaçon et les canaux demi-circulaires sont des cavités de réception; tout porte à croire que leur densité est destinée à s'opposer à la transmission et à la déperdition des sons, et que leur disposition en cavités très-petites et très-multipliées sous un petit volume est propre à augmenter la surface nerveuse ou de perception; mais il est impossible de chercher dans leur arrangement quelque analogie avec des instrumens d'acoustique, ainsi que plusieurs physiologistes s'étaient attachés à le faire. Les uns avaient comparé le limaçon à un clavier instrumental : les autres avaient avancé que les canaux demi-circulaires faisaient l'office d'un jeu d'orgue ; un esprit juste sentira facilement que dans l'état actuel de nos connaissances nous devons nous borner à regarder ces parties comme des enveloppes protectrices des nerfs qui exécutent la fonction importante, et attendre que l'anatomie pathologique nous éclaire sur leurs usages.

Après avoir terminé l'étude de la marche des sons dans les diverses parties qui composent l'oreille, nous devons dire que les vibrations sonores sont susceptibles d'être transmises par les os qui composent la tête, mais que cette transmission ne peut jamais s'exécuter sans le contact immédiat du corps sonore avec ces os, ou d'un conducteur assez dense et assez élastique pour faire naître dans ces os des oscillations analogues.

3° *Perception des sons.*—Le nerf acoustique est l'organe de perception des sons et de transmission au cerveau qui les juge. Comment s'opère ce phénomène ? Nous l'ignorons ; tout ce qui est dans l'essence de la vie nous étant inconnu.

Le sens de l'ouïe peut, avec raison, être placé à côté du sens de la vue par sa perfection et ses usages. Il ne se borne pas seulement à recevoir et à juger les sons, mais il sert encore à déterminer, dans un grand nombre de cas, la nature du corps qui a produit les vibrations et la distance à laquelle ce corps est placé. On avait avancé, qu'uni d'action avec l'organe de la voix, il assemblait et combinait les sons de manière à faire naître les sensations si douces de l'harmonie. M. Gall a combattu cette assertion, sur ce que, dans les animaux, il n'existe aucun rapport entre la faculté dite de musique et la structure plus ou moins parfaite de l'organe de l'ouïe. Il a très-bien prouvé qu'ici, comme en beaucoup d'autres occasions, on a rapporté aux sens des effets qui sont dus aux qualités de l'esprit. La même remarque s'applique à la *faculté du langage parlé*, qui est également toute intellectuelle, et pour laquelle le sens de l'ouïe n'est qu'une condition secondaire.

L'ouïe peut s'exercer de deux manières différentes, *activement* et *passivement*. On exprime ces deux modes, par les mots *écouter* et *entendre*. Dans le premier, toutes les ressources de l'appareil sont mises en jeu ; on s'approche du corps sonore, les muscles du pavillon tendent à le redresser, et pour suppléer à leur action si faible, on porte la main derrière l'oricule que l'on relève de manière à lui faire figurer un cornet. Mais c'est surtout chez les animaux que le redressement du pavillon est sensible ; car chez l'homme on ne trouve sous ce rapport que des parties rudimentaires.

Quant à la finesse de l'ouïe chez l'homme, il est certain qu'elle est loin d'égaler celle de plusieurs animaux, néanmoins elle est encore assez grande. Du reste, la comparaison ne peut porter que sur l'*intensité* des sons, qui se juge par la distance à laquelle on peut entendre; on ne peut l'étendre au *ton* ni au *timbre*. Il peut exister entre les hommes des degrés infinis de finesse de l'ouïe. On sait que rien n'est plus propre à la développer que la culture, et celle-ci peut être relative à l'une ou à l'autre des qualités du son, ou à sa force, ou à son ton, ou à son timbre. Il n'est pas rare de rencontrer des musiciens qui ont l'ouïe très-dure. (ADELON.)

OURAQUE, s. m., *uracus, uraniculum.* Conduit qu'on observe dans certains quadrupèdes, et qui fait communiquer la vessie de l'embryon avec la cavité de l'allantoïde. *Voyez* OEUF HUMAIN.

OVAIRE, s. m., *ovarium.* On donne ce nom à deux organes oblongs, à peu près ovoïdes, aplatis, enveloppés par le feuillet postérieur des ligamens larges, à la partie postérieure desquels ils font saillie. Leurs faces antérieure et postérieure sont libres, ainsi que leur bord supérieur; le bord inférieur est quelquefois collé au feuillet antérieur du ligament large, et parfois il n'y adhère que par un petit repli. L'extrémité externe de l'ovaire est adhérente à l'une des languettes du pavillon de la trompe; l'extrémité interne plus mince et plus alongée est fixée à l'utérus par l'intermédiaire d'un cordon fibreux, très-grêle, dont la longueur est d'un pouce et demi environ.

Indépendamment du repli péritonéal qui enveloppe l'ovaire, il existe au-dessous une membrane propre à cet organe, qui est fibreuse, dense et très-résistante. Son union avec le feuillet péritonéal est très-intime, et dans toute la longueur du bord inférieur de l'ovaire cette membrane offre des ouvertures qui livrent passage aux vaisseaux dont les ramifications se répandent dans l'épaisseur de l'ovaire. Cet organe est formé de deux parties très-distinctes; l'une est un tissu d'un brun rougeâtre, très-vasculaire, dense et assez consistant, qui enveloppe des vésicules signalées par Vésale et Fallope, et qu'on a nommées, postérieurement à ces anatomistes, œufs de De Graaf. Le nombre de ces vésicules est le plus souvent de quinze à vingt chez les filles vierges, quelquefois plus, quelquefois moins : elles occupent en général le centre de l'ovaire, et quelques-unes seulement avoisinent sa surface. Ces vésicules, ainsi qu'on l'a dit ailleurs (*Voyez* GÉNÉRATION, OEUF HUMAIN), sont les premiers rudimens de l'ovule qui se développe dans l'acte de la reproduction, par l'action d'un coït fécondant. Ces vésicules sont composées d'une membranule lisse, qui adhère intimement au tissu spongieux environnant, et qui forme un petit sac entièrement clos, rempli d'un fluide clair et limpide. Leur grosseur n'est pas la même dans toutes : plusieurs ont près de trois lignes de diamètre. Ces vésicules sont à peine apparentes dans l'enfance et la vieillesse, mais elle le sont beaucoup pendant tout le temps que les femmes sont susceptibles d'avoir des enfans : elle se forment après le sixième mois. Les vaisseaux artériels des ovaires sont fournis par les artères spermatiques; les veines suivent un trajet analogue à celui des artères; on y trouve aussi quelques vaisseaux lymphatiques. Les nerfs proviennent des plexus rénaux.

Le développement des ovaires a été décrit avec soin par Rosenmuller, mais comme on a exposé ailleurs les observations de cet anatomiste (OEUF HUMAIN, § 2, *dévelop. du fœtus*), nous n'en parlerons pas ici. Dans la vieillesse, ces organes se flétrissent, diminuent de volume, deviennent plus durs, leur surface est inégale, sillonnée par des enfoncemens assez profonds; les vésicules se contractent, leur cavité s'oblitère, et elles se convertissent en corpuscules jaunâtres ou noirâtres, quelquefois osseux ou fibrocartilagineux. Enfin, l'atrophie des ovaires est portée à un tel point chez quelques vieilles femmes, que l'on ne retrouve plus ces organes dont la place est seulement indiquée par les vaisseaux qui s'y distribuaient. Suivant beaucoup d'anatomistes, tels que Malpighi, Vallisnieri, Santorini, etc., les corps jaunes (*corpora lutea*) se rencontrent également chez les filles vierges et chez les femmes qui ont eu des enfans. Mais l'existence de ces corps, ayant surtout rapport à l'histoire de la fécondation, nous renvoyons à l'article GÉNÉRATION. (MARJOLIN.)

OVAIRES (pathologie). Parmi les altérations assez nombreuses dont l'ouverture des cadavres démontre l'existence dans ces organes, les unes semblent atteindre spécialement la membrane fibreuse qui enveloppe extérieurement les ovaires, les autres ont plus particulièrement leur siège dans leur parenchyme, quelques-unes paraissent surtout exister, ou du moins avoir en leur point de départ dans les vésicules disséminées à l'intérieur de l'ovaire; il en est enfin auxquelles on ne peut assigner un siége aussi précis, et qui envahissent simultanément les diverses parties constituantes de l'organe.

Au nombre de ces dernières maladies, il faut principalement placer l'inflammation de l'ovaire recemment désignée, par quelques auteurs, sous le nom d'*oophoritis*. Cette phlegmasie me semble être plus commune qu'on ne le pense, et mériter plus d'importance qu'on ne lui en accorde généralement. Dans son état aigu, elle peut simuler, soit une péritonite, soit une inflammation de l'utérus; dans son état chronique, elle peut occasionner le marasme, la fièvre hectique, le dépérissement graduel des malades, sans qu'il y ait souvent d'autre symptôme local qu'une douleur sourde, qui est insuffisante pour révéler le véritable siége de l'affection.

La phlegmasie des ovaires détermine dans ces organes les lésions suivantes : A l'état aigu, on observe, 1° une rougeur plus ou moins vive de leur parenchyme, tantôt générale, tantôt occupant surtout les parois des petites loges où sont contenus les ovules, qui paraissent alors comme entourés d'une sorte d'auréole ou couronne inflammatoire; 2° une tuméfaction variable de l'ovaire, quelquefois assez considérable pour que cet organe acquière, en un petit nombre de jours, le volume de la tête d'un fœtus à terme; 3° une altération de sécrétion consistant soit dans un épanchement de sang qui a lieu dans les ovules ou autour d'eux, soit dans une production de pus; celui-ci, variable en quantité et en qualité, ne se rencontre quelquefois non plus qu'autour des ovules, comme si la vitalité étant habituellement plus grande là où existent ces corps, l'inflammation y était aussi plus fréquente ou plus intense; ailleurs un grand nombre de foyers purulens sont disséminés dans l'ovaire tuméfié; dans d'autres cas on trouve cet organe transformé dans sa totalité en un seul et vaste abcès. En même temps que se forme cette collection purulente, la capsule fibreuse de l'ovaire peut s'altérer, se ramollir, se perforer enfin, et, si aucune adhérence n'a été antécédemment établie entre l'ovaire et les organes voisins, le pus, formé dans l'ovaire, se répand dans le péritoine. Si, au contraire, des adhérences existent entre l'ovaire d'une part, et l'utérus, le vagin, la vessie ou une portion de l'intestin d'autre part, les parois de ces différens organes s'enflamment simultanément ou consécutivement, elles s'ulcèrent de dehors en dedans, et l'abcès de l'ovaire s'ouvre enfin dans leur cavité. J'ai vu une pareille communication établie en trente-sept jours entre un ovaire et la vessie chez une jeune femme récemment accouchée. Le docteur Brehm a cité le cas d'une fille qui, après avoir eu pendant quatorze jours une vive douleur dans le côté droit du bassin, fut prise, au bout de ce temps, de tous les symptômes d'une péritonite qui l'entraîna rapidement au tombeau. Outre les traces de l'inflammation du péritoine, on trouva sur l'ovaire droit deux larges fentes à travers lesquelles le pus qui le remplissait se répandait dans la cavité abdominale.

Ces diverses altérations peuvent également exister dans les cas d'inflammation chronique des ovaires; mais de plus, dans ce dernier cas apparaissent de nouvelles lésions qui, bien que pouvant se montrer dans l'ovaire comme partout ailleurs à la suite d'un travail évident de phlegmasie, peuvent cependant aussi naître et s'accroître, sans avoir été précédées par aucune inflammation appréciable. C'est, qu'en effet, comme je le développerai ailleurs (*voyez* l'art. PRODUCTION ACCIDENTELLE), l'inflammation n'est qu'un des élémens de leur formation, et que, dans tous les cas, elle n'est apte à leur donner naissance, qu'autant qu'il y a prédisposition. Soit donc qu'il y ait eu d'abord inflammation aiguë de l'ovaire, soit que cet organe n'ait été le siége que d'une irritation chronique et bien peu appréciable, il peut devenir le siége de nombreuses altérations : ainsi, en procédant de l'extérieur de l'ovaire vers son intérieur, on trouve d'abord sa membrane fibreuse tantôt hypertrophiée, tantôt transformée soit partiellement, soit en totalité, en tissu cartilagineux ou osseux. Quant au parenchyme même de l'organe, il peut présenter deux espèces d'altération; 1° une simple hypertrophie, d'où augmentation de son volume et de sa densité; 2° des formations nouvelles : tantôt ce sont des masses de tissu squirreux et encéphaloïde qui, en même temps qu'elles se sont développées, ont fait disparaître le tissu primitif de l'organe; tantôt ce sont des corps fibreux qui, à leur origine ayant à peine le volume d'un grain de millet, augmentent de plus en plus, et finissent par surpasser de beaucoup la grandeur de l'ovaire dont on ne reconnaît plus aucune trace. D'ailleurs, ces tumeurs fibreuses peuvent rester telles dans toute leur étendue, ou bien, ce qui est le plus ordinaire, au milieu d'elles viennent à se développer des masses amorphes de matière cartilagineuse ou osseuse. Enfin les vésicules elles-mêmes, disséminées au milieu du parenchyme de l'ovaire, peuvent principalement s'affecter; tantôt autour d'elles ou dans leur intérieur se sécrètent diverses matières colorantes dont l'origine et la nature ont été discutées ailleurs (*Voyez* MÉLANOSES). Tantôt ces vésicules se distendent, s'agrandissent, se transforment en vastes poches infiniment variables sous le rapport de leur nombre, de leur grandeur, de la composition anatomique de leurs parois et des qualités du liquide qu'elles contiennent. Cette altération, connue sous le nom d'hydropisie enkystée de l'ovaire, a déjà été décrite article KYSTES.

La plupart des lésions organiques qui viennent d'être passées en revue se rencontrent également dans les autres parties du corps, sauf quelques différences de forme qui ne sont que secondaires, et qui dépendent de l'arrangement des tissus dans lesquels ces lésions prennent naissance. Il en est ainsi, par exemple, de l'hydropisie enkystée. Mais il est un autre genre de lésion qui semble avoir plus particulièrement son siége dans les ovaires, je veux parler de l'existence de matières qui semblent être de véritables débris de corps organisés, tels que des poils et des dents. On les a trouvés en grand nombre dans des kystes développés au milieu de l'ovaire, où ces poils et ces dents se trouvaient le plus ordinairement entourés d'une matière comme suifeuse. Plusieurs personnes ont cru voir dans ces singulières productions des restes d'un fœtus formé dans l'ovaire; mais d'abord, bien que les kystes contenant des poils ou des dents se trouvent surtout dans l'ovaire, on en a cependant rencontré dans d'autres points de l'abdomen; une fois en particulier j'ai trouvé entre les lames du mésentère d'une négresse une tumeur grosse comme la tête d'un fœtus à terme, à parois cartilagineuses, remplie par une matière grasse au milieu de laquelle apparaissaient des poils, les uns isolés, et libres par leurs deux extrémités, les autres réunis en grosses touffes. En second lieu, on a trouvé de pareilles tumeurs ailleurs que dans l'abdomen: le docteur Gordon a trouvé dans la cavité thoracique une tumeur qui contenait des os et des dents, plongés au milieu d'une matière suifeuse; en troisième lieu, des kystes de ce genre ont été vus chez des jeunes filles encore impubères et inaptes à concevoir; en quatrième lieu enfin, on en a observé chez des hommes.

Les diverses altérations de texture dont il vient d'être question peuvent se développer dans les ovaires à toutes les époques de la vie; cependant elles sont très-rares avant la puberté; à cette époque, elles se montrent plus fréquemment; c'est alors l'inflammation aiguë de l'ovaire qui se présente comme l'affection la plus commune de cet organe; elle peut surtout se manifester après l'accouchement; alors tantôt elle se termine par résolution; tantôt il en résulte une suppuration de l'organe, laquelle peut entraîner la mort, soit par le seul fait de son existence, soit par l'ouverture de l'abcès dans le péritoine, soit par une désorganisation plus ou moins profonde des parties voisines. L'ouverture d'un abcès de l'ovaire dans le vagin, la vessie ou l'intestin n'est que bien rarement suivie de guérison. Tantôt enfin on voit se dissiper les symptômes les plus graves de l'inflammation de l'ovaire; mais il reste une phlegmasie latente qui produit peu à peu dans l'ovaire diverses altérations précédemment énumérées. C'est principalement vers l'époque de la cessation des règles que les ovaires deviennent le siége du plus grand nombre de lésions, soit d'ailleurs que seulement alors commencent à apparaître les premiers rudimens de celles-ci, soit que, le germe en existant déjà depuis long-temps, elles prennent à cette époque un développement plus rapide. Je ne dois point parler ici de la modification très-remarquable de nutrition, de l'atrophie que subissent constamment les ovaires après l'âge critique; car cette atrophie n'est pas plus une maladie que la diminution graduelle du thymus après la naissance, que la disparition de la plupart des ganglions lymphatiques dans la vieillesse; tous ces organes se flétrissent, parce qu'ils n'ont plus de fonctions à remplir; mais cette atrophie des ovaires, qui chez les femmes avancées en âge ne saurait être regardée comme un état pathologique, a été aussi quelquefois observée chez les jeunes sujets; dans ce cas, il n'y a point, à proprement parler, atrophie, mais bien défaut de développement de l'ovaire. Tantôt alors il y a seulement absence complète des vésicules; tantôt le parenchyme même de l'organe est si peu développé, qu'il ne consiste en quelque sorte que dans sa membrane fibreuse extérieure (ce qui est analogue, à ce qu'on observe, chez beaucoup de vieilles femmes). Dans quelques cas enfin, on a constaté chez de jeunes sujets l'absence complète d'un ovaire et même des deux.

Parmi ces altérations des ovaires, le plus petit nombre seulement peut être reconnu pendant la vie par des symptômes locaux bien tranchés; d'autres ne s'annoncent que par des symptômes locaux beaucoup plus obscurs; dans ces deux cas, d'ailleurs, il peut exister ou non des symptômes généraux, qui, se reproduisant plus ou moins dans une foule d'affections diverses, ne peuvent servir à en caractériser aucune. Enfin, il y a quelques altérations de l'ovaire où manquent à la fois ces deux ordres de symptômes; en d'autres termes elles n'éveillent pas la sensibilité de l'organe, n'en modifient pas la forme d'une manière appréciable pendant la vie, ne mettent en jeu aucune sympathie, en un mot, elles n'apportent dans l'économie aucune espèce de trouble. Dans cette dernière classe on doit ranger la plupart des corps fibreux, des hydropisies enkystées, des hydatides, qui ne font point encore saillie au-dessus du niveau de l'excavation du bassin. Dans la seconde classe on trouve certains cas de suppuration chronique de l'ovaire, plusieurs dégénérations cancéreuses de cet organe qui peuvent exister sans douleur, qui ne sont pas non plus appréciables par le palper, mais qui donnent lieu à divers symptômes généraux, produisent un état habituel de malaise et de souffrance, allument la fièvre d'une manière continue ou par intervalles, altèrent la nutrition, etc. Il est inutile de dire combien, dans ces divers cas, le diagnostic est obscur. La première classe enfin comprend d'abord plusieurs des altérations précédentes qui, en prenant un volume plus considérable, sont devenues appréciables par le palper, et dès lors plus facilement reconnaissables; mais tantôt, bien qu'ayant acquis un très-grand volume, elles restent indolentes et sont, pendant long-temps, sans influence fâcheuse sur l'économie; c'est le cas d'un certain nombre d'hydropisies enkystées et de tumeurs fibreuses; tantôt, au contraire, à mesure qu'elles s'accroissent, elles deviennent de plus en plus douloureuses, et troublent sympathiquement les diverses fonctions. On regarde généralement comme étant plus particulièrement dans ce cas la dégénération cancéreuse de l'ovaire.

Enfin, dans ce même groupe de maladies de l'ovaire, à symptômes bien tranchés, il faut placer, le plus ordinairement du moins, son inflammation aiguë. Fréquente surtout pendant la jeunesse, et à la suite de l'accouchement, elle est annoncée par une douleur plus ou moins vive selon les individus, qui a son siége dans l'un ou dans l'autre côté de l'excavation du bassin, et qui de là s'irradie souvent soit vers les lombes, soit surtout vers l'aine et vers le reste de la cuisse. Le bas-ventre exploré paraît d'abord souple, et il peut rester tel pendant toute la durée de la maladie; mais d'autres fois, et au bout d'un temps souvent très-court, on reconnaît au-dessus du pubis une tumeur qui, placée d'abord sur les côtés de la ligne médiane, s'en rapproche souvent à mesure qu'elle s'accroît; cette tumeur augmente quelquefois avec une remarquable rapidité; elle peut s'élever de plusieurs travers de doigts au-dessus du détroit supérieur du bassin; sensible au toucher, plus ou moins mobile, d'une forme assez régulièrement arrondie, elle pourrait être assez facilement prise pour l'utérus développé, et incliné à droite ou à gauche. Les deux ovaires peuvent ainsi se tuméfier simultanément, et il en résulte deux tumeurs qui, distinctes dans l'origine, tendent souvent plus tard à se confondre sur la ligne médiane. En même temps que ces symptômes locaux se manifestent, l'inflammation de l'ovaire produit des symptômes généraux qui varient en raison 1° de son intensité; 2° de ses complications, telles qu'inflammation de l'utérus, péritonite, etc. 3° Des dispositions individuelles, d'où il résulte que la même phlegmasie qui donnera lieu chez l'un à une forte réaction nerveuse, à un mouvement fébrile très-prononcé, ne déterminera chez un autre qu'une fièvre très-légère, etc. L'inflammation aiguë de l'ovaire peut se terminer par résolution : alors la douleur diminue graduellement, la tumeur, simple ou double, s'affaisse peu à peu et disparaît enfin complètement. On prévoit facilement les symptômes qui surviendront, si cette inflammation s'étant terminée par suppuration, le pus se fraie une issue, soit dans le péritoine, soit dans les diverses cavités muqueuses qui ont été signalées plus haut. Enfin, cette maladie peut passer à l'état chronique, et alors les symptômes s'amendent, mais ne cessent pas complètement. Ici d'ailleurs deux cas peuvent se présenter : ou bien, après avoir persisté pendant un temps plus ou moins long, l'engorgement de l'ovaire se dissipe, ce cas est rare, ou bien la phlegmasie chronique persiste indéfiniment, et plus tard l'ovaire subit les diverses espèces d'altération de texture précédemment décrites; de là différens groupes de symptômes qui varient en raison de chacune de ces altérations.

L'inflammation aiguë des ovaires doit être combattue par un

traitement antiphlogistique dont l'énergie est en rapport avec l'intensité de la phlegmasie, la gravité des accidens, la nature des complications et la constitution des malades. On prescrit la saignée du bras, des applications de sangsues sur l'hypogastre, à la région inguinale ou à l'anus, des lavemens émolliens, des bains et demi-bains de même nature, des cataplasmes et fomentations sur l'abdomen; on donne à l'intérieur des boissons adoucissantes. Dans le cas d'inflammation chronique, on doit chercher à établir une révulsion plus ou moins forte sur différens points de la peau; des cautères, des moxas, des sétons peuvent être placés sur l'hypogastre. Lorsque l'ovaire est devenu le siége d'un abcès, on a proposé d'évacuer le pus par le trocar à travers les parois abdominales; mais pour cela il faudrait d'abord être bien assuré qu'il y a véritablement suppuration de l'ovaire, et en second lieu, ce fait étant constaté, il faudrait que des adhérences fussent établies entre les parois abdominales et l'ovaire malade. Dans quelques cas de dégénérations de l'ovaire, et spécialement dans le cas d'hydropisie enkystée, on a dit avoir obtenu quelque succès de l'emploi des préparations de mercure et d'iode, données soit en frictions, soit à l'intérieur. Enfin, l'on a anciennement proposé d'opérer l'extirpation de l'ovaire malade; l'on se fondait principalement sur ce que chez certains animaux cette opération peut être pratiquée sans inconvénient. Mais trop d'accidens peuvent être chez la femme le résultat d'une pareille opération, pour qu'on y ait jamais recours.

Pour compléter l'histoire des affections de l'ovaire, nous aurions encore à parler de la hernie de l'ovaire, et de la grossesse ovarienne, s'il n'en avait été déjà question dans d'autres articles de ce dictionnaire. (ANDRAL fils.)

OVARISTE, s. m. On désigne ainsi les physiologistes qui expliquent la génération par le développement des œufs ou ovules de la femelle fécondés par le sperme du mâle. *Voyez* GÉNÉRATION.

OVALE, *ovalis*; adjectif qui sert à désigner en anatomie certaines parties.

OVALE (centre). *Voyez* ENCÉPHALE.

OVALE (fosse) : tel est le nom d'une dépression qu'on observe dans l'oreillette droite sur la cloison inter-auriculaire. *Voyez* COEUR.

OVALE (trou) : c'est le même que celui qu'on nomme sous-pubien. *Voyez* OS ILIAQUE.

On désigne aussi sous ce nom le trou maxillaire inférieur qui livre passage à la troisième branche du nerf trijumeau ou trifacial.

OVIDUCTE, s. m., *oviductus*. Expression employée depuis de Graaf, pour désigner les trompes utérines.

OVULE, s. m., *ovulum*. Nom donné au corps ovoïde qui se détache de l'ovaire lors de la fécondation, et qui descend dans l'utérus par le canal de la trompe. *Voyez* GÉNÉRATION, OEUF HUMAIN. (MARJOLIN.)

OXALATE, s. m., genre de sels composé d'une base et d'acide oxalique (*Voyez* ce mot). Tous les oxalates sont décomposés par le feu et fournissent des produits qui ne sont pas toujours les mêmes. Il en est qui se dissolvent dans l'eau; d'autres sont insolubles; parmi ces derniers on trouve particulièrement ceux de chaux, de baryte, de strontiane, de zinc, de bismuth, de manganèse, de titane, de cérium, de plomb, de mercure et d'antimoine : ceux qui sont solubles comme ceux de potasse, de soude, d'ammoniaque et d'alumine sont transformés en oxalates *acides moins solubles* si on les met en contact avec un excès d'acide oxalique ou de tout autre acide puissant, tandis que les oxalates insolubles sont difficilement décomposés par les acides. On emploie souvent l'oxalate d'ammoniaque comme réactif pour découvrir la chaux et les sels de chaux. (*Voyez* CHAUX). L'oxalate acide de potasse constitue le sel d'oseille, dont on fait usage en teinture, pour enlever les taches d'encre, etc.

OXALIQUE (acide) : acide ainsi nommé parce qu'on le retire de l'*oxalis acetosella* (oseille). Il existe dans la nature, dans le suc visqueux exsudé par les poils qui recouvrent la tige, les feuilles et l'enveloppe de la graine du pois chiche; mais le plus souvent il est combiné à la chaux, à la potasse, à la soude ou à l'oxyde de fer; on trouve ce dernier composé à Kolowserux près Belin en Bohême; l'oxalate de chaux constitue les calculs vésicaux, dits muraux; il entre aussi en petite quantité dans la composition des racines d'ache, d'asclépias, d'arrête-bœuf, de curcuma, de carline, de dictame blanc, de fenouil, de gentiane rouge, de gingembre, d'iris de Florence, de mandragore, d'orcanette, de patience, de saponaire, de scille, de tormentille, de valériane, de zédoaire, des écorces de cascarille, de cannelle, de sureau et de simarouba; quant à l'oxalate de potasse, il existe dans plusieurs espèces du genre *rumex* et notamment dans le *rumex acetosella*, dans les *oxalis*, dans les tiges et les feuilles du *rheum palmatum* : l'oxalate de soude fait partie de la *barille* d'après M. Gay-Lussac. Les chimistes sont loin de s'accorder sur la composition de l'acide oxalique. MM. Gay-Lussac et Thénard le considèrent comme un composé de 26, 566 de carbone, de 70, 689 d'oxygène et de 2, 745 d'hydrogène. M. Dulong le croit formé d'acide carbonique et d'hydrogène, tandis que M. Doeberciner pense qu'il est le résultat de la combinaison de volumes égaux d'oxyde de carbone et d'acide carbonique unis à une proportion d'eau.

Propriétés physiques et chimiques.—L'acide oxalique est sous forme de longs prismes quadrangulaires, incolores, transparens, terminés par des sommets dièdres, d'une saveur caustique; il rougit fortement le tournesol. Il fond dans son eau de cristallisation, se dessèche et se volatilise presque en totalité lorsqu'on le soumet à l'action d'une chaleur modérée; il n'y en a qu'une très-petite portion de décomposé qui laisse quelques traces de charbon : ce caractère sert à distinguer l'acide oxalique de l'acide tartarique, qui, placé dans les mêmes circonstances, se décompose en entier et laisse un charbon volumineux : à une chaleur rouge, l'acide oxalique se décompose. Il est inaltérable à l'air et très-soluble dans l'eau : cette dissolution, versée dans l'eau de chaux et dans tous les sels calcaires dissous, y fait naître un précipité d'oxalate de chaux blanc insoluble dans l'eau et dans un excès d'acide oxalique, soluble dans l'acide nitrique; le tartrate de chaux, au contraire, se dissout rapidement dans l'acide tartarique : la dissolution d'acide oxalique ne trouble point la potasse, la soude et l'ammoniaque, tant que l'acide oxalique est dans les proportions convenables pour former des oxalates neutres, mais s'il est en excès, il se produit des oxalates acides moins solubles qui se précipitent.—On emploie l'acide oxalique dans quelques fabriques de toiles peintes pour détruire les couleurs à base de fer, on s'en sert aussi pour enlever les taches d'encre; il est très-vénéneux (*Voyez* POISON). Étendu d'une grande quantité d'eau, il constitue une boisson acidule rafraîchissante. (*Voyez* ACIDULÉ) : on l'a quelquefois employé aussi en médecine, uni au sucre et au mucilage de gomme adragante sous forme de pastilles.

On prépare l'acide oxalique en décomposant la dissolution d'oxalate acide de potasse par l'acétate de plomb; il se forme de l'oxalate de plomb insoluble que l'on décompose par l'acide hydrosulfurique; il se produit du sulfure de plomb insoluble et de l'acide oxalique : on fait évaporer et cristalliser.—L'acide oxalique pouvant être obtenu de toutes pièces à l'aide de l'acide nitrique et du sucre ou de la fécule, du ligneux, etc., on le prépare souvent dans les laboratoires en traitant le sucre par cinq à six fois son poids d'acide nitrique à vingt-deux degrés de l'aréomètre; il faut, dans ce cas, diviser l'acide en trois portions et les mettre successivement sur le sucre à une heure d'intervalle. (ORFILA.)

OXYCRAT, s. m., *oxycratum*, de ὀξὺς, aigre, et de κράω, mêler. On désigne ainsi un mélange d'eau et de vinaigre; c'est une boisson acidule qui a les mêmes propriétés que la plupart de celles du même genre. *Voyez* ACIDULE.

OXYDE, s. m., *oxydum*, dérivé d'ὀξὺς, aigre : nom donné à tout corps non acide composé d'oxygène et d'un autre corps. Lorsque le même corps peut se combiner avec diverses proportions d'oxygène, ce qui arrive le plus ordinairement, on désigne le moins oxydé des produits sous le nom de *protoxyde;* les autres sont appelés *deutoxyde*, *tritoxyde*, et le plus oxydé, *peroxyde.* On divise les oxydes en *métalliques* et en non *métalliques :* ces derniers sont l'eau, le deutoxyde d'hydrogène, l'oxyde de carbone, l'oxyde de phosphore, l'oxyde de sélénium, le protoxyde et le deutoxyde de chlore, le protoxyde et le deutoxyde d'azote (*Voyez* ces mots et nitreux (gaz)). Les oxydes métalliques sont *anhydres* ou *hydratés ;* ceux-ci contiennent une proportion déterminée d'eau; ils sont secs, pulvérulens, et offrent une couleur presque toujours différente de celle des oxydes secs qui entrent dans leur composition. Les oxydes métalliques sont très-nombreux. Il n'est point de métal qui ne puisse en fournir au moins un : on les divise en six classes comme les métaux (*Voyez* MÉTAL). Ils sont solides, d'une couleur variable, en général ternes et pulvérulens, solubles ou insolubles dans l'eau, décomposables ou indécomposables par la chaleur, et susceptibles de se combiner avec les acides pour former des sels. (*Voyez* la description de chaque oxyde aux articles des métaux qui entrent dans leur composition).

OXYGÈNE, s. m., *oxygenium*, dérivé de ὀξύς, aigre et γείνομαι, j'engendre : ce qui veut dire générateur des acides, parce qu'on croyait à l'époque où ce nom lui a été donné qu'il faisait partie constituante de tous les acides, ce qui n'est pas exact. Il a été découvert par Priestley en 1774. Il est très-répandu dans la nature; il entre dans la composition de la plupart des substances végétales et animales, de tous les oxydes, de l'eau, des acides nitrique, sulfurique, etc., de la majeure partie des sels minéraux, de l'air atmosphérique, des gaz acide carbonique, sulfureux, etc. Lorsqu'il est pur il est gazeux. On l'obtient, soit en chauffant dans une cornue de verre à laquelle on a adapté un tube recourbé qui va se rendre sous des cloches pleines d'eau, du chlorate de potasse cristallisé, soit en décomposant par la chaleur, dans une cornue de grès lutée, du peroxyde de manganèse préalablement débarrassé par l'acide hydrochlorique faible des carbonates de chaux, de fer, etc., qu'il renferme.

Propriétés physiques et chimiques du gaz oxygène.—Il est incolore, inodore, insipide et susceptible de faire brûler *avec éclat* le soufre, le fer, le bois, la cire et tous les corps qui présentent un de leurs points en ignition ; sa pesanteur spécifique est de 1, 1026, celle de l'air étant prise pour unité. Comprimé dans un cylindre de verre creux, il s'échauffe et dégage une très-grande quantité de lumière. Il réfracte la lumière; sa puissance réfractive est de 0, 86161, celle de l'air étant représentée par 1. Il est de tous les corps simples connus le plus électro-résineux d'après M. Berzélius. Il n'exerce aucune action à froid sur l'hydrogène, le bore, le soufre, l'iode, le chlore ni l'azote; il en est de même pour le phosphore, à moins que le gaz oxygène n'ait été considérablement raréfié, car alors il le transforme en acide phosphatique comme l'a prouvé Bellani de Monza. Il n'agit pas non plus à froid sur le carbone pur (diamant); le charbon qui a été privé d'air, l'absorbe au contraire et finit même par former avec lui du gaz acide carbonique, suivant Th. de Saussure. A une température élevée, il se combine avec l'hydrogène, le bore, le carbone, le phosphore, le soufre et le sélénium, et fournit de l'eau, de l'acide borique, de l'acide carbonique, de l'acide phosphorique et de l'oxyde rouge de phosphore, de l'acide sulfureux, de l'oxyde de sélénium ou de l'acide sélénique.

L'iode, le chlore et l'azote, qui n'exercent aucune action sur le gaz oxygène, peuvent pourtant se combiner avec lui par des moyens indirects et donner naissance aux acides iodique, iodeux, chlorique, chlorique oxygéné, nitrique et nitreux, et à des oxydes de chlore et d'azote.

Cent mesures d'eau à la température de 18° th. centigr. et à la pression de 28 pouces de mercure, peuvent dissoudre 5, 6 mesures de gaz oxygène; du reste on peut, par des procédés particuliers, combiner l'eau avec une proportion d'oxygène égale à celle qui entre dans sa composition, et former le *deutoxyde d'hydrogène* (*eau oxygénée*). *Voyez* ce mot. Parmi les autres oxydes non métalliques, le gaz deutoxyde d'azote est le seul qui agisse sur le gaz oxygène à froid; il l'absorbe et passe à l'état de gaz acide nitreux rutilant orangé.

Les acides sulfureux et nitreux, dissous dans l'eau, sont les seuls acides minéraux composés d'oxygène, susceptibles d'absorber ce gaz à froid; ils passent à l'état d'acides sulfurique et nitrique : à une température élevée, les acides hydriodique et hydrosulfurique gazeux sont décomposés par lui et transformés le premier en eau et en iode, et le second, en eau et en acide sulfureux. Il est sans action sur le gaz hydrogène carboné à froid; si on élève la température, il le décompose et forme de l'eau et de l'acide carbonique. Il agit à froid sur le gaz hydrogène perphosphoré qu'il fait brûler avec éclat en donnant naissance à de l'eau et à de l'acide phosphorique. Il n'agit sur l'hydrogène protophosphoré, qu'autant qu'on élève la température; il en est de même pour le gaz hydrogène azoté (*ammoniaque*) : alors il le change en eau et en azote.

Parmi les métaux, le potassium, le sodium, le baryum, le calcium et le strontium absorbent le gaz oxygène à toutes les températures; le nickel, l'osmium, le mercure et l'argent s'unissent à ce gaz à un certain degré de chaleur, passé lequel ils abandonnent celui avec lequel ils s'étaient combinés; l'or, le palladium, le platine, le rhodium et l'iridium n'agissent point sur lui; tous les autres l'absorbent à la température la plus élevée. (*Voyez* MÉTAL). Plusieurs oxydes métalliques peu oxydés peuvent se combiner avec une nouvelle proportion d'oxygène, tantôt à froid, tantôt à chaud; tels sont particulièrement les protoxydes de manganèse, de fer, de plomb, d'étain, de cuivre, etc. —Tous les sulfures métalliques sont susceptibles d'absorber le gaz oxygène à une température élevée; quelques-uns s'emparent de ce gaz à froid. Parmi les sels métalliques, ceux dont l'acide et l'oxyde sont au summum d'oxydation n'éprouvent aucune altération de la part du gaz oxygène; les autres se combinent le plus ordinairement avec lui.

L'influence du gaz oxygène sur la végétation n'est pas moins remarquable. Les parties vertes des végétaux placées dans l'obscurité sous une cloche pleine de gaz oxygène l'absorbent, et si elles sont minces en convertissent une portion en acide carbonique qu'elles retiennent : expose-t-on ces parties au soleil après cette absorption, elles laissent dégager tout le gaz oxygène absorbé, et l'acide carbonique qui s'était formé, se décompose en carbone qui reste dans le végétal et en gaz oxygène qui se dégage également. Les parties des végétaux qui ne sont pas vertes ne jouissent point de cette propriété : toutefois les racines qui périssent promptement, si on les entoure de gaz acide carbonique ou d'hydrogène, sont encore vigoureuses au bout de trois semaines si on substitue l'oxygène à ces gaz (Th. de Saussure.)

La plupart des principes immédiats des végétaux ont la plus grande tendance à se combiner avec l'oxygène, tantôt à froid, tantôt à chaud, pour former de l'eau, de l'acide carbonique, etc. : les acides végétaux, étant de tous les principes immédiats ceux qui contiennent une plus grande quantité d'oxygène, relativement aux autres élémens, sont ceux sur lesquels le gaz oxygène agit avec moins d'énergie. Les substances animales privées de vie sont attaquées avec plus ou moins de force par le gaz oxygène à la température ordinaire : ce gaz s'empare de leur carbone et de leur hydrogène, et hâte ainsi leur décomposition (*voyez* PUTRÉFACTION). A chaud, le gaz oxygène agit encore plus rapidement sur elles. Pendant la vie, le gaz oxygène joue un rôle important dans l'acte de la respiration. *Voyez* ce mot.

Les usages du gaz oxygène sont excessivement nombreux. Indépendamment du rôle important qu'il joue dans la végétation et dans la respiration, il change la nature d'une multitude de corps avec lesquels il est constamment en contact : la combustion du bois, du charbon, des huiles et du gaz hydrogène carboné, n'est autre chose que la combinaison du gaz oxygène de l'air, avec l'hydrogène et le carbone de ces matières. Il a été rangé parmi les médicamens excitans et conseillé, lors de sa découverte, pour diminuer l'intensité des symptômes de la phthisie pulmonaire et de quelques autres affections de poitrine; mais il détermine une excitation telle de la membrane muqueuse des poumons qu'on a été obligé de renoncer à son emploi. Suivant Chaptal et Fourcroy, il peut être utile de le faire respirer dans l'asthme humide, dans la chlorose, dans les affections scrofuleuses, les empâtemens du bas-ventre, le rachitis, le scorbut, l'asphyxie par défaut d'air. Nysten a prouvé que le gaz oxygène peut être injecté dans le système veineux des animaux en quantité modérée, sans déterminer aucune lésion grave. Si la proportion du gaz injecté est trop considérable, la mort peut en être le résultat par suite de la distension de l'oreillette et du ventricule pulmonaires. (ORFILA.)

OXYMEL, s. m., *oxymel*, de ὀξὺς, aigre, vinaigre, et de μελλι, miel. On nomme ainsi un mélange de miel et de vinaigre, que dans de nouvelles nomenclatures on a désigné sous les noms de *mellite acide*, d'*oxymellite*. On le prépare en mêlant quatre parties de miel blanc très-pur et une partie de vinaigre blanc à 10°. On opère la solution au bain marie à l'aide d'une douce châleur, puis l'on filtre. On prépare de la même manière les oxymels composés, tels que l'oxymel scillitique, l'oxymel colchique, en employant du vinaigre scillitique ou du vinaigre colchique, au lieu de vinaigre simple. Les propriétés et les usages de ces oxymellites sont indiquées aux articles où il est parlé des médicamens qui en forment la base. Quant à l'oxymel simple, étendu d'eau, il constitue une boisson acidule, rafraîchissante, que l'on emploie dans les diverses maladies où les acidules sont indiqués. Il n'a pas de propriétés spéciales. *Voyez* ACIDULE.

OZÈNE, s. m., *ozæna*, οζαινα, du verbe οζω, je sens, je sens mauvais. On donne ce nom aux ulcères et à quelques autres affections des fosses nasales, lorsqu'il s'en exhale une odeur très-fétide. Cet état morbide affecte la membrane pituitaire qui revêt les parties profondes et les plus anfractueuses de ces cavités, depuis et y compris les cornets, jusqu'à l'intérieur des sinus. L'odeur infecte que l'air contracte en passant sur la surface malade, ayant paru avoir quelque analogie avec celle d'une punaise écrasée, on a désigné les personnes qui éprouvent cette repoussante incommodité sous le nom générique de punais.

Les ozènes provenant d'ulcères, qui sont ceux qu'on observe le plus ordinairement, se divisent en deux classes bien distinctes : l'une comprend les ulcérations sèches, ou sans suppuration bien marquée, dont les progrès sont lents et tout-à-fait chroniques; dans l'autre classe, se trouvent celles qui fournissent une matière purulente, le plus souvent ichoreuse, claire, roussâtre, plus ou moins sanguinolente, mais quelquefois aussi épaisse, opaque, de couleur verte comme de la purée de pois. Dans l'un et l'autre cas, une partie du pus mélangée avec les mucosités que fournit la partie saine de la membrane de Schneider, se dessèche, devient comme cornée, adhère fortement à la surface ulcérée, et n'en est jamais détachée qu'avec des efforts qui donnent lieu à l'issue d'un peu de sang, et souvent à l'expulsion de quelques parcelles d'os nécrosé, de couleur noirâtre et très-puantes. La plupart de ces ulcères exhalent une odeur cadavéreuse, provenant des os cariés ou frappés de nécrose, odeur que tous les praticiens exercés sont bien habitués à reconnaître; mais on en voit quelques autres dont la fétidité a quelque chose de si nauséabond, de si pénétrant et de si expansible, qu'elle repousse et incommode par fois sérieusement l'homme le plus robuste, quand il se tient quelque temps près du malade, et force ce dernier à vivre dans l'isolement le plus absolu.

Le siége et la nature précise de l'ozène n'ont pas encore été déterminés d'une manière certaine pour tous les cas, et l'on ne saurait trop tôt appeler l'attention des médecins sur ce point d'anatomie pathologique; car il pourrait résulter de renseignemens positifs à cet égard un immense avantage pour le traitement d'une affection qui met souvent en défaut toutes les ressources de la médecine. Toutefois, je crois pouvoir établir que dans le plus grand nombre de cas, et j'ai eu l'occasion de le voir sur le vivant, quand le point affecté n'était pas trop éloigné de l'orifice des narines, l'ozène tient à un ulcère de la membrane nasale; mais comme il existe, d'après ce que l'expérience apprend également, beaucoup de variétés dans la consistance et les autres propriétés du pus que mouchent les malades dans cette affection, il semble qu'on peut soupçonner entre celles de ces ulcérations qu'on ne voit pas, à raison de leur situation profonde, de grandes différences. J'irai même jusqu'à admettre que dans certains cas, la maladie ne consiste qu'en une altération morbide, non ulcéreuse, de la membrane affectée, d'où résulte modification et augmentation de la sécrétion muqueuse qu'elle fournit. Or, comme cet état coïncide avec plus ou moins de tuméfaction des parties enflammées, il en résulte un obstacle au libre accès de l'air, ainsi qu'à la sortie des matières sécrétées, ce qui explique l'odeur putride que contractent ces dernières. N'est-ce pas d'ailleurs ce qu'on observe, et ce que chacun reconnaît déjà depuis long-temps dans la plupart des ozènes du sinus maxillaire. Un jeune russe m'a offert un exemple de cette nature il y a quelques années. Le cas était syphilitique; il datait déjà de quatre ans, et était survenu après une blennorrhagie mal traitée, qui avait été suivie de la manifestation d'un bubon consécutif. Enfin, dans nombre de cas, la puanteur de l'haleine ne dépend d'aucune lésion, ni organique ni vitale, de la muqueuse des fosses nasales, mais seulement de la putréfaction des mucosités long-temps retenues dans les cavités où elles ont été sécrétées, et c'est particulièrement chez les individus dont le nez est camard qu'on l'observe.

Les causes de l'ozène, si l'on en excepte pourtant la dernière espèce dont il vient d'être fait mention, ne sont pas toujours faciles à apprécier. En effet, il se manifeste chez des personnes saines, au moins suivant toutes les apparences, ainsi que chez celles qui sont affectées de quelque vice constitutionnel. On a cependant cru remarquer que les sujets qui ont le nez petit, serré et déprimé vers sa racine, y étaient plus exposés que d'autres. Du reste, il se présente encore des cas dans lesquels la cause de l'ozène est trop évidente pour qu'on puisse la méconnaître; c'est lorsque cette incommodité survient à la suite de chûtes, de coups sur le nez, de plaies d'armes à feu ou autres de cette partie, quand il y a lésion des os. Le plus ordinairement, le mal tire son origine d'une infection syphilitique constitutionnelle ancienne. Quelquefois, il tient à l'existence d'un principe dartreux, ou à une disposition cancéreuse ou scorbutique. Mais, indépendamment de ces causes communes à tous les ozènes, celui du sinus maxillaire est parfois occasionné par la présence de vers dans cette cavité, par l'évulsion d'une dent, ou par l'irritation qu'y appelle une dent cariée, cause de fluxions répétées. Souvent l'ozène se développe sans que rien l'ait anrongé ; et déjà il existe avec tous les inconvéniens signalés plus haut, qu'on est encore dans l'impossibilité de se rendre compte comment il a commencé. Néanmoins, il débute quelquefois par un enchiffrènement opiniâtre, qui s'accompagne bientôt, quand la maladie est vénérienne, et principalement au moment où la pituitaire enflammée passe à l'état d'ulcération, de douleurs de tête qui s'exaspèrent pendant la nuit. D'autres fois, le malade n'éprouve qu'une sensibilité locale, sourde, profonde, des démangeaisons; le nez se tuméfie, rougit, la voix s'altère; et, si les ulcères sont à portée de l'œil, on les voit, comme les autres chancres syphilitiques, couverts d'une escarre de couleur grise, ou d'une croûte mucoso-purulente épaisse, brune, desséchée, qui tombe à peu près chaque fois que le malade se mouche avec effort, et se renouvelle presque aussitôt. Enfin, il s'écoule par les narines une matière plus ou moins abondante, de couleur variée, variable aussi sous le rapport de sa consistance, et répandant toujours une odeur insupportable. Dans certains cas, il n'y a aucun écoulement de matière ichoreuse ni puriforme, et l'on ne reconnaît l'ozène que par la puanteur qui s'échappe du nez.

L'ozène du sinus maxillaire, qui n'est pas toujours, ainsi qu'il a été dit ci-devant, le résultat d'un ulcère, mais bien quelquefois celui d'une affection catarrhale chronique de l'antre d'Hygmore, se manifeste ordinairement par une tumeur d'abord indolente, puis de plus en plus sensible, de la partie de la joue qui répond au-dessous de l'os de la pommette, où la peau conserve sa couleur naturelle. La douleur s'accroît bientôt et devient très-vive, jusqu'à ce qu'une suppuration fétide s'échappe par la bouche, à travers une perforation spontanée de la paroi osseuse, vis-à-vis la fosse canine; ou par l'alvéole d'une dent molaire, correspondant au point le plus déclive du sinus. Dans ce cas encore, la matière purulente sort avec abondance par la narine du côté affecté lorsque le malade a la tête fortement inclinée du côté opposé.

La perte de l'odorat, ou tout au moins une diminution très-sensible dans la faculté de percevoir les odeurs, se remarque à peu près constamment chez les personnes atteintes de cette maladie.

L'ozène est presque toujours incurable lorsqu'il est ancien. Il n'est même pas facile d'obtenir la guérison de celui qui est récent. Quoi qu'il en soit, la condition la plus favorable pour obtenir quelque succès dans le traitement de cette dégoûtante affection, est celle où il reconnaît pour cause unique la présence d'un principe syphilitique dans l'économie, et c'est principalement à cette espèce d'ozène que s'appliquera ce que j'ai à dire dans cet article.

Les ulcères vénériens fétides des fosses nasales ne sont jamais primitifs. Toujours on les a vus précédés par quelques symptômes d'invasion, tels qu'écoulemens, chancres, ou pustules humides, à l'occasion desquels l'infection s'est étendue à l'économie entière. La maladie présente d'abord tous les caractères d'un simple coryza, qui tarde peu à s'accompagner de vives douleurs de tête, sévissant surtout pendant les premières heures de la nuit. Le gonflement de la membrane enflammée resserrant le passage de l'air, la respiration se fait avec difficulté par le nez, qui se trouve encore obstrué par une mucosité épaisse et visqueuse, et le malade y supplée en tenant habituellement la bouche ouverte. Mais bientôt l'ulcération se développe, et presque au même instant attaque les os sous-jacens, qui se nécrosent et s'exfolient plus ou moins rapidement. C'est alors que l'odeur infecte caractéristique de l'ozène se manifeste. Les ulcères vénériens de ces régions, lorsqu'ils ne présentent pas ce dernier caractère, ne sont que de simples chancres consécutifs (*Voyez* ce mot). La suppuration que rend l'ozène syphilitique est ordinairement excessivement puante; toutefois, l'altération des os marche pour l'ordinaire assez lentement, à moins que le mal ne se soit fixé sur les cornets ou sur la cloison qui sépare les fosses nasales. Cette dernière, en particulier, est souvent alors complètement détruite; d'où il s'ensuit que les deux cavités n'en faisant plus qu'une seule, et que les os propres du nez n'étant plus soutenus par le vomer ni par la lame perpendiculaire de l'os ethmoïde, le nez s'aplatit vers sa racine, et perd sa forme naturelle, inconvénient beaucoup plus grave encore quand les os propres participent eux-mêmes à la carie; car alors leur exfoliation laisse souvent des ouvertures fistuleuses, qui, en laissant s'échapper une partie de l'air nécessaire à la production des sons, rendent la voix sourde, désagréable et peu distincte.

L'ozène vénérien doit être combattu sans aucun retard : les remèdes mercuriaux et les sudorifiques très-rapprochés seront, en conséquence, long-temps et méthodiquement administrés, en les modifiant et les variant toutefois de manière à ne pas les donner sous les formes qui auront échoué dans les traitemens antérieurs (*Voyez* SYPHILIS). Tout ce qui pourra ouvrir des émonctoires, provoquer les fonctions de la peau, devra, en outre, être considéré comme un accessoire utile; ainsi : on établira un séton à la nuque, ou tout le moins un vésicatoire à chaque bras; le malade prendra des bains d'eau alcaline, des bains de vapeurs humides, des pédiluves irritans; il sera purgé tous les cinq ou six jours, autant néanmoins que l'état des intestins pourra le permettre; et l'on aura le plus grand soin de faire nettoyer fréquemment les narines, par des injections et des aspirations répétées d'une liqueur émolliente tiède, et rendue plus ou moins narcotique, afin de diminuer l'irritation des surfaces ulcérées, et de les débarrasser des croûtes, de la suppuration, et du mucus dont un trop long séjour dans les fosses nasales augmente encore la fétidité. Plus tard, on les rendra plus actives en y ajoutant, suivant l'indication, le miel rosat, l'alun, l'eau de chaux, et même le chlorure d'oxyde de chaux et de soude, qui aura de plus l'avantage de détruire, au moins momentanément, l'odeur infecte qu'exhalent ces sortes de malades; enfin, on terminera par leur donner des propriétés spéciales en y faisant entrer le deuto-chlorure de mercure, ou tout autre préparation mercurielle soluble. On peut aussi, dans ce cas, porter, au moyen d'un plumasseau de charpie fine, un peu d'onguent napolitain sur l'ozène lui-même, quand il est voisin de l'orifice de la narine; mais je me suis en général mieux trouvé de faire respirer tous les soirs une prise de deux ou trois grains de calomélas, pur ou mélangé avec égale quantité de poudre de réglisse, de guimauve ou d'amidon, ainsi que le pratique avec succès M. Dupuytren, après quoi je fais tamponner le nez pour jusqu'au landemain matin. Les fumigations de cinnabre ou d'autres préparations hydrargyreuses reçues avec prudence peuvent aussi être utiles dans cette affection.

Quand, ce qui n'arrive que trop souvent, le traitement général secondé par les moyens locaux appropriés ne produit pas le mieux qu'on en attend, on doit essayer, si l'ozène est à portée de la vue, d'en cautériser la surface avec la pierre infernale, et même avec le fer rougi porté dans une canule de corne ou de toute autre substance mauvaise conductrice du calorique, ainsi que Spigel et Scultet l'ont conseillé et plusieurs fois pratiqué avec succès. Cependant, je croirais imprudent et dangereux, malgré l'autorité de ces célèbres médecins, qui d'ailleurs n'ont fait en cela que suivre Hippocrate, Celse et la plupart des anciens, de pratiquer cette opération dans les cas où le mal est profondément situé, malgré l'utilité qu'on peut retirer de l'introduction préalable de la tente exploratrice recommandée par ces auteurs, pour connaître la situation précise et l'étendue de l'ulcération. Du reste, il est bon de se rappeler que l'application indiscrète et mal dirigée de ce moyen pourrait occasionner une dégénérescence cancéreuse.

Lorsque l'ozène tient à la répercussion d'une éruption dartreuse, ce qui est rare, il faut, tout en établissant, comme pour le cas précédent, des exutoires, et en portant des irritations plus ou moins réitérées sur le tube intestinal, recommander un régime lacté et végétal, l'usage intérieur du soufre, des préparations antimoniales, l'inspiration de liqueurs et de vapeurs émollientes et soufrées, les tisanes de saponaire, de fumeterre et de douce-amère; les eaux sulfureuses en boisson et en injections; les bains simples et ceux de Barèges, l'application de la laine sur la peau, l'exercice, et la provocation d'un flux hémorrhoïdal pour peu que le malade en ait été affecté auparavant.

Les ozènes scorbutiques, qu'on rencontre encore bien moins que le précédent, car ils ne s'observent que chez les individus où le scorbut est porté au plus haut degré, demandent à être traités par un régime tonique et végétal, les fruits acides, le changement d'air, l'extrême propreté, et les injections et inspiration par les narines, d'eau acidulée avec le vinaigre, le suc de citron, d'orange ou de grenade, le tout aidé de l'usage des préparations martiales et d'un peu de quinquina.

Il est presque sans exemple qu'on ait rencontré des ozènes cancéreux. Si le cas se présentait, le rôle du médecin se réduirait à prodiguer l'opium, la ciguë, la jusquiame, et tous les calmans connus, tant à l'intérieur que localement, afin de retarder les progrès du mal, et les conséquences funestes qu'il doit inévitablement entraîner. Une seule circonstance pourrait laisser quelque espoir de guérison, ce serait celle où l'ulcère, d'une petite dimension d'ailleurs, se trouverait assez près de l'ouverture de la narine pour qu'on pût y appliquer la pâte caustique de Rousselot.

L'ozène du sinus maxillaire exige, indépendamment du traitement général nécessité par sa cause interne, si toutefois il y en a une de reconnue ; un traitement local qui lui est propre, et qui consiste à donner issue au pus contenu et croupissant dans cette cavité, par le moyen d'une perforation opérée vers sa partie la plus déclive, c'est-à-dire, à travers l'alvéole d'une dent molaire, ou à la fosse canine.

Lorsque l'ozène est la suite d'une blessure qui a pénétré dans les fosses nasales et donné lieu à une carie ou une nécrose rebelles que les remèdes locaux ne peuvent atteindre, il faut, dans l'état actuel de nos connaissances, le regarder comme au-dessus de ressources de la médecine.

Enfin, il est des espèces d'ozènes sans ulcération, qui, tenant à l'étroitesse naturelle des ouvertures antérieures du nez, offrent de grandes différences quant à leur degré, et sont par cela même plus ou moins susceptibles de guérison. On peut, tout au moins dans quelques-uns, atténuer notablement l'incommodité principale qui en résulte, la puanteur de l'air expulsé par la respiration, en astreignant les personnes ainsi conformées à des lotions fréquentes des fosses nasales, en y faisant remonter, au moins trois fois par jour, par de fortes inspirations, de l'eau tiède ou fraîche, afin d'entraîner les mucosités amassées, dont la décomposition putride vicie l'air qui les touche en sortant des poumons. Un de nos plus savans confrères, M. le docteur Mérat, a remédié à cette incommodité par une semblable recommandation. J'ai en mon particulier, long-temps avant de savoir ce qu'il avait observé à cet égard, prescrit avec un plein succès cette légère attention, et je vois encore fort souvent dans Paris deux jeunes dames qui s'en trouvent on ne peut mieux depuis dix ans qu'elles s'y sont soumises d'après mes avis. (L. V. LAGNEAU.)

P.

PAIN, s. m., *panis*, de *πάνος*. Le pain est le plus universel des alimens; à quelques variétés près, tous les peuples civilisés en font usage. La partie du monde où il est le plus généralement employé, c'est l'Europe, et nulle part plus qu'en France. Cependant, en France même, il est des provinces entières où le peuple est assez malheureux pour ne pouvoir se procurer cette espèce d'aliment. Dans l'Auvergne, le Limousin, le Périgord, la Bretagne, le Béarn, etc., on le remplace par les châtaignes, le sarrasin, le maïs, le mil, la pomme de terre, et autres substances féculentes. Le pain est le résultat du mélange d'une certaine quantité d'eau et de farine, dont on a favorisé la fermentation à l'aide d'un levain, fermentation qu'on a arrêtée à temps au moyen de la cuisson.

Toutes les substances végétales qui contiennent dans de certaines proportions le gluten, le mucoso-sucré et l'amidon sont susceptibles de faire du pain. Mais aucune ne contient ces principes dans un degré plus convenable que le blé. Le seigle, l'orge et l'avoine renferment une quantité moindre de gluten, et donnent un pain d'une qualité inférieure au précédent. Il est lourd, compacte, bis, noir, d'une saveur peu agréable, d'une digestion pénible et difficile. Le pain fait de ces substances possède des qualités particulières; celui qu'on fait avec le froment dans lequel on a mêlé une certaine proportion de farine des céréales dont nous parlons, participe plus ou moins des qualités qui leur sont propres.

Le pain de blé, qui doit nous occuper principalement ici, exige une multitude de manipulations avant sa confection parfaite. C'est dans l'ouvrage du philanthrope Parmentier qu'il faut lire les détails immenses, et pourtant pleins d'intérêt, qu'exige cette utile préparation. Vous y verrez d'abord le choix des grains, les procédés propres à les rendre féconds et de belle qualité. L'énumération des précautions à prendre pour le préserver des vers et des insectes qui le dévorent lorsqu'il est ensemencé; celle qu'on doit prendre aussi pour le préserver des maladies qui l'assiègent, de la rouille, de l'ergot, etc. ; la manière de le recueillir, de le mettre en meule, de le battre, de le conserver, de le préserver des charençons et d'une multitude d'ennemis qui le détruisent ; les procédés capables de l'améliorer ; de le faire gagner en qualité et en quantité. Vous y verrez aussi comment il convient de le faire moudre ; vous y apprendrez à retirer la meilleure farine et la plus abondante ; à vous garantir de la fraude, de la cupidité des marchands, des commissionnaires et des meuniers. Mais ces détails indispensables dans un ouvrage *ex-professo* seraient surabondans et déplacés dans un livre tel que celui-ci.

Lorsque le blé a été réduit en farine par les divers procédés de mouture que nous ne devons pas exposer ici, il existe quelques moyens propres à faire connaître ses qualités. La farine participe des propriétés des grains d'où elle procède, ce qui donne lieu à du pain qui n'offre ni le même aspect ni le même goût ; elle varie aussi suivant la quantité de ses diverses parties constituantes. Plus l'amidon et le gluten sont abondans, et plus le pain est blanc, de saveur agréable et de facile digestion. C'est la farine dite *de blé* qui le produit : la farine dite *de quatrième gruau* contient ces principes dans de moindres proportions, et ne donne qu'un pain bis et de qualité inférieure.

La meilleure farine est d'un blanc jaunâtre, douce, sèche, et pesante ; elle s'attache aux doigts, et pressée dans la main, elle reste en une espèce de pelote ; elle n'a aucune odeur, sa saveur peut être comparée à celle de la colle fraîche : la très-petite quantité de son qu'elle renferme n'est nullement sensible... La farine de moindre qualité à un œil moins vif, est d'un blanc plus mat ; quand même elle ne contiendrait pas plus de son que la première, le pain n'en serait pas moins un peu bis. Si on la serre dans la main, elle échappe entièrement, à moins, cependant qu'elle ne provienne d'un blé humide. Si le blé contient des semences étrangères, la farine est mélangée de couleurs variées, elle offre une odeur et une saveur propres à chacune de ces graines. Ces qualités de couleur, de saveur et d'odeur sont on ne peut plus marquées et faciles à reconnaître dans les farines altérées.

Les farines bises inférieures se reconnaissent parce qu'elles sont rudes au toucher, rougeâtres, et qu'elles contiennent une grande quantité de petit son.

Des divers procédés à employer pour reconnaître la qualité de la farine, le suivant est un des moins équivoques. On prend dans le creux de la main une certaine quantité de farine, et l'on en fait avec de l'eau fraîche une boulette d'une consistance qui ne soit pas trop ferme : si la farine a absorbé beaucoup d'eau, c'est-à-dire environ le tiers de son poids; si la pâte qui en résulte s'affermit promptement à l'air, qu'elle prenne du corps et s'alonge sans se rompre, elle est alors de bonne qualité. Si, au contraire, la pâte mollit, s'attache aux doigts en la maniant qu'elle soit courte et se rompe facilement, la farine est alors de moyenne qualité, si même elle n'est altérée; ce dont on s'assure si la pâte est d'une odeur et d'une saveur désagréables.

La quantité de gluten que contient la farine est un bon moyen de s'assurer de sa qualité; la bonne farine doit en contenir quatre ou cinq onces par livres. M. Parmentier fit connaître ce moyen à M. Brocq, boulanger de l'École militaire, lequel détermina plusieurs autres boulangers, tels que MM. Roux et Destor, à répéter l'expérience en présence de leurs garçons, et depuis, ce moyen d'épreuve est devenu général. (*Voyez* GLUTEN, pour la manière dont on le sépare.)

La farine peut être altérée par des ingrédiens étrangers, ou bien spontanément : nous avons traité à l'article ALIMENT de ces sortes d'altérations et des moyens de les reconnaître (*voyez* ce mot.)

Les diverses farines d'un même blé sont toujours mélangées ensemble par les boulangers. Il arrive aussi quelquefois qu'un des principes constituans dont nous avons parlé, étant en excès dans une espèce de farine, et en défaut dans une autre, on est obligé, pour les corriger réciproquement, de les mélanger dans de certaines proportions.

La farine confectionnée, il s'agit de la mettre en œuvre; mais on n'obtiendrait qu'un gâteau lourd et compacte, si on se bornait à la mélanger et à la pétrir avec de l'eau. Il est quelque pays où on fait un grand usage de cette espèce de préparation. En Espagne, en Sicile, et dans le nord de l'Europe, on mange du pain azyme; il paraît que les anciens Romains, au moins dans leurs guerres, n'en avaient pas d'autre; mais en France, et de nos jours, on emploie le pain levé. Pour l'obtenir, il est nécessaire de le pétrir avec une certaine quantité de *levain*. Ce levain est un morceau de pâte qui a subi un mouvement de fermentation; il est nécessaire que ce levain ne soit ni trop fait, ni trop peu. Le premier se crevasse, s'affaise, s'aigrit, et donne un pain sûr et bis; le second ne fait pas lever la pâte, elle ne gonfle pas au four, le pain est mat, sans yeux, indigeste, et a le goût de la pâte.

Le levain est à son vrai point, quand la surface en est lisse, élastique, que le volume a doublé, qu'il exhale, lorsqu'on l'entr'ouvre, une odeur vineuse agréable. La connaissance exacte de ce point, l'art de le produire, l'appréciation de la quantité de levain, de farine et d'eau qu'il faut pour produire une pâte de bonne qualité, etc., constituent le principal mérite des boulangers.

Il paraît, d'après les expériences exactes qui ont été faites, que la qualité de l'eau influe peu sur celle du pain. L'eau de rivière, de puits, de fontaine, de pluie, l'eau distillée ont donné des pains qui ne différaient entre eux, ni par le goût, ni par la blancheur, ni par la légèreté. Quant à la température que l'eau doit avoir, on croit communément qu'elle doit varier suivant les saisons, et la qualité de la farine; qu'il vaut mieux qu'elle soit chaude dans les gelées, tiède dans les temps ordinaires, et à la température de l'atmosphère en été.

La quantité proportionnelle de l'eau ne peut être appréciée qu'approximativement; elle varie suivant la qualité de la farine qu'on emploie, et celle du pain qu'on veut fabriquer. Elle varie, en général, d'un tiers à un sixième.

Lorsqu'on a arrêté et disposé convenablement le levain, l'eau, la farine et le sel, tant sous le rapport de leurs qualités que de leur quantité, on procède à leur mélange; cette opération porte le nom de *pétrissage*, et se compose de cinq manipulations; 1° la *délayure* qui consiste à délayer le levain dit *de tout point*, le plus exactement possible; 2° la *frase* qui est un premier mélange de la farine avec le levain délayé; 3° la *contrefrase* par laquelle on mêle la pâte d'une manière plus intime; 4° le *bassinage*, c'est-à-dire l'incorporation d'une certaine quantité d'eau pour favoriser la parfaite dissolution des dernières parcelles de farine; 5° enfin le *battement* qui termine le pétrissage; celui qui l'opère saisit la pâte, la soulève, l'étend, la laisse tomber, enfin la bat de toute manière. Cette opération achevée, on met la pâte dans le four, où elle repose un espace de temps variable. Bientôt on la divise, on la pèse, on la façonne, on la met en *panetons* ou sur *couche*, enfin on lui fait subir la cuisson. On met la pâte dans un four chauffé convenablement, elle y séjourne pendant un certain temps, après quoi on la retire en *pain* qui est le but des opérations que nous venons d'exposer succinctement.

Le pain bien fait doit être un peu plus large que haut, d'un beau jaune doré, lisse à sa superficie, sans gerçures ni crevasses; excepté celles qu'on a pratiquées avant l'apprêt, ou que la cuisson occasionne à l'un des côtés du pain sur toute sa longueur. A l'intérieur, la mie doit être blanche, spongieuse, élastique, parsemée de trous plus ou moins grands et inégaux, d'une odeur et surtout d'un goût agréables. Il est inutile d'ajouter qu'il est des pains de qualités bien différentes, ce qui tient à la nature des substances qu'on emploie dans leur confection. Pour l'altération du pain, *voyez* l'article ALIMENT.

Le pain de bonne qualité est un des meilleurs alimens dont on puisse faire usage; à lui seul il entretient la vie et la santé, il répare les pertes éprouvées, développe peu de chaleur animale, soutient les forces sans les augmenter sensiblement, et n'imprime, en général, à nos organes et à nos fonctions que des changemens peu appréciables. Il est peu de cas où il ne convienne; il ne prédispose à aucune affection, à moins qu'on n'en prenne une quantité excessive.

Le pain tendre pris en trop grande quantité occasionne des indigestions quelquefois mortelles et toujours fâcheuses, assure-t-on.

Le pain de froment n'est pas le seul dont on fasse usage. L'épeautre, le seigle, l'orge, le blé de Turquie, le Sarrazin, etc., sont également réduits sous cette forme, et présentent nécessairement quelques différences dans leurs propriétés.

Le pain d'épeautre est blanc, léger et de facile digestion. Celui de seigle reste frais plus long-temps que celui de froment; il est savoureux et d'un parfum agréable : bien fabriqué, il se digère aisément. Le pain de blé de *méteil*, c'est-à-dire de blé mêlé de seigle, participe des qualités de l'un et de l'autre, et tient le milieu entre le premier et le second. L'orge occupe le troisième rang; le pain qu'il donne est rougeâtre, sec, dur et collant. Il est loin d'être aussi bon que les précédens; on peut corriger ses défauts en mêlant la farine d'orge avec celle de froment. Dans une grande partie de l'Amérique on use du maïs, mais on ignore l'art de le réduire en pain. Le pain de maïs qu'on fait dans le Béarn est assez agréable au goût, et fait la nourriture principale des habitans de la campagne dans certains pays. Le pain de sarrazin est le plus mauvais de tous, il n'est supportable que lorsqu'on ne peut s'en procurer d'autre.

Il nous reste à dire un mot du pain de pommes de terre. Ce tubercule ne peut seul donner du pain; tous les essais tentés dans ce but ont été infructueux ; mais par son mélange avec une certaine quantité de farine de blé, la pomme de terre peut donner un pain savoureux et nourrissant. Il a l'avantage immense de se conserver long-temps sans s'altérer; il est d'ailleurs d'une digestion plus facile que toutes les autres espèces de pain. (ROSTAN.)

PALAIS, s. m., *palatum*. Paroi supérieure de la cavité buccale (*voyez* BOUCHE), bornée antérieurement et latéralement par l'arcade dentaire supérieure, et postérieurement par le voile du palais. Elle a la forme d'une voûte parabolique, un peu concave, dirigée horizontalement, dont le diamètre antéro-postérieur est plus long que le diamètre transversal; sa structure osseuse la rend complétement immobile. Les os qui la composent sont les OS MAXILLAIRES et PALATINS; la portion horizontale de ces deux os, le rebord alvéolaire et les DENTS, déterminent essentiellement sa forme. La membrane muqueuse qui tapisse la cavité de la BOUCHE se prolonge également sur cette paroi, mais elle y est plus dense et moins rouge que dans les autres points : sa structure est presque fibreuse, surtout aux gencives. Elle adhère intimement aux os par sa face externe, et se confond avec leur périoste. On observe à la partie moyenne de la voûte palatine, et, suivant sa longueur, une saillie plus marquée chez le fœtus que chez l'adulte, à la partie antérieure de laquelle on voit un petit tubercule qui correspond à l'orifice inférieur du canal palatin antérieur. Les glandes logées dans l'épaisseur de cette membrane muqueuse sont d'autant plus nombreuses, qu'on les examine plus près du voile du palais. La membrane muqueuse de la voûte palatine, se continue antérieurement et latéralement avec les gencives, et postérieurement avec celle qui tapisse le voile du palais. Indépendamment de la sensibilité générale, la membrane palatine participe aussi, mais très-faiblement, à la gustation. Ses artères viennent de la MAXILLAIRE interne, les veines suivent un trajet analogue, et se rendent dans la jugulaire externe, ou médiatement dans la jugulaire interne; les nerfs sont fournis par le maxillaire supérieur. La jonction des os palatins et maxillaires d'un côté avec ceux du côté opposé, ne s'opère quelquefois que partiellement, et dans quelques cas, la séparation existe dans toute leur étendue, de sorte que les cavités buccale et nasale sont confondues : c'est ce qu'on observe dans la difformité connue sous le nom de *bec de lièvre.* (MARJOLIN.)

PALATIN, INE, adj., *palatinus ;* qui appartient au PALAIS.

PALATINES (artères). Il y en a deux qu'on distingue en supérieure et inférieure. La première est une branche de l'artère MAXILLAIRE interne, et la seconde de l'artère faciale. *Voyez* CAROTIDE.

PALATINS (canaux ou conduits). Il y en a trois, un antérieur, et deux postérieurs. Le premier, qui résulte de la réunion des deux portions horizontales des os MAXILLAIRES, est double supérieurement et simple inférieurement : ses deux ouvertures supérieures s'ouvrent chacune dans la fosse nasale correspondante. Les conduits palatins postérieurs sont formés par les os PALATINS et MAXILLAIRES.

PALATINE (fosse). Nom sous lequel certains anatomistes désignent la voûte palatine ou le PALAIS.

PALATINE (membrane). On appelle ainsi la membrane fibromuqueuse qui revêt la voûte palatine. *Voyez* PALAIS.

PALATINS (nerfs). Ils sont au nombre de trois, et se détachent de la partie inférieure du ganglion sphéno-palatin. Leur description a été donnée avec celle du tronc nerveux dont ils paraissent être une dépendance. *Voyez* MAXILLAIRE (nerf).

PALATINS (os). Ces os, qu'on nomme aussi *os du palais*, sont au nombre de deux, situés à la partie postérieure des fosses nasales et de la voûte palatine. Ils sont irréguliers, et sont formés de deux portions réunies angulairement, de telle sorte que l'une est inférieure ou horizontale, et l'autre supérieure et verticale. Ils ont deux faces et quatre bords. La face interne ou nasale est tapissée par la membrane pituitaire : une partie de cette face est horizontale, quadrilatère, forme la portion la plus reculée du plancher des fosses nasales. L'autre partie est verticale, et présente, successivement de haut en bas, une gouttière qui correspond au méat moyen des fosses nasales, une crête horizontale articulée avec le cornet inférieur, et une dépression superficielle qui concourt à la formation du méat inférieur. La face externe ou zygomato-palatine offre de même deux portions : l'une, horizontale, est tournée en bas, et fait partie de la voûte palatine; l'autre, verticale, regarde en dehors, et correspond au sommet de la fosse zygomatique. La première est quadrilatère, rétrécie, tapissée par la membrane palatine, et creusée d'une échancrure qui concourt à former l'orifice inférieur du canal palatin postérieur. La seconde portion ou verticale est rugueuse, inégale antérieurement, et s'articule avec l'os maxillaire supérieur. On voit au milieu une facette lisse qui correspond au fond de la fosse zygomatique, et en arrière, une gouttière verticale qui concourt à former le canal palatin postérieur.

Des quatre bords, l'un est supérieur, l'autre inférieur, le troisième, antérieur, et le quatrième, postérieur. Le bord supérieur, qui répond au sphénoïde et à l'orbite, se réunit avec les bords antérieur et postérieur en formant deux éminences saillantes, séparées par une échancrure qui concourt à la formation du trou sphéno-palatin. De ces éminences, celle qui est antérieure, plus grosse, inclinée en dehors, répond dans la cavité de l'orbite, et a pour cela été nommée *apophyse orbitaire;* elle est supportée par une partie plus rétrécie, sur le côté interne de laquelle est une crête qui s'articule avec le cornet ethmoïdal, et une dépression qui fait partie du méat supérieur des fosses nasales. Cette apophyse orbitaire présente cinq facettes : une est interne, et s'articule avec l'ethmoïde; l'autre est antérieure, et se joint à l'os maxillaire; la troisième est postérieure, et s'articule avec le sphénoïde; la quatrième est supérieure, et fait partie du plancher de l'orbite; enfin, la cinquième est externe, et répond à la portion la plus reculée de la fosse zygomatique : le bord mousse qui sépare cette facette de la précédente forme une partie des bords de la fente spléno maxillaire. L'éminence postérieure, ou *apophyse sphénoïdale*, est inclinée en dedans, plus petite, moins élevée et moins large que la précédente. Intérieurement, elle est concave et correspond aux fosses nasales : extérieurement, elle répond dans la fosse zygomatique; supérieurement, elle est creusée d'une gouttière qui concourt à la formation du conduit ptérygo-palatin, et dans le reste de son étendue elle s'articule avec le sphénoïde et le cornet sphénoïdal.

Le bord inférieur de l'os palatin est inégal, épais, articulé avec son semblable du côté opposé, en formant une rainure qui reçoit le vomer. Le bord antérieur, qui est très-mince dans une portion de son étendue, s'articule avec la face interne de l'os maxillaire supérieur, et présente une lamelle alongée qui rétrécit postérieurement l'ouverture du sinus maxillaire, en pénétrant dans une fente oblique placée en bas de cette ouverture; le reste de ce bord est horizontal, et se joint à l'apophyse palatine de l'os maxillaire.

Le bord postérieur est mince également dans sa portion verticale, qui appuie sur l'aile interne de l'apophyse ptérygoïde; sa portion horizontale est concave, libre, offre en dedans une petite saillie qui contribue à former l'*épine nasale postérieure*, et donne attache au voile du palais. Au point de jonction des deux portions du bord postérieur, existe une apophyse triangulaire, pyramidale, dirigée en bas et en dehors, et qu'on nomme *tubérosité de l'os palatin*. Cette apophyse s'articule avec l'apophyse ptérygoïde, et présente une gouttière à sa partie moyenne qui fait partie de la fosse ptérygoïdienne : inférieurement, elle répond à la voûte palatine par une petite surface où s'observent les orifices des conduits accessoires du canal palatin postérieur. En dehors, cette apophyse s'articule avec l'os maxillaire supérieur, et correspond dans la fosse zygomatique.

Les os palatins sont presque entièrement formés de substance compacte, et ne se développent que par un seul point d'ossification qu'on commence à distinguer sur les fœtus de quarante jours. Ce germe osseux est situé au point de réunion des portions horizontale, verticale et pyramidale ou tubérosité de l'os palatin. Ces deux os, de même que les os maxillaires, peuvent ne pas se réunir sur la ligne médiane, et produire ainsi un écartement de la partie postérieure de la voûte du palais.

PALATO-PHARYNGIEN, adj. et s. m., *palato-pharyngeus*; qui appartient au palais et au pharynx. Tel est le nom d'un muscle situé dans l'épaisseur du pharynx et du voile du palais dont il forme le pilier postérieur. On le nomme aussi *pharyngo-staphylin*. Il est alongé, mince, aplati d'avant en arrière, large dans le voile du palais, aplati dans le même sens, rétréci dans le pilier postérieur de ce voile membraneux, transversalement aplati et large dans le pharynx. Il se fixe en haut au bord postérieur de la voûte palatine, à l'aponévrose du muscle péristaphylin externe, et quelques-unes de ses fibres se continuent avec celles du muscle du côté opposé. Inférieurement, il se fixe en partie au cartilage thyroïde et se confond avec les fibres des constricteurs et du stylo-pharyngien. Ce muscle est tout charnu, il étend transversalement le voile du palais, le tire en bas et en arrière; il élève aussi le larynx et la partie inférieure du pharynx dont il raccourcit le diamètre vertical. Il agit spécialement dans la déglutition.

PALATO-STAPHYLIN, adj. pris substantivement, *palato-staphylinus*. Ce muscle, considéré par les uns comme formé de deux portions charnues, distinctes, et suivant les autres, comme un seul muscle, de là le nom d'*azygos uvulæ* que lui avait donné Morgagni, est situé à la partie moyenne et postérieure du voile du palais, et s'étend depuis l'épine palatine postérieure à laquelle il s'attache, et un peu à la portion voisine du bord postérieur des os palatins, jusque dans la luette. Il est alongé de haut en bas, mince, très-étroit, et entièrement charnu; il élève et raccourcit la LUETTE. (MARJOLIN.)

PALES-COULEURS. *Voyez* CHLOROSE.

PALETTE, s. f., *paletta*. On se sert de ce mot en médecine pour désigner des objets qui diffèrent autant par leurs formes que par leurs usages. Ainsi, on appelle palette le petit vase destiné à recevoir le sang que l'on retire dans la saignée du bras : on donne le même nom à une petite planche de bois dont on se sert pour soutenir la main et les doigts dans la plupart des maladies qui peuvent affecter ces parties. Je dois dire enfin, qu'un chirurgien de Genève a désigné sous le nom de palette un petit instrument au moyen duquel il veut qu'on aille saisir dans le nez l'extrémité d'un stylet passé par le conduit des larmes, lors de l'opération de la fistule lacrymale. Je vais jeter un coup d'œil rapide sur ces trois espèces de palettes.

L'usage de la première, que les Latins appellent *scutella*, *patella*, *excipula*, et que quelques écrivains français nomment poëlette ou petite poêle, mais généralement connue depuis Ambroise Paré, sous le nom de palette, a été introduit dans l'opération de la phlébotomie pour connaître et mesurer avec exactitude la quantité de sang que l'on retire dans cette opération. Cependant on ne trouve guère aujourd'hui cette espèce de mesure que dans les hôpitaux. La palette est quelquefois en argent, mais le plus souvent en étain; elle a ordinairement la forme d'une petite écuelle arrondie, beaucoup plus large que profonde, très-évasée à son entrée, et allant en se rétrécissant d'une manière assez brusque. On ajoute à l'extérieur une appendice ou une sorte d'oreille pour pouvoir la saisir avec plus de facilité. La capacité de la palette est tantôt de trois onces et tantôt de quatre; quelquefois ce vase est multiple, c'est-à-dire qu'une seule palette réunit la capacité de plusieurs; mais on a le soin alors de tracer à sa face interne autant de rainures circulaires que la palette multiple représente de palettes simples. Lorsqu'on veut se servir de ces petits vaisseaux, tantôt on en met plusieurs sur un même plat, tantôt, au contraire, on les dispose sur des assiettes séparées. *Voyez* PHLÉBOTOMIE.

On donne le nom de *palette à pansement* à une petite planche de bois mince, taillée à cinq languettes écartées les unes des autres sur lesquelles les doigts de la main doivent trouver un point d'appui. On emploie la palette pour maintenir les pièces osseuses en rapport dans la fracture des os de la main, et surtout dans celle des phalanges; dans les plaies, dans les brûlures qui affectent ces parties. Lorsque les doigts sont dénudés par une cause quelconque, on s'oppose aux adhérences qu'ils pourraient contracter entre eux en appliquant la main sur une palette, et en fixant chacun des doigts sur la languette qui lui correspond au moyen de quelques compresses et d'une bande étroite. Lorsqu'il existe des adhérences déjà anciennes entre les doigts, on se sert, après les avoir détruites, de la palette pour en déterminer la cicatrisation isolément. Enfin, dans les cas où la cicatrisation s'est faite d'une manière vicieuse, on emploie cette petite planche pour l'obliger à s'alonger autant que possible. *Voyez* BRULURE.

Cabanis, chirurgien de Genève, a proposé de saisir avec une palette le stylet qui sert à conduire le fil de haut en bas, le long du canal nazal, lorsqu'on opère la fistule lacrymale à la manière de Méjean. Cet instrument se compose de deux palettes mobiles percées de trous, qui se correspondent quand les palettes sont exactement appliquées l'une sur l'autre, mais dont le rapport cesse lorsqu'on fait avancer une des deux. Chaque palette est creusée en dehors par des sillons assez profonds qui conduisent d'un trou à l'autre : on introduit l'instrument à plat dans le nez, au-dessous du cornet inférieur; on tâche d'engager le bout du stylet dans une des canelures et en retirant un peu l'instrument à soi dans un des trous; on fait glisser ensuite l'une des palettes sur l'autre, afin de saisir solidement le stylet, et de pouvoir le tirer hors du nez. *Voyez* FISTULE LACRYMALE. (MURAT.)

PALEUR, s. f., *pallor*. Décoloration naturelle ou morbide de la peau; phénomène qui peut fournir des données pour le diagnostic et le pronostic. *Voyez* HABITUDE DU CORPS.

PALLADIUM, s. m. Métal de la sixième classe (*Voyez* MÉTAL) que l'on trouve dans les mines de platine, combiné avec une multitude d'autres métaux. Il est solide, d'un blanc plus mat que celui du platine, malléable et ductile. Sa pésanteur spécifique est de douze. Quoiqu'il ne se combine pas directement avec l'oxygène, il peut former un oxyde avec ce corps : l'eau régale est son véritable dissolvant. Il n'a point d'usages. (ORFILA.)

PALLIATIF, adjectif et subst. Expression générale qui s'applique en thérapeutique à tous les moyens qui tendent à retarder la terminaison fâcheuse de toutes les maladies réputées incurables, ou à combattre les accidens qui les accompagnent, ou qui seulement sont destinés à adoucir les maladies qu'il ne faut pas chercher à guérir.

Pour parvenir à ce but, le médecin peut mettre en usage des moyens médicamenteux, chirurgicaux ou hygiéniques. Toutes les médications possibles, même les plus énergiques, deviennent simplement palliatives, quand elles sont employées dans des maladies organiques au-dessus des ressources de l'art ou dans certaines maladies qu'il est plus prudent de pallier que de guérir. Le même agent médicamenteux peut provoquer une médication qui sera curatrice dans certaines circonstances, et qui dans d'autres ne produira qu'un effet purement palliatif.

La distinction entre les agens palliatifs et curatifs et les méthodes palliatives et curatrices ne repose donc pas sur une différence essentielle entre les moyens mis en usage; mais seulement sur la nature des maladies, et le but que doit se proposer le médecin, ou qu'il peut espérer d'atteindre. (GUERSENT.)

PALMA-CHRISTI. *Voyez* RICIN.

PALMAIRE, adj., *palmaris;* pris substantivement dans quelques circonstances; il sert à qualifier les parties qui ont rapport à la paume de la main.

PALMAIRE (aponévrose). Elle est décrite dans un autre article. *Voyez* MAIN.

PALMAIRES (arcades). On donne ce nom aux branches de terminaison des artères radiale et cubitale. *Voyez* MAIN.

PALMAIRES (ligamens). Faisceaux fibreux qui unissent entre eux les os du carpe et du métacarpe.

PALMAIRES (muscles). Ils sont au nombre de deux, l'un nommé *palmaire grêle*, et l'autre, *palmaire cutané*.

Le premier est long, très-grêle, situé à la partie antérieure de l'avant-bras, au côté intérieur du muscle radial antérieur, entre l'aponévrose anti-brachiale, et le fléchisseur superficiel des doigts. Ses fibres s'insèrent en partie à la tubérosité interne de l'humérus, à l'aponévrose anti-brachiale, et aux cloisons fibreuses qui le séparent des muscles fléchisseur superficiel, radial antérieur, et cubital antérieur. De ces divers points, elles se réunissent pour former un faisceau fusiforme, qui descend verticalement, et qui s'insère bientôt sur un tendon grêle qui paraît plutôt en avant qu'en arrière, et se continue dans la même direction que le muscle, jusqu'au ligament annulaire. Là, il s'élargit, s'y insère par quelques fibres, et se termine dans l'aponévrose palmaire qu'il contribue à former.

Ce muscle n'existe pas toujours. Ses usages sont de concourir à la flexion de la main sur l'avant-bras et réciproquement.

Le *palmaire cutané* est très-mince, petit, irrégulièrement quadrilatère; il n'existe pas constamment, et est situé immédiatement au-dessous de la peau qui recouvre l'éminence hypothénar. Il s'attache au ligament annulaire et à la partie supérieure du bord interne de l'aponévrose palmaire, s'étend transversalement en dedans, tantôt séparé en plusieurs faisceaux, tantôt unique, et se fixe au corion de la peau qui recouvre la partie interne de la main. Ce muscle est appliqué sur l'adducteur et le fléchisseur du petit doigt, sur l'artère cubitale et le nerf cubital.

Il fronce la peau qui le recouvre, la tire en dedans, et augmente ainsi la concavité de la paume de la main.

PALMAIRES (régions). Elles sont au nombre de trois, qu'on distingue en interne, externe et moyenne. *Voyez* MAIN.

(MARJOLIN).

PALMIERS, s. m., *palmæ*. On appelle ainsi une famille de plantes monocotylédones à étamines périgynes. C'est dans cette famille que l'on trouve les arbres les plus majestueux par leur grandeur, et les plus élégans par leur forme. Les palmiers ont une tige généralement simple, cylindrique, c'est-à-dire aussi grosse au sommet qu'à la base, quelquefois plus renflée vers sa partie moyenne, et à laquelle les botanistes ont donné les noms de *Stipe* ou tige *à colonne*. Elle se termine à son sommet par un vaste faisceau de feuilles très-grandes, persistantes, tantôt digitées, tantôt pennées ou diversement composées. Au milieu de ces feuilles, dont le développement successif est dû à l'évolution d'un énorme bourgeon central, on trouve les fleurs, qui sont complétement unisexuées et dioïques, disposées en régimes ou grappes rameuses, d'abord enveloppées dans des spathes de nature et de forme différentes. Chaque fleur se compose d'un calice double et persistant; les mâles de six, rarement d'un plus grand nombre d'étamines; les femelles de trois pistils, quelquefois réunis en un seul. Le fruit varie singulièrement, quant à sa forme et à son volume, depuis celui d'un pois jusqu'à celui du double de la tête d'un homme; c'est assez généralement une noix sèche ou charnue, contenant un noyau très-dur dans lequel se trouve une amande charnue.

La famille des palmiers est pour les habitans des régions intertropicales, ce qu'est la famille des graminées pour les autres peuples du globe. C'est d'elle qu'ils tirent leur nourriture principale et habituelle. Ainsi, le dattier, par la chair douce et sucrée de son fruit, est presque l'unique aliment des peuples de l'Afrique méditerranéenne et de l'Asie mineure. Dans l'Inde, l'archipel des Moluques, et une grande partie de l'Amérique méridionale, ce sont les fruits du cocotier, de l'arec, de l'élaïs et de tant d'autres, les bourgeons du chou palmiste, qui remplacent les dattes de la Mauritanie et de l'Égypte.

Remarquons que ce n'est pas toujours la même partie qui, dans les palmiers, sert d'aliment. Ainsi, c'est tantôt la pulpe charnue qui enveloppe le noyau, comme dans le dattier, tantôt, et plus souvent l'amande charnue renfermée dans ce noyau, ainsi qu'on l'observe pour le cocotier, l'arec, etc.; quelquefois ce sont les bourgeons qui terminent la tige comme dans le chou palmiste; d'autrefois, enfin, c'est la fécule amilacée renfermée dans le tissu cellulaire de la tige. En effet, c'est de diverses espèces de palmiers et en particulier du *sagus* et du *phœnix farinifera*, que l'on retire le sagou, qui est un aliment extrêmement nourrissant. L'amande des palmiers est formée en grande partie de fécule amilacée, à laquelle se joint en général une certaine quantité d'huile grasse. Aussi, peut-on en faire des émulsions, et dans quelques cas en retirer l'huile qui sert aux mêmes usages que celle que nous exprimons des fruits de l'olivier. (A. RICHARD.)

PALPÉBRAL, adj., *palpebralis*, qui appartient aux PAUPIÈRES.

PALPÉBRALES (artères). Elles sont au nombre de deux, distinguées en *supérieure* et *inférieure*; elles viennent de l'artère OPHTHALMIQUE.

PALPÉBRAUX (les follicules), nommés vulgairement glandes de Méibomius, sont logés dans des sillons particuliers, creusés sur la face interne des cartilages tarses. Ils sont disposés en séries linéaires, parallèles, tantôt droites, tantôt flexueuses. Ils sécrètent l'humeur sébacée nommé *chassie*. *Voyez* OEIL.

PALPÉBRAUX (ligamens). Quelques anatomistes appellent ainsi la couche fibro-celluleuse étendue de la base de l'orbite aux cartilages tarses.

PALPÉBRAL (muscle). *Voyez* ORBICULAIRE des paupières.

PALPÉBRAUX (les nerfs) sont fournis par les branches frontales et lacrymales des nerfs ophthalmiques, facial, nasal et sous-orbitaire. (MARJOLIN.)

PALPITATION, s. f., *palpitatio*; mouvement désordonné du cœur, dans lequel les battemens de cet organe, plus forts ou plus fréquens que de coutume, sont momentanément perçus par le malade. Il y a des cas de palpitations où ce dernier en a seul la conscience; mais, pour peu qu'elles soient énergiques ou durables, elles deviennent appréciables par la vue, le toucher et l'ouïe, et les battemens du cœur peuvent alors présenter la plupart des anomalies auxquelles donnent lieu ses affections organiques. Ainsi, ses contractions acquièrent une énergie telle, qu'elles repoussent fortement le stéthoscope, appliqué soit à la région même du cœur, soit au bas du sternum, soit à l'épigastre; elles deviennent assez étendues pour être visibles à l'épigastre, et pour s'entendre dans tous les points de la poitrine; elles offrent souvent dans leur rhythme une irrégularité notable, qui porte ou sur la force ou sur le retour des battemens. Le bruit de ceux-ci est souvent modifié, tantôt plus obscur, tantôt plus éclatant que dans l'état normal; différentes variétés du bruit de soufflet peuvent être entendues. Le mode suivant lequel se succèdent les contractions des oreillettes et des ventricules est quelquefois singulièrement dérangé. M. Laennec a vu, par exemple, chaque contraction du ventricule être suivie de plusieurs contractions successives de l'oreillette, qui, réunies, n'occupaient pas plus de temps qu'une seule contraction ordinaire. D'autres fois il a entendu deux contractions des ventricules pour une des oreillettes. J'ai observé la première de ces anomalies chez une jeune fille hystérique au milieu d'accès caractérisés par des mouvemens convulsifs et par une forte dyspnée. Une douleur plus ou moins vive se manifeste assez souvent à la région précordiale pendant la durée des palpitations; quelquefois même elle les précède et leur survit, mais s'exaspère, lorsque les palpitations reparaissent; dans certains cas, elle s'irradie du cœur vers divers points du thorax, et même jusque dans les bras. Chez quelques malades, on observe, pendant les palpitations, un désaccord remarquable entre les contractions du cœur qui repoussent avec force le cylindre, et le pouls qui est faible, à peine sensible. La respiration est gênée, la face s'injecte; on observe des étourdissemens, des tintemens d'oreille, des lipothymies, des symptômes nerveux très-variés qui, tantôt coïncident avec les palpitations, tantôt sont remplacées par elles, tantôt enfin leur succèdent.

Les palpitations apparaissent spécialement sous l'influence des causes suivantes qu'on peut ranger en quatre classes. 1° Elles peuvent dépendre d'une affection organique du cœur; celle-ci en entraîne même à peu près nécessairement l'existence; 2° elles peuvent être liées à une péricardite qui a irrité sympathiquement la substance charnue du cœur. Je serais porté à croire que les palpitations douloureuses reconnaissent quelquefois pour cause une péricardite partielle, à marche lente, qui laisse sur le cadavre, comme traces de son existence, soit quelques adhérences celluleuses, soit ces taches blanches que l'on trouve assez souvent éparses à la surface externe du cœur. J'ai, du moins, trouvé de semblables taches, sans autre altération organique, sur le cœur d'une femme, qui, plusieurs années auparavant, avait été sujette à des palpitations, avec sensation douloureuse à la région précordiale. 3° Des palpitations apparaissent encore assez souvent, lorsque la circulation se trouve gênée dans le poumon, soit par la présence de nombreux tubercules dans cet organe, soit par l'induration de son parenchyme, etc.; lorsque l'aorte a subi, dans toute son étendue ou partiellement, une dilatation considérable. 4° Enfin, il est des cas nombreux où, pour expliquer l'existence des palpitations, on ne trouve aucune des altérations précédentes, ni aucune autre appréciable par l'anatomie. On en place alors la cause dans le système nerveux. Si, en effet, on étudie les circonstances dans lesquelles se manifeste plus particulièrement cette dernière espèce de palpitations, on verra qu'elles surviennent presque toujours dans des cas où il y a eu antécédemment modification plus ou moins profonde des fonctions des centres nerveux. De là, en vertu des dispositions individuelles, ou mieux peut-être en raison des portions de l'axe cérébro-spinal spécialement affectées, palpitation chez les uns, comme chez d'autres, convulsions, vomissemens, aberrations des sens, etc. Qui ne sait qu'une émotion morale produit très-souvent des palpitations passagères? C'est là l'exemple le plus tranché de la part que peut prendre le système nerveux dans leur apparition. N'est-ce pas encore ce système qui cause les palpitations, lorsqu'elles se montrent à la suite de travaux intellectuels opiniâtres, d'excès vénériens, de passions de tout genre? Il est peu de jeunes-gens surtout, séparés de leur famille, et menant une vie peu régulière sous différens rapports, qui n'aient été atteints de semblables palpitations, que l'on connaît à Édimbourg sous le nom spécial de *Maladie du cœur des Étudians*. Souvent encore des palpitations se manifestent chez les femmes, soit à l'époque de la puberté, soit vers l'âge critique, c'est-à-dire, dans deux circonstances où bien des causes se réunissent pour déranger le système nerveux de son mode d'action normal. Ailleurs elles se montrent comme symptôme de diverses névroses, telles que l'hystérie ou l'hypocondrie; on les observe encore comme épiphénomène au début, pendant le cours, ou dans la convalescence d'un grand nombre de maladies aiguës ou chroniques. Enfin, des palpitations surviennent fréquemment, et dans le cas où il y a surabondance du sang, état pléthorique sans affection locale, et dans celui où il y a, au contraire, diminution, apauvrissement du sang, état anémique, comme, par exemple, pendant ou après d'abondantes hémorragies.

Les palpitations qui sont liées à une des lésions organiques précédemment indiquées, et celles, qui en étant indépendantes, sont appelées nerveuses, peuvent être souvent distinguées facilement les unes des autres. Mais lorsque les palpitations dites nerveuses se répètent ou se prolongent, lorsqu'elles ont une grande intensité, le diagnostic devient parfois très-difficile. Cherchera-t-on à l'établir d'après la nature des symptômes qui existent pendant la durée des palpitations? On pourra n'arriver à rien de satisfaisant; en effet, nous avons vu plus haut que les palpitations nerveuses peuvent produire les mêmes phénomènes locaux et généraux qui accompagnent les palpitations liées à une affection organique du cœur. Hors même le temps des palpitations, il y a plus d'un cas où le diagnostic restera encore obscur. En effet, dira-t-on que les palpitations étaient nerveuses, par cela seul qu'après qu'elles se sont dissipées, les individus sont revenus à la santé? Mais il est démontré maintenant que, dans les premiers temps d'une affection organique du cœur, les symptômes qui l'avaient annoncée peuvent s'effacer à peu près complétement pendant un certain intervalle. D'une autre part, dans beaucoup de cas de simples palpitations nerveuses, les battemens du cœur, hors le temps de ces palpitations, peuvent continuer à présenter quelque anomalie; ils peuvent être irréguliers, ou accompagnés d'un bruit de soufflet, lequel est bien souvent indépendant de toute lésion organique. De plus, les malades peuvent conserver une dyspnée plus ou moins considérable. Nul doute que, chez les adolescens surtout, cette dyspnée, jointe ou non à des palpitations, ne soit souvent un phénomène purement nerveux, ou lié à une congestion pulmonaire. On voit combien cet ensemble de symptômes est semblable à ceux qui marquent le début de plusieurs affections organiques du cœur. Aussi plus d'une fois des individus, qui, pendant long-temps, avaient été regardés comme atteints d'un commencement d'anévrysme, ont néanmoins recouvré une parfaite santé. J'ai vu de violentes palpitations, avec forte impulsion du cœur dans leurs intervalles, une remarquable dyspnée, et de plus, une bouffissure assez prononcée de la face, coïncider avec la présence d'un tœnia dans le tube digestif d'une jeune fille; cet entozoaire ayant été expulsé, les symptômes de maladie du cœur se dissipèrent entièrement, et depuis quatre ans ils n'ont pas reparu. Il ne faut pas d'ailleurs perdre de vue que, par cela seul que l'action du cœur est accrue, sa nutrition tend à se modifier; d'où il suit que les palpitations, qui existent d'abord sans lésion organique, peuvent être le point de départ de celle-ci.

Le traitement des palpitations qui dépendent des diverses

lésions organiques indiquées, est le même que celui de ces lésions. Quant aux moyens thérapeutiques à employer contre les palpitations dites nerveuses, ils doivent varier suivant la nature de la cause d'où elles semblent dépendre. Les émissions sanguines sont utiles, toutes les fois qu'il existe un état pléthorique réel. Mais cette pléthore peut être en quelque sorte factice, comme dans le cas de suppression des menstrues. Alors se manifestent, sur différens organes, sur le cœur ou ailleurs, des congestions qui indiquent moins une surabondance réelle de sang, qu'un dérangement de la direction du mouvement fluxionnaire qui chaque mois doit se faire sur l'utérus. En pareille circonstance, le professeur Lallemand de Montpellier a rétabli l'écoulement menstruel, et dissipé en même temps des symptômes déjà très-graves d'anévrysme du cœur, en administrant tous les mois, à la même époque, plusieurs jours de suite, des pilules de rhue et d'aloës, et appliquant, après cette administration, des sangsues à la vulve (*Archiv. de méd.*, tom. 5). Les émissions sanguines n'auraient au contraire aucun résultat avantageux, si on les employait dans les cas, très-réels, où les palpitations coïncident avec un état d'anémie ou d'appauvrissement du sang. La principale indication consiste alors à ramener l'hématose à son type normal. Des alimens à la fois doux et nutritifs, un air pur, vif, tel qu'on le respire dans les montagnes, font dans ce cas partie essentielle du traitement. Diverses espèces de médicamens toniques, les plantes dites antiscorbutiques, les préparations ferrugineuses ont été employées par les anciens contre certaines palpitations; au lieu de condamner sans appel une pareille médication, il serait plus philosophique de chercher expérimentalement s'il n'y a pas des cas où elle pourrait être utile. Voici à cet égard ce que j'ai vu à la Charité : un homme qui présentait plusieurs symptômes du scorbut, tels qu'hémorragies passives par les gencives tuméfiées, ecchymoses, pétéchies sur différens points de la peau, pâleur et bouffissure de la face, avait en même temps de violentes palpitations avec dyspnée considérable et infiltration des jambes. Soumis par M. Lerminier au traitement dit antiscorbutique, et convenablement nourri, cet individu quitta l'hôpital, ne présentant plus aucun signe d'affection du cœur, et délivré en même temps des symptômes de scorbut. Il est d'autres cas où la cause des palpitations ne semble plus susceptible d'être détruite, ni par les antiphlogistiques, ni par les toniques. Tel est le cas des palpitations produites par des excès de travail intellectuel ou de plaisirs vénériens. Alors il faut surtout 1° faire cesser la cause; 2° imprimer une nouvelle modification au système nerveux par un changement subit dans les habitudes physiques et morales de toute espèce. Qu'est-il besoin de dire que, si l'on croit saisir une liaison entre l'apparition des palpitations et la suppression d'un ancien écoulement ou exanthème, la première indication à remplir est de chercher à rappeler l'ancien travail devenu, comme on l'a dit souvent, une fonction de l'état de santé. Enfin, il est des palpitations dont la cause est obscure, et pour le traitement desquelles aucune règle précise ne peut plus être posée. Ce traitement doit alors varier en raison de la constitution des sujets, des symptômes qui précèdent, accompagnent et suivent les palpitations. En pareille circonstance, on a vu réussir les émissions sanguines chez les uns, diverses substances dites antispasmodiques chez les autres; ailleurs les narcotiques administrés intérieurement, ou appliqués sur la région précordiale. Plus d'une fois on a excité avec avantage l'enveloppe cutanée par des topiques irritans établis à demeure ou souvent renouvelés, par diverses frictions, par des bains médicamenteux. On a porté utilement une dérivation sur le tube digestif, ou sollicité une congestion hémorrhoïdale. Il est des individus chez lesquels, tous les moyens thérapeutiques ayant échoué, les palpitations se sont dissipées à la suite de longs voyages, pendant lesquels ils ont eu à supporter des fatigues de toute espèce. Je connais un médecin, qui, sujet depuis plusieurs années à de très-violentes palpitations, en a été délivré après avoir fait la campagne de Russie. En même temps que l'on cherche à détruire les palpitations en combattant leur cause, on peut essayer de calmer directement l'irritabilité du cœur, soit par les diverses préparations de digitale, soit par l'eau distillée de laurier cerise, soit par l'acide prussique, en n'oubliant pas que ces substances ont un effet bien différent suivant la nature de l'affection du cœur, l'état du système nerveux, et celui de l'estomac. (ANDRAL fils.)

PANACÉE, s. f., *panacea*, de πᾶς, πᾶν, tout, et de ἀκέομαι, guérir. Remède universel, applicable à tous les maux. La panacée était, avec la transmutation des métaux en or, le rêve des alchimistes et le but de leurs recherches; mais ils n'ont trouvé ni l'un ni l'autre. Quelques substances ont été décorées du nom spécial de panacée, joint à quelqu'autre désignation, à cause des propriétés merveilleuses qui leur étaient attribuées, ou de l'usage qu'on en faisait dans la plupart des maladies. Telles sont les suivantes :

PANACÉE ANGLAISE ; c'est du carbonate de magnésie, mêlé de carbonate calcaire.

PANACÉE DE GLAUBER ; c'est le sel de Glauber, ou sulfate de soude.

PANACÉE MERCURIELLE ; c'est le proto-chlorure de mercure sublimé neuf fois ou calomelas.

PANAIS, s. m., *pastinaca sativa.* L. Rich. *Bot. méd.*, t. 2, p. 178. C'est une plante de la famille des Ombellifères et de la Pentandrie digynie, qui croît naturellement dans nos champs et dans nos prés, et que depuis long-temps nous cultivons dans nos jardins comme plante potagère. Sa racine est fusiforme, blanche, pivotante, donnant naissance à une tige de deux à trois pieds, cylindrique rameuse, velue, striée, portant des feuilles décomposées en folioles nombreuses, ovales, incisées et velues. Les fleurs sont jaunes, formant une large ombelle dépourvue d'involucre et d'involucelles, et les fruits sont ellipsoïdes, comprimés, membraneux sur les bords et striés.

Dans l'état sauvage, la racine de panais est grêle, d'une odeur et d'une saveur extrêmement fortes et désagréables. Mais par suite de la culture, cette racine perd ces qualités puissantes. Son odeur et sa saveur disparaissent en grande partie, et le principe sucré s'y développe. Néanmoins, cette racine n'est pas, à proprement parler, usitée comme aliment, mais seulement comme assaisonnement. Autrefois on avait recommandé la racine de panais comme diurétique et emménagogue, et ses fruits comme fébrifuges, mais les uns et les autres sont tout-à-fait inusités aujourd'hui.

La racine de panais, surtout du panais sauvage, ressemble beaucoup à celle de la ciguë vireuse et de la grande ciguë, au point qu'on s'est quelquefois trompé, et qu'on a pris la racine de ces deux plantes vénéneuses pour celle du panais. Cette méprise peut être très-dangereuse et occasioner des accidens fort graves. On l'évitera en distinguant bien les caractères qui appartiennent à l'une et à l'autre de ces deux plantes. Si les ciguës étaient en fleurs ou en fruits, on ne pourrait les confondre avec le panais, puisqu'elles ont les fleurs blanches, et les fruits globuleux, tandis que le panais a ses fleurs jaunes et ses fruits comprimés et presque membraneux. Si l'on n'avait que les racines, on les distinguerait encore facilement l'une de l'autre à leur odeur. Celle du panais est très-forte, assez analogue à celle de la carotte, mais plus exaltée et comme musquée; celle des cigues, au contraire, est nauséabonde, âcre, et nullement aromatique comme celle des panais. (*Voyez* CIGUE.) Une autre espèce du genre panais fournit la gomme résine connue sous le nom d'opopanax. *Voyez* ce mot.

(A. RICHARD.)

PANARIS, s. m., *panaritium*, *panarissicus*, *paronychia* : c'est le nom qu'on donne à l'inflammation aiguë des parties molles qui entrent dans la composition des doigts, inflammation qui, bornée primitivement à l'un des doigts, est susceptible de s'étendre et ne s'étend que trop souvent à la main, à l'avant-bras, et même aux parties les plus élevées de l'extrémité thorachique.

On conçoit que les orteils, bien qu'ils soient protégés par nos chaussures, et que leurs usages si différens de ceux des doigts les exposent moins aux injures des corps extérieurs, pourraient être affectés de panaris, et que cette inflammation s'y montrerait sans doute avec les traits sous lesquels elle se montre aux doigts : mais elle y est très-rare; je ne me rappelle pas avoir encore observé de panaris aux orteils. En revanche, et précisément à cause de nos chaussures, dans lesquelles ils sont emprisonnés, et qui si souvent les gênent, les compriment et les font dévier de leur position naturelle, les orteils présentent bien fréquemment certaines affections qui leur sont particulières, et dont les doigts ne sont jamais atteints.

De tout temps le panaris a fixé l'attention des pathologistes : l'importance extrême des doigts dans les usages les plus ordinaires de la vie; la gravité de la maladie; l'intensité horrible des douleurs qui l'accompagnent; les accidens fâcheux qui peuvent se développer, et les incommodités graves dont elle est si souvent suivie; tout leur a fait une loi de chercher à approfondir avec le plus grand soin l'histoire du panaris : et cependant malgré leurs travaux, cette histoire laisse encore beaucoup à désirer; le traitement surtout ne me semble pas encore généralement établi de la manière la plus convenable.

Le panaris ne se montre pas à tous les doigts avec la même

fréquence : sans doute à cause des usages qu'ils sont destinés à remplir, chacun en particulier, l'indicateur et le pouce, puis le médius, jouissent à cet égard de la fâcheuse prérogative d'en être bien plus souvent affectés que l'annulaire et le petit doigt, où il ne se développe qu'assez rarement, et où il est en général moins grave. Plusieurs doigts de la même main peuvent en être simultanément atteints : il peut aussi se développer successivement aux deux mains. On l'a même vu dans quelques circonstances, fort rares à la vérité, exister en second lieu dans le doigt correspondant à celui de l'autre main où il s'était d'abord manifesté.

Les auteurs qui se sont occupés du panaris sont loin d'être d'accord, non-seulement sur l'utilité d'établir différentes espèces de cette maladie, mais même sur le nombre des espèces qu'il conviendrait de reconnaître : et d'abord, les uns n'ayant égard qu'à la nature du mal, pour eux identique dans tous les cas, ne veulent admettre qu'un seul panaris, susceptible seulement de s'étendre et de se propager à toutes les parties constituantes des doigts, tandis que les autres, pleinement convaincus que chacune de ces parties constituantes peut être le siége primitif d'une inflammation dont les symptômes, la marche et la gravité présentent alors des différences marquées, ont voulu fonder sur cette différence de siége des distinctions sur lesquelles seulement ils n'ont pas été du même avis. Ainsi Astruc et Camper reconnaissent deux espèces de panaris; Heister trois, Lafaye, Ledran; David, Garengeot, quatre; Gouey et Callisen, cinq; Sauvages, sept; et François Imbert, dans son traité des tumeurs, en a porté le nombre jusqu'à huit. Si quelques-uns de ces auteurs se sont égarés dans des distinctions trop subtiles, il me semble impossible, d'un autre côté, qu'on puisse se conformer à l'opinion de ceux qui ne voudraient reconnaître qu'une seule espèce de panaris. Comment en effet confondre celui qui est borné à la superficie et à l'extrémité du doigt, dont la durée ne va pas au delà de quelques jours, et qui ne peut avoir pour le malade aucun résultat désavantageux ou nuisible, avec cet autre dans lequel les parties les plus importantes du doigt sont affectées de telle sorte que souvent le malade n'achète sa guérison qu'au prix des plus fâcheuses mutilations, ou bien trouve la mort au milieu des plus horribles souffrances? Ledran, Garengeot, Lafaye, etc., me paraissent s'être le plus approchés de la vérité en bornant à quatre le nombre des espèces de panaris qu'il est convenable d'admettre. Comme eux j'admets et je reconnais ces espèces dont le siége, la marche, les symptômes, le traitement et les suites me paraissent offrir les différences les plus tranchées.

1° La première a son siége à la surface du derme, elle est de toutes la moins grave; c'est un érysipèle de la peau du doigt, un véritable panaris érysipélateux.

2° La seconde affecte le tissu cellulaire placé entre la peau et la gaîne des tendons fléchisseurs, et mérite le nom de panaris phlegmoneux. Son intensité paraît dépendre de la densité du tissu enflammé, de la grande quantité de filamens nerveux qui le parcourent, et du peu d'extensibilité de la peau qui le recouvre.

3° La troisième est sans contredit la plus fâcheuse de toutes : elle attaque la gaîne des tendons et leur membrane synoviale, d'où elle se propage quelquefois aux articulations qui unissent les phalanges entre elles. C'est dans cette espèce de panaris qu'on voit le plus souvent se former des collections purulentes dans la main, à l'avant-bras, sur tous les points enfin de l'extrémité supérieure.

4° La quatrième et dernière, enfin, paraît tenir à l'inflammation du périoste. A l'instar de ce que l'on voit quelquefois arriver aux grands os de nos membres, souvent dénudés et nécrosés par suite d'abcès chauds et profonds, dont l'inflammation du périoste paraît être la cause; la phalange au niveau de laquelle s'est développée l'inflammation du périoste qui constitue l'espèce de panaris dont il s'agit ici, est bientôt frappée de nécrose. La suppuration, peu abondante du reste, qui se forme autour d'elle, détruit toutes ses adhérences : transformée enfin en un véritable séquestre, elle finit par s'ouvrir un passage à l'extérieur, et par sortir, à la faveur de l'ulcération qui s'est formée aux parties molles.

Aujourd'hui que la médecine n'admet plus que les faits les plus positifs et les mieux constatés, on croirait à peine à la possibilité des suppositions plus ou moins bizarres, à l'aide desquelles nos devanciers croyaient pouvoir se rendre compte du développement du panaris. Dirai-je ici que quelques-uns l'attribuaient aux efforts de la nature pour débarrasser l'économie d'un sang aduste et brûlé, à l'altération et à l'effervescence des parties bilieuses et sulfureuses du sang? tandis que d'autres mettaient en jeu, ou l'influence d'une humeur brûlante, âcre et corrosive, qui, rongeant le périoste, les extrémités des filamens nerveux et les chairs, y produisait une eschare; ou l'action d'un acide étranger, dont le mélange avec le suc alimentaire causait l'effervescence des humeurs. Abandonnons de pareilles hypothèses qui ne doivent plus figurer que dans l'histoire de nos erreurs, et hâtons-nous d'arriver à l'énumération des véritables causes de l'affection dont nous traçons l'histoire.

On doit compter au nombre des causes prédisposantes du panaris, l'extrême délicatesse et la sensibilité si vive de la peau du doigt, mais surtout certaines professions qui exigent un grand exercice de la part de ces derniers, et dans lesquelles on fait un usage habituel d'instrumens aigus et acérés capables de les blesser : voilà pourquoi sans doute le panaris se développe si souvent chez les individus qui exercent les professions de tailleur, de cordonnier, etc.; et chez les personnes qui, le scalpel à la main, recherchent au sein de nos dépouilles mortelles les secrets de la vie.

Les causes occasionelles sont tellement fréquentes, que, dans l'impossibilité de les énumérer toutes, je me contenterai de rappeler les plus fréquentes. En général, le panaris peut être déterminé par tout ce qui peut produire, soit sur la peau du doigt, soit, et à plus forte raison encore, sur les parties plus profondes, une irritation ou passagère, ou plus ou moins durable; comme les contusions plus ou moins fortes, les excoriations surtout avec des instrumens rouillés et malpropres, les morsures, l'arrachement de ces petites pellicules qui se développent souvent autour de l'ongle, et auxquelles le vulgaire a imposé le nom d'envies, les piqûres avec des aiguilles, des épingles, des échardes, des pointes d'os fracturés. A peine est-il besoin d'ajouter, que le danger de ces piqûres est encore augmenté, si l'instrument vulnérant porte, au milieu de nos tissus, une cause matérielle d'irritation spécifique, espèce d'inoculation susceptible d'amener les résultats les plus funestes, comme cela n'arrive que trop souvent au milieu de nos études anatomiques, ou dans la pratique de nos opérations. On voit encore le panaris succéder à certaines opérations chirurgicales, telles que celles que l'on pratique pour redresser les doigts rendus difformes et adhérens, soit à la paume, soit au dos de la main, par des cicatrices plus ou moins anciennes; quelquefois aussi il se manifeste après certaines luxations des phalanges, quand surtout elles sont accompagnées d'un délabrement considérable des parties molles entourant leurs petites articulations. Le même instant avait dernièrement rassemblé, dans les salles de l'hospice de perfectionnement de la faculté, deux individus qui succombèrent tous deux aux suites d'un panaris des plus graves. Chez l'un d'eux, la maladie était due à l'écrasement de la dernière phalange du pouce, et ce cas ne présente rien de bien remarquable; tandis que chez l'autre, le panaris s'était développé à la suite d'une luxation de *la seconde* phalange du pouce sur la première, compliquée, il est vrai, de la déchirure des parties molles de la face palmaire du pouce par la tête de ce petit os qui faisait saillie à l'extérieur. L'extirpation de cette phalange, rendue nécessaire par l'impossibilité absolue de la réduction, n'empêcha pas, comme peut-être on aurait pu le croire, le développement des accidens. A ce nombre déjà si grand de causes locales, il nous faut joindre encore certains états intérieurs de l'économie, certaines dispositions générales du système, inconnues dans leur essence, mais dont l'influence n'est pas moins évidente sur le développement du panaris : et sans partager entièrement l'avis de Lieutaud, qui croit avoir remarqué un bien plus grand nombre de panaris pendant les saisons froides et humides, en automne surtout, que dans les autres temps de l'année; sans nous étayer non plus de l'autorité imposante de Ravaton, qui eut occasion d'observer la maladie qui nous occupe, régnant épidémiquement sur les soldats de la garnison de Landau pendant les années 1766 et 1767; peut-on nier l'existence de ces causes générales, quand on voit tous les jours, des panaris, les plus légers comme les plus graves, se développer spontanément, et sans qu'aucune cause extérieure ou physique ait contribué à leur production? D'ailleurs pourquoi n'en serait-il pas du doigt comme de toutes les autres parties du corps?

Le panaris érysipélateux, autrement dit tourniole, mal d'aventure, et auquel seul conviendrait la dénomination de *paronychia* qu'on a mal à propos appliquée aussi aux autres, s'annonce par un léger prurit; bientôt une véritable douleur pulsative se manifeste sur un point quelconque de la pulpe du doigt, en même temps que cette partie devient rouge et se gonfle légèrement : au bout de quelques jours la suppuration se manifeste :

placée sous l'épiderme qu'elle soulève, elle forme une espèce de phlyctène qui envahit ou non toute la circonférence du doigt. La matière purulente s'amasse quelquefois sous l'ongle, dont elle détruit les adhérences, et dont la chute naturelle ou l'arrachement sont alors indispensables.

Sous le rapport de l'intensité des symptômes, le panaris phlegmoneux tient le milieu, entre celui dont il vient d'être question et celui de la troisième espèce : toutefois, ce panaris phlegmoneux et l'inflammation de la gaîne peuvent exister simultanément; sans qu'il soit possible de dire que l'un a succédé à l'autre, et que l'inflammation de la gaîne a suivi celle du tissu cellulaire. C'est pourtant ce que prétendent quelques chirurgiens, partisans assez outrés de l'incision prématurée, pour avancer, contre ce que démontrent chaque jour les faits les plus positifs, que par la division des parties molles extérieures on empêche l'affection des tendons et de leurs gaînes. Ce panaris phlegmoneux se manifeste d'abord par une douleur aiguë qui ne tarde pas à être accompagnée de gonflement, de tension, de chaleur et de rougeur de la partie affectée : ces accidens, bornés d'abord au doigt malade, s'étendent ensuite à toute la main et même à l'avant-bras; moins souvent toutefois que dans l'espèce suivante : le gonflement est surtout très-marqué au dos de la main, où le tissu cellulaire est, comme on le sait, fort lâche. Les ganglions du coude et de l'aisselle s'engorgent et deviennent douloureux. La suppuration est la suite ordinaire de ces phénomènes, mais elle est presque toujours bornée aux doigts, où il est facile de sentir la fluctuation, et d'où elle ne s'étend que rarement à la main, ou à l'avant-bras.

Il est une variété de cette seconde espèce, dont, quelques auteurs seulement, et Ravaton en particulier, ont fait mention : dans cette variété, le panaris a la plus grande ressemblance avec un petit anthrax; on pourrait le nommer anthracoïde : ce panaris anthracoïde peut se montrer sur toute l'étendue du doigt, mais il se manifeste plus souvent à la région dorsale et sur les côtés de cette partie qu'à la région palmaire, siége plus ordinaire du panaris phlegmoneux proprement dit. La tumeur inflammatoire qui se développe est plus élevée et plus circonscrite que dans ce dernier; la coloration rouge violacée de la peau rappelle celle de l'anthrax. Au bout de quelques jours, il se forme à la peau, ou une seule ouverture, ou bien plusieurs petites qui se réunissent alors pour en former une plus étendue, à travers laquelle s'échappe, comme dans le clou ordinaire, un paquet de tissu cellulaire mortifié, véritable bourbillon. L'ulcération ne tarde ensuite à se cicatriser que lorsqu'il y a eu un trop grand décollement de la peau, dont on est alors obligé de retrancher quelques lambeaux.

Le panaris de la gaîne commence comme celui du tissu cellulaire; mais bientôt les accidens prennent une intensité plus grande encore que dans ce dernier cas : la douleur devient si excessive, qu'Astruc a cru devoir créer, pour la désigner, une expression particulière : il l'a appelée pertérébrante. C'était sans doute un panaris de cette sorte qu'avait ce meunier dont parle David : Ce malheureux, en proie à des souffrances horribles, se fit lui-même avec une hache l'amputation du doigt malade. La tuméfaction et la tension du doigt sont souvent moindres dans cette espèce de panaris que dans la précédente; et cette circonstance, jointe à l'intensité de la douleur, qui pourrait ne pas paraître en rapport avec ces symptômes, peut faire soupçonner et reconnaître de prime abord le véritable siége et le caractère de la maladie. C'est surtout dans ce panaris de la gaîne que la main, l'avant-bras et même le bras deviennent le siége d'un gonflement considérable, à la suite duquel il se forme, communiquant ou non avec celle du doigt, des collections purulentes, qu'il ne faut pas négliger d'ouvrir, et qui sont quelquefois suivies d'un tel désordre que l'amputation du membre peut devenir indispensable.

La quatrième espèce de panaris se montre surtout au niveau de la dernière phalange des doigts; le gonflement n'est jamais très-marqué, la rougeur de la peau n'est que peu intense; et cependant la douleur est des plus fortes sans être cependant aussi vive que dans le panaris de la gaîne. Le reste du doigt paraît souvent à peine participer à la maladie, qui se termine par la chute de la phalange nécrosée.

Tous ces phénomènes locaux sont presque toujours accompagnés de symptômes généraux : ceux-ci sont plus ou moins marqués, suivant la gravité du panaris, et surtout suivant l'intensité de la douleur qui l'accompagne. Il existe un état fébrile plus ou moins prononcé, la chaleur est considérable, la bouche est sèche et brûlante, la langue rouge et quelquefois couverte d'un enduit brunâtre et fuligineux; la soif est des plus vives, l'appétit tout-à-fait nul : l'altération et la pâleur extrême de la face dénotent les souffrances du malade, que poursuit une insomnie opiniâtre, et qui est quelquefois en proie à un délire furieux.

La terminaison la plus ordinaire du panaris est, sans contredit, la suppuration; cependant, dans quelques cas malheureusement trop rares, par l'intervention habilement dirigée des moyens de notre art, on voit des panaris, qui s'annonçaient sous les apparences les plus formidables, se résoudre et guérir sans formation de pus. Quand cette résolution arrive, on voit diminuer peu à peu, et cesser enfin entièrement, les divers accidens dont je viens de tracer le tableau.

La terminaison par suppuration est des plus faciles à reconnaître dans le panaris érysipélateux : la transparence de l'épiderme laisse apercevoir, au premier coup d'œil, le fluide purulent jaunâtre qu'il recouvre. Dans le panaris phlegmoneux, au contraire, où le foyer purulent est recouvert par la peau, qui présente souvent beaucoup d'épaisseur et de dureté, la fluctuation est quelquefois un peu obscure; avec un peu d'attention cependant il est impossible de ne pas la reconnaître. La sortie du pus, à travers l'ulcération naturelle de la peau, ou au moyen d'une ouverture artificielle faite à cette membrane, est bientôt suivie du dégorgement des parties molles du doigt, qui revient peu à peu à son état naturel, et conserve l'intégrité de ses fonctions.

Le chirurgien a souvent besoin, dans la troisième espèce de panaris, de la plus grande attention, pour s'assurer de la présence du pus dans la gaîne des tendons. Souvent même, on n'en est averti que, lorsqu'au moyen d'une ulcération, à la paroi antérieure de la gaîne, très-mince, comme on sait, au niveau des articulations des phalanges, le liquide vient former une collection dans le tissu cellulaire sous-cutané. Que le pus formé au milieu des parties enflammées ait ulcéré les parois de la gaîne et les parties molles extérieures, pour se frayer une issue au-dehors, ou qu'une ouverture artificielle ait été pratiquée, les suites de la suppuration sont les mêmes dans les deux cas : les tendons mis à découvert ne tardent pas à s'altérer; ils se ramollissent, deviennent comme pulpeux, s'exfolient, et leur chute entraîne à sa suite l'immobilité complète du doigt malade.

La main la plus exercée est souvent nécessaire aussi pour reconnaître les abcès développés sous l'aponévrose palmaire, aux environs du ligament annulaire du poignet, et entre les couches musculaires de l'avant-bras. Cependant, il est d'autant plus nécessaire de reconnaître, aussitôt que possible, l'existence de ces foyers purulens, qu'ils déterminent, en augmentant de volume, des décollemens considérables, et qu'ils contribuent toujours à entretenir les accidens généraux et locaux.

Quand l'inflammation s'est étendue aux membranes synoviales des articulations phalangiennes, la suppuration continue à être fort abondante après la séparation des tendons, les phalanges jouissent d'une grande mobilité les unes sur les autres : la crépitation que déterminent ces mouvemens atteste l'altération, la carie de leur surface articulaire, que confirment du reste l'induration chronique des parties molles, et des ulcères fistuleux, à travers lesquels un stylet peut facilement pénétrer jusqu'aux portions d'os altérées par la carie.

Dans notre dernière espèce de panaris, il ne se forme pas ordinairement une grande quantité de suppuration. L'ulcération qui résulte de l'ouverture artificielle ou spontanée de cette petite collection de pus, sert à la sortie de la portion d'os nécrosée.

On voit quelquefois le panaris se terminer par gangrène : cette terminaison survient, causée ordinairement par l'excès de l'inflammation; elle est annoncée par le changement de coloration de la partie malade qui noircit et se couvre de phlyctènes remplies de sérosité trouble; par la diminution du gonflement, et la cessation complète de tout sentiment douloureux. La mortification, le plus souvent, ne s'étend pas au-delà du doigt malade, dont la nature opère plus tard la séparation spontanée, ou dont il faut, le plus ordinairement, pratiquer l'amputation.

Enfin les désordres locaux et les accidens généraux peuvent être portés assez loin pour entraîner la perte du malade, au milieu des plus cruelles douleurs.

C'est pour avoir négligé de séparer avec soin le traitement de l'inflammation et celui de la suppuration, périodes cependant bien distinctes du panaris, et qui fournissent des indications curatives tout-à-fait différentes, que les auteurs ont tant multiplié les moyens qu'ils ont employés contre cette maladie. L'histoire de tous ces moyens serait aussi fastidieuse qu'inutile, si d'ailleurs elle ne nous était pas interdite par les bornes que prescrit le but de cet ouvrage. Citons seulement, pour les proscrire, les principaux d'entre eux, tels que l'application de l'eau froide et l'immersion dans l'eau bouillante, recommandées, l'une par Ætius, qui prescrivait aussi le cérumen des oreilles, et l'autre par F. d'Aquapendente et Dusaussoy; l'introduction du doigt malade dans l'oreille d'un chat, suivie deux fois de succès, au rapport de L. Rivière; l'application de la fiente de porc et des matières stercorales de l'homme, celle des caustiques dès les premiers instans de la maladie; l'usage de l'électricité proposée par Sigaud-Lafond, celui d'une compression circulaire au-delà de la partie enflammée; l'emploi de cendres très-chaudes, de vers lombrics vivans, mis à nu sur la partie malade, de matières bitumineuses, de soufre, de stramonium, etc., etc., etc.

Au véritable traitement du panaris, se rapportent, 1° l'exposition des moyens à employer dans la première période, ou période inflammatoire; 2° l'indication de la conduite à tenir, après que la suppuration est établie. Durant la première période, les moyens thérapeutiques auxquels on doit avoir recours sont absolument les mêmes que ceux que réclament les autres inflammations. Comme dans celles-ci, les antiphlogistiques et les émolliens doivent d'abord être mis en usage. Peu de personnes, au début des panaris, ont recours aux sangsues, dont Bell a recommandé l'emploi : je les ai prescrites, dans plusieurs cas, avec le plus grand succès; mais, pour qu'elles puissent procurer les heureux effets qu'on est en droit d'en attendre, l'application ne doit en être faite qu'au début de la maladie, et sur des parties qu'elle n'a point encore envahies; autour de la base du doigt, par exemple, quand l'inflammation ne s'y est point encore étendue.

Après la saignée locale, répétée un plus ou moins grand nombre de fois, suivant les effets qu'on en a retirés, il faut recourir aux émolliens, et les employer sous toutes les formes possibles. Les parties malades devront être continuellement recouvertes de cataplasmes émolliens, assez épais pour conserver long-temps leur chaleur et leur humidité, et baignées, plusieurs fois par jour, dans une forte décoction de plantes émollientes. Mais, comme en général, ces topiques ne diminuent que fort peu l'intensité de la douleur, source évidente de presque tous les autres accidens du panaris, il faut diriger, contre ce symptôme, des secours plus efficaces et des remèdes plus énergiques. Quoique peu recommandées par les auteurs, les préparations opiacées produisent ici les plus heureux effets : en arrosant de laudanum les cataplasmes destinés à être appliqués sur les parties malades, et en faisant séjourner long-temps celles-ci dans une forte solution aqueuse d'extrait gommeux d'opium, on anéantit quelquefois la douleur, dont la diminution produit un amendement marqué dans tous les autres symptômes, et souvent amène la terminaison par résolution. N'oublions pas de dire, avant d'aborder la question des incisions prématurées, que des saignées générales devront être employées dès le début, et qu'on devra les proportionner à la gravité de la maladie et à la vigueur des personnes qui en sont affectées.

Ces incisions prématurées, faites pendant la durée de la période inflammatoire du panaris, se trouvent recommandées par un assez grand nombre d'auteurs anciens, qui, à leur faveur, croyaient pouvoir donner issue à la sérosité âcre et corrosive qu'ils pensaient être cause de la maladie dont il s'agit ici : elles sont encore mises en pratique, par la plupart des chirurgiens modernes, dans le double but de faire cesser la douleur et de s'opposer, en arrêtant les progrès du panaris, à l'affection des tendons et de leurs gaînes. Quand on considère, en effet, la densité si remarquable du tissu cellulaire des doigts, l'épaisseur de la peau qui le recouvre, et surtout, si l'on a égard à l'opinion généralement admise, que c'est à ces dispositions naturelles, à l'espèce de constriction ou d'étranglement qu'éprouvent les parties malades, qu'il faut attribuer la gravité des accidens du panaris, cette espèce de débridement paraît d'abord devoir procurer les plus grands avantages : la théorie paraît ici des plus satisfaisantes; et cependant les faits pratiques, écueil de toute explication hypothétique et hasardée, démentent tous les jours les heureux effets des incisions prématurées. Voici ce que l'expérience m'a appris à cet égard : une incision faite avant la formation du pus paraît diminuer la douleur, affaiblir l'intensité du panaris, quand il est borné au tissu cellulaire sous-cutané; mais celui-là n'est jamais très-douloureux, et ne paraît pas nécessiter un moyen que l'usage des autres remèdes peut très-bien remplacer et rendre inutile plus tard, en prévenant la terminaison par suppuration. Fera-t-on cette incision, suivant l'opinion de quelques personnes, pour prévenir l'extension de l'inflammation à la gaîne tendineuse? extension dont la possibilité devrait d'abord reposer sur les observations les plus précises, et qu'on pourrait d'ailleurs révoquer en doute : mais l'emploi de ce moyen ne m'a jamais paru atteindre le but désiré. J'ai constamment vu, malgré la section de la peau et du tissu cellulaire, la douleur et les autres accidens persister, la suppuration s'établir dans la gaîne des tendons, quand l'intensité de ces accidens pouvait faire craindre ce fâcheux résultat; tandis que des faits nombreux et observés avec le soin le plus scrupuleux, m'ont démontré que le panaris phlegmoneux ne changeait pas de caractère, pour en revêtir un plus grave, bien qu'on n'eût pas employé le débridement. Dans le panaris de la dernière espèce, où cette division des parties molles extérieures ne procure aucun soulagement, et dont les suites ne peuvent être prévenues par elle, fendra-t-on de prime-abord la gaîne tendineuse, se décidera-t-on à dénuder les tendons, ou à inciser jusqu'aux os, ainsi que le veulent certains pratriciens? Mais quels seraient les regrets du chirurgien, si, par une erreur de diagnostic dans laquelle il est facile de tomber, appliquant mal à propos à un panaris phlegmoneux un moyen thérapeutique au plus convenable à celui de la gaîne, il amenait la perte des mouvemens du doigt, suite inévitable de ce dernier cas, ou de la section proposée par quelques chirurgiens? Je ne crains donc pas de rejeter entièrement ces incisions prématurées, le plus souvent inutiles, et quelquefois dangereuses. Ravaton avait, depuis long-temps déjà, reconnu et proclamé leur inutilité; et c'est après avoir fait la même observation qu'un autre praticien consommé, Foubert, proposa l'emploi des caustiques, préconisés depuis par Fabre et Sue, abandonnés tout-à-fait de nos jours, et cependant plus propres, suivant ces auteurs, à cause de la destruction qu'ils opèrent, à atteindre le but auquel on désire parvenir par la division avec l'instrument tranchant.

A sa seconde période, le traitement du panaris présente quelques différences, suivant les espèces de cette maladie : dans le panaris érysipélateux, l'on doit ouvrir, aussitôt que possible, la collection purulente; et même enlever, avec les ciseaux, une partie plus ou moins considérable des parois de l'ampoule qui s'est formée à l'extrémité ou à la pulpe du doigt. La surface du derme, mise alors à nu, rouge comme après l'action d'un vésicatoire, et sur laquelle on applique de petits plumasseaux enduits de cérat, suppure pendant quelques jours, et se couvre bientôt d'un nouvel épiderme. Quand le pus est placé sous l'ongle, le foyer ne tarde guère à proéminer sur un des points de la circonférence où l'on doit en faire l'ouverture; mais cela ne suffit pas toujours : et quand, baignés par le pus, les bords ou la racine de l'ongle, séparés des parties sous-jacentes par la suppuration, irritent les parties molles voisines, et les entretiennent dans un état permanent d'ulcération, si la chute spontanée de ce corps se fait trop long-temps attendre, son arrachement partiel ou total devient indispensable.

La conduite à tenir est également des plus simples, quand le panaris phlegmoneux s'est terminé par un abcès : on doit pratiquer une ouverture artificielle sur l'endroit le plus saillant de la tumeur, là où la présence du liquide permet de reconnaître la fluctuation; de cette manière, on donne issue au pus, et l'on calme promptement les douleurs du malade : les lèvres de la plaie, entre lesquelles on a d'abord mis un peu de charpie, se dégorgent, s'affaissent en même temps que disparaissent les phénomènes sympathiques généraux et locaux; et bientôt la cicatrisation de cette plaie, traitée comme une plaie simple, permet au doigt de reprendre ses fonctions un moment interrompues.

Le traitement de la seconde période du panaris de la gaîne mérite la plus grande attention. Les parties molles extérieures du doigt et la paroi antérieure de cette gaîne doivent être fendues aussitôt que la suppuration est formée. Par une première incision faite à la peau, on pénètre dans le tissu cellulaire souscutané, où se trouve quelquefois amassée une certaine quantité de pus, formé par suite de l'inflammation de ce tissu coïncidant avec celle de la gaîne, ou sorti de cette gaîne par de petites ulcérations qui s'établissent sur les points les plus minces de sa paroi antérieure, et principalement au niveau de l'articulation des phalanges entre elles. Lorsqu'une ou plusieurs de ces petites ulcérations existent, la sortie du pus, qu'elles transmettent audehors, ne laisse plus aucun doute sur la suppuration de la gaîne, qui doit être aussitôt largement ouverte. Le lieu d'où l'on voit sourdre le pus, indique celui où doit être portée l'extrémité d'une sonde cannelée : celle-ci pénètre avec facilité dans la gaîne distendue par la suppuration, et sert de guide au bistouri, à l'aide duquel on ouvre le foyer dans toute son étendue. Quand il n'y a pas d'ouverture à la gaîne le cas peut être embarrassant : faut-il ou non inciser? le plus sage est alors d'attendre qu'une ouverture se soit faite à la gaîne, à moins que l'intensité toujours croissante des accidens ne permette plus de douter de la suppuration de la gaine, à laquelle il faudra faire alors une incision. Les suites naturelles de cette opération, après laquelle les symptômes généraux et locaux de la maladie éprouvent ordinairement une rémission marquée, sont le ramollissement et la séparation des tendons mis à découvert. Cette chute des tendons ne se fait pas attendre aussi long-temps que le peu d'énergie vitale dont ils sont doués pourrait le faire craindre; très-souvent, elle est effectuée dans l'espace de 15 ou 20 jours. La plaie ne prend un bon aspect qu'après leur exfoliation complète; elle se cicatrise alors avec assez de promptitude; mais le doigt, dépourvu de tendons fléchisseurs, condamné pour toujours à une complète immobilité, bientôt que suit l'ankilose des articulations de ses phalanges, reste constamment étendu par l'action des extenseurs, ou à demi fléchi par la cicatrice bridée de sa face antérieure.

Les abcès qui se forment souvent, dans cette espèce de panaris, autour du poignet, à l'avant-bras et au bras, doivent être promptement ouverts, et traités ensuite suivant les règles générales précédemment établies dans notre article abcès. Le délabrement des parties molles peut être porté assez loin pour nécessiter l'amputation du membre.

Quand l'inflammation s'est étendue aux membranes synoviales des articulations des phalanges, et que ces petits os sont affectés de carie, il faut insister sur les moyens que réclame cette maladie, et notamment sur l'usage long-temps continué des bains alkalins. Cet état des phalanges finit le plus ordinairement par nécessiter le retranchement d'un doigt qui d'ailleurs n'aurait jamais pu reprendre ses fonctions.

Enfin, dans la quatrième espèce de panaris, qu'une incision ait été faite pour donner issue au pus, ou qu'au contraire une ouverture naturelle se soit établie, l'introduction d'un instrument explorateur fera bientôt reconnaître l'isolement de la phalange, dont toutes les adhérences sont détruites; c'est une sorte de séquestre dont il faut faire l'extraction. Ce qu'il y a de plus extraordinaire, c'est que malgré la perte de cette phalange, l'extrémité du doigt n'est que peu déformée, et susceptible encore de se mouvoir comme avant la maladie. (ROUX.)

PANCHYMAGOGUE, adj., *panchymagogus*, de πᾶς, πᾶν, tout, de χυμὸς, humeur, et de ἄγω, chasser. Nom donné jadis à des médicamens purgatifs auxquels on attribuait la propriété d'évacuer toutes les humeurs morbifiques. C'est ainsi que l'extrait panchymagogue se composait principalement de substances drastiques, telles que l'aloës, la coloquinte, le séné, l'ellébore noir, l'agaric, la scammonée et la poudre diarrhodon.

PANCRÉAS, s. m., *pancreas*. Glande située à la partie postérieure de la région épigastrique, au-dessous de l'estomac et du foie, au-dessus de la portion transversale du duodenum, devant l'aorte et la veine cave, derrière le mésocolon transverse: plus volumineuse que la parotide, elle a jusqu'à six pouces de longueur chez l'adulte, et un pouce d'épaisseur. Elle est d'une forme irrégulière, plus large à son extrémité droite qu'à son extrémité gauche, alongée transversalement, aplatie d'avant en arrière, et un peu de haut en bas, offrant postérieurement une courbure qui correspond à la convexité du rachis; sa couleur est d'un jaune brunâtre, et sa consistance assez ferme. L'extrémité droite du pancréas, qu'on nomme encore sa tête, à cause de sa grosseur, est reçue dans la concavité de la seconde courbure du duodenum, et lui adhère fortement; dans le reste de son étendue, cette glande est fixée aux parties voisines, par un tissu cellulaire lâche, qui forme autour d'elle une enveloppe assez résistante, à travers laquelle on distingue aisément les lobes et les lobules qui la constituent. Sa structure est d'ailleurs la même que celle des autres organes glanduleux, spécialement de ceux qui appartiennent à l'appareil salivaire (*Voy.* GLANDE). Dans quelques sujets, l'extrémité droite du pancréas offre un prolongement assez marqué, que plusieurs anatomistes ont nommé petit pancréas, et qui a son conduit excréteur particulier qui s'ouvre, tantôt dans le canal pancréatique, et tantôt directement et isolément dans le duodenum.

Le conduit excréteur du pancréas, nommé encore *canal de Wirsung*, est formé comme les autres conduits de ce genre, par la réunion successive de plusieurs branches qui se joignent ensemble à angle aigu, près de l'extrémité gauche de la glande, qui est mince et alongée, et qu'on appelle queue du pancréas, par opposition avec l'extrémité droite. Il se dirige ainsi de gauche à droite, recevant dans son trajet d'autres rameaux très-nombreux, qui se réunissent à lui à angle droit, et il augmente peu à peu son calibre de telle sorte, qu'il a souvent une ligne et demie de diamètre. Il rampe dans l'épaisseur de la glande, un peu plus près de son bord inférieur que de son bord supérieur; de nouvelles branches viennent s'aboucher avec lui jusqu'à sa sortie de l'intérieur du pancréas; après un court trajet, il perce obliquement de haut en bas les membranes de duodenum, et s'ouvre dans la cavité de cet intestin, à quatre ou cinq travers de doigt environ du pylore, vers le bas de la seconde courbure duodénale : quelquefois il pénètre dans le duodenum, à dix pouces du pylore. Le plus ordinairement, son orifice est isolé de celui du canal cholédoque, mais il n'est pas très-rare de les voir confondus en une seule ouverture, quand il s'abouche avec ce dernier près de son extrémité. Le canal pancréatique, qui s'est élargi progressivement vers son orifice, se rétrécit à l'endroit de son embouchure dans le duodenum : ce qu'on a considéré comme une valvule dans ce point, n'est autre chose que la cloison qui le sépare alors du canal cholédoque.

Le pancréas reçoit beaucoup de vaisseaux sanguins; ses artères viennent de l'hépatique, de la splénique, de la mésentérique supérieure, des capsulaires, des phréniques et de la coronaire stomachique. Les rameaux veineux qui suivent un trajet analogue à celui des artères, se rendent dans les veines duodénale, gastro-épiploïque droite, splénique et mésentérique inférieure, branches qui s'ouvrent elles-mêmes dans la veine porte abdominale. Les nerfs viennent des plexus hépatique, splénique et mésentérique supérieur.

Le pancréas sécrète un liquide filant, analogue à la salive, qui est versé immédiatement dans le duodenum, et dont les usages sont relatifs à la DIGESTION. Le volume de cette glande et la multiplicité de ses vaisseaux portent à penser que cette humeur doit être sécrétée en grande quantité. On la désigne ordinairement sous le nom de *suc pancréatique.*

Le pancréas est comme tous les organes glanduleux, très-développé chez le fœtus. Meckel a remarqué que son conduit excréteur est constamment double dans le principe, c'est-à-dire, qu'indépendamment du canal qui doit persister, il en existe un second qui s'ouvre séparément dans le duodenum. Quelquefois, cette duplicité congénitale du conduit pancréatique ne disparaît pas à la naissance, et la glande offre ainsi deux conduits distincts. Suivant Lieutaud, le pancréas peut manquer complétement; il peut aussi présenter un volume considérable par suite de l'hypertrophie de son tissu qui est quelquefois d'une dureté remarquable. On a trouvé, mais rarement, des calculs assez gros dans son conduit excréteur.

PANCRÉAS d'Aselius. Dénomination donnée improprement aux ganglions mésentériques, dont cet anatomiste donna une bonne description.

PANCRÉATICO-DUODÉNAL, adj., *pancreatico-duodenalis*. On appelle ainsi des parties qui sont communes au pancréas et au duodenum.

PANCRÉATIQUE, adj., *pancreaticus*, qui a rapport au pancréas. Épithète donnée aux vaisseaux et au canal excréteur de cette glande, ainsi qu'au fluide qu'elle sécrète. *Voyez* PANCRÉAS. (MARJOLIN.)

PANDÉMIE, s. f., de πᾶς, tout, et de δῆμος, peuple. Maladie qui sévit sur tous les habitans d'un pays. C'est la même chose que l'endémie dans sa plus grande intensité. On dit plus communément maladie, affection pandémique. *Voyez* ENDÉMIE.

PANDICULATION, s. f., *pandiculatio*. On désigne sous ce nom un phénomène qui accompagne ordinairement les bâillemens, soit dans l'état de santé, soit dans l'état de maladie, et qui consiste en une contraction involontaire de la plupart des muscles, avec élévation lente et extension graduée des bras, renversement de la tête et du tronc en arrière, et extension des membres pelviens. Les pandiculations ne durent guère au delà de quelques secondes, souvent elles se reproduisent une ou plusieurs fois à de courts intervalles. Elles ont particulièrement lieu chez l'homme sain, quand le besoin de dormir se fait sentir, et chez l'homme malade, au début des accès de fièvre intermittente, au déclin des attaques d'hystérie. (CHOMEL.)

PANICAUT, s. m., *eryngium campestre*. L. Rich., *Bot. méd.* t. II, p. 484. Le panicaut, que l'on désigne plus communément sous les noms de chardon roland ou roulant, appartient à la famille des Ombellifères et à la pentandrie digynie. C'est une plante vivace, excessivement commune sur le bord des chemins et des champs, et qui, par son port, ressemble plutôt à un chardon qu'à une plante de la famille des Ombellifères. Sa racine est extrêmement longue, cylindrique, brunâtre extérieurement, blanche en dedans. Sa tige dressée et rameuse est haute d'environ un pied; ses feuilles sont raides, découpées, épineuses, blanchâtres : ses fleurs forment des capitules ovoïdes, entourés d'un involucre, blanc, épineux, beaucoup plus large que le capitule. Les fruits sont alongés, hérissés de petites écailles imbriquées.

La racine de panicaut a une saveur douce, faiblement amère et aromatique. Par l'ébullition dans l'eau, elle perd avec une grande facilité son amertume, et les habitans de la campagne la mangent fréquemment dans cet état. Cette racine passe pour diurétique, et dans les anciennes pharmacopées, elle est une des cinq racines apéritives mineures; mais cette action diurétique doit être bien faible, lorsqu'on songe au peu d'énergie des propriétés de cette racine, qui doit être simplement considérée comme un diurétique adoucissant. (A. RICHARD.)

PANNICULE, s. m., *panniculus*, pièce d'étoffe. Par une comparaison dont la justesse n'est pas bien marquée, les anatomistes ont donné le nom de *pannicule* adipeux ou graisseux à la couche sous-cutanée du tissu cellulaire, et celui de pannicule charnu à la couche musculeuse souscutanée formée par le muscle peaucier. On a aussi désigné sous le nom de pannicule, le ptérygion, ou plutôt la réunion de plusieurs ptérygions sur la cornée, de telle sorte que cette membrane en est plus ou moins complétement recouverte. *Voyez* PTÉRYGION.

PANOPHOBIE, s. f., *panophobia*, de Πάν, le dieu Pan, et de φόβος, terreur; terreur panique ou inspirée, comme le disaient les anciens, par le dieu Pan. Affection morale qui s'observe dans plusieurs maladies qui portent directement ou indirectement sur l'encéphale. C'est souvent un des symptômes caractéristiques de la mélancolie ou monomanie. *Voyez* FOLIE.

PANSEMENT, s. m., *cura*, *curatio*. Mode de traitement local qui consiste dans l'application méthodique des appareils destinés à maintenir une partie en situation ou à contenir sur des organes malades les moyens propres à les ramener à des conditions meilleures. L'utilité des pansemens ne saurait être contestée; personne n'ignore que la plupart des maladies chirurgicales en réclament l'emploi. Au moyen du pansement, on met les parties lésées à l'abri du contact de l'air et des corps extérieurs; on les préserve de l'influence des variations quelquefois très-brusques de la température atmosphérique; on empêche les parties qui avoisinent la surface des plaies, d'être salies par les matières très-variées que produisent celles-ci; on excite ou on calme à propos la surface d'un ulcère ancien, etc., etc.

Les pansemens faits avec soin et avec méthode facilitent la consolidation des fractures, diminuent les douleurs, hâtent la guérison des plaies, des ulcères, et assurent souvent le succès des opérations ou du moins le rendent plus complet; ainsi, au lieu de négliger, de dédaigner même, comme le font aujourd'hui la plupart des élèves, les détails qui se rattachent à ce mode de traitement, on devrait, à l'instar de Louis, de Lecat, de Lombard, etc., le considérer comme une des parties les plus essentielles de la chirurgie pratique.

Ce n'est guère que dans les hôpitaux que l'on peut acquérir les qualités manuelles si nécessaires à l'exécution méthodique des pansemens; ce n'est que là, en effet, que l'on peut apprendre à faire un pansement avec douceur, adresse et célérité. L'administration de ces soins locaux n'est pas purement mécanique, elle doit être raisonnée. Pour panser convenablement, il faut donc avoir des connaissances en pathologie et en thérapeutique chirurgicale, afin de pouvoir faire les changemens, les substitutions et les innovations que les divers états des maladies peuvent exiger.

Les pansemens sont réduits aujourd'hui à des élémens très-simples; on emploie rarement les onguens, qui, à quelques exceptions près, sont en effet beaucoup plus souvent nuisibles qu'utiles.

Les pansemens exigent un certain nombre d'instrumens; ceux dont on a besoin le plus fréquemment sont des ciseaux, des pinces à anneaux, des sondes, des stylets, une spatule, un porte-pierre, un porte-mèche, une petite seringue à injection, etc.

Les appareils à pansement varient en raison de la maladie qui en réclame l'emploi, et de la partie sur laquelle on les applique. En général, les pièces qui servent dans presque tous les cas se composent de charpie brute, de plumasseaux, de compresses de différentes formes, de bandes de différentes espèces, de bandelettes enduites de cérat, de bandelettes agglutinatives, de fils cirés ou non cirés, de quelques onguens, etc., etc. Les pansemens exigent encore un certain nombre d'autres objets, tels que des éponges fines, des vases remplis d'eau tiède ou d'une décoction appropriée à l'état de la partie malade; un ou plusieurs bassins propres à recevoir les pièces d'appareil; des draps pliés en plusieurs doubles; enfin, un réchaud allumé est quelquefois nécessaire en hiver, ainsi qu'une ou plusieurs bougies, si la lumière du jour est insuffisante.

Tout étant préparé et disposé dans l'ordre suivant lequel chaque objet doit être employé, le chirurgien, assisté d'un ou de plusieurs aides, se place du côté de la partie affectée, et donne à cette partie une situation commode et telle que le malade puisse la garder sans efforts pendant toute la durée du pansement. Durant cette espèce d'opération, le corps du malade doit rester couvert autant que possible.

Les pansemens doivent être faits promptement, mollement, proprement et sûrement. On panse promptement, afin de ne pas laisser la partie malade exposée pendant trop long-temps au contact de l'air. Pour éviter les courans d'air et les transitions de température, il faut pendant la durée du pansement, faire fermer les portes et les fenêtres de la chambre qu'occupe le blessé, et même quelquefois les rideaux de son lit. Le pansement doit être fait doucement pour ne pas causer d'irritation et de douleur; mollement, en n'introduisant pas sans nécessité des mèches, des tentes, des canules dans les plaies. Un pansement est fait proprement, si on a le soin de bien nettoyer la plaie, de laver ses bords, de ne se servir que de linge blanc de lessive, et de ne jamais employer les pièces d'appareil qui ont été imprégnées de sang, de pus, etc. C'est pour ne pas être obligé de lever l'appareil pour le réappliquer, que l'on conseille de panser sûrement : en cherchant à bien fixer l'appareil, il faut cependant prendre garde de ne pas le serrer trop; car une pression trop forte occasionerait de la douleur, de la gêne dans la circulation, etc.

L'application, ainsi que la levée du premier appareil, est soumise à quelques règles générales desquelles il ne faut pas s'écarter. Lorsqu'il s'agit d'une plaie récente et encore saignante, ou de celle qui est le résultat d'une opération, on enlève les caillots, on lave les bords de la plaie, et après avoir fait la ligature des vaisseaux, on remplit la plaie de charpie fine; si on a l'intention de réunir par première intention, la charpie est appliquée mollement et sans pression sur les lèvres de la plaie réunie. Lorsque la plaie est large et peu profonde, on la couvre d'un linge fin avant de la remplir de charpie; ce linge empêche que celle-ci ne s'attache à la surface de la plaie; et comme il n'y adhère lui-même que très-faiblement, il s'enlève avec facilité et sans douleur au premier pansement. La charpie est soutenue par une ou plusieurs compresses et par une bande; toutes les pièces d'appareil doivent être appliquées de manière à ne faire aucun pli douloureux, à n'exercer sur les tissus ni gêne, ni constriction : en général, on doit peu serrer les bandes dont on se sert dans un premier appareil, afin de faciliter le gonflement des parties lésées. L'oubli de ce précepte, duquel il ne convient guère de s'écarter que dans les cas où on craint l'hémorrhagie, pourrait donner lieu à des accidens graves. Lorsque la période d'irritation est passée, on peut serrer un peu plus, surtout si la partie malade ne doit pas garder le repos. Le pansement terminé, on enlève les alèzes, et on donne à l'organe blessé la situation qu'il doit conserver habituellement. Si l'appareil est trop serré par l'effet du gonflement qui se manifeste dans cet organe, il faut couper avec des ciseaux les tours de bande les plus serrés; si le malade éprouve de la douleur, si l'inflammation se développe, on arrose l'appareil avec une décoction émolliente tiède. Les douleurs vives et l'hémorrhagie obligent quelquefois à lever prématurément le premier appareil. Hors ces cas insolites, on ne doit presque jamais renouveler le pansement avant le quatrième ou le cinquième jour, époque où la suppuration est établie le plus ordinairement.

Lorsqu'on veut lever le premier appareil, on doit donner au membre lésé la situation qu'il avait lors du premier pansement, et placer sous lui un ou deux draps pliés en plusieurs doubles. Si les pièces d'appareil sont collées entre elles par du sang ou par du pus desséché, on a le soin de les humecter, quelques instans avant de renouveler le pansement, avec une décoction émolliente, afin de pouvoir les enlever sans donner lieu à des secousses et à des tiraillemens douloureux. A mesure qu'on déroule et qu'on enlève la bande, on la ramasse et on la fait passer d'une main dans l'autre. On ôte les compresses doucement, et on fait en sorte de ne pas entraîner la charpie avec elles; on saisit celle-ci avec des pinces à anneaux et quelquefois avec les doigts; on l'enlève avec précaution, pourvu toutefois qu'elle n'adhère pas avec le fond et avec les bords de la plaie; dans le cas contraire, on la laisse; on se borne seulement à retrancher avec des ciseaux ce que l'on a pu détacher, on nettoie les bords de la plaie à l'aide d'une spatule ou d'un linge fin ;

des boulettes de charpie fine, portées doucement et à plusieurs reprises dans le fond de la plaie, enlèvent le pus qui y séjourne quelquefois : on applique ensuite les topiques et un appareil convenable. Les pansemens qui suivent la levée du premier appareil doivent être faits avec le même soin.

Lorsqu'on ne met pas sur la plaie ou sur la surface ulcérée des plumasseaux légèrement enduits de cérat, on doit avoir l'attention de garnir ses bords avec des bandelettes de linge couvertes de cette espèce d'onguent. Cette précaution est surtout nécessaire lorsque la cicatrice commence à se former. Si la surface de la plaie ou de l'ulcère a une grande étendue, et si la suppuration est en petite quantité, on la recouvre d'une compresse enduite de cérat et garnie de trous destinés à l'écoulement du pus que la charpie absorbe. Je me sers, avec beaucoup d'avantage, de ce mode de pansement dans les larges ulcères que l'on rencontre si fréquemment dans nos hospices de vieillards.

Il ne faut essuyer avec soin les bourgeons charnus que dans les cas où l'action vitale est languissante. Le séjour trop prolongé de la matière purulente éteindrait l'irritation. Il y aurait de l'inconvénient à laver la surface des plaies à chaque pansement, à enlever trop soigneusement le pus qui les couvre, ainsi qu'à détacher chaque fois la pellicule qui se forme sur leurs bords. *Voyez* CICATRICE, PLAIE.

Les plaies, en général, doivent rester exposées à l'air le moins long-temps possible. Les chirurgiens qui pratiquent dans les hôpitaux, les prisons, sur les vaisseaux et dans les climats où la température est très-variable, ne doivent jamais négliger ce précepte; il faut donc panser avec toute la célérité possible; une compresse douce et propre doit recouvrir la plaie pendant qu'on en nettoie les bords; on a même conseillé, lorsqu'elle est très-étendue, de ne la découvrir que par parties que l'on panse successivement avant de toucher aux parties voisines.

Les pansemens ne doivent être ni trop éloignés, ni trop rapprochés : trop rares, la chaleur décompose les médicamens placés à la surface des plaies, et les matières qu'elles fournissent peuvent être résorbées ou former des foyers, des sinus, des fusées. Les pansemens trop fréquens maintiennent les parties affectées dans un état continuel d'irritation, donnent lieu à la déchirure de la surface et des bords de la plaie, et s'opposent par conséquent à la formation de la cicatrice. En général, il y a plus d'inconvéniens à répéter trop souvent les pansemens qu'à en diminuer le nombre. Un pansement par vingt-quatre heures suffit dans la plupart des cas; l'usage veut qu'on le fasse le matin. Si un second pansement devient nécessaire, on y procède le soir. Lorsqu'une plaie suppure peu et que sa surface se trouve dans des conditions favorables à la cicatrisation, des pansemens renouvelés rarement hâtent singulièrement la guérison. Il ne faut pas panser souvent une plaie dont la surface est rouge et saignante. Les pansemens doivent être rares aussi dans les maladies dont la guérison exige beaucoup de repos, dans les plaies qui menacent d'hémorrhagie, etc., etc. Il faut, au contraire, multiplier les pansemens si la suppuration est très-abondante, si on peut craindre sa résorption, ou si la chaleur de la saison ou du climat en hâtant la décomposition du pus, rend la présence de l'appareil dangereuse au malade par l'odeur qu'il exhale. On doit rapprocher aussi les pansemens dans les maladies qui nécessitent des applications émollientes et résolutives; ainsi, on est obligé de renouveler deux ou trois fois par jour les cataplasmes qui recouvrent certaines tumeurs enflammées.

On doit entretenir la plus grande propreté auprès des personnes qui sont affectées de plaies, d'ulcères, spécialement lorsque la suppuration est abondante, dans les plaies qui sont affectées de pourriture d'hôpital ou de gangrène. Lorsqu'il s'écoule beaucoup de sang, de pus, etc., il faut préserver les garnitures du lit du malade, en plaçant, avant chaque pansement, sous la partie affectée, des draps propres à recevoir ce qui s'échappe de la plaie; on les enlève après le pansement; on doit, au contraire, les laisser à demeure lorsqu'on peut craindre que l'appareil sera traversé par la suppuration d'un pansement à l'autre; on a conseillé, dans ce dernier cas, de placer sous les draps un morceau de toile ou de taffetas ciré.

Après le pansement, il faut avoir le soin de faire renouveler l'air de l'appartement. (MURAT.)

PAPAIER, s. m., *carica papaya*. L. C'est un arbre originaire d'Amérique, dont la place n'est pas encore bien fixée dans la série des ordres naturels, puisque les uns le rangent parmi les Cucurbitacées, et les autres au nombre des Passiflorées. Le suc laiteux que contient sa tige jouit à l'Ile de France, où il est cultivé, d'une très-grande réputation comme anthelmintique et propre à combattre le tœnia. Mais le professeur Corvisart, ayant fait venir avec beaucoup de soins plusieurs bouteilles de ce suc, l'administra sans aucun succès dans une foule de circonstances. Depuis ce temps, aucune expérience nouvelle n'est venue détruire ce résultat. (A. RICHARD.)

PAPAVÉRACÉES, *papaveraceæ*, s. f. pl. Le pavot forme le type de cette famille naturelle de plantes, qui appartient à la classe des dicotylédones polypétales à étamines hypogynes. Toutes les papavéracées sont des végétaux herbacés, annuels ou vivaces, portant des feuilles alternes simples ou plus ou moins profondément découpées en lobes nombreux. Leurs fleurs terminales ou axillaires sont quelquefois très-grandes, et de couleurs variées. Elle se composent d'un calice de deux sépales concaves, très-caducs; d'une corolle de quatre pétales réguliers ou irréguliers, diversement plissés dans le bouton, avant son épanouissement; d'étamines généralement en grand nombre, ayant les filets grêles et capillaires. L'ovaire est libre, globuleux ou très-allongé, à une seule loge, contenant un grand nombre d'ovules attachés à des trophospermes pariétaux et lamelliformes, saillans en forme de cloisons. Le stigmate est sessile. Le fruit est une capsule arrondie ou alongée en forme de silique, s'ouvrant au moyen de valves ou de trous, et contenant un nombre variable de graines. Les plantes qui forment la famille des papavéracées contiennent toutes un suc propre, tantôt blanc, tantôt jaune, ou même rougeâtre, qui existe dans toutes leurs parties, d'où il s'écoule lorsqu'on les entame. C'est ce liquide qui forme le principe actif de toutes les papavéracées, et qui les rend en général plus ou moins âcres, vireuses et délétères, sans cependant être absolument le même dans toutes les plantes de cette famille. Ainsi, dans les différentes espèces du genre pavot, le suc propre est plus ou moins narcotique et stupéfiant. C'est en effet de l'une de ces espèces, le pavot somnifère, que l'on retire l'opium, le plus puissant de tous les médicamens stupéfians. Les mêmes propriétés existent dans le suc propre du pavot d'orient, du pavot de Tournefort, et jusque dans les pétales de plusieurs espèces vulgaires, comme le coquelicot par exemple. *Voyez* PAVOT ET OPIUM. Dans le genre chélidoine, le suc laiteux, qui est jaunâtre, est surtout très-âcre et très-caustique. Appliqué sur la peau, il la rubéfie et finit par l'ulcérer. Aussi les plantes de ce genre sont-elles dangereuses, quoique néanmoins quelques praticiens aient prescrit l'usage de leur racine, comme émétique ou drastique, mais il est plus prudent de s'en abstenir. Les graines des papavéracées qui sont dépourvues du suc propre ne participent en rien des propriétés des autres parties de la plante. Elles contiennent une grande quantité d'huile grasse, que l'on en extrait par le moyen de la presse, et que l'on emploie dans les arts et l'économie domestique, sous le nom d'œliette ou d'huile d'œliette. D'après ce qui précède, on peut regarder la famille des papaveracées, non seulement comme une famille très-naturelle, sous le rapport des caractères botaniques, mais encore sous celui de la conformité de leur propriétés et de leur mode d'action.

(A. RICHARD.)

PAPILLAIRE, adj., *papillaris*, qui est relatif aux PAPILLES. *Voyez* ce mot.

PAPILLE, s. f., *papilla*. Nom donné aux petites saillies qu'on observe à la surface des membranes muqueuses. Leur structure et leurs formes différentes ont été décrites ailleurs. *Voyez* LANGUE, MUQUEUX. (MARJOLIN.)

PAPULE, s. f., *papula*. Petite tumeur peu élevée au-dessus du niveau de la peau, pleine, légèrement enflammée à sa base, ne contenant point de fluide et n'ayant point de tendance à se terminer par suppuration.

La papule est une des lésions pathologiques élémentaires du système dermoïde qui se présentent le plus fréquemment à l'observation. Elle forme le caractère fondamental de l'ordre *papulæ*, de Willan, et des genres *strophulus*, *lichen* et *prurigo* du même auteur. Les différences qu'elle présente dans chacun de ces genres ont servi à établir les espèces.

Dans le *strophulus*, maladie qui est propre à l'enfance, la *papule* participe jusqu'à un certain point de la finesse de la peau et de l'activité du système capillaire; elle est plus rouge, plus animée, elle est aussi plus fugace et plus rapide dans sa marche.

Dans le *lichen*, les papules offrent des apparences plus variées, soit dans leur aspect, soit dans leur forme, leur arrangement et leur degré de développement. Ce sont ces différences qui ont été considérées par les pathologistes anglais comme les caractères spécifiques. Tantôt ces papules sont isolées, discrètes, peu nombreuses (*lichen simplex*); tantôt elles sont rassemblées en groupes presque réguliers (*lichen circumscriptus*). D'autrefois elles ont l'aspect de petites piqûres d'orties (*lichen urticatus*). Enfin, on les voit quelquefois se réunir en grand nombre, former des plaques plus ou moins étendues, s'enflammer en se confondant, s'ulcérer à leur sommet, d'où s'exhale continuellement un liquide séro-purulent qui se transforme en croûtes légères, ou en squammes minces et humides : elles constituent alors l'espèce qui est désignée par les pathologistes sous le nom de *lichen agrius*.

Dans le *prurigo* les papules sont plus larges que dans les autres genres. Elles sont le plus ordinairement recouvertes à leur sommet d'un petit caillot de sang noirâtre adhérant à la surface. Lorsqu'elles sont nombreuses, qu'elles ont souvent repullulé sur le même siége, elles semblent altérer plus profondément les couches dermoïdes, puisqu'on voit sur les points qu'elles ont occupés de petites cicatrices légères, mais facilement apercevables à l'œil nu. Dans le lichen invétéré dans lequel les papules ont occupé une grande partie de l'enveloppe tégumentaire, l'altération est différente : la peau devient sèche, rugueuse, dure; elle est sillonnée par des rides profondes, surtout autour des articulations. On voit que dans ce cas, le système exhalant est frappé d'une sorte d'inertie, car les moyens les plus propres à ranimer ses fonctions paraissent sans effet. J'ai vu plusieurs fois des individus qui présentaient cette disposition conserver dans le bain de vapeur, cette sécheresse de la peau qu'ils avaient en y entrant.

Une autre altération remarquable qui est la suite presque inévitable des affections papuleuses en général, c'est une sorte de coloration jaunâtre, fauve sur les points qui ont été longtemps le siége des éruptions. Cette coloration est si profondément empreinte, qu'on la voit subsister souvent pendant plusieurs années.

La papule est tantôt une lésion élémentaire primitive, et alors elle est le caractère fondamental du genre et de l'espèce; tantôt elle est consécutive, elle vient se mêler secondairement à d'autres formes, et dans ce cas, elle n'est qu'une complication accidentelle. Cette observation est d'une grande importance dans l'étude des maladies de la peau, car c'est précisément parce qu'on n'a point assez distingué les lésions élémentaires primitives de celles qui surviennent plus tard, qu'on a jeté tant d'obscurités et d'incertitudes, dans cette branche de la pathologie. (L. BIETT.)

PARACENTÈSE, s. f., *paracentesis*, de παρά, à côté, et de κεντέω, je pique. Opération qui consiste à perforer la paroi abdominale, afin de donner issue aux différens liquides qui peuvent s'épancher dans le ventre, distendre cette cavité et causer des accidens plus ou moins graves. Quelques praticiens désignent cette opération sous le nom de ponction; mais cette dernière expression est générique, et doit s'appliquer par conséquent à tous les cas où il devient nécessaire de plonger un instrument piquant et tranchant dans une cavité naturelle ou accidentelle. *Voyez* PONCTION.

On a recours le plus souvent à la paracentèse pour évacuer la sérosité qui s'est accumulée dans la cavité du péritoine, dans l'intérieur d'un viscère ou dans un kyste particulier (*Voyez* ASCITE ET HYDROPISIE ENKYSTÉE). Quelquefois on a pour but de débarrasser le ventre d'une matière séro-purulente, suite de la phlegmasie du péritoine ou de tout autre organe de l'abdomen; d'autrefois, c'est pour donner issue à des liquides sanguinolens, etc., etc.

On ne doit pratiquer la paracentèse qu'après avoir employé infructueusement les moyens les plus propres à arrêter les progrès de l'hydropisie, ou à favoriser l'absorption du liquide épanché. Rarement cette opération peut être considérée comme curative; on doit la regarder le plus ordinairement comme un dernier moyen, comme une dernière ressource destinée à faire cesser momentanément la gêne que l'épanchement occasione dans les fonctions de la digestion et de la respiration; en effet, on n'en tarit pas ordinairement la source; à un premier épanchement en succède bientôt un second; si on l'évacue, la maladie ne tarde pas à se reproduire. A chaque nouvelle ponction le malade s'affaiblit; il finit enfin par succomber. Toutefois cependant, avant de porter un jugement, il est convenable d'avoir égard à la nature de l'hydropisie; car dans les collections séreuses récentes qui se forment brusquement, qui se manifestent chez des individus jeunes, à la suite des péritonites accidentelles, après la rougeole, ou la scarlatine répercutée, par exemple; s'il n'existe aucune lésion grave aux organes de la digestion et de la circulation; si le malade conserve des forces, on peut espérer sa guérison. Lorsque ces circonstances aussi heureuses que rares se trouvent réunies, on doit opérer de bonne heure, c'est-à-dire, dès qu'on a reconnu manifestement la présence d'un liquide, et que la quantité de ce liquide est assez abondante pour que l'instrument. ne blesse pas les organes du ventre. La paracentèse a été suivie quelquefois de la guérison spontanée de l'hydropisie enkystée de l'ovaire; ce cas est très-rare. J'ai eu occasion de l'observer une fois à l'hospice de la Salpêtrière. Tous les ans, la ponction devenait nécessaire; après l'avoir pratiquée pendant sept ou huit fois, je ne fus pas médiocrement surpris de voir le ventre rester souple et affaissé. La femme étant morte d'une affection de poitrine quelques années après, je m'assurai que le kyste n'avait guère que le volume du poing, ses parois avoient beaucoup d'épaisseur; quelques onces de sérosité remplissaient sa cavité.

La paracentèse ne contribue qu'à alléger momentanément les souffrances des malades, lorsque l'hydropisie est l'effet de l'altération organique du foie, de la rate, etc., etc.; que la maladie est ancienne, le malade âgé et faible; que le scrotum et les membres inférieurs sont infiltrés. On doit attendre alors, pour opérer, que le ventre soit très-distendu, la progression difficile ou impossible et la suffocation imminente. On doit tenir la même conduite dans les hydropisies enkystées. L'expérience a appris que dans ce cas, encore plus que dans l'hydropisie symptomatique, la sérosité est à peine écoulée, qu'une nouvelle collection se forme et réclame bientôt une seconde ponction; celle-ci ne tarde pas à être suivie de plusieurs autres. Toutefois, il ne faut pas trop attendre; en effet, l'opération n'est réellement utile que lorsqu'on y a recours à une époque où le malade conserve encore des forces. On doit y renoncer lorsqu'il éprouve des douleurs vives dans le ventre, qu'il est tourmenté par la fièvre lente, et réduit au dernier degré de faiblesse et de marasme. Si le malade n'est pas très-âgé ou excessivement faible; s'il n'est pas affecté de lésions organiques très-graves, il peut survivre à l'opération pendant un temps plus ou moins long; quelquefois il meurt après la première ou après la seconde ponction; d'autres fois, au contraire, il ne succombe qu'après avoir subi l'opération de la paracentèse un certain nombre de fois; on l'a pratiquée sur le même individu, dix, vingt, quarante, cinquante, cent fois et plus (*Méad, Sabatier, Bézard, etc.*).

La nécessité de pratiquer la paracentèse étant reconnue, le chirurgien doit se procurer avant tout ce dont il peut avoir besoin. Un trois-quarts, un stylet long, gros et boutonné, un peu de cérat, un vase pour recevoir le liquide, une ou deux alèzes qu'on placera sous le malade, des compresses larges et carrées, un bandage de corps garni de son scapulaire et de deux sous-cuisses, un morceau d'emplâtre de diachylon gommé, etc., etc. On doit s'assurer si la pointe du trois-quarts est bien aiguë, et si le poinçon de cet instrument glisse avec facilité dans sa gaîne.

Tout étant préparé, on fait coucher le malade sur le dos, en ayant le soin de le rapprocher du bord du lit qui correspond au côté sur lequel on se propose d'opérer; la tête et la partie supérieure du corps sont médiocrement élevées au moyen de quelques oreillers; les jambes et les cuisses doivent être à demi fléchies sur le ventre. Un aide, qui se place à côté du malade, le soutient et applique une de ses mains sur la partie antérieure et un peu latérale du ventre, tandis que l'autre se dirige sur le côté où l'on va opérer. Un second aide, placé sur le bord du lit opposé, ou à genoux sur ce lit lorsqu'il est très-large, applique ses deux mains sur le ventre. Jusque vers la fin du dix-septième siècle, on s'est servi pour évacuer les liquides épanchés dans le ventre d'un instrument étroit, aigu et tranchant des deux côtés, auquel on substituait une canule propre à faciliter l'écoulement des eaux. On emploie aujourd'hui le trois-quarts, instrument très-doux, qu'on sent à peine et qui agit plutôt en écartant les tissus qu'en les divisant. Les auteurs n'ont pas été d'accord sur le lieu où l'instrument devait pénétrer dans l'abdomen. L'ombilic, lorsqu'il présente une tumeur plus ou moins volumineuse circonscrite, transparente et avec fluctuation; l'aine ou le scrotum lorsqu'il existe un sac herniaire distendu par de la sérosité descendue du ventre; le vagin, chez la femme, et le rectum chez l'homme, sont autant d'endroits où l'on a conseillé de pratiquer la paracentèse. On a renoncé aujourd'hui à faire cette opération dans ces différentes régions. On perfore ordinairement le ventre sur l'une de ses parties latérales. Quoiqu'on puisse faire la ponction sur l'un ou l'autre côté de l'abdomen, en général, on préfère cependant le côté droit, parce que les intestins sont plus particulièrement refoulés à gauche et que l'épiploon descend plus bas de ce dernier côté. Si en explorant l'abdomen, on reconnaît un engorgement dur et squirreux vers l'un ou l'autre hypochondre, il faut opérer du côté opposé. Hippocrate veut qu'on pratique la paracentèse près de l'ombilic ou en arrière dans le voisinage des lombes. Quelques praticiens prescrivent de faire la ponction au milieu de l'espace qui sépare l'ombilic de la crète iliaque. Monro veut que l'on pique entre le nombril et l'épine antérieure et supérieure de l'os des îles. On a proposé de choisir le centre d'un triangle formé par l'ombilic, le sommet de l'os des îles et le tiers antérieur du rebord des fausses côtes. Sabatier choisissait le milieu de l'espace compris d'une part entre les fausses côtes et l'épine iliaque, et de l'autre entre les apophyses épineuses des vertèbres lombaires et le nombril. M. Boyer pense qu'on doit plonger l'instrument au milieu d'une ligne tirée de l'ombilic à l'épine antérieure et supérieure de l'os des îles. En général, on risque peu en s'éloignant de l'ombilic; en s'en rapprochant au contraire, on peut atteindre le bord externe du muscle droit, et rencontrer l'artère épigastrique. Lorsqu'on cherche le point de l'abdomen où le trois-quarts doit être porté, il faut examiner s'il y a quelques battemens artériels ou quelques veines dilatées. On les évite en portant l'instrument à quelques lignes plus loin.

Le malade étant situé d'une manière convenable, et le lieu où l'opération doit être faite étant déterminé, le chirurgien se place au côté du lit sur lequel on a dirigé plus spécialement le corps du malade; il enduit l'extrémité du trois-quarts avec un peu de cérat, saisit ensuite cet instrument avec la main droite, de manière que le manche appuie contre la paume de la main, et que les trois premiers doigts soutiennent la tige; on a le soin de faire descendre l'index jusqu'à l'endroit où on veut faire pénétrer le trois-quarts. Si le pavillon de la canule est en gouttière, on a l'attention de diriger sa face convexe en bas. Avant de piquer on recommande aux aides de comprimer doucement le ventre, afin de pousser la sérosité vers le point où l'opération doit être pratiquée. Après avoir tendu la peau avec le pouce et l'indicateur de la main gauche, on enfonce doucement le trois-quart dans le ventre. Lorsque l'instrument a pénétré dans la collection aqueuse, ce dont on s'assure à un sentiment de résistance vaincue et à la liberté que le trois-quarts acquiert tout à coup, on prend la canule avec le pouce et l'index de la main gauche, et on l'enfonce un peu plus, pendant que de l'autre main on retire le poinçon; la sérosité s'écoule en arc dans le vase qui a été préparé pour la recevoir. Une pression douce et continue favorise cet écoulement. Pendant la sortie du liquide, le chirurgien soutient la canule. A mesure que l'eau s'écoule, les aides doivent faire sur le ventre une compression qui égale celle qu'exerçait la sérosité. Au moyen de cette compression, on peut évacuer entièrement l'eau sans craindre ni les foiblesses, ni les syncopes, qu'on a tant redoutées. Pour rendre la sortie du liquide plus complète, on doit, vers la fin de l'évacuation, faire relever et soutenir le bassin du malade au moyen d'un oreiller, pencher le ventre du côté opéré, et le comprimer en différens endroits et en différens sens. Pour faciliter la sortie des dernières portions de la sérosité, on incline le bout de la canule de divers côtés. Lorsqu'on s'est assuré qu'il ne reste plus d'eau, on la saisit et on la tire doucement à soi avec la main droite, tandis que le pouce et l'indicateur de la main opposée placés sur le côté de l'ouverture pèsent sur la peau, l'empêchent d'être tiraillée et de suivre l'instrument. On couvre ensuite la piqûre avec un morceau de diachylon gommé. On place sur le ventre des serviettes, ou mieux encore, des coussins de coton assez épais pour être de niveau avec la poitrine; on les soutient avec un bandage de corps suffisamment serré, on a le soin de le réappliquer lorsqu'il se relâche; on en continue l'usage jusqu'à ce que le ventre reprenne un volume assez considérable. Après l'application de cet appareil, on replace le malade dans son lit; il faut avoir le soin de tenir sa tête un peu élevée; s'il est foible, on lui donne quelques cuillerées d'une potion tonique; on doit s'abstenir de ce moyen si on soupçonne des traces de péritonite. On cherche à prévenir ou à retarder la reproduction de l'épanchement dans le ventre, en prescrivant de nouveau l'administration des moyens conseillés dans les cas d'hydropisie.

Il arrive quelquefois que la sérosité, après avoir coulé pendant un certain temps, s'arrête peu à peu ou tout à coup, surtout si le malade vient à tousser. Une tumeur située dans le voisinage de l'endroit où la ponction a été faite peut s'appliquer contre l'ouverture de la canule, et suspendre l'écoulement de l'eau. Une portion d'intestin ou d'épiploon peut produire le même effet; un flocon d'albumine, un lambeau membraniforme s'introduisent parfois dans cette canule. On fait cesser la première cause, en dirigeant l'instrument du côté opposé à celui où la tumeur se fait sentir; on remédie aux autres en éloignant les corps dont je viens de parler, à l'aide d'un gros stylet boutonné qu'on introduit dans la canule. La sérosité cesse parfois de couler, parce que la partie la plus fluide étant sortie, le reste est trop épais pour pouvoir passer par l'ouverture de la canule. Il n'est pas rare de trouver dans les kystes abdominaux un liquide bourbeux, noirâtre, semblable à de la lie de vin. Il faut faire une incision au ventre pour faire sortir cette matière étrangère. On doit se conduire de la même manière, si des hydatides plus ou moins volumineuses remplissent la cavité du péritoine. Lorsque la sérosité épanchée est contenue dans deux ou trois poches, la ponction pratiquée dans le lieu ordinaire peut n'en évacuer qu'une seule. On est averti de cette disposition par la sortie d'une certaine quantité de liquide, par la mollesse, l'affaissement d'une portion du ventre, par la rénitence et la fluctuation qu'on sent dans les autres. Ce cas nécessite une nouvelle ponction.

Lorsque après l'extraction de la canule du sang sort par la petite plaie, on arrête cette espèce d'hémorrhagie en exerçant une compression sur le vaisseau lésé, au moyen d'un morceau de cire roulée entre les doigts, qu'on introduit dans la piqûre; on pourrait se servir, avec non moins d'avantage, d'un morceau de bougie en gomme élastique, d'un volume égal à celui de la canule du trois-quarts.

Après une ou plusieurs ponctions faites spécialement dans les cas d'hydropisie enkystée, une inflammation aiguë se développe quelquefois et se propage des parois du kyste au péritoine et aux viscères abdominaux; le ventre se tend, devient douloureux, la fièvre survient, des nausées, des vomissemens, le hoquet, se manifestent. On ne peut opposer à cet état, presque toujours mortel, que l'emploi des antiphlogistiques.

On a cherché à diverses reprises les moyens de guérir radicalement les hydropisies abdominales après la ponction. Mais tous les essais qu'on a tentés à ce sujet ont été insuffisans, ou tellement dangereux, qu'on les a bannis avec raison de la pratique de la chirurgie. (MURAT.)

PARACOUSIE, s. f., *paracusis;* de παρακούω, mal entendre, dépravation de l'ouïe. M. Itard admet deux variétés dans cette maladie, 1° le bourdonnement ou tintement d'oreille, dans lequel on entend ou des bruits qui n'existent qu'à l'intérieur de l'oreille ou près d'elle, ou des bruits imaginaires. Dans le premier cas

M. Itard l'appelle bourdonnement vrai, et dans le second, bourdonnement faux; 2° les anomalies acoustiques, dans lesquelles il y a perception inégale de sons également intenses, ou impression discordante de ces mêmes sons sur les deux oreilles, d'où résulte une sorte d'ouïe double. Ces anomalies sont tantôt liées à une inflammation aiguë ou chronique de l'oreille, et tantôt semblent être purement nerveuses, et résulter d'une perversion de sensibilité du nerf acoustique.

Le bourdonnement précède fréquemment la surdité, et souvent aussi coïncide avec elle; il peut même la causer, en substituant la perception de bruits factices à celle des bruits réels extérieurs. En comprimant simultanément les deux carotides, dit M. Itard, on fait cesser le bourdonnement, et l'on s'assure ainsi si la surdité en est l'effet.

Les causes du bourdonnement vrai sont principalement un état pléthorique local ou général, une inflammation de l'oreille, un obstacle mécanique à la libre circulation de l'air dans les diverses parties de l'oreille. Le bourdonnement faux succède souvent à des bruits qui ont fait sur l'oreille une trop forte impression : d'autres fois il se manifeste chez des individus qui ont été en proie à de vives émotions morales, qui se sont livrés à des travaux intellectuels excessifs. On le voit encore survenir comme épiphénomène dans diverses névroses, à la suite de grandes hémorrhagies, et en particulier des pertes utérines, enfin comme symptomatique d'affections vermineuses. Les bruits les plus étranges se font alors entendre : tantôt ils sont vagues, confus, et ne représentent rien; tantôt ils simulent le sifflement des vents, le murmure des eaux, etc. Certains malades croient entendre des cris d'animaux et même la voix humaine.

Le traitement de la paracousie varie suivant les causes sous l'influence desquelles se produisent ses différentes espèces. Il faut d'abord examiner si elle n'est pas liée à une autre affection de l'oreille, telle qu'une otite aiguë ou chronique, et s'occuper de combattre celle-ci. S'il n'en est point ainsi, et qu'il existe un état pléthorique, les émissions sanguines sont utiles, soit locales, soit générales, suivant les circonstances. M. Itard recommande l'ouverture de la veine jugulaire. Si l'on n'observe que les symptômes d'une simple névrose, il faut employer les nombreux moyens pour lesquels on combat ordinairement les diverses affections nerveuses. Dans le cas où les bruits imaginaires, qui se font entendre, empêchent les malades de goûter le sommeil, on le leur procure quelquefois, en produisant autour d'eux, suivant l'ingénieux conseil de M. Itard, d'autres bruits le plus analogues possibles à celui qu'ils croient entendre, et plus intenses que lui. (ANDRAL fils.)

PARALYSIE, s. f., *paralysis*, en grec παράλυσις, relâchement, résolution; de παραλύω, je relâche. On entend par *paralysie*, la perte totale, ou au moins la diminution notable, soit du mouvement, soit du sentiment; de là qualification de paralysie complète ou incomplète, dont on se sert pour indiquer l'intensité plus ou moins grande du mal.

Les organes qui, par leurs fonctions, appartiennent à la vie de relation, ou qui au moins entretiennent avec elle des rapports très-directs, sont, à proprement parler, seuls susceptibles d'être affectés de paralysie. Aussi, ne peut-on, sans un véritable abus de termes, dire, à l'exemple de beaucoup de médecins, que le cœur est paralysé dans la syncope, et le poumon dans l'asphyxie. Il en est de même des prétendues paralysies des reins, du foie, du pancréas. Avancer que ces organes sont paralysés, c'est déclarer tout simplement que leurs fonctions sont dérangées, et non faire connaître la cause spéciale du dérangement, comme se l'imaginent ceux qui affectent d'employer une expression prétendue appropriée. Cela ne doit pourtant pas empêcher de reconnaître que certains organes, en partie soumis à l'empire de la volonté, tels que la vessie, le rectum et l'œsophage, sont quelquefois véritablement affectés de paralysie, quoique la plupart du temps, tout différemment que les organes de la vie de relation.

Lorsque la paralysie se fixe sur des parties douées tout à la fois du sentiment et du mouvement, elle frappe pour l'ordinaire simultanément ces deux propriétés. D'autres fois, le mouvement seul est affecté, comme les membres en offrent de fréquens exemples; ou bien c'est seulement la faculté de sentir, ce qu'on observe principalement pour les organes des sens, qui cessent fréquemment de pouvoir remplir leurs fonctions, sans que l'appareil locomoteur, propre à quelques-uns d'entre eux, ait perdu sa motilité. Il est bien plus rare de voir les membres privés du sentiment, conserver encore la faculté de se mouvoir; cependant, on en cite quelques exemples : celui de La Condamine entre autres, qui, pendant longues années, a continué de se servir très-bien de ses mains, qui avaient entièrement perdu le sentiment (Landré-Beauvais, *Séméïotique*). Les mémoires de l'Académie des Sciences parlent d'un cas semblable, que M. Roche a eu occasion de rencontrer deux fois. Enfin, il peut aussi arriver qu'une partie privée du mouvement éprouve néanmoins une grande exaltation de sensibilité.

Dès la plus haute antiquité, on avait expliqué ces faits, en admettant que certains nerfs président au mouvement, et d'autres au sentiment. Une des découvertes anatomiques les plus importantes de notre siècle est la confirmation d'une hypothèse que les travaux de Bell, de Schaw, et surtout de M. Magendie, ont placée parmi les vérités le plus rigoureusement constatées. Et comme ces nerfs ne sauraient tous aboutir aux mêmes points des centres nerveux, on conçoit sans peine qu'ils puissent être affectés ensemble ou isolément, de la même manière, ou d'une manière différente et même opposée. C'est ainsi que les nombreux phénomènes de la paralysie, restés jusque là véritablement inexplicables, n'offrent presque plus rien dont il ne soit maintenant facile de se rendre raison.

Cette affection atteint quelquefois simultanément tous ou presque tous les organes de la vie extérieure : on lui donne alors le nom de *paralysie générale;* ou bien elle ne frappe qu'une moitié du corps, et elle reçoit dans ce cas le nom d'*hémiplégie*. Quand elle affecte la moitié inférieure du tronc, on la nomme *paraplégie;* et *paralysie croisée*, lorsqu'elle se fixe sur un membre supérieur et inférieur de côtés opposés. Si elle est bornée à un seul organe, elle prend le nom de *paralysie partielle* ou *locale*.

Le nombre des parties affectées, l'intensité avec laquelle elles peuvent l'être, l'espèce de fonctions qu'elles remplissent, etc., donnent lieu à des accidens en rapport avec ces diverses circonstances, sans que la nature intime du mal cesse pour cela d'être la même. Mais la manière dont un organe se trouve frappé, et l'organe lui-même en tant que paralysé, peuvent faire connaître, avec plus ou moins de précision, et la cause du mal et le siége qu'elle affecte. Je tâcherai de ne jamais perdre de vue ces considérations importantes dans ce que je vais dire sur la paralysie, que, suivant l'usage, je diviserai en symptomatique et en idiopathique. Toutefois, je crois convenable, avant de passer outre, de présenter la récapitulation des diverses paralysies qui ont été observées, abstraction faite de toute division systématique. Ce sont, pour le mouvement; 1° la paralysie générale; 2° l'hémiplégie; 3° la paraplégie; 4° la paralysie croisée; 5° la paralysie locale, à laquelle se rapportent la paralysie de la langue, du larynx, de la paupière supérieure, de deltoïde, du pharynx, de l'œsophage, du sphincter, de l'anus, du rectum, de la vessie : pour le sentiment, 1° la paralysie de la rétine (cécité, amaurose); 2° la paralysie de l'ouïe (cophose); 3° la paralysie de l'odorat (anosmie); 4° la paralysie du goût; 5° la paralysie du tact, dans une étendue plus ou moins considérable de la peau.

§ I. PARALYSIE SYMPTOMATIQUE. La paralysie symptomatique est de deux espèces. Tantôt elle dépend d'une lésion physique de l'appareil nerveux, appréciable par les sens; tantôt d'une affection générale, qui ne laisse pas de traces susceptibles d'être aperçues. Je vais examiner successivement ces deux espèces de paralysie.

1° *Paralysie produite par une lésion physique.*—Elle s'observe 1° dans les maladies aiguës de l'appareil nerveux, telles que les congestions sanguines, les ruptures intérieures, l'inflammation de la pulpe nerveuse ou de ses enveloppes, les lésions de ces parties occasionées par des violences extérieures; 2° dans les maladies chroniques, non moins nombreuses, dont ces mêmes parties peuvent être le siége. Les faits les plus importans, concernant la paralysie occasionée par des lésions physiques ou organiques, se trouvant exposés aux mots APOPLEXIE, COUP DE SANG, ENCÉPHALITE, HYDROCÉPHALE, MÉNINGITE, MOELLE (pathologie), je dois y renvoyer le lecteur, et me borner ici aux seules réflexions en rapport avec mon sujet, qui n'ont point encore trouvé place dans ce Dictionnaire.

Dans les affections aiguës, la paralysie est en général constante dans son apparition, et régulière dans sa marche. Étudiée dans ces derniers temps avec une attention toute particulière, elle a répandu, sur le diagnostic de certaines maladies de l'appareil nerveux, des lumières qui n'étaient même pas soupçonnées il y a à peine 12 ou 15 ans. Ainsi, il est bien reconnu maintenant, que quand la paralysie est l'effet d'une inflammation des méninges, elle s'annonce par des convulsions, survient graduellement et souvent encore n'est pas complète; qu'elle s'accompagne ordinairement de contracture, et quelquefois de douleurs assez vives, lorsqu'elle dépend d'un ramollissement inflammatoire de la pulpe nerveuse; que presque toujours générale dans le coup de sang, elle survient alors tout à coup et ne manque jamais, si la maladie est simple, de se dissiper complétement au bout d'un temps plus ou moins court; qu'enfin, aussi brusque dans son apparition, quand elle dépend d'une apoplexie, elle se distingue par la flaccidité dont les membres sont frappés, par la lenteur avec laquelle elle se dissipe, ou ce qui est presque aussi fréquent, par sa durée indéterminée. C'est alors que souvent les membres paralysés s'atrophient et prennent un aspect luisant tout particulier. Susceptible d'une guérison plus ou moins retardée dans les deux dernières maladies, elle suit, dans les deux premières, les progrès ordinairement toujours croissans du mal.

Telles sont les lumières que la paralysie, étudiée sous le rapport de sa marche, peut répandre sur la nature de la maladie qui la produit. Outre cela, elle permet souvent encore d'en reconnaître le siége particulier, au moyen de quelques circonstances assez bien connues. Si, par exemple, le mal occupe un côté du cerveau et même du cervelet, suivant M. Serres, la paralysie se montre toujours sur une portion plus ou moins étendue du côté du corps opposé au siége de l'affection encéphalique, à moins que celle-ci ne soit très-considérable, auquel cas on observe la résolution de tous les membres, qui a aussi lieu toutes les fois que la protubérance annulaire, ou un autre point central est gravement atteint. Quand la moelle est lésée, il y a paralysie totale des parties situées au-dessous de la lésion, tandis que les parties situées au-dessus restent intactes. On prétend, il est vrai, avoir observé des affections aiguës très-graves de la moelle, voire même sa section complète (*journal* de Desault), sans production de paralysie. Mais de pareils faits sont tellement opposés à l'observation journalière et aux expériences tentées sur les animaux vivans, qu'il est bien plus raisonnable de croire qu'ils ont été mal vus, que d'admettre dans les lois de l'organisme une aberration à l'appui de laquelle ils pourraient seuls être invoqués. Je me crois, par conséquent, autorisé à soutenir que la section de la moelle, ou toute autre lésion analogue, entraîne aussi irrévocablement la paralysie, que la section d'un tronc nerveux condamne à une immobilité irrémédiable les muscles auxquels il se distribue. Car, bien qu'après sa cicatrisation, un pareil nerf soit susceptible de concourir de nouveau à la production de quelques-uns des phénomènes de l'innervation, il ne devient jamais apte à commander ceux qui distinguent la vie de relation. J'ajouterai, comme conséquence de cette doctrine, que des observations bien faites ont appris que la paralysie se bornait à une portion plus ou moins étendue d'un des côtés du corps, quand un côté de la moelle était affecté; et qu'elle avait lieu sur les nerfs du mouvement ou sur ceux du sentiment, suivant que le mal occupait la partie antérieure ou la partie postérieure de l'axe médullaire.

Non-seulement la paralysie indique le lieu où réside l'altération de la substance nerveuse, mais elle peut aussi, quand elle dépend de l'inflammation des méninges, faire connaître, quoique avec moins de précision que dans le premier cas, le siége particulier de l'inflammation, ainsi que MM. Parent et Martinet l'ont constaté. Toutefois, c'est moins la paralysie elle-même qui conduit à un pareil résultat, que l'étude des convulsions qui alors l'accompagnent ou la remplacent. C'est donc principalement dans les altérations de la substance cérébrale, que les indications fournies par la paralysie sont d'une exactitude vraiment précieuse. Outre qu'alors elles apprennent, comme il a déjà été dit, à connaître avec certitude le côté affecté du cerveau, elles peuvent encore, dans certains cas, faire découvrir dans quelle partie du côté affecté se trouve le siége du mal. Ainsi, MM. Foville et Pinel Grandchamp assurent avoir vérifié que la paralysie du membre supérieur annonce une lésion de la couche optique; la paralysie du membre inférieur, une lésion du corps strié; et par conséquent l'hémiplégie, une affection simultanée de ces deux organes. Quant à la paralysie de la langue, M. Rostan (*Cours de Méd. clinique*) dit avec raison qu'elle ne tient probablement pas, comme l'annoncent ces Messieurs, à une altération dans la corne d'Ammon. On ne doit pas non plus l'attribuer, avec M. Bouillaud, à la lésion du lobe antérieur du cerveau. C'est au moins la conclusion à laquelle conduisent les faits entièrement conformes à ce que j'avais observé (*Recherches sur l'apoplexie*), récemment publiés par M. Cruveilhier (*nouvelle Bib. méd.*) et par M. Pinel fils (*journ. de Physiol.*). On ne connaît pas davantage le lieu du cerveau qui, par son dérangement, produit la cécité, la surdité, la perte de l'odorat ou du goût.

Si, malgré le nombre assez grand des faits rigoureusement constatés, l'étude de la paralysie laisse encore plus d'un point obscur, dans les affections aiguës de l'appareil nerveux cérébro-spinal, elle en présente bien davantage, par rapport aux affections chroniques. Outre que dans ces cas elle peut se montrer avec un mal fort petit en apparence, et ne pas être produite par un autre qui semble plus grand, on n'a pas encore appris à connaître exactement, quelles sont les modifications appréciables dans sa marche, son caractère ou son intensité, susceptibles d'indiquer avec précision où siége le mal dont elle dépend. C'est ainsi que le diagnostic d'un tubercule, d'un cancer, d'un ramollissement et d'un endurcissement non inflammatoires; d'un fongus, d'un acéphalocyste, ou de toute autre affection chronique du système nerveux cérébro-spinal ou de ses enveloppes, repose sur des indications tellement incertaines, en ce qui concerne la paralysie, que dans le plus grand nombre des cas, il reste vraiment conjectural. Entre autres faits à l'appui de cette opinion, il me suffira de rappeler le cas publié par MM. Rullier et Magendie (*journal de Physiologie*), de destruction presque complète de la moelle cervicale, dans l'étendue de plusieurs pouces, qui à la vérité détermina l'immobilité des membres supérieurs, mais sans leur ôter le sentiment, et sans affecter en rien les membres inférieurs; et d'engager les lecteurs à relire quelques autres observations plus ou moins analogues, déjà également citées à l'article MOELLE (pathologie). Il y a plus, c'est que la lésion cérébrale ne se trouve pas toujours du côté opposé à la paralysie, dans ces cas où les désordres appréciables à l'œil ne sont peut être pas les seuls qui existent en réalité. Plusieurs faits rapportés par Lancisi, Morgagni, M. Portal, et rassemblés par M. Bayle (*Revue médicale*), ne laissent aucun doute sur la première assertion. D'un autre côté, deux affections évidemment différentes par les modifications extérieures qu'elles impriment au tissu nerveux, savoir le ramollissement et l'endurcissement non inflammatoires, marchent d'une manière si analogue par rapport à la paralysie et aux autres symptômes concomitans, comme l'affaiblissement de l'intelligence, les tremblemens des membres, l'obtusion graduelle du toucher, etc., que M. Delaye n'a pas pu parvenir à les distinguer l'une de l'autre avant l'autopsie. Enfin, pour comble de causes de confusion et d'erreurs, en outre des douleurs, des crampes, des fourmillemens, dont les membres malades sont plus ou moins fréquemment atteints, sans qu'on sache encore rapporter aucun de ces accidens à un état pathologique déterminé, la paralysie, suite d'affection chronique; a pour caractère commun de marcher d'une manière constamment progressive, sans jamais rester stationnaire. Toutefois il serait, je pense, déraisonnable de prétendre que la science n'est pas susceptible, par ses progrès ultérieurs, de lever les difficultés de diagnostic qui nous arrêtent maintenant.

2° *Paralysie sans lésion organique connue.*—Nous rangeons, dans cette espèce, la paralysie déterminée par l'onanisme ou les excès vénériens, sur le siége et la nature de laquelle on ne possède, à vrai dire, aucune donnée satisfaisante. L'affaiblissement musculaire, accompagné de tremblemens convulsifs habituels, qu'on observe assez fréquemment chez certains ivrognes de profession, et qui se termine quelquefois par une véritable paralysie. Des médecins prétendent que ces derniers symptômes tiennent à un ramollissement du cerveau; mais il est facile de reconnaître le peu de fondement d'une telle opinion, si l'on fait attention à la durée habituellement très-longue du tremblement des ivrognes, sans autre trouble dans la santé, et à sa suspension momentanée par le renouvellement de l'ivresse, deux circonstances qui ne se rencontreraient assurément pas avec un ramollissement du cerveau. D'après cela, il me semble impossible de se refuser à considérer le cas dont il s'agit comme une affection générale du système nerveux cérébro-spinal, et peut-être aussi des nerfs, jusque dans leurs dernières divisions, différant essentiellement de toutes les lésions physiques plus ou moins graves qui nous ont occupés jusqu'à présent. Nous en dirons autant des tremblemens convulsifs des doreurs, de la paralysie qui affecte quelquefois les sujets atteints de la colique métallique, et de celle que développent certaines espèces de narcotisme et de fièvre intermittente. Dans aucun de ces cas, tous plus ou moins susceptibles d'une guérison prompte et radicale, on ne saurait admettre l'existence d'une altération physique profonde des centres nerveux, surtout pour l'affection paralytique des fièvres pernicieuses qu'on voit paraître et disparaître avec l'accès fébrile, ainsi que Torti, Sauvages et d'autres auteurs ont eu occasion de l'observer.

Il me serait facile de grossir le nombre des faits analogues, si je voulais y joindre les cas, assurément plus rares qu'on n'est porté généralement à le croire, de paralysie sympathique, produite par la surcharge de l'estomac, la présence des vers intestinaux, l'inflammation de la membrane muqueuse gastro-intestinale; puis les paralysies anomales et passagères si fréquentes chez les personnes nerveuses, chez les hystériques, les épileptiques et les somnambules magnétiques. On y reconnaîtrait toujours l'absence de toute lésion organique tant soit peu profonde des centres nerveux. Peut-être trouverait-on là un motif de regarder ces affections comme idiopathiques, c'est-à-dire comme n'ayant d'autre siége que la partie affectée. Mais l'existence incontestable, dans tous ces cas, d'une disposition nerveuse générale véritablement morbide, semble prouver que les accidens paralytiques sont le résultat de l'action de cette même cause morbifère, en tant qu'elle porte spécialement son action sur tel ou tel point des centres nerveux.

§ II. Paralysie idiopathique. Ceux qui les premiers ont observé la paralysie ont dû nécessairement croire que sa cause siégait là où les effets se manifestaient le plus évidemment. Ils ne pouvaient guère reconnaître que des paralysies idiopathiques, et cependant l'observation démontre que la vérité se trouve dans une manière de voir presque entièrement opposée. En effet, comparativement aux fréquens exemples de paralysie symptomatique, ceux qu'on peut produire comme appartenant à la paralysie idiopathique se réduisent à un très-petit nombre de faits, qui encore ne sont pas réellement de même espèce, bien qu'ayant un caractère commun, savoir l'existence du mal dans la partie qui en présente le symptôme. Je citerai comme tels : l'immobilité dont sont frappées certaines parties, qu'une lésion de leurs vaisseaux empêche d'être convenablement vivifiées par l'abord du sang artériel (Rostan, *Recherches*, etc.), ou qui affecte d'une manière plus ou moins prolongée les muscles des membres dans certaines affections rhumatismales ou arthritiques; la paralysie de la vessie, indépendante de toute lésion de la moelle ou du cerveau, et essentiellement différente de celle dont le même organe, ainsi que le rectum, paraissent souvent être atteints, par suite d'une forte attaque d'apoplexie. Dans cette dernière circonstance, leur inertie apparente tient presque exclusivement à ce que, n'étant plus aidés par l'action congénère des muscles abdominaux, alors plus ou moins affaiblis, ils ne peuvent seuls remplir une fonction qui nécessite le concours de l'action de deux forces réunies. Dans la paralysie idiopathique, un résultat semblable a lieu avec des conditions opposées, c'est à dire que, les muscles abdominaux se contractant seuls, les féces s'accumulent dans le rectum, l'urine dans la vessie, et ce fluide n'en sort que par regorgement.

Il me paraît impossible, à l'époque actuelle de la science, de déterminer précisément en quoi consiste l'affection de l'organe idiopathiquement paralysé. Un seul point paraît incontestable, c'est qu'elle n'est pas toujours de même nature. De là la possibilité de la combattre efficacement par des moyens thérapeutiques différens. Ainsi, les toniques, les nervins; l'emploi des frictions, des épispastiques, des irritans de diverses espèces; l'acupuncture, et surtout l'électro-puncture; les bains, les douches, etc., sont autant de secours propres à rendre le mouvement aux membres que le rhumatisme ou la goutte ont frappés d'immobilité. Une sonde maintenue à demeure dans la vessie peut, en irritant cet organe, provoquer sa contraction, que, d'un autre côté, on sollicitera par des frictions avec de la teinture de cantharides pratiquées sur les lombes, et même par l'usage intérieur des cantharides ou d'autres excitans analogues.

Ces exemples sont plus que suffisans pour mettre sur la voie du traitement qui convient à la paralysie idiopathique. Quant à la paralysie symptomatique, la première chose à faire pour la combattre avec succès, est de diriger les moyens thérapeutiques contre l'affection dont elle dépend. Ainsi on traitera, par le quinquina, la paralysie suite des fièvres d'accès; par les saignées, les antiphlogistiques, etc., la paralysie suite d'apoplexie. Dans la paralysie provenant de l'onanisme ou des excès vénériens, on recommandera les toniques, une nourriture analeptique, un exercice bien ordonné, et avant tout, la renonciation à des habitudes funestes. C'est d'après ces principes qu'il faudra combattre le tremblement mêlé de paralysie dont les doreurs et autres ouvriers exposés aux émanations mercurielles sont fréquemment atteints, de même que la paralysie symptomatique de la colique métallique, sauf l'application de quelques remèdes particuliers que nous allons faire connaître.

Lorsque le tremblement paralytique des doreurs n'a pas cédé à l'emploi convenablement continué des sudorifiques à haute dose, des antispasmodiques, des toniques, et suivant l'indication, à l'administration de quelques purgatifs, il convient alors d'avoir recours aux frictions aromatiques et irritantes, aux bains chauds et à l'électricité, laquelle, au rapport de Sigaud-Lafond, de Dehaën et de Gardane, est d'une efficacité remarquable. Elle convient aussi dans la paralysie, suite de colique métallique, qui, comme on sait, affecte presque exclusivement les muscles extenseurs des membres supérieurs; mais, avant de recourir à son usage, il est d'autres moyens à employer.

Suivant MM. Mérat, Chomel et tous les médecins de la Charité, la paralysie métallique ne se manifeste guère que quand la colique n'a pas été méthodiquement traitée. Si donc on est appelé pour un cas de ce genre, la première chose à faire sera de soumettre le malade au traitement purgatif, dit de la Charité (*voyez* COLIQUE MÉTALLIQUE). Souvent il suffit seul, pour dissiper la paralysie qui, comme l'a très-bien vu Stoll, devient fort difficile à guérir, quand elle résiste à une première bonne médication. C'est alors qu'il convient d'avoir recours à l'électricité dont Vantroostwyk, Bonnefoi, Louis, etc., assurent avoir obtenu de fort bons effets, ce qui ne l'empêche pas d'être quelquefois réellement nuisible; à l'usage des sudorifiques, tels que les quatre bois, la bardane, la fleur de sureau, l'alkali volatil, l'esprit de mindererus; à l'emploi des frictions irritantes avec la teinture de cantharides, l'ammoniaque liquide, etc. D'après M. Bousquet, les eaux thermales sulfureuses, administrées en bains et prises en même temps à l'intérieur, sont aussi très-utiles. Enfin, quand la paralysie métallique résiste à tous ces remèdes, on peut encore employer contre elle la strychnine ou la brucine, au moyen desquelles M. Andral fils a guéri, d'une manière prompte, les deux tiers de ses malades (*journal de Physiol.*). Il administre ces médicamens en pilules, d'un douzième ou d'un sixième de grain, prises en nombres égaux deux fois par jour; la strychnine à la dose d'un sixième à quatre sixièmes de grain, et même d'un grain pour toute la journée; et la brucine, à la dose de demi-grain à deux grains. (ROCHOUX.)

PARAPHIMOSIS, s. m., de παρὰ, au-delà, et de φιμόω, je serre avec une corde. Maladie dans laquelle le prépuce, porté, par une cause quelconque, en arrière du gland, et ne pouvant plus être ramené sur cet organe, occasione l'étranglement de l'extrémité antérieure de la verge. C'est l'opposé du phimosis. Cette affection, à laquelle les individus dont l'orifice du prépuce est naturellement étroit sont, en général, plus disposés que les autres, peut être accidentelle, c'est-à-dire indépendante de tout état morbide préexistant, ou bien elle est symptomatique d'une autre maladie, qui, pour l'ordinaire, est la syphilis, se manifestant par des chancres ou quelques autres signes d'infection à la verge.

La première espèce s'observe le plus souvent chez des enfans affectés de phimosis naturel, lorsque, par un mouvement de curiosité ou tout autre motif, ils découvrent le gland avec violence, ou bien chez des hommes présentant la même conformation, quand ils ont commerce avec des femmes dont les parties génitales sont trop resserrées, et quelquefois aussi chez ceux qui, pour motif de propreté, retirent imprudemment et maintiennent long-temps un prépuce naturellement étroit, en arrière de la couronne. Il y a quelques années, qu'un homme d'au moins 60 ans, mais fort bien portant d'ailleurs, me fit appeler pour un cas de cette nature. Comme il y avait déjà plus de douze heures qu'il faisait, mais inutilement, des tentatives de réduction, je fus obligé de pratiquer l'opération du paraphimosis, afin de prévenir les conséquences de l'étranglement et d'une très-vive inflammation.

La deuxième espèce de paraphimosis n'est ordinairement qu'une complication des chancres vénériens du prépuce, non que la spécificité de la cause irritante qui les a produits puisse être considérée comme toujours indispensable pour faire naître un pareil accident, tout autre ulcère non syphilitique, et même les solutions de continuité de cette partie de la verge, occasionées par divers agens mécaniques ou chimiques, pouvant, quoique moins fréquemment selon moi, avoir un semblable résultat. Des végétations volumineuses et douloureuses du gland l'ont aussi quelquefois déterminé.

Quelle que soit, du reste, la cause de cet accident, il faut, en général, le considérer comme présentant plus de gravité que le phimosis; car l'étranglement qui en est la conséquence inévitable, intercepte la circulation dans une portion beaucoup plus considérable du pénis. Toutefois, comme ce dernier, il offre des différences très-marquées dans les phénomènes d'irritation qui l'accompagnent, et il peut sous ce rapport être, ainsi que lui, distingué en inflammatoire et en indolent, ce dernier étant cependant moins commun que l'autre.

Lorsque le paraphimosis a lieu, le gland se tuméfie, par la constriction qu'exerce le limbe du prépuce, toujours plus ou moins resserré et formant une ligature circulaire en arrière de la couronne. La portion muqueuse de ce repli cutané, qui est encore extensible, se gonfle à son tour, par suite de la gêne qu'éprouve derrière elle la circulation des vaisseaux sanguins et lymphatiques, elle forme un bourrelet plus ou moins volumineux entre le point étranglé et le gland, et l'inflammation s'étend souvent au corps de la verge. Quelquefois le prépuce présente deux points d'étranglement circulaires et concentriques, entre lesquels s'élève le bourrelet dont il vient d'être parlé. Ce dernier offre en outre souvent des bosselures séparées entre elles par des dépressions parallèles à l'axe du pénis. L'inflammation est-elle très-intense, le gland devient rouge, violacé, acquiert un volume double ou triple de l'état normal, les chancres dont il peut être couvert s'agrandissent, sont irrités, saignans, le bourrelet formé par le prépuce devient énorme, il rougit, se couvre quelquefois de phlyctènes, le point de strangulation présente des déchirures perpendiculaires à sa direction; et, si cette dernière circonstance n'opère pas d'une manière toute naturelle le débridement, ce dont on voit quelques exemples dans la pratique, la violence des accidens peut être portée assez loin pour déterminer une rétention d'urine, et même la mortification de la partie.

Dans d'autres circonstances l'irritation est moindre, et le gonflement préputial, que l'on peut alors appeler lymphatique ou séreux, est pâle, mou, cristallin; il devient extrême, surtout en-dessous du filet, et donne à la verge une forme contournée en spirale; c'est le paraphimosis indolent. Ce cas, à dire vrai, est plus rare que le précédent; il survient plus communément pendant une blennorrhagie urétrale, ou pendant une balanite, qu'à la suite de chancres. D'ailleurs il présente moins de danger sous le rapport de l'étranglement, qui n'est jamais aussi considérable que dans le paraphimosis inflammatoire; il est même assez rare qu'avec des pressions prudemment exercées et un peu de persévérance, on ne parvienne à en opérer la réduction.

Aussitôt qu'on est appelé auprès d'un malade affecté de paraphimosis, quel que soit d'ailleurs le degré d'irritation qui l'accompagne, on doit, sans aucun retard, essayer de le réduire; car plus les accidens de l'étranglement ont duré, plus les suites peuvent en être fâcheuses. Pour procéder à cette opération, on croise les doigts indicateurs et médius de chaque main, en arrière du bourrelet formé par le prépuce, les premiers en dessus, les seconds en dessous de la verge, et on le ramène en avant, tandis qu'avec les deux pouces, le gland est repoussé en sens contraire. Ces tentatives, qui réussissent souvent, doivent toujours être faites avec ménagement, afin de ne pas augmenter encore l'inflammation. Mais, ainsi que l'a fort bien remarqué M. Cullerier oncle, il se présente des cas dans lesquels, après y avoir eu recours sans aucun succès, parce que le gland était trop tuméfié, on peut encore espérer d'obtenir la réduction, surtout si la tumeur est séreuse et peu sensible. Ce praticien presse d'abord entre les doigts le gland et le prépuce, de manière à faire remonter au-delà de l'étranglement une portion des sucs épanchés; après quoi, les parties étant ramollies et moins tendues, il ramène d'une seule main le prépuce en avant, en même temps qu'il comprime en sens contraire avec la main opposée le gland, qui a été préliminairement graissé avec l'huile d'amandes douces.

Quand on parvient à réduire le paraphimosis, les malades éprouvent ordinairement un soulagement prompt et bien marqué, par la cessation de l'étranglement du pénis, et bientôt tout rentre dans l'ordre, à cela près des chancres ou autres symptômes syphilitiques préexistans, qui pourtant, ayant pu être aggravés par la seule gêne mécanique de la circulation de la partie, reprennent une marche plus régulière. Lorsque, après cela, une certaine persistance de l'engorgement inflammatoire occasione encore le resserrement de l'orifice du prépuce, un simple phimosis succède à l'accident auquel on vient de mettre fin, et il convient de le traiter par les émolliens, sous forme de bains, d'injections et de fomentations, ainsi que je le dirai à l'article où il sera spécialement question de cette maladie. Une fois cet incident dissipé, on reprend le traitement antivénérien général, si l'existence de quelques signes d'infection en fait sentir la nécessité.

Mais, comme on a pu le pressentir d'après ce qui a été dit plus haut, il se présente des circonstances dans lesquelles le paraphimosis devient tellement considérable, soit par la violence primitive de l'inflammation, soit que le malade ait trop attendu pour réclamer les secours de la médecine, qu'il ait fait des excès de table ou se soit livré à un travail forcé, que les accidens résultant de la constriction du pénis prennent à chaque instant un accroissement qui peut amener la gangrène d'une portion plus ou moins étendue de cet organe; il faut prévenir ce fâcheux événement en faisant l'opération du paraphimosis, qui n'est autre chose que le débridement des parties étranglées.

Pour la pratiquer, on saisit l'extrémité de la verge avec la main gauche, et, après avoir écarté le bourrelet ou les bourrelets avec le pouce, qui doit être placé en-dessus, afin de mettre à découvert le sillon répondant au point du prépuce qui opère la constriction, on glisse sous les brides, avec l'autre main, la pointe d'un bistouri à lame étroite, dont le tranchant, qui doit être légèrement concave, est tourné en dessus, et l'on incise, sur trois ou quatre points différens, la peau dans toute son épaisseur, et de la longueur de quatre à six lignes. Quelquefois le volume de l'engorgement du prépuce est tel qu'il n'est pas possible de glisser le bistouri au-dessous de l'étranglement. On est alors forcé de faire agir l'instrument de dehors en dedans, ce que, d'ailleurs, on peut faire sans danger, quand on y apporte l'attention nécessaire, afin de ne diviser que la peau. Dans ce cas, je préfère me servir d'un bistouri droit, très étroit, dont la lame est entourée d'une bandelette de linge fin jusqu'à peu de distance de sa pointe.

Communément après cette opération, on peut, avec une certaine facilité, ramener le prépuce sur le gland, surtout si l'on pratique sur sa partie tuméfiée quelques légères mouchetures qui en procurent l'affaissement; mais quand le paraphimosis est déjà ancien, que les tumeurs qu'il présente sont très-dures, que les parties ont contracté des adhérences, ce complément ordinaire du procédé opératoire n'est quelquefois plus praticable; il faut alors se contenter d'avoir fait cesser l'étranglement. D'ailleurs, on doit toujours laisser abondamment saigner les petites plaies résultant des débridemens, et, en pansant ensuite avec les émolliens, en prescrivant des bains, des injections de même nature et la diète, la tuméfaction du prépuce disparaît au bout de peu de jours. Quelquefois le bourrelet préputial est si tendu, si enflammé, qu'il est tout-à-fait de rigueur, après la division des brides, d'y opérer un dégorgement local, au moyen des mouchetures dont il vient d'être parlé, et même de plusieurs scarifications profondes. Cette attention hâte souvent la guérison définitive; elle est aussi très-propre à diminuer le volume des tumeurs lymphatiques, dures et lardacées de certains paraphimosis indolens.

Lorsque, malgré les débridemens, une portion plus ou moins considérable du prépuce se gangrène, les eschares une fois tombées, la cicatrisation a ordinairement lieu avec assez de promptitude, à moins que les ulcères qui en résultent ne prennent la forme et les autres caractères des chancres vénériens, quand il en existe en même temps, auquel cas le traitement antisyphilitique doit être administré sans retard.

Les émolliens sont les meilleurs antiseptiques à opposer à cette espèce de gangrène. Si l'on n'arrive pas assez tôt, la mortification complète du prépuce, parfois celle du gland lui-même, peuvent être la suite du paraphimosis dont on n'a pas fait cesser l'étranglement. Il est du reste bien rare que tout le pénis en soit frappé. Dans tous les cas, la nature se suffit à elle-même pour séparer les parties privées de vie, et la cicatrisation se fait ensuite peu attendre. La seule attention que cette circonstance exige de la part du médecin, consiste à placer et à maintenir, jusqu'à parfaite guérison, une sonde de gomme élastique dans le canal de l'urètre. Quand il survient une hémorrhagie, la compression suffit ordinairement pour l'arrêter. Lorsque la gangrène a été bornée au prépuce, il ne reste parfois plus que quelques lambeaux informes de cet appendice, lesquels, loin d'être de la moindre utilité, deviennent très-gênans pour l'accomplissement des fonctions génitales, à raison du volume et de la dureté squirreuse et presque cartilagineuse qu'ils acquièrent. De plus, comme ils déforment et déshonorent l'organe, en même temps qu'on peut craindre qu'en les laissant subsister, tôt ou tard ils ne dégénèrent en cancer, la prudence exige qu'on en fasse l'excision. Elle se pratique ordinairement avec le bistouri. *Voyez* PHIMOSIS.

L'inflammation du paraphimosis peut être assez intense, et

c'est principalement lorsqu'elle est tout-à-fait abandonnée à elle-même, pour qu'il se forme des abcès, des fusées purulentes dans le tissu cellulaire, siége presque exclusif de l'engorgement. Rien de mieux à faire alors que de débrider promptement le prépuce et donner issue au pus par le moyen de l'instrument, aussitôt qu'il est amassé dans un foyer. Dans d'autres cas, l'engorgement devient chronique, la tension, l'inflammation des parties, et par conséquent les accidens de l'étranglement diminuent d'une manière progressive; le prépuce reste en arrière du gland, où il contracte des adhérences, et lorsque les indurations qu'il présente ne cèdent pas à l'emploi prudemment ménagé des résolutifs (*Voyez* PHIMOSIS INDOLENT), elles finissent par s'organiser, et ne peuvent plus se résoudre. Heureux alors quand elles ne prennent pas à la longue le caractère carcinomateux, dégénérescence qu'il faut éviter autant que possible, et le moyen le plus convenable pour atteindre ce but, est l'excision de ces tumeurs. Les petites plaies qui succèdent à cette opération se guérissent pour l'ordinaire avec facilité.

L'existence assez fréquente du paraphimosis très-inflammatoire, comme complication ou conséquence de chancres, ou de tout autre symptôme syphilitique, doit faire du traitement anti-vénérien proprement dit, une obligation indispensable et de conscience. On conçoit d'ailleurs que, quelle que soit la gravité des signes d'infection, il faut différer l'usage des remèdes mercuriaux, qui sont toujours plus ou moins stimulans, tant que les accidens inflammatoires ont un certain degré de violence. Mais une fois qu'ils sont calmés, rien ne doit s'opposer à ce qu'on remplisse l'indication que fournit la cause première du mal. Ce délai ne sera nullement nécessaire dans le cas de paraphimosis indolent; car tout en s'occupant du traitement local propre à le résoudre et à en procurer la réduction, un traitement mercuriel proportionné à la nature et à la violence du symptôme d'infection qui a déterminé le gonflement, doit être concurremment administré. (*Voyez* CHANCRE et SYPHILIS). Toutefois, il faut le répéter ici, je n'entends tracer des règles de conduite que pour les cas d'origine vraiment syphilitique, reconnaissant aujourd'hui, comme je l'ai toujours fait, qu'il peut se présenter des circonstances dans lesquelles l'usage persévérant et exclusif des délayans devra être continué jusqu'à parfaite guérison; et de ce nombre se trouveront quelques paraphimosis survenant à la suite d'excès, de fatigue, d'irritation directement portée sur la verge, soit mécaniquement, soit par l'accumulation de l'humeur sébacée sous le prépuce, ou à l'occasion de simples urétrites contractées, il est vrai, par le coït, mais que tous les renseignemens peuvent faire regarder comme non-virulentes. (L. V. LAGNEAU.)

PARAPHRÉNÉSIE, s. f., *paraphrenitis*, de παρὰ, proche, et de φρένες, le diaphragme. On a donné ce nom et au délire qui accompagne, dit-on, l'inflammation du diaphragme, et à cette inflammation elle-même. *Voyez* DIAPHRAGMITE.

PARAPLÉGIE, PARAPLEXIE, s. f., *paraplegia*, *paraplexia*, de πλησσω, frapper, et de παρὰ, préposition qui affaiblit dans certains cas le sens des mots avec lesquels elle se compose. Le mot de paraplégie exprime dans les anciens auteurs une paralysie incomplète; mais aujourd'hui on entend communément sous ce nom la paralysie des parties inférieurs, y compris le rectum et la vessie. Toutefois quelques auteurs ont fait une distinction entre la paraplégie et la paraplexie. Par la première de ces dénominations, ils ont désigné une paralysie partielle, par la seconde, une paralysie générale ou complète. *Voyez* PARALYSIE.

PARAPLEURÉSIE, s. f., *parapleuritis*, fausse pleurésie. Quelques auteurs ont désigné sous ce nom des maladies qui se rapportent les unes à la *pleurodynie*, les autres à la *pleurésie* ou à la *pleuro-pneumonie*. *Voyez* ces divers mots.

PARATHÉNAR, s. m. Winslou a désigné sous le nom de *grand parathénar* une portion du muscle abducteur du petit orteil; et de *petit parathénar*, le muscle court fléchisseur de ce même doigt. (MARJOLIN.)

PARÉGORIQUE, adj. et subs., *paregoricus*, de παρηγορέω, calmer; synonyme peu usité maintenant de *calmant*, *anodin*.

PAREIRA BRAVA, s. f. Racine qui nous vient du Brésil et de plusieurs autres parties de l'Amérique méridionale, que l'on croit généralement être celle du *cissampelos pareira*, L. liane qui appartient à la famille des Ménispermées, et qu'Aublet disait être produite par une autre plante de la même famille qu'il a nommée *abuta rufescens*. Mais il est assez difficile d'éclaircir complétement ce point d'histoire naturelle médicale, parce que les racines de ces deux plantes se ressemblent beaucoup, et comme d'ailleurs leurs propriétés paraissent être les mêmes, cette confusion est sans inconvénient. La racine de pareira brava, telle qu'on la trouve dans le commerce, est tortueuse, dure et ligneuse, d'un à deux pouces d'épaisseur sur une longueur variable, munie d'un très-grand nombre de fibres; sa couleur est brune à l'extérieur, plus claire, et comme grisâtre intérieurement, où elle présente un grand nombre de couches concentriques emboîtées les unes dans les autres, et traversées par des lignes divergentes du centre à la circonférence. Sa saveur est amère et son odeur presque nulle. M. Feneulle a publié, dans le *Journal de Pharmacie* (septembre 1821.), l'analyse de cette racine, qui n'offre rien de bien remarquable. Ses principes constituans sont une résine molle, un principe jaune amer, un autre principe brun, de la fécule, une matière animalisée, du malate acide de chaux, du nitrate de potasse, du sel ammoniac et quelques sels minéraux.

Ce médicament est loin d'avoir encore aujourd'hui la réputation brillante dont il jouissait autrefois. On l'a, pendant longtemps, considéré comme un excellent *lithontriptique*. Il paraît en effet qu'il exerce quelque action sur la sécrétion des reins, et qu'on doit seulement le regarder comme un remède diurétique. Mais néanmoins son usage est presque absolument abandonné par les praticiens modernes. On peut l'administrer en décoction à la dose d'une demie once pour une livre d'eau. (A. RICHARD.)

PARENCÉPHALOCÈLE, s. f., *parencephalocele*, de παρεγκεφαλὶς, le cervelet, et de κήλη, tumeur; on a donné ce nom à la hernie formée par le cervelet. *Voyez* ENCÉPHALOCÈLE.

PARENCHYME, s. m., *parenchyma*. Expression très-vague employée pour indiquer l'ensemble des parties qui constituent certains organes. (MARJOLIN.)

PARIÉTAIRE, s. f., *parietaria officinalis*, L. Rich. *Bot. méd.*, t. 1, p. 198. Cette plante, qui porte aussi les noms vulgaires de *perce-muraille* et de *casse-pierre*, appartient à la famille des Urticées et à la polygamie monœcie de Linné. Elle est vivace, et croît très-abondamment sur les vieux murs, les ruines des édifices, les parois des puits, et en général dans tous les lieux où abonde le nitrate de potasse. Sa racine est grêle et chevelue; ses tiges rameuses, hautes d'environ un pied, cylindriques, rougeâtres, velues ainsi que toutes les autres parties de la plante, charnues et cassantes. Ses feuilles sont pétiolées, alternes, ovales-acuminées, entières. Les fleurs sont excessivement petites, polygames, réunies au nombre de trois dans un petit involucre commun et groupées à l'aisselle des feuilles supérieures. Chacune d'elles se compose d'un calice tubuleux à quatre dents, de quatre étamines incluses et d'un ovaire libre surmonté d'un stigmate pénicilliforme. Le fruit est un petit akène renfermé dans l'intérieur du calice qui est persistant.

La pariétaire, lorsqu'elle est fraîche, a une saveur herbacée et légèrement saline. Elle contient en effet une quantité très-notable de nitrate de potasse, et du mucilage assez abondamment. Aussi cette plante est-elle surtout employée comme diurétique et tempérante, et sous ce rapport son usage est général et très-fréquent. Tantôt on fait une décoction légère d'une poignée de l'herbe fraîche dans deux livres d'eau; tantôt on en exprime le suc, que l'on administre à la dose d'une à deux onces. La pariétaire est un médicament assez actif, mais qui n'irrite pas les voies urinaires. (A. RICHARD.)

PARIÉTAL, adj. et s. m., *parietalis*, de *paries*, paroi.

PARIÉTAL (l'os) est aplati, situé à la partie latérale et supérieure du crâne, quadrilatère, convexe extérieurement, et concave intérieurement, circonscrit par quatre bords qui se réunissent angulairement. La face externe, très-convexe, est recouverte par le péricrâne et l'expansion aponévrotique des muscles occipito-frontal et temporal; dans sa partie postérieure et supérieure, on observe un trou qui livre passage à une artère et à une veine; sa partie moyenne, ordinairement saillante, et surtout dans les enfans, a reçu le nom de *bosse pariétale;* au-dessous d'elle est une ligne courbe, demi-circulaire, qui donne attache aux fibres aponévrotiques du muscle temporal, et qui circonscrit la fosse du même nom, à laquelle appartient le reste de la face externe du pariétal. Sa face interne présente une concavité correspondante à la convexité de la face externe; Elle est irrégulièrement bosselée et déprimée, parcourue en différens sens par deux ou trois sillons, dont le plus antérieur, qui est toujours le plus large et le plus profond, commence à l'angle antérieur et inférieur du pariétal, où il est souvent converti en un canal complet : il loge l'artère méningée moyenne. Près du bord supérieur est une demi-gouttière qui contribue à la formation du sinus longitudinal supérieur, tandis qu'en bas et en arrière, on remarque une autre portion de gouttière, qui fait partie de la gouttière que parcourt le sinus latéral.

Tous les bords du pariétal sont dentelés plus ou moins profondément : le supérieur est le plus le long, et s'articule avec celui du pariétal opposé; l'antérieur s'articule avec l'os frontal, de telle sorte que ce dernier appuie sur lui supérieurement, tandis que le contraire a lieu inférieurement; il en résulte que ce bord antérieur est coupé obliquement en biseau sur la face externe en haut, et obliquement sur la face interne en bas; le bord inférieur est mince, forme un large biseau, et se joint avec la portion écailleuse du temporal; le bord postérieur s'articule avec l'os occipital. Les deux angles supérieurs sont droits, et se réunissent à ceux du côté opposé; l'angle antérieur inférieur s'articule avec le sphénoïde, et le postérieur s'enclave dans une échancrure du temporal.

Les os pariétaux se développent par un seul point central d'ossification : de tous les os crâniens, ce sont ceux qui se soudent le plus souvent et le plus promptement ensemble : aussi n'est-il pas rare de trouver la suture sagittale presqu'entièrement ossifiée. Leur ossification ne procède pas constamment par un seul point d'ossification, car on a vu quelquefois, mais rarement il est vrai, l'un deux ou l'un et l'autre séparés longitudinalement d'arrière en avant, par une suture anormale qui les divisait en moitiés supérieure et inférieure. Ce sont ces os sur lesquels on observe le plus souvent aussi les dépressions singulières résultantes de l'atrophie sénile du diploé. (MARJOLIN).

PAROI, s. f., *paries*. Nom donné en anatomie aux parties qui forment les limites de certaines cavités, qui les circonscrivent. Ainsi, on dit les parois du crâne, de l'orbite, du thorax, du bassin, de l'abdomen, de la vessie, etc. (MARJOLIN.)

PAROLE, s. f., *loquela*, voix articulée. *Voyez* VOIX.

PAROTIDE, s. f., *parotis*, formé de παρὰ et ὠτός, qui veut dire, proche de l'oreille. On nomme ainsi la plus grosse des glandes salivaires, qui est située à la partie latérale inférieure de la tête, dans l'échancrure parotidienne; elle est alongée de haut en bas et triangulaire. La peau et quelques fibres du peaucier la recouvrent ainsi que des filets nerveux assez nombreux. En dedans, elle présente deux faces, dont l'une est antérieure et l'autre postérieure : la première est appliquée sur l'articulation temporo-maxillaire, la branche ascendante de l'os maxillaire inférieur, et le bord postérieur du muscle masséter; la seconde correspond au conduit auditif, à l'apophyse mastoïde, au muscle sterno-mastoïdien, au ventre postérieur du muscle digastrique, à l'apophyse styloïde et aux muscles qui s'y attachent. La partie antérieure de sa circonférence est collée sur le masséter, et l'on aperçoit le conduit excréteur de la parotide, qui s'en sépare vers sa partie moyenne et un peu supérieure : quelques petites portions glanduleuses l'accompagnent ordinairement dans le commencement de son trajet. La partie supérieure de cette glande est située entre l'articulation temporo-maxillaire et le conduit auriculaire, tandis que son extrémité inférieure ou sa base, qui se trouve au niveau de l'angle de l'os maxillaire, correspond à la glande maxillaire, qui lui adhère par quelques prolongemens celluleux.

La glande parotide est d'un blanc rougeâtre, et d'une consistance assez ferme, de même que les autres glandes SALIVAIRES; comme elles, elle est composée de petites granulations arrondies, qui sont très-distinctes les unes des autres. Les artères qui s'y distribuent viennent de la carotide externe, de la faciale transverse; les veines suivent le même trajet que les artères, et s'ouvrent dans la veine jugulaire externe; ses nerfs émanent du maxillaire inférieur et du nerf facial.

Le conduit excréteur de la glande parotide, nommé encore *canal de Sténon,* formé par le rapprochement successif et la réunion des radicules et des rameaux qui naissent des granulations, des lobules et des lobes de cette glande, se dirige horizontalement d'arrière en avant, sur la face externe du muscle massétèr, un demi-pouce environ au-dessous de l'arcade zygomatique, ordinairement accompagné par l'artère transversale de la face et par quelques filets du nerf facial. Il reçoit souvent dans son trajet les petits conduits excréteurs des grains glanduleux situés dans son voisinage. Parvenu vis-à-vis le bord antérieur du masséter, le conduit parotidien se recourbe en dedans et en bas, passe obliquement entre les fibres du muscle buccinateur, en traversant le tissu adipeux de l'épaisseur de la joue, et vient s'ouvrir à l'intérieur de la bouche par un orifice situé vis-à-vis l'intervalle de la seconde et de la troisième dent, molaires supérieures; cet orifice, qui est simple, est bien plus étroit que ne l'est le canal. Les parois de ce canal ont beaucoup d'épaisseur comparativement au diamètre de sa cavité, qui est tapissée par un prolongement de la membrane muqueuse de la bouche. (MARJOLIN.)

PAROTIDE (pathologie). La parotide est très-peu sujette aux affections de tissu; elle partage cet avantage avec toutes les glandes salivaires, qui, sous le rapport des lésions de texture, jouissent comparativement aux autres organes glanduleux, d'une immunité remarquable. A peine trouve-t-on dans le *Sepulchretum*, et les autres ouvrages d'anatomie pathologique antérieurs, quelques exemples d'affections tant soit peu prononcées de la parotide. Il faut arriver jusqu'à Morgagni, pour voir la description des productions terreuses ou osso-terreuses qu'elle est susceptible de présenter. Depuis, on a recueilli plusieurs cas de dégénération squirreuse, cancéreuse, scrofuleuse, etc., de cette glande, et Sabatier a signalé à l'attention des observateurs le développement anormal, ordinairement indolent et sans conséquences fâcheuses ultérieures, dans lequel on la voit acquérir quelquefois le triple ou le quadruple de son volume ordinaire. Tantôt l'intumescence est le résultat d'une véritable hypertrophie qui, eu égard à la nature des fonctions de l'organe affecté, n'entraîne aucun accident notable. Tantôt elle tient à l'accroissement excessif, à une sorte de végétation du tissu cellulaire graisseux interlobulaire. Il est à peu près impossible de distinguer sur le vivant ces deux cas l'un de l'autre, et il n'y a pas grand mal à cela. L'important est de ne pas les confondre avec le squirre de la parotide, reconnaissable à sa forme ordinairement moins égale, à sa rénitence, ou plutôt à sa dureté, à son adhérence et à son immobilité complète.

L'absence de ces caractères fournit un moyen assuré pour ne jamais confondre l'affection de la glande elle-même avec les diverses tuméfactions dont le tissu cellulaire dense qui la recouvre est souvent le siége. Cependant, il s'en faut bien qu'à cet égard ont ait toujours su se garantir de l'erreur. C'est même, en général, sur des méprises analogues à celle que je viens d'apprendre à éviter, que repose un bon nombre des observations données comme exemple de maladies et d'extirpation de la parotide.

La rareté des affections de cette glande ne change rien à leur nature : aussi, excepté les médications appropriées aux lésions des canaux salivaires (*voyez* FISTULE SALIVAIRE), devront-elles être traitées comme les maladies analogues des autres parties du corps, accessibles aux secours médicaux et chirurgicaux. Néanmoins, je crois devoir m'arrêter un moment sur l'extirpation de la parotide.

Sa situation profonde, les vaisseaux importans qui la traversent ou l'avoisinent ont fait généralement regarder son ablation complète comme impossible (Richerand, *nos. chir.*); et M. Murat croit fort peu à l'exactitude des observations qui en ont été fournies comme exemples par Heister, Siebold, Abraham, Kaaw, Burgras, etc. Cependant, la possibilité de l'extirpation de la parotide, considérée en elle-même, ne saurait être douteuse, puisque, à la rigueur, toute opération praticable sur le cadavre l'est aussi sur le vivant. Béclard en a fourni la preuve en enlevant la totalité d'une parotide squirreuse; mais la mort du malade évidemment due aux accidens provoqués par la difficulté de l'opération, malgré l'habileté avec laquelle elle fut conduite, peut autoriser à croire que toute tentative semblable serait suivi du même résultat.

Par un abus de terme, que tout le monde avoue sans penser à le corriger, on continue depuis des siècles à appeler du nom d'un organe l'affection dont je dois à présent m'occuper, *la parotide symptomatique*, ou tout simplement la *parotide*.

On l'observe fréquemment dans les épidémies graves de fièvres adynamiques, ataxiques et pestilentielles, comme on peut le voir par les histoires des maladies de ce genre qui ravagèrent l'Europe à différentes époques des siècles passés. Elle est, au contraire, si rare dans la fièvre jaune, que, pendant près de cinq ans de séjour dans les Antilles, plusieurs centaines de sujets atteints de cette fièvre ne m'en ont pas offert un seul cas; mais elle se montre de temps en temps dans le typhus-amaril des États-Unis. Tout nous porte donc à considérer la parotide comme un symptôme en quelque sorte caractéristique des maladies typhoïdes, ce qui n'empêche pas pourtant de l'observer de temps à autre dans des affections fébriles d'une nature moins grave. Il se montre à des époques fort variables de la durée de la maladie principale, depuis le deuxième ou troisième jour, jusqu'au sixième ou huitième jour, et dans quelques cas assez rares, plus tard encore. Son apparition est presque toujours l'indice d'un grand danger, ainsi que le savait très-bien Hippocrate. Néanmoins, comme on voit plus d'un sujet guérir après avoir eu des parotides, on leur attribue souvent l'heureuse solution du mal, et on les appelle alors parotides critiques, par opposition à celles qui semblent exercer une influence fâcheuse sur la marche des symptômes, et sont à cause de cela dites acritiques. Ces dernières paraissent ordinairement dans les premiers jours de la maladie ou vers son état; les autres, à son déclin, et lorsque les accidens ont déjà plus ou moins perdu de leur intensité.

Les médecins ont attribué à l'éruption des parotides une influence qui, à mon sens, est nulle, ou au moins fort différente de ce qu'on croit. En effet, ce symptôme, considéré comme affection locale, est, par lui-même, assez souvent d'une médiocre importance. Si donc sa prompte manifestation annonce un grand danger, loin de dire qu'elle l'occasione, on doit l'attribuer elle-même à la nature grave de la maladie : résultat de cette gravité, elle l'indique, mais ne la produit pas. D'après les mêmes principes, on concevera aisément que l'éruption d'une seule parotide soit beaucoup moins fâcheuse que l'éruption de deux, laquelle annonce une mort à peu près certaine, et dévoile l'existence d'une cause morbifère très-énergique. Quand, au contraire, cette même cause est moins active, il ne sort qu'une parotide, et encore paraît-elle tard. La période dangereuse du mal est franchie ou près de l'être; la guérison s'observe souvent, et l'on ne manque guère alors de l'attribuer au bienfait du symptôme qui l'a précédée. On ne veut pas voir que, même dans ce cas, un mal de plus est toujours un mal, bien qu'il n'aille pas jusqu'à rendre mortelle l'affection dont il dépend. Cette façon de penser ne m'empêchera pas d'accorder à la parotide considérée comme affection locale, et indépendamment de la maladie principale, toute l'attention qu'elle mérite.

L'engorgement symptomatique ne siége pas plus dans la glande qui lui donne son nom, comme l'a fort bien vu Bichat, que les ganglions lymphatiques ne sont primitivement affectés dans le bubon pestilentiel. Dans l'un comme dans l'autre cas, il occupe d'abord le tissu cellulaire dense qui avoisine ou entoure la glande ou les ganglions, et ne les atteint qu'autant qu'il empiète au delà de ses limites ordinaires. Les faits que j'ai pu observer avec soin et détail, viennent à l'appui de cette opinion, contre laquelle M. Murat s'est élevé, bien que les dissections dont il s'est servi pour la combattre me semblent au contraire très-propres à montrer combien elle est vraie. Au reste, la parotide se développe et marche la plupart du temps à la manière des tumeurs inflammatoires; elle en affecte aussi les diverses terminaisons, savoir la résolution, la suppuration, l'induration et la gangrène.

La gangrène est l'indice assuré d'une mort imminente quand elle atteint des parotides acritiques et précoces dans leur apparition. Elle peut, au contraire, n'offrir aucun danger, si elle se manifeste sur des parotides tardives ou critiques : quant à l'induration, elle ne saurait guère, eu égard à la lenteur de sa marche, s'établir dans le cours d'une maladie aiguë; elle peut tout au plus avoir lieu après. Reste donc, comme modes de terminaison véritablement importans à étudier, la résolution et la suppuration qui ont de tout temps attiré l'attention des médecins.

Les uns, frappés du danger que présage l'éruption des parotides, et prenant l'effet pour la cause, ont cru pouvoir arrêter les progrès du mal en combattant le symptôme indice de sa gravité; et, dans ces vues, ont cherché à prévenir la formation de l'engorgement parotidien, puis à en obtenir la résolution, par les moyens les plus actifs, notamment par l'emploi des frictions mercurielles. D'autres, s'appuyant sur les exemples de guérison précédée de la suppuration des tumeurs, n'ont rien négligé pour la produire, et ont eu recours aux applications âcres et stimulantes les plus énergiques.

Ces deux manières d'agir me semblent devoir être désapprouvées toutes deux, d'abord comme ne pouvant que très-difficilement conduire au but qu'on se propose d'atteindre, rien n'étant plus incertain que la possibilité d'obtenir à volonté la résolution ou la suppuration d'une parotide; ensuite parce que les moyens employés dans l'une ou l'autre intention exercent ordinairement sur la tumeur une action très-propre à augmenter les inconvéniens des symptômes locaux, qu'il faut chercher à combattre par tous les moyens capables d'en modérer l'intensité. En effet, la gêne, la tension, le tiraillement, inséparables de la tuméfaction, vont souvent au point de rendre la déglutition impossible, la suffocation à craindre, et d'amener des congestions cébrales très-fâcheuses, surtout quand les deux côtés de la face sont affectés simultanément. Lors donc que les parotides se montreront avec le caractère inflammatoire qu'elles affectent ordinairement, on se hâtera de recourir aux applications topiques émollientes, aux cataplasmes, aux fomentations, que, suivant les cas, on pourra faire précéder par l'apposition d'un nombre convenable de sangsues. De la sorte, on empêchera la suppuration de s'établir, ou au moins on diminuera son abondance, et l'on préviendra les accidens toujours très-graves et quelquefois mortels qui peuvent en résulter, tels que l'ouverture de l'abcès dans le conduit auditif perforé par le pus, les décollemens des muscles, les dénudations occasionées par ce liquide, les fusées par lesquelles il s'étend le long du col, se fait jour dans l'œsophage ou la trachée-artère, et pénètre jusque dans la poitrine (Jean L. Petit, Plauque, Ravaton, etc.)

Si malgré cela, la suppuration s'établit, il faudra, si elle est le produit de ce qu'on appelle un abcès chaud, lui donner promptement issue avec l'instrument tranchant. Si, au contraire, elle s'est formée avec peine et lenteur, et qu'on ait lieu de la croire de mauvaise nature, comme la chose arrive souvent, d'après la remarque de Lancisi, l'application de la pierre à cautère sera préférable à l'emploi du bistouri. La gangrène survenant à une parotide se traite comme partout ailleurs, et l'induration chronique n'offre pas non plus, à ma connaissance, d'indication spéciale à remplir.

Lorsque les parotides s'affaissant tout à coup, les symptômes de la maladie s'aggravent en même temps, ce qui, aux yeux de beaucoup de médecins, dénote une délitescence métastatique presque toujours fatale. Peut-on arrêter la tendance funeste des accidens et déterminer une révulsion salutaire, au moyen des excitans énergiques les plus propres à rappeler l'irritation disparue? Doit-on alors recourir à leur emploi? Il n'y a sans doute, dans des cas aussi graves, nul inconvénient à suivre ces vues thérapeutiques, sur l'efficacité desquelles on aurait cependant tort de beaucoup compter.

(ROCHOUX.)

PAROTIDIEN, adj., qui a rapport à la glande PAROTIDE : on désigne ainsi souvent le conduit excréteur de cette glande sous le nom de *canal parotidien*. (MARJOLIN.)

PAROXYSME, s. m., *paroxysmus*, παροξυσμός, de παροξύνω, irriter. Ce mot, qui est synonyme d'*exacerbation*, de *redoublement*, exprime l'augmentation périodique ou irrégulière qui survient dans les symptômes d'une affection fébrile continue. Quelquefois on se sert improprement du mot *accès* pour désigner le même phénomène; mais celui-ci doit être plutôt appliqué à l'ensemble des phénomènes fébriles dont se composent les fièvres intermittentes après chaque intermission. *Voy.* ACCÈS.

PAROXYSTIQUE, adj., *paroxysticus.* On a donné cette épithète aux jours où reparaissent les paroxysmes ou plutôt les accès des fièvres intermittentes. On a aussi nommé paroxystiques les jours et les semaines où la réapparition des fièvres intermittentes est le plus à craindre. Ainsi, quelques auteurs ont cru observer que les rechutes avaient principalement lieu, pour la fièvre tierce, dans la deuxième semaine après la terminaison de la maladie, dans la troisième, pour la fièvre quarte. *Voyez* INTERMITTENTES (fièvres.)

PART, s. m., *partus.* Ce mot est employé d'une manière générale pour désigner l'expulsion du produit de la conception dans tous les animaux mammifères. Il est rarement employé par rapport à l'homme; quelques auteurs s'en servent cependant parfois. Percy a nommé *part hydatique* l'expulsion des hydatides de l'utérus. Quelquefois ce mot semble aussi s'appliquer au fœtus, comme dans la langue latine *partus* exprimait et le fœtus et l'action de le mettre au jour : ainsi, on dit, *part légitime*, *part illégitime ; supposition, suppression de part.*

PARTURITION, s. f., *parturitio.* Ce mot latin se trouve, pour la première fois, dans les *OEuvres de Saint-Augustin;* il vient du verbe *parturire*, qui a toujours exprimé *être en travail d'enfantement.* Dans ces derniers temps, quelques auteurs ont employé le mot *parturition* pour signifier l'accouchement lui-même. Cette innovation me paraît avoir plusieurs inconvéniens dont quelques uns sont très-graves : elle est inutile, puisque le mot accouchement est généralement employé, et qu'il ne peut être appliqué à d'autres objets qu'à l'expulsion du fœtus; elle produit de la confusion en multipliant les mots pour exprimer la même chose; elle nous prive d'un mot qui, dans sa signification propre et étymologique, serait fort utile pour remplacer la locution, *travail de l'enfantement.* Je crois pouvoir rappeler ici la remarque de Baglivi : *Hæc novas fingendi voces libido mirum, ut tyronem jam feliciter progredientem retardat, eique tenebras ac diffidentiam ex æquivocis effundit.* Qu'aurait-il dit s'il eût écrit un siècle plus tard! Cette misérable manie de forger des mots nouveaux pour désigner des objets bien connus et bien nommés, est certainement une chose fâcheuse dans les sciences; mais détourner les mots les plus vulgaires de leur acception générale pour leur en donner une nouvelle, est encore plus fâcheux; il en résulte une confusion encore plus grande. (DESORMEAUX.)

PARULIS ou PARULIE, s. f., *parulis*, de παρὰ, près, et de οὖλον, gencive. On a donné ce nom à de petits phlegmons ou abcès qui se forment dans le tissu fibro-muqueux des gencives. Ce sont des tumeurs, d'un volume variable, mais communément peu considérables et circonscrites à la gencive elle-même; quelquefois cependant elles s'étendent aux parties environnantes. Elles sont accompagnées de douleur et de chaleur, et sont d'un rouge vermeil qui devient livide à mesure que leur volume augmente. Bientôt il se forme au centre de la tumeur un petit point blanc qui s'ouvre spontanément, si l'on ne s'est pas servi d'un instrument pour faire l'ouverture, et il s'échappe une plus ou moins grande quantité de pus. Aussitôt que ce liquide est échappé, la petite ouverture s'oblitère, et l'inflammation qui affectait une portion de la gencive disparaît. La cause la plus ordinaire de ces petits abcès des gencives est la carie d'une dent : aussi se reproduisent-ils souvent un grand nombre de fois et dans le même lieu, lorsqu'une cause d'irritation permanente ou réitérée entretient la fluxion douloureuse de la dent cariée. Quelquefois dans ces cas l'ouverture du petit abcès se forme dans un endroit un peu éloigné du foyer de la suppuration; il faut presser sur cet endroit pour expulser le pus.

La parulie peut être aussi déterminée par un coup porté sur les gencives par un corps étranger qui a été introduit dans leur tissu. En général, cette sorte de tumeur ne se termine que fort rarement par résolution. Quand elle est un peu considérable et douloureuse, on peut hâter la suppuration en la couvrant de figues grasses, de pain d'épice, en tenant dans la bouche un liquide émollient; et si elle menaçait de s'étendre aux parties environnantes, et particulièrement aux joues, qu'on eût à craindre de voir le pus s'ouvrir une route au dehors, ce qui arrive, à la vérité, assez rarement, il faudrait ouvrir largement la tumeur dans la cavité de la bouche. Dans les autres cas, une simple ponction avec un instrument aigu suffit ordinairement.

Le meilleur moyen de prévenir la formation et le retour des abcès des gencives qui dépendent de la carie des dents, est l'extraction de os. C'est, comme il a été dit, le cas le plus ordinaire.

PAS D'ANE. Nom vulgaire du TUSSILAGE.

PASSERAGE, s. f., *lepidium latifolium*, L. Rich., *Bot. méd.*, t. II, p. 671. On appelle ainsi une plante vivace, de la famille des Crucifères et de la tétradynamie siliculeuse de Linné, qui croît en général sur le bord des ruisseaux et des rivières. Sa racine est alongée, blanchâtre, rameuse, un peu charnue; ses feuilles radicales sont pétiolées, cordiformes, alongées, finement dentées, et légèrement pubescentes; celles de la tige sont presque sessiles et lancéolées. Les fleurs sont très-petites, blanches, disposées en une grappe rameuse au sommet des ramifications de la tige. Le fruit est une silicule ovoïde comprimée, terminée en pointe à son sommet. La grande passerage est une des Crucifères les plus énergiques. Ses feuilles, et surtout sa racine, ont cette saveur piquante et âcre, propre à toutes les plantes de cette famille. Les premières jouissent absolument des mêmes propriétés que les diverses espèces de cresson, c'est-à-dire qu'elles sont stimulantes et antiscorbutiques, mais à un plus haut degré : on peut les manger en salade ou en exprimer le suc, que l'on clarifie simplement par la filtration à travers un papier non collé. Quant à la racine, elle est extrêmement irritante, et appliquée sur la peau, elle finit par en déterminer la rubéfaction à la manière de la farine de graines de moutarde. Aussi ne l'administre-t-on pas à l'intérieur.

Remarquons ici que les diverses espèces du genre *lepidium* auquel appartient la passerage, ont des propriétés entièrement analogues à celles de cette plante, quoique moins énergiques. Ainsi, les feuilles des *lepidium petrœum*, *lep. iberis* et *lep. sativum*, peuvent être mangées comme les autres sortes de cresson. Cette dernière espèce est même connue sous le nom de *cresson alénois*. (A. RICHARD.)

PASSIF, adj., *passivus*. Ce mot est pris dans plusieurs acceptions, et est l'opposé du mot ACTIF. *Voyez* ce dernier mot à l'article duquel nous avons indiqué les idées qu'on attachait en médecine à l'un et à l'autre.

PASSION, s. f., *passio* (hygiène). L'influence immense des passions sur l'économie animale ne saurait être contestée; ces agens tout puissans, dont les effets sont encore désignés sous le nom d'influence du moral sur le physique, produisent les plus grands maux et les plus grands biens. Ils exercent les plus grands ravages dans le corps humain, ou réparent les plus profonds désordres. Des milliers d'exemples attestent que les passions ont produit, non-seulement toutes les maladies, mais même la mort; et des faits, moins nombreux à la vérité, ne permettent pas de douter qu'elles n'aient retiré plus d'un malheureux des portes du trépas.

On ne peut pas nier aujourd'hui que ce ne soit par l'entremise du cerveau, que tous ces effets ne s'opèrent. Cet organe, envoyant ses innombrables ramifications dans tous les viscères, doit nécessairement leur faire ressentir les modifications diverses qu'il éprouve lui-même. Bien disposé, il doit envoyer à tous les organes un agent nerveux bienfaisant; mal disposé, pourra-t-il diriger un agent nerveux qui ne soit pas nuisible? Ainsi se résout simplement par les lois de l'organisme, cette question si long-temps inexplicable, du moral sur le physique et du physique sur le moral!

Cette disposition de l'encéphale, bonne ou mauvaise, produisant sur l'économie humaine de bons ou de mauvais effets, doit faire penser que la meilleure division des passions, sous le rapport de l'hygiène, c'est celle qui les distingue en passions gaies et en passions tristes, en passions heureuses ou en passions malheureuses, quel que soit d'ailleurs leur caractère distinctif.

La vie serait un présent bien doux si, exempte d'amertume, elle pouvait couler perpétuellement dans le plaisir; mais un tel état ne saurait être le partage de l'homme; et le bonheur parfait est une chimère; d'ailleurs, le plaisir constant ne peut pas être. Le plaisir est la satisfaction des désirs, il faut donc désirer pour être heureux, et dès le moment qu'on désire, c'est qu'on n'est pas encore heureux, donc le plaisir perpétuel est impossible. D'une autre part, la satisfaction des désirs entraîne l'ennui, la satiété, et l'homme qui aurait la facilité d'assouvir à l'instant ses moindres désirs, serait assurément le mortel le plus ennuyé et le plus malheureux; il ne tarderait pas à désirer la mort par ennui de la vie, dont il aurait bientôt épuisé toutes les jouissances. La vie, pour être supportable, doit donc être une suite de désirs, qu'on ne doit pouvoir satisfaire qu'avec effort, c'est là le seul bonheur auquel nous puissions prétendre; c'est le bonheur que procure cette précieuse médiocrité chantée par les poëtes, louée par les philosophes; bonheur également inconnu, et des gens opulens condamnés à satisfaire sur le champ leurs moindres désirs, et des misérables, condamnés à ne les satisfaire jamais.

Le plaisir ne peut donc être continu; mais il est plus ou moins répété, il balance la peine avec plus ou moins d'avantages; il est aussi plus ou moins vif.

Le plaisir modéré est le bien-être du cerveau. Quelle que soit la cause qui le fait naître, il consiste dans un état doux, agréable, d'aise, de contentement, de satisfaction qui fait sentir et chérir l'existence. Une sensation pleine de charme se répand comme une vapeur légère du centre épigastrique à tout l'organisme; le cœur bat avec force, la circulation est rapide, les joues se colorent, les traits s'épanouissent, les yeux brillent d'un vif éclat, le sourire siége sur les lèvres; la respiration s'accélère, la digestion, l'absorption, s'activent, la nutrition convertit et assimile une grande quantité de matériaux alibiles. La conception, l'intelligence, redoublent d'énergie, les travaux de l'esprit sont faciles, les idées sont nombreuses, riantes, variées; l'homme est porté à la douceur, à la bienveillance, à la pitié, aux affections généreuses, à la gaieté; la voix a de la force, les organes des mouvemens, de l'activité, et ceux de la génération, de la disposition au rapprochement des sexes, à moins cependant que ce rapprochement ne soit lui-même la cause du plaisir qu'on éprouve : tels sont les effets immédiats du plaisir modéré; s'il est extrême, il produit sur le cerveau une impression profonde, et sur l'épigastre un resserrement presque *douloureux*; le cœur palpite, la respiration est entrecoupée par des soupirs, toutes les fonctions paraissent anéanties, des pleurs involontaires coulent des yeux. Le cerveau oppressé n'est plus susceptible d'aucune impression extérieure, la conception est nulle, toutes les affections sont suspendues. La voix expire sur les lèvres, les membres tremblent et refusent leur appui, quelquefois une syncope complète suspend l'action du cerveau, et ne permet plus qu'un exercice pénible et lent de la circulation et de la respiration. — On a vu un plaisir trop vif occasioner la mort. L'histoire nous apprend que Sophocle mourut de plaisir en recevant le prix de sa tragédie; que Denys le tyran éprouva le même sort, dont assurément il n'était pas digne; que Diagoras expira de plaisir en embrassant ses trois fils vainqueurs aux jeux olympiques; que Polycrate, Chilon le Lacédémonien,

Philipide, moururent de joie; et que Léon X eut le même sort en apprenant une nouvelle fatale à la France. Tous ces individus étaient avancés en âge, la suspension de l'action du cœur et du cerveau est alors bien plus funeste.

Si le plaisir modéré est souvent répété, il imprimera à l'organisme d'heureuses modifications : les fonctions assimilatrices, s'opérant avec énergie, un embonpoint plus ou moins marqué, ne tardera pas à arrondir les formes; les traits épanouis exprimeront le bonheur; la couleur vermeille de la face attestera le bon état de la santé, d'où résultera cette expression de la physionomie désignée vulgairement, et non sans exactitude, sous le nom de *face de prospérité*. Toutes les passions satisfaites produisent les effets que nous venons de décrire; le contentement, la gaieté, la joie, le ravissement, l'extase, ne sont que des nuances du plaisir, effet immédiat de la satisfaction de nos passions, je ne pense pas qu'on doive en faire des affections particulières.

La peine, la douleur, le chagrin, l'affliction, la tristesse, l'abattement, le découragement, produisent des changemens d'un autre genre, lorsque leur mesure excède nos forces; ils résultent de la non-satisfaction de nos désirs.

Comme le plaisir, la peine produit des effets immédiats et des effets consécutifs, comme lui elle est vive ou légère.

La peine fait éprouver une douleur de tête remarquable et un sentiment d'anxiété bien différent de celui qu'occasione le plaisir à la région précordiale; la circulation et la respiration se ralentissent; un sentiment de suffocation oppresse le malheureux qui exhale à chaque instant des soupirs et des sanglots; l'appétit se perd, ainsi que tous les autres besoins; la nutrition est suspendue; la chaleur animale diminuée; la figure se décolore, les traits se concentrent; le cerveau exclusivement occupé de l'objet de sa peine, ne peut en être distrait; les objets extérieurs sont comme s'ils n'existaient pas; aucun travail, aucune distraction ne sont possibles; le sommeil fuit les paupières de l'infortuné; s'il dort, il rêve à son chagrin; s'il parle, c'est de sa douleur, le seul soulagement qu'il puisse ressentir; une faiblesse extrême s'empare de ses membres, tout exercice devient impossible.

Si le chagrin persiste, une pâleur mortelle couvre le visage; les yeux deviennent caves, ternes, le regard est oblique et douloureux; les joues sont creuses, les pommettes saillantes; l'appétit est nul, la digestion languissante; l'acte de la réparation imparfait; une maigreur générale s'empare de tout le corps; le pouls est petit, serré, inégal, quelquefois fréquent, d'autre fois rare; la respiration suspirieuse et pénible; une douleur sous-sternale se manifeste, et souvent une toux sèche vient se joindre à ce triste cortége. L'univers se rembrunit aux yeux de l'homme que le chagrin accable; pour lui il n'est pas de ciel serein, de jour sans nuage; le bonheur d'autrui l'importune, tout lui fait mal! son humeur change; était-il doux, il devient acariâtre, caustique; il fuit les hommes, se plaît dans la solitude, ses forces l'abandonnent, et cet infortuné miné par la douleur s'avance lentement vers la tombe, s'il n'attente à ses jours. Le chagrin opiniâtre occasione, non-seulement toutes les maladies nerveuses, telles que la mélancolie, la manie, l'hystérie, l'épilepsie, des spasmes, des céphalalgies, des douleurs de toute espèce, mais encore la plupart des maladies aiguës et chroniques. J'ai vu une mère mourir en *deux jours* d'une péripneumonie dont elle fut frappée à la lecture d'une lettre qui lui annonçait la mort de son fils. Le chagrin violent a souvent produit la mort. L'illustre médecin Fernel mourut au bout d'un temps fort court, de douleur d'avoir perdu sa femme; Vésale, de chagrin d'avoir ouvert un homme dont le cœur palpitait encore. Clément VII, de la peine que lui causa une lettre que lui écrivit l'université de Paris. Isocrate, en apprenant la perte de la Bataille de Chéronnée. Racine et Louvois ne purent survivre à la disgrâce de Louis XIV. Dominique de Vie expira de douleur en voyant le lieu où Henri IV avait été assassiné. Horace suivit de près Mécène dans la tombe. Louis de Bourbon reste sans vie à la vue des ossemens de son père qu'il avait fait exhumer. Dans la guerre de Ferdinand contre les Mores, un jeune homme combattit avec tant de valeur, qu'il s'attira l'admiration des deux partis. Enfin il succomba sous le nombre de ses ennemis; on lève sa visière, son père le reconnaît, reste immobile et meurt. Le désir, cause première de toutes nos passions animales ou sociales, exerce sur l'économie entière, une puissante influence; influence relative aussi à sa durée, à son énergie, et qui varie encore, selon qu'il est accompagné d'espérance ou de crainte.

1 Le désir accompagné d'espérance équivaut presqu'au plaisir,

dont il produit tous les bons effets. Il est le partage délicieux de la jeunesse qui, confiante dans ses forces, et pourvue de peu d'expérience, n'a pas eu le temps encore d'être souvent déçue. C'est au désir accompagné de l'espérance qu'il faut attribuer, dans les maladies, les changemens surprenans qui suivent l'administration de certains médicamens à peu près inertes. C'est à tort qu'on a attribué ces résultats à l'imagination. Une dame désirait être purgée, et croyait être sûre de sa guérison, si son médecin condescendait à ses vœux. Celui-ci pensait au contraire qu'un purgatif pourrait être dangereux, cependant pour contenter la malade, il fit revêtir d'une enveloppe argentée, des boulettes de pain, qu'il donna comme étant des pilules purgatives. La malade en prit une certaine dose, et fut purgée dix-sept fois (Encyclopédie). Ce qu'il y a de certain, c'est que la confiance que le médecin sait inspirer tourne toujours au profit de son malade; le désir, l'espérance de guérir et la confiance qu'on guérira, modifient tellement l'organisme, que la résolution des maladies a presque toujours lieu. C'est à cette cause qu'on doit rapporter les effets extraordinaires des pèlerinages, des amulettes, des exorcismes et de la plupart des pratiques superstitieuses. C'est en agissant sur le cerveau et par son intermède, sur toute l'économie, que s'opèrent toutes ces merveilles. Ces affections auraient-elles surtout pour résultat d'augmenter l'absorption interstitielle? L'espoir seul peut ramener des portes du tombeau le malheureux que le désespoir y conduit.

Voyez ce jeune homme, éloigné de sa patrie et de parens qu'il chérit, transporté même d'un sol aride dans un climat délicieux, et qui réunit tous les plaisirs, on le verra devenir triste, rêveur et dépérir. L'image de son pays; fortement empreinte dans son âme, se retrace sans cesse à lui comme le seul bien qui peut le rendre heureux; il est en proie à la nostalgie, l'art est impuissant; il succomberait infailliblement, si l'espoir de revoir son pays et les auteurs de ses jours ne rallumait le flambeau de sa vie prêt à s'éteindre; il revoit le toit paternel, et sa santé revient avec tout son éclat, et comme par enchantement, sans avoir fait aucun remède.

Voyez encore cet amant infortuné, épris d'un objet qu'il adore sans espoir, sa gaieté vive se change en une morne tristesse, sa santé brillante s'évanouit, son teint coloré pâlit, sa respiration brûlante est entrecoupée de soupirs; une fièvre lente s'empare de lui, tout aliment lui devient insupportable, toutes ses fonctions languissent. L'image de la beauté qui l'enchante est toute son existence; chaque instant du jour il la voit, et, si la nuit lui accorde un moment de repos, cette image chérie se peint plus vivement encore à son imagination charmée. La mort est prête à le frapper. Un mot, un geste favorable, peuvent le retirer des bords de la tombe; si son amante persiste dans ses rigueurs, ce jeune malheureux périt victime de sa passion fatale. Tel était l'état où l'amour de Phila avait jeté Perdiccas, et où celui de Stratonice avait réduit Antiochus, avant qu'Hippocrate et Érasistrate eussent, par leur admirable sagacité, rappelé ces princes du tombeau. On peut voir dans ces exemples les effets du désir sans espérance, dans la guérison de ces malheureux, la puissance du désir que l'espoir anime. Le premier produit tous les effets du chagrin, de la douleur morale; le second, ceux du plaisir.

L'aversion que la nature nous inspire pour ce qui peut nous nuire, détermine des modifications profondes dans tous les organes. Ces modifications sont analogues à celles que produit la douleur morale; elles varient selon l'intensité, l'énergie et la durée de cette passion.

Sans que nous entrions dans les détails des effets hygiéniques de toutes les passions qui agitent notre existence, ce court exposé suffit pour faire connaître les effets de ces divers mouvemens de l'âme. Comme toutes, elles tendent à un but, comme toutes elles ne sont, pour ainsi dire, que des désirs plus ou moins prononcés, elles doivent produire, en dernière analyse, ou les effets du plaisir, ou les effets de la peine, selon qu'elles atteignent ou qu'elles manquent leur objet.

C'est ainsi que l'orgueil, la fierté, la vanité, non satisfaites, peuvent occasioner les plus graves désordres, et qu'on devra, par conséquent, de bonne heure s'efforcer de modérer ces passions chez les enfans, afin d'éviter les inconvéniens qui les accompagnent; les ambitions de tous les genres, celles des honneurs, du pouvoir, de la fortune, hélas! aussi celle de la gloire, la plus louable sans doute, nous exposent aux mêmes dangers, et sont bien rarement satisfaites.

Nous mettrons à la suite, l'amour de l'ordre, et surtout l'amour sacré de la liberté, de l'égalité, de la patrie, l'amitié, la philanthropie, la bonté, la pitié, la bienveillance, etc.; passions nobles et généreuses, qui n'enflamment que les grandes âmes, et que ne peuvent seulement comprendre les hommes vils nés pour la servitude ou pour le dispotisme. Ces passions délicieuses doivent être cultivées avec soin : elles sont le charme, l'ornement, l'honneur et le soutien de la société. Elles ne sont pas moins utiles à celui qu'elles animent, elles contribuent puissamment à l'entretien de la santé; l'homme qu'elles émeuvent éprouve un bien-être habituel inappréciable; un sentiment de force et de puissance; ses joues sont légèrement colorées, son œil brille d'un vif éclat, sa tête est haute, son regard assuré sans insolence, ses pensées sont vives et rapides; ses mouvemens prompts et agiles; l'appétit est bon, la digestion aisée, l'hématose non moins facile; un sang vermeil et réparateur enfle les artères, et circule avec rapidité; la nutrition est active, et les attributs d'une santé parfaite ne tardent pas à distinguer celui qui sait éprouver de si nobles sentimens. Étonnante prévoyance de la nature, d'avoir attaché la satisfaction, la santé et le bonheur, à la pratique des vertus utiles!

Mais, lorsque l'élan de ces passions est réprimé par des circonstances irrésistibles, le citoyen gémit sur les malheurs de la patrie, son cœur navré se flétrit, et sa santé, naguère si brillante, éprouve bientôt les déplorables effets de la douleur la plus amère. Il tombe souvent dans une mélancolie profonde, il attente à ses jours. Caton ne peut survivre à la liberté mourante.

Les besoins animaux produisent des résultats analogues; mais ceux qui ont rapport à la reproduction de l'espèce impriment à l'organisme les plus profondes mutations. Qui ne connaît les dangers, les peines de l'amour, et quel est le malheureux qui n'a senti quelquefois ses douceurs?

La colère, la haine, l'envie, passions justement regardées comme avilissantes, sont essentiellement nuisibles, elles ne produisent jamais que de funestes effets. Nous pouvons en dire autant de la peur, de la frayeur, de l'horreur, de la terreur, etc. On sent bien que le courage, qui leur est opposé, déterminera des effets contraires.

Nous avons donné dans le deuxième volume de notre *Cours élémentaire d'Hygène*, des détails sur l'action de la plupart des passions; détails que nous croyons superflu de retracer ici.

De la manière de diriger, d'exciter ou de diminuer les pas-

sions, ou moyens de l'hygiène qui agissent sur les passions. — Toutes les sciences ayant pour but le perfectionnement et le bonheur de l'homme, sont sœurs; elles se tiennent par des liens indissolubles; mais ces liens sont encore plus étroits entre la médecine et la philosophie. Pour peu qu'on ait prêté d'attention à ce qui a précédé, on aura dû voir que la connaissance des phénomènes intellectuels dépendait de la connaissance de l'organisation, dont l'étude est la pierre fondamentale de la médecine; on aura dû voir que les penchants, les passions et les affections, étant dus à l'organisation, leur connaissance dépendait aussi de cette étude. On aura dû voir que ces phénomènes exerçaient sur le système entier de l'économie animale un pouvoir immense, au point d'en altérer et même d'en briser les ressorts. Nous avons même fait entrevoir par quels moyens on pouvait développer, réprimer ou détruire les affections morales; or, tous ces objets sont du domaine de la morale et de la philosophie, et sont inséparables de la médecine. Si les facultés mentales et affectives dépendent de l'organisation, comme il est impossible d'en douter, nous avons en nos mains, mille moyens de les modifier à notre gré. Les agens de l'hygiène sont si puissans sur l'organisme, qu'ils peuvent le changer totalement; le cerveau étant soumis à cette puissance, comme tous les autres viscères de l'économie, verra son action augmentée, diminuée, abolie même par ces agens, dont le médecin est maître de disposer.

L'action seule des alimens est tellement puissante, qu'elle va jusqu'à changer la texture originelle des organes, lorsqu'elle est dirigée convenablement. La faculté d'opérer des mutations aussi profondes a fait naître le juste espoir de modifier *le moral* de l'homme aussi facilement que *son physique*. Galien avait déjà avancé dans ses écrits qu'il rendrait, par le seul choix des alimens, un homme sage, prudent, habile, courageux, chaste, ou lui imprimerait les vices opposés; et Cabanis a mis ces vérités hors de toute contestation, dans son beau mémoire *de l'Influence du régime sur les dispositions et les habitudes morales*. Par le mot de régime, l'auteur de l'ouvrage des rapports du physique et du moral de l'homme n'entend pas seulement l'emploi systématique ou fortuit des alimens et des boissons, il entend par ce mot l'ensemble des habitudes physiques; mais c'est avec sa profondeur ordinaire qu'il expose la manière d'agir des substances qui servent à notre réparation.

Sans entrer ici dans des détails qui nous entraîneraient dans de fastidieuses répétitions, ne savons-nous pas qu'une abstinence complète et long-temps prolongée conduit au délire; ne savons-nous pas que l'usage exclusif de certaines matières nutritives imprime à l'organisme des altérations profondes, auxquelles l'encéphale ne saurait se soustraire; n'avons-nous pas vu que la diète végétale et lactée, que les substances acidules et les substances grasses diminuaient l'activité de la plupart des viscères de la vie organique, et par suite celle du cerveau; que chez les personnes soumises à l'alimentation rafraîchissante ou relâchante, la sensibilité générale était diminuée, les impressions extérieures moins vives; que ce régime réprimait les passions, rendait le caractère doux; mais que l'intelligence perdait de son activité; que les individus qui vivaient sous son empire étaient peu capables des inspirations du génie, qu'ils étaient en général lourds et paresseux, mous et sans vigueur. Ne savons-nous pas que les chefs de secte et de religion ont mis à profit ces observations, pour se rendre maîtres plus absolus des malheureux courbés sous leur joug, en comprimant l'essor de la pensée, l'activité des désirs, l'énergie de la volonté.

L'histoire de quelques ordres religieux ne permet pas de douter que l'intention de leurs fondateurs ne fût d'affaiblir leurs sujets en leur interdisant l'usage de la chair. Quelques-uns plus rigoureux avaient défendu le poisson; bien plus, ils sont allés jusqu'à prescrire des saignées habituelles pour atteindre plus sûrement leur but; saignées qu'ils répétaient plus ou moins, selon l'exigence des cas, ce qu'ils appelaient amoindrir le moine, *minuere monachum*. Cette pratique barbare était nécessaire pour apaiser les révoltes et les séditions toujours près d'éclater dans les cloîtres. L'habitude de la contemplation, la vie oisive de ces malheureux esclaves, les regrets du passé, le désespoir de l'avenir faisaient fermenter leur tête, exaltaient leurs passions; et les personnes familières avec l'intérieur de ces tombeaux des vivans n'ignorent pas que les inimitiés, les haines particulières y étaient continuellement en présence, et que les supérieurs étaient souvent menacés du poison ou du fer. Dom Masson, dans les *Annales des Chartreux*, rapporte que Guignes, qui gouverna l'ordre depuis 1109 jusqu'à 1136, faisait saigner ses moines cinq fois par an, *minuimur in anno quin-*

quies, sans quoi ces infortunés devenaient la proie de fureurs et de délires, sources des scandales les plus dégoûtans.

Tous les mouvemens organiques sont accélérés par une alimentation tonique et réparatrice, et le système nerveux, profondément impressionné par l'habitude de ce régime, redouble d'énergie et d'efforts. L'homme qui se nourrit ainsi est doué d'une intelligence rapide, d'une imagination vive et brillante; enclin à l'amour, il est en même temps plus susceptible d'ambition, d'audace, de colère et de courage. Les organes moteurs participent à cette énergie; il est agile et vigoureux; « il y a certainement, dit Cabanis, une grande différence entre les hommes qui mangent de la chair et ceux qui n'en mangent pas. Les premiers sont incomparablement plus actifs et plus forts; toutes choses égales d'ailleurs, les peuples carnivores ont dans tous les temps été supérieurs aux peuples frugivores dans les arts qui demandent beaucoup d'énergie et beaucoup d'impulsion. Non-seulement ils sont plus courageux à la guerre; mais ils déploient, en général, dans leurs entreprises, un caractère plus audacieux et plus obstiné. »

Les alimens d'une digestion difficile, qui occupent long-temps l'estomac, nourrissent beaucoup sans stimuler. Une nourriture lourde et grossière, telle que la prennent habituellement certains peuples, en déterminant, sur le ventricule et sur les organes de la nutrition, une action pour ainsi dire permanente, ne permettent pas aux organes des sens et de l'intelligence de se développer beaucoup. Cette nourriture grossière diminue l'action du cerveau, c'est-à-dire la sensibilité; elle enlève à la mémoire son assurance; à l'imagination, sa fraîcheur; au jugement, son exactitude; à l'intelligence, en un mot, la liberté de ses opérations. L'apathie, l'insensibilité sont la conséquence de cette alimentation long-temps soutenue. Les orages des passions, leurs peines et leurs plaisirs sont également ignorés de ces peuples indolens et paresseux.

Si de ces considérations rapides nous passons à l'examen des modifications que les boissons peuvent faire subir à l'encéphale, nous sommes frappés des effets qu'elles produisent sur ce viscère; ces effets plus prompts et plus rapides sont plus facilement appréciés. L'eau et les boissons aqueuses ne déterminent, sur la membrane muqueuse de l'estomac, aucune irritation qui puisse se propager vers le cerveau; seulement lorsque la soif se fait sentir, elles apaisent cette sensation pénible et procurent un bien être inexprimable. Absorbées, elles étendent, délayent le sang dans toute la force du terme, et diminuent son action excitante générale; de manière que ce stimulus de tous nos viscères les arrose sans les exciter. Le cerveau qui le reçoit languit alors dans l'inaction : la sensibilité est faible, les sens engourdis, l'intelligence obtuse, les passions peu énergiques, l'homme abstème sent peu, désire peu, agit peu; mais ces effets sont d'autant plus sensibles, que l'on passe de l'usage des boissons fermentées, à l'usage exclusif de l'eau; car si l'habitude de cette dernière boisson est contractée de longue main, son influence est pour ainsi dire inappréciable.

Les boissons stimulantes, surtout celles dont l'alcohol fait la base, produisent des effets tellement sensibles, qu'il suffit de les énoncer. Nous avons déjà tracé les effets de l'ivresse, et personne n'osera, je pense, révoquer en doute l'influence directe des alcoholiques sur l'encéphale. Pris modérément, le vin active la circulation, stimule le cerveau, donne aux sens une vivacité remarquable, éclaire les idées, enfante d'heureuses saillies, inspire des conceptions riantes. Bacchus pourrait disputer à Apollon le sceptre des beaux arts; plus d'un peintre, plus d'un poëte lui doivent leurs chefs-d'œuvre. Il donne la conscience d'une force supérieure, accroît l'énergie musculaire, double, triple enfin le sentiment de l'existence. Aussi les peuples qui habitent les pays vignobles, accoutumés à ces douces impressions, sont-ils gais, aimables, généreux, spirituels et sensibles; emportés, ils sont incapables de haine et de ressentiment; ils ne connaissent ni tristesse ni mélancolie.

L'abus du vin produit des résultats opposés, comme tous les excitans, ils plongent les organes dans une funeste inertie; et pour ne parler ici que de l'innervation, l'ivrogne ne finit-il pas par devenir, pour ainsi dire, stupide? Les sens sont vainement sollicités par les objets extérieurs, la perception est lente ou même nulle; la mémoire, l'imagination, le jugement, sont à jamais détruits, les passions généreuses ne peuvent plus trouver accès dans ces cœurs abrutis.

Les fonctions sensoriales et affectives sont aussi fortement influencées par les infusions aqueuses de quelques substances, telles que le thé et le café. On sait que la première détermine des tremblemens, et occasione quelquefois l'hypocondrie et une foule d'affections nerveuses; et que la seconde porte sur l'encéphale une stimulation directe; qu'elle a plus d'une fois animé la verve poétique et dissipé les vapeurs de la mélancolie.

Les assaisonnemens disputent aux alimens et aux boissons leur influence sur le système nerveux; ils augmentent son action ou la diminuent, selon qu'ils sont doués de qualités plus ou moins excitantes. Les personnes qui font un usage habituel d'alimens toniques et réparateurs, de vins généreux, de boissons stimulantes et d'assaisonnemens du même genre, jouissent en général d'une puissante activité physique et morale, c'est-à-dire que les mouvemens des viscères de la vie organique et ceux de la vie animale sont plus énergiques chez elles que chez les personnes habituées à un régime contraire. Il est donc exact de dire que, par un régime alimentaire sagement ordonné, on peut exciter ou modérer à son gré les facultés mentales et affectives, l'intelligence et les passions; puissance admirable de l'hygiène!

Mais les alimens, les assaisonnemens et les boissons, dont l'action, à la vérité journalière, imprime à l'économie animale des mutations si profondes, ne sont pas les seuls moyens que nous ayions en nos mains pour exciter, réprimer ou détruire les passions; les agens de l'hygiène, compris sous le titre de *climatologie*, en agissant incessamment sur la respiration, sur la peau, sur les sens, ne possèdent pas un empire moins étendu.

Sous la douce température du printemps, les passions bienveillantes et expansives s'éveillent avec les impressions délicieuses des zéphyrs, du parfum des fleurs, de la lumière inaltérable du soleil. L'homme palpite alors d'espérance, d'amour et de joie.

Sous le règne de la saison qui lui succède, une faiblesse générale, produite par une chaleur accablante qui occasione les pertes les plus considérables, porte aussi son influence délétère sur le cerveau. Les sensations sont obtuses, l'intelligence peu active, les mouvemens lents et fort pénibles, les passions assoupies. Une congestion presque continuelle vers l'encéphale sollicite au sommeil, qu'exige plus impérieusement encore la fatigue qui résulte des pertes dont nous venons de parler. Il faut cependant établir une différence entre les effets de l'été et ceux des climats chauds.

Ce que nous venons de dire se rapporte d'une manière plus

spéciale à l'action d'une chaleur passagère; celle des climats chauds est différente. Le cerveau de l'Africain, de l'Arabe et l'Indien, allumé par le feu d'un soleil ardent, dépassant toute espèce de bornes dans ses productions intellectuelles, est encore emporté plus loin par ses passions. Les convulsions, les mélancolies et toutes les maladies cérébrales que nous avons si souvent énumérées, sont endémiques dans ces pays peuplés d'extatiques, de rêveurs et de fanatiques.

Le froid n'a pas moins d'influence sur le principal organe de la vie. La peau frappée par cet agent devient pâle et bientôt insensible; s'il s'établit une réaction, elle devient chaude et quelquefois douloureuse. Lorsque le froid est sec et modéré, les forces musculaires sont augmentées; on se sent gai, dispos, plein d'alacrité. L'énergie cérébrale est réellement plus grande; mais si le froid est violent, et que la réaction ne puisse s'opérer, alors on éprouve un état d'oppression intellectuelle et morale; incapable de sentir et de penser, l'homme qui a froid ne peut pas se mouvoir davantage, le sommeil arrive avec peine, il est douloureux et fréquemment interrompu. A un degré plus intense, au contraire, un sommeil funeste et souvent irrésistible vient assaillir le malheureux que le froid accable et le conduire au tombeau de la manière la plus perfide, s'il a le malheur de se laisser entraîner à cet appât décevant. Au reste, on peut dire d'une manière générale que le froid diminue la sensibilité, par conséquent, l'intelligense et les passions, qu'il augmente, au contraire, la contractilité, tandis que la chaleur accroît les premières et affaiblit la dernière.

Les fonctions cérébrales ne sont pas moins modifiées par la sécheresse et par l'humidité : actives dans la première, lorsqu'elle n'est pas trop prolongée, elles sont toujours affaiblies par la seconde, surtout lorsque la chaleur se joint à elle.

Nous ne parlerons pas de l'influence directe des vents et de la lumière sur les organes de l'innervation; mais quel agent est doué d'une action plus immédiate sur ces organes que l'électricité? et cependant quelle action est-elle encore plus inconnue? Nous savons qu'on opère des contractions musculaires sur des animaux qui ont cessé de vivre; nous savons que quelques individus éprouvent un abattement remarquable et des phénomènes nerveux fort extraordinaires à l'approche des orages, et nous ne connaissons pas la manière d'agir de ce fluide. Nous ne savons même pas, ce qui cependant est présumable, s'il augmente la force du cerveau ou s'il la diminue, et conséquemment pour ce qui nous intéresse le plus, s'il active ou modère les passions. Les saisons, les climats, les localités modifient les qualités de l'air et agissent à leur manière sur le cerveau; mais cette action offre, avec la précédente, la plus grande analogie, il suffit de la signaler.

Le moral de l'homme peut encore recevoir des modifications notables de l'usage des bains, des lotions, des ablutions, des pratiques du luxe et de la mollesse. Je ne sache pas que personne voulût nier ces résultats, lorsque Montesquieu en a fait la principale cause de la décadence des Romains.

L'abus des bains tièdes affaiblit l'action cérébrale, il énerve, amollit le courage, rend l'intelligence lourde, les travaux de l'esprit difficile, diminue la contractilité, rend impropre aux travaux qui exigent de la force et de la persévérance; ils disposent aux jouissances de l'union des sexes. Le massage, les frictions, les onctions et les cosmétiques agissent de la même manière, ils rendent faibles, timides et pusillanimes.

Le tabac n'est pas sans action sur le cerveau, dont il éveille la sensibilité par l'espèce d'irritation qu'il détermine sur la pituitaire. Il est d'ailleurs de la classe des narcotiques, c'est dire assez qu'il jouit d'une action spéciale sur l'encéphale.

Les évacuations de toute espèce agissent puissamment aussi sur les organes de la sensibilité; et cette propriété n'a pas échappé au génie observateur des philosophes, des moralistes et des théologiens. La pratique de la saignée, dont nous avons parlé, était fondée sur l'observation que l'évacuation sanguine diminuait l'énergie des passions; et ce que Voltaire dit si plaisamment de l'effet de la constipation sur un homme d'état, reconnait une observation analogue et d'ailleurs parfaitement juste. On en conclura que la saignée peut déterminer sur le cerveau des changemens importans, et que la liberté du ventre, procurée par des moyens évacuans convenables, ne sera pas sans avantages dans une foule d'affections cérébrales, intellectuelles et morales. Le traitement que les anciens faisaient subir aux maniaques était basé sur ces considérations; il avait été souvent couronné de succès.

Nous nous abstenons à dessein de parler de l'effet de l'exercice ou du repos musculaires sur l'encéphale, sur les fonctions mentales et affectives pour ne pas tomber dans des redites au moins superflues.

Parmi les passions, les unes avantageuses à la chose publique ou à l'individu ou à l'un et à l'autre à la fois, doivent toujours être favorisées ; les autres presque constamment nuisibles doivent être réprimées; d'autres enfin dangereuses seulement par leurs excès doivent être modérées.

Réprimer ou exciter les passions, c'est mettre habilement en usage les agens dont nous venons de parler, et que l'on appelle *moyens physiques* : ce sont, sans contredit, les plus puissans ; et les *moyens moraux*, c'est-à-dire ceux qui portent directement leur action sur le cerveau par l'intermède des sens, ce sont la philosophie, la religion, les lois et les mœurs des peuples. On sent que nous ne pouvons entrer dans aucun détail à ce sujet; mais on voit en même temps combien est fondée l'opinion émise au commencement de ce paragraphe qu'il existe entre toutes les sciences, mais surtout entre la médecine et la philosophie, les connexions les plus étroites, les plus intimes.

Des passions considérées comme moyens thérapeutiques.—Les passions même les plus funestes ne doivent pas toujours être réprimées. Ainsi qu'entre des mains habiles, des poisons meurtriers sont devenus des médicamens héroïques, de même les passions, dirigées par un homme doué de prudence et de sagacité, peuvent procurer les résultats les plus inespérés.

Leur puissance, que nous croyons avoir mise dans tout son jour, ne saurait être perdue pour le médecin observateur; une multitude de faits, cités par les auteurs les plus recommandables, prouvent qu'elle peut être mise à profit dans beaucoup de maladies rebelles à tous les autres moyens de l'art.

Le prince de Saxe-Weimar éprouvait, à midi précis, les premiers symptômes d'une fièvre intermittente. Cette fièvre avait résisté à tous les médicamens; Huffeland avance un jour son horloge de deux heures : le malade se croit guéri, et la joie qu'il en éprouve le guérit réellement. Coringius fut, dit-on, guéri d'une fièvre tierce par le plaisir qu'il eut de converser avec Meïbomius.

Varéliosa conseilla aux parens d'un jeune homme affecté d'une fièvre quarte, contre laquelle tous les médicamens avaient échoué, de le faire mettre en colère un peu avant le retour de l'accès; les mouvemens violens que détermina l'emportement dans lequel il entra empêchèrent le retour de la fièvre et justifièrent ainsi la hardiesse du conseil. Au rapport de Péchlin, un de ses amis, affecté de fièvre tierce, assailli par une tempête comme il était en mer, eut tellement peur de faire naufrage, que la fièvre ne revint plus. Nous avons déjà dit comment la confiance que le médecin savait inspirer produisait fréquemment des résultats avantageux.

L'action de la puissance nerveuse, l'effet des passions se conçoit encore assez bien dans les maladies dont nous venons de parler, peut-être parce que l'ignorance où l'on est encore aujourd'hui sur leur siége, rend moins exigeant sur la connaissance précise de cette action.

Mais comment cette influence se fait-elle sentir dans les phlegmasies, dans les hémorrhagies, èt même dans les affections organiques? C'est peut-être ce qu'il est difficile d'expliquer, mais ce qui, cependant, est incontestable. D'ailleurs, si les passions sont assez puissantes pour déterminer un bouleversement général dans l'économie et produire les dérangemens les plus variés, je ne vois pas pourquoi les mouvemens qu'elles impriment ne pourraient pas être avantageux dans une foule de cas. Par exemple, leur effet est d'accélérer la circulation; je ne doute nullement que, dans certaines maladies caractérisées par l'atonie générale, telles que les scrofules et le scorbut, certaines passions qui excitent les organes circulatoires ne puissent produire les effets les plus salutaires. Pour les phlegmasies aiguës, c'est sans doute en activant l'absorption qu'elle favorise leur résolution.

Ce n'est pas sans discussion qu'on doit se décider à admettre comme vrais les exemples cités par les auteurs, il en est même de tellement peu vraisemblables, qu'on ne peut, sans une foi bien robuste, y ajouter quelque confiance. Parmi ces faits, nous choisirons les suivans sans vouloir toutefois les garantir. Un homme tourmenté de la goutte fut enlevé de son lit par un prétendu spectre qui le transporta sur ses épaules d'un étage élevé au bas de l'escalier où il le laissa; cet homme, que la frayeur avait saisi, recouvre l'usage de ses membres, et se trouve pour jamais délivré de sa maladie. C'est assurément un des tours les plus utiles que les spectres aient jamais joués. Un homme condamné à la peine capitale, sujet à la même affection depuis quarante ans, en fut guéri en recevant sa grâce; et au rapport de Haller, un autre goutteux recouvra l'usage de ses membres à la suite d'un violent accès de colère. Aubry cite l'histoire d'une femme qui fut guérie d'une perte de sang qui menaçait de devenir mortelle par une grande frayeur qu'il lui occasiona. L'Amour, qu'on peint si souvent versant un baume salutaire sur les blessures, a quelquefois arrêté des hémorrhagies qui pouvaient faire craindre une mort prochaine. Un soldat blessé au poumon d'un coup d'épée, perdait tout son sang, les secours de l'art avaient été infructueux; la présence de son amante arrêta l'hémorrhagie, et rendit la vie à ce malheureux.

Mais c'est surtout dans les maladies nerveuses que les passions agissent plus puissamment. Là, c'est sans intermédiaire qu'elles font naître les phénomènes les plus surprenans. Et si dans beaucoup de cas ces maladies ne reconnaissent pas d'autres causes, dans une foule de circonstances, elles ne reconnaissent pas d'autres moyens thérapeutiques : *Ira et spes auferunt timorem, et lætitia mœstitiam; passio enim non medicinis sed aliâ passione contrariâ superatur.* Ainsi, lorsqu'on connaît la cause qui a donné lieu à une maladie, tout le talent du médecin consiste à faire naître une cause contraire. Bouvart a donné un grand exemple de sagacité et de désintéressement qui fait trop d'honneur à son auteur et même à la médecine, pour n'être pas cité. Un négociant, que des revers avaient obligé de suspendre ses paiemens, était affecté d'une maladie grave, qui paraissait le conduire à une mort infaillible, il lui laissa l'ordonnance suivante : *Bon pour trente mille francs à prendre chez mon notaire*, et le malade fut guéri. Heureux celui que la fortune favorise au point de pouvoir faire d'aussi belles actions! c'est pour un aussi noble emploi que les richesses sont désirables!

Nous ne pensons pas qu'il soit nécessaire de multiplier les citations pour prouver que les passions peuvent produire les plus heureux résultats; on pourra consulter avec fruit, sur ce sujet, les ouvrages généraux qui sont entre les mains de tout le monde, les traités *ex professo*, et les *Thèses de médecine* sur la même matière. Nous en avons dit assez pour prouver que l'emploi sage et prudemment ordonné des passions est un des moyens thérapeutiques les plus puissans que nous possédions.

(ROSTAN.)

PASTÈQUE, s. f. C'est le fruit d'une espèce de courge (*cucurbita citrullus* L.*) plus généralement désignée sous le nom de *melon d'eau.* Cette espèce est surtout cultivée dans les provinces méridionales de l'Europe. La pastèque, lorsqu'elle est parvenue à sa maturité parfaite, est un fruit de la grosseur de la tête, lisse et vert à l'extérieur, offrant intérieurement une chair rose très-abondante et très-succulente. Il présente une particularité d'organisation assez remarquable, c'est qu'au lieu d'offrir, comme les autres espèces de melon, une cavité centrale et irrégulière, aux parois de laquelle sont attachées les graines, son intérieur est complétement plein, et ses graines noirâtres sont chacune placées dans autant de petites cavités particulières éparses dans la pulpe. Le melon d'eau n'a pas la saveur sucrée des bonnes espèces de melon. Mais il est beaucoup plus succulent et plus rafraîchissant, et dans le midi de la France, l'Italie, etc., on en fait une énorme consommation pendant les chaleurs de l'été. Du reste, il possède les mêmes propriétés que le melon ordinaire. *Voyez* MELON. (A. RICHARD.)

PASTILLE, s., f., *pastillus.* On désigne sous ce nom, et plus particulièrement sous celui de *tablette* (*voyez* ce mot), des médicamens, de consistance solide, composés de sucre et de diverses substances réduits en poudre et réunis par un mucilage. Le nom de *pastille* est plus communément consacré à des préparations plutôt agréables que médicamenteuses, et qui, à cause de cela, sont surtout du ressort du confiseur; ces pastilles sont formées de sucre cuit à la plume et aromatisé avec différentes huiles volatiles; telles sont les *pastilles de menthe.*

PATATE, s. f., *convolvulus batatas*, L. Espèce du genre liseron de la famille des Convolvulacées et de la pentandrie monogynie, originaire de l'Inde, mais cultivée dans toutes les régions chaudes du globe, et même en Europe où elle exige des soins particuliers. Cette racine est sous forme de tubercules alongés, fusiformes, charnus, d'une couleur blanche intérieurement, tantôt blanchâtres, violacés ou jaunâtres à l'extérieur. Ces tubercules, cuits, sont un aliment sain et agréable, mais dont on fait assez rarement usage en France. Il est digne d'être remarqué que la racine de patate appartient au même genre de plantes qui fournit le jalap, la scammonée, le turbith, et plusieurs autres racines éminemment purgatives. Mais il faut se rappeler que, dans ces médicamens, la propriété purgative réside essentiellement dans une résine particulière, dont on trouve à peine quelque trace dans la patate. (A. RICHARD.)

PATE, s. f. On donne ce nom à des médicamens de consistance molle, n'adhérant pas aux doigts, composés de gomme et de sucre, dissous, soit dans l'eau, soit dans une infusion ou décoction chargée de principes médicamenteux, et rapprochée peu à peu par l'évaporation. Les pâtes que l'on prépare sont ordinairement émollientes, pectorales; telles sont les pâtes de guimauve, de dattes, de jujubes, et la pâte de reglisse anisée, dans laquelle la gomme est unie à l'extrait de reglisse et aromatisé avec de l'huile essentielle de semences d'anis.

PATHÉTIQUE, adj., *patheticus*. On a donné ce nom au muscle OBLIQUE supérieur de l'œil. On désigne encore sous ce nom le nerf de la quatrième paire.

Les nerfs pathétiques se détachent de la base de l'encéphale, tantôt plus haut, tantôt plus bas, derrière la paire postérieure des tubercules quadrijumeaux, et sur les parties latérales de la valvule de Vieussens. Ces nerfs reçoivent des fibres du *processus cerebelli ad testes*, et du faisceau de l'infundibulum (*voyez* MOELLE ALONGÉE); ces dernières traversent la feuille grise du plancher du quatrième ventricule au niveau des tubercules *nates*. Les deux nerfs forment en se croisant, ce qui est surtout évident chez les oiseaux, une commissure reconnue par tous les anatomistes.

Chaque nerf se contourne ensuite sur les pédoncules cérébraux, s'engage dans un canal fibreux, situé à la partie externe et supérieure du sinus caverneux, et se porte obliquement en haut, en avant et en dedans. Près de l'orbite, le nerf pathétique se place au côté interne du rameau frontal de la première branche de la cinquième paire, et il s'avance ensuite vers la partie moyenne du muscle grand oblique de l'œil, dans lequel il se divise en plusieurs filets, en passant au-dessus de l'extrémité postérieure du muscle élévateur de la paupière supérieure.

(MARJOLIN.)

PATHOGÉNIE, s. f., *pathogenia*. On devrait dire PATHOGONIE OU PATHOGÉNÉSIE, de πάθος, maladie, et de γονή ou γένεσις, deux mots qui l'un et l'autre signifient génération. La pathogénie a pour but de faire connaître la formation et le développement des maladies.

De bien grandes découvertes devront avoir lieu, avant que cette partie de la science médicale arrive à un degré de perfection satisfesant. En effet, il faudrait pour cela, qu'il nous fût possible d'observer les maladies dès les premiers instans de leur formation; il faudrait en outre savoir comment les fonctions se dérangent et les organes s'altèrent, soit par leur seul exercice, soit par l'action des agens extérieurs. Sous tous ces rapports, il nous manque une foule de données, parmi lesquelles beaucoup, sans doute, resteront toujours inconnues. Aussi, la pathogénie est-elle encore bien peu avancée, malgré tous les efforts de ceux qui se sont livrés à son étude; cet article ne le prouvera que trop.

Non seulement nous ne pouvons pas observer les maladies dès le premier instant où les lésions dont elles dépendent commencent à se former, nous avons même la certitude qu'aucune lésion n'atteint le degré de développement qui la constitue maladie, sans avoir passé par un état latent, d'une durée plus ou moins prolongée (*voyez* LÉSION). Mais fut-il possible d'apercevoir le mal à sa première origine, nous ne connaîtrions pas mieux son mode de développement, qui suppose la connaissance de la manière dont nos organes se développent et s'entretiennent; connaissance subordonnée elle-même à ce que nous pouvons savoir sur leur structure intime. Or, à cet égard, les recherches anatomiques, loin de conduire au but vers lequel elles devraient tendre, semblent au contraire en éloigner. En effet, en prouvant que les fibres élémentaires de tous les tissus sont formées par des séries de globules d'un diamètre toujours égal, elles nous font connaître la condition commune à l'organisation de tous ces tissus, et nous laissent ignorer la condition spéciale qui, par exemple, distingue la fibre élémentaire nerveuse, de la fibre musculaire : on cherche des différences, on trouve un caractère commun. D'après cela, rien d'étonnant dans l'ignorance complète où nous sommes sur le mode de développement et d'entretien auquel nos organes doivent leur existence; car, s'imaginer que le terme de *chimie vivante* en donne la véritable explication, c'est s'exagérer bien singulièrement la puissance des mots. Ainsi il est vrai de dire que, depuis l'ovule jusqu'à l'homme arrivé au dernier terme de la décrépitude, notre rôle se borne à observer des changemens de forme très-variés et fort nombreux, inconnus pour la plupart à nos prédécesseurs, mais qui tous nous échappent également par la manière dont ils sont produits.

Cependant, sans découvrir le secret de son exécution merveilleuse, l'observation nous apprend à constater l'existence d'un phénomène primordial auquel, dans la vie physique, tout aboutit et dont tout part, c'est le *mouvement nutritif*, continué sans interruption depuis le premier instant de la conception jusqu'à la mort, et qui par conséquent, ne peut être troublé sans donner lieu à des accidens plus ou moins graves et nombreux. Nous connaîtrions donc leurs causes, si l'expérience nous avait instruits de toutes les conditions nécessaires à l'entretien de ce mouvement lui-même. Toutefois, c'est beaucoup de savoir que sa continuation est entièrement soumise à l'exercice non interrompu de l'innervation et de la circulation, fonctions elles-mêmes tellement enchaînées entre elles, que l'une des deux s'arrêtant, il en arrive nécessairement autant à l'autre. Et puisque les autres fonctions organiques, telles que la digestion, l'absorption, la respiration, les sécrétions, ont pour but d'entretenir la circulation, et par conséquent l'innervation, soit en fournissant au sang les matériaux dont il a besoin, soit en le débarrassant de ceux qui le surchargent; on peut dire que nous connaissons en grande partie, les connexions plus ou moins directes du mouvement nutritif avec toutes ces fonctions.

En voyant tant de moyens appelés à l'entretenir, on serait tenté de croire qu'il ne doit jamais s'arrêter : il s'en faut bien que cela soit. A la vérité, ce mouvement fait d'abord plus que de se soutenir stationnaire, puisque, pendant un temps déterminé, il surmonte assez les forces qui lui sont apposées, pour effectuer le développement et l'accroissement du corps; mais l'époque arrive où il ne peut plus les balancer, et l'organisme commence aussitôt à se détériorer. C'est comme un projectile lancé en l'air. Le mouvement qui l'élève n'étant pas susceptible d'accroissement ne peut manquer d'être surmonté par la force d'attraction, qui augmente comme le carré des temps. Aussi voit-on qu'après s'être élevé avec une vitesse graduellement décroissante, le mobile s'arrête, puis commence à tomber. De même il existe, dès l'origine de l'homme, une cause croissante, destructive du mouvement nutritif, à laquelle il doit finir par céder (*Voyez* MORT). Bien qu'on ne sache pas précisément ce qui la constitue, on peut dire qu'elle tend à agir sur l'organisme, de manière à le dégrader uniformément dans son ensemble et dans ses parties. Cependant, elle ne suit pas toujours cette loi. Très-souvent, au contraire, elle porte spécialement son action sur un appareil d'organe, sur un système, sur un organe isolé, qui se trouve tout à coup avoir vieilli, au milieu d'un corps encore jeune. De là, les maladies si nombreuses dans lesquelles, une des pièces importantes de l'organisme venant à être altérée profondément, le tout se dérange et meurt avant terme. Dans ce cas, l'organe faible souffre sans doute d'autant plus qu'il a pour congénères des organes plus vigoureux, et le même poumon, qui devient tuberculeux chez un jeune homme, pourrait peut être se conserver intègre et remplir convenablement ses fonctions chez un vieillard.

Quoiqu'un voile impénétrable dérobe à nos yeux le lien qui unit avec le corps le principe de l'intelligence, nous connaissons cependant, en grande partie, les effets produits sur l'organisme par l'action des facultés propres à ce principe. Pour ne parler que de la volonté, on sait que, dépravée par les passions, cette faculté alimente les penchans funestes, conduit au crime, détermine l'aliénation mentale, etc.; que, bien dirigée, elle développe les talens, enfante les vertus, et devient la source des plus belles actions; que, dans tous les cas, elle peut, par un exercice trop prolongé, fatiguer les organes dont elle se sert, au point d'en altérer la texture, et par leur intermédiaire, de léser enfin le mouvement nutritif d'une manière plus ou moins fâcheuse.

Outre les causes de maladie que l'homme porte en lui-même, il en trouve de très-nombreuses dans ses rapports avec les agens extérieurs. La manière dont ils agissent sur l'économie reste, il est vrai, tout-à-fait inconnue, mais on ne saurait mettre en doute la réalité d'une action tellement nécessaire, que, si elle pouvait s'arrêter un seul moment, la vie cesserait à l'heure même. Rien d'étonnant dès lors, que, dans certaines circonstances, des puissances si actives soient capables de porter les plus grands troubles dans une machine, dont l'entretien et le jeu régulier sont entièrement subordonnés à leur action contenue dans des limites assez étroites. Des détails circonstanciés à cet égard ne sauraient trouver place ici; on peut voir dans l'ouvrage de M. W. Edwartz (*de l'Inf. des Agens phys.*), l'influence admirable que, soit en bien soit en mal, l'électricité, le calorique, l'oxygène, etc., exercent sur les fonctions les plus importantes, et suivre en quelque sorte pas à pas leurs effets sur l'organisme.

Dans cet exposé où nous voyons toute la pathogénie reposer sur l'observation des résultats plus ou moins directs, dus à l'action des causes morbifères que l'homme porte en lui-même ou qu'il trouve en dehors de soi, nous avons supposé qu'elles agissaient sur l'ensemble du corps humain. Mais, puisque, malgré son unité, il est physiquement composé de deux ordres de matériaux distincts, les solides et les liquides, il faut, pour se former des idées précises sur la génération des maladies, déterminer avec exactitude la part que prennent à leur production les affections de ces deux ordres de composans : c'est ce que je vais essayer de faire.

Ont peut voir aux mots IRRITATION, SOLIDISME et SYMPATHIE le rôle que, par leurs altérations, les solides jouent dans la production des maladies; rôle dont personne assurément ne songe à contester la réalité ou l'importance. Il n'en est pas de même à l'égard des liquides qui méritent d'autant plus de fixer notre attention, que par une aberration d'idées inexplicable, on les a considérés dans ces derniers temps comme à peu près inaltérables, et occupant dans l'économie une place tout-à-fait secondaire. Cependant, les faits et les argumens les plus pressans s'élèvent contre cette manière de voir; en voici la preuve :

Le sperme, l'ovule, les premiers produits de la conception sont liquides. Quand quelques linéamens commencent à se laisser apercevoir dans l'embryon, on ne sait vraiment si l'on doit les ranger parmi les solides ou parmi les liquides. Une disposition analogue subsiste encore notablement, lorsque le corps a acquis son entier développement. Qui peut dire par exemple, si les dernières lamelles du tissu cellulaire interstitiel, si les fibres élémentaires nerveuses sont plus voisines de la liquidité de la lymphe ou du sang, que de la solidité propre aux os ou aux cartilages? Les $\frac{5}{6}$ du poids du corps sont liquides. Le solide vient du liquide et se résout en liquide. L'état liquide est donc vraiment permanent ou dominant, dans le corps humain, et l'état solide transitoire. Sans parler du fluide nerveux dont l'existence ne paraît guère douteuse, n'est-il pas évident que les solides sont simplement des instrumens à l'usage des liquides? Enfin, ces derniers sont particulièrement disposés aux changemens qui résultent des affinités chimiques; et quand tout le reste du corps éprouve des altérations manifestes, il serait absurde de supposer qu'eux seuls en seraient exempts.

Ces réflexions suffiront, j'espère, pour montrer la solidité des bases que l'humorisme est susceptible de fournir à la pathogénie; et pourtant, après avoir été pendant longues années l'unique fondement de cette science, il a fini par se voir à peu près entièrement répudié par elle. Rien n'est plus facile que d'en donner la raison.

Des quatre humeurs qui, suivant l'auteur du livre *de Homine*, composent l'homme, et par leurs altérations produisent toutes les maladies, une, l'atrabile, est une pure chimère; et deux autres, la bile et la pituite, loin d'exister par elles-mêmes, comme il le supposait, viennent évidemment du sang. Une théorie fondée sur des erreurs grossières devait nécessairement conduire à d'autres erreurs. C'est aussi ce qui a eu lieu, et l'humorisme, si philosophiquement apprécié par Asclépiades, lorsqu'il disait : *Causas morborum præcedentes in liquidis esse posse, minimè verò causas proximas seu morbos ipsos*, est néanmoins devenu l'objet d'une réprobation presque générale. On sent qu'il n'a pas dû trouver un grand appui dans les suppositions gratuites de Sylvius et de Sydenham, qui attribuaient toutes les maladies, le premier à un ferment humoral, le second à l'ébullition du sang. Autant valait la fureur de l'arché, imaginée par Vanhelmont, ou les réactions chimiques du soufre et de l'arsenic rêvées par Paracelse. Cullen lui-même, en attribuant, sans doute avec raison, un grand rôle au fluide nerveux, dans la production des maladies, partait d'une supposition qu'il lui était impossible de prouver. De nos jours, les esprits ne sont plus disposés à admettre de pures hypothèses, et les données pathogéniques empruntées à l'humorisme doivent reposer sur des faits rigoureusement observés. Or, il en existe, comme on va voir, un assez grand nombre de tels, pour mériter la plus grande attention de la part des médecins.

Nous avons dit précédemment avec quelle énergie les agents extérieurs agissent sur l'ensemble du corps. Il est aisé de montrer que leur action s'exerce principalement sur les liquides.

A chaque instant, l'oxygène redonne au sang ces qualités indispensables à l'entretien de la vie, dont le mouvement nutritif tend incessamment à le dépouiller. L'azote, l'hydrogène, l'acide carbonique, etc., absorbés par la respiration, portent d'abord sur le sang une action délétère, qui s'étend ensuite à toute l'économie. Ce liquide n'est pas moins puissamment modifié par l'électricité, comme le prouvent sa décomposition chez les sujets tués par la foudre, et les expériences de Rossi. La lumière dont les rayons bleus et violets sont électriques, suivant Monchini, doit agir d'une manière analogue. Parlerai-je du calorique? Quelques degrés d'élévation dans la température suffisent pour troubler la respiration, entraver l'hématose, boursoufler le corps en dilatant les liquides, et produire une foule d'accidents que de la Roche a notés avec beaucoup de soin, chez les animaux sur lesquels il expérimentait. Pense-t on, qu'en pareils cas, un solide comme le fémur ou les cartilages intervertébraux, éprouvent des modifications d'une aussi grande importance? Non sans doute.

Le sang ne peut pas être altéré dans sa composition, sans que les humeurs dont il est la source commune ne le soient aussi. Je me bornerai, par conséquent, à parler avec quelques détails de ses altérations qui, seules parmi toutes les affections humorales, ont jusqu'à présent été étudiées d'une manière satisfaisante. On peut les rapporter à trois espèces différentes : 1° les altérations spontanées; 2° les altérations par soustraction; 3° les altérations par addition.

En admettant des altérations spontanées, c'est-à-dire produites par les causes morbifères appartenant à l'organisme, je ne prétends pas qu'elles arrivent, du reste, indépendamment de tout concours d'action de la part des agens extérieurs : on n'observe jamais rien de tel; mais seulement qu'elles se développent sans que cette même action sorte de la sphère de son influence accoutumée. C'est aux altérations spontanées du sang ou de quelques humeurs en particulier, qu'il faut attribuer les maladies auxquelles l'enfance doit payer un tribut, comme la rougeole, la scarlatine, et plusieurs autres affections éruptives; les cas de variole, qui ne sont pas le résultat de la contagion; diverses espèces de calculs, les tophus des goutteux, et chez les chiens, ainsi que chez quelques autres animaux, la rage spontanée; le charbon qui affecte les bœufs surmenés, etc. Je crois pouvoir encore rapporter à la même cause, la plupart des maladies provenant de métastase (*voyez* ce mot), ou de la suppression d'une sécrétion quelconque. Ainsi, lorsqu'il est évidemment démontré par les expériences de MM. Presvot et Dumas, que le sang des animaux auxquels on extirpe les reins ne tarde pas, après cette opération, à contenir de l'urée, dont la présence ne pouvait pas y être constatée avant, l'analogie porte à croire, ou plutôt démontre, que, quand une sécrétion est arrêtée, celle du lait par exemple, un phénomène analogue doit se manifester, c'est-à-dire la rétention, dans l'économie, de principes qui auraient dû en être éliminés. La science manque de faits de détails, propres à établir les conséquences de cette doctrine, par rapport à la pathogénie. Je n'essayerai pas d'y suppléer par des hypothèses ou des raisonnemens. Il me suffit que, dès à présent, la doctrine elle-même, quant à son principe, ne puisse pas être un objet de contestation.

On ne sait rien de bien précis sur les altérations par soustraction, que le manque d'un air convenable à la respiration peut faire éprouver au sang. On n'est pas, non plus, très-éclairé sur celles qui lui arrivent, dans le cas d'une alimentation insuffisante. Cependant l'observation des accidens auxquels une abstinence excessive a souvent donné lieu, soit en mer, soit durant les siéges ou pendant les famines, comme M. Égron l'a vu en 1818, prouve que, si le sang cesse d'être convenablement réparé par la digestion, ses qualités s'altèrent de la manière la plus funeste. Les expériences de M. Magendie (*Journal de Physiologie*), répétées depuis par MM. Lasseigne et Leuret (*Arch. gén. de Méd.*), mettent ce fait dans tout son jour. Sans m'y arrêter davantage, j'arrive aux altérations par addition, dont il est facile de constater l'existence et l'influence, dans un grand nombre de maladies.

Outre les agens généraux à l'action desquels ces altérations sont souvent dues, elles reconnaissent deux causes principales, savoir; l'introduction, dans l'économie, des virus et des poisons, parmi lesquels je comprends les venins. Les virus développent, au bout d'un temps déterminé de séjour dans le corps, une véritable propriété de germination, au moyen de laquelle ils y opèrent les plus grands changemens. Par exemple, la variole rend pour toujours le sujet qu'elle a affecté, impropre à ressentir de nouveau son influence; le même phénomène s'observe à l'égard de la vaccine. Le virus vénérien ne mettrait aucune borne à ses progrès, si l'art ne parvenait à les arrêter; le virus rabifique ne connaît pour les siens d'autre terme que la mort. Sans doute qu'en pareils cas les solides ne peuvent rester intacts, je suis tout le premier à le proclamer; mais je dis seulement que leurs altérations sont consécutives à celles des liquides : ce point important de doctrine ne saurait être trop rappelé à l'attention des lecteurs. Quant aux poisons, leur action se mesure toujours sur leur dose, et depuis le venin du serpent à sonnettes jusqu'à celui de l'abeille, depuis l'arséniate de potasse et l'upas tieuté, jusqu'à l'oxyde de plomb et au suc de pavot, tous peuvent entrer impunément dans l'économie, s'ils n'y parviennent qu'à des doses très-faibles. Ils sont évidemment dépourvus de la faculté de germination en vertu de laquelle un atome de virus agit aussi activement qu'une très-grande quantité.

Des faits bien observés, déjà nombreux, quoique recueillis dans un temps assez court, et en tout conformes aux idées que je viens d'émettre, ne laissent aucun doute sur les altérations que le sang peut éprouver par la présence des poisons. Ainsi, MM. de Lille et Magendie ont rendu ce liquide vénéneux, par l'absorption de l'upas tieuté; M. Gaspard, en injectant des matières putrides dans les veines des animaux, et M. Leuret, en se servant, en pareil cas, du sang d'animaux affectés de charbon. Cependant, l'analyse chimique a fait retrouver dans le sang l'alcohol, la morphine, le mercure doux, et d'autres substances plus ou moins actives qu'on y avait introduites à dessein, soit par l'absorption intestinale, les frictions sur la peau ou l'injection dans les veines. Mais la voie par laquelle les délétères arrivent le plus facilement dans le sang, est assurément celle des poumons, et rien n'est aussi prompt que l'absorption des gaz et de tous les corps susceptibles, en se volatilisant, de se mêler avec l'air atmosphérique (*voyez* ASPHYXIE, INFECTION, MARAIS, MÉPHITISME). Sous ce rapport, l'homme est d'une perméabilité telle, qu'il lui serait impossible de vivre dans un milieu qui ne serait point approprié à sa nature. Aussi, ne manque-t-on jamais de voir régner des maladies plus ou moins graves, lorsque l'air vient à être vicié d'une manière quelconque.

Suivant la nature des altérations qu'il porte alors dans le sang, on observe tantôt des maladies aiguës comme les typhus, les diverses espèces de fièvres putrides, les fièvres intermittentes, etc., tantôt des maladies chroniques, telles que le scorbut, les scrofules, l'anémie, etc. Dans ces dernières, l'affection humorale ne se borne pas, comme dans les premières, à produire une impression plus ou moins fâcheuse sur les solides, elle fait plus, elle finit par opérer des changemens notables dans leur composition intime. De là, les modifications profondes dans l'habitude, les goûts des sujets; la longue durée du traitement que réclament leurs maladies, et les traces indélébiles qu'elles laissent souvent pour toute la vie.

Mais dans tous ces cas, la substance délétère reste soumise aux mêmes conditions, relativement à la manière dont elle étend son action; c'est-à-dire qu'une fois portée dans le sang, elle parvient soit avec lui, soit par l'intermédiaire des liquides qui en viennent, jusque sur chaque molécule vivante, laquelle est affectée en raison de sa manière de sentir. C'est ainsi que tantôt le poumon ou la muqueuse des voies gastriques, tantôt l'intérieur du cœur ou le système nerveux cérébro-spinal donnent des signes non équivoques d'une souffrance spéciale, au milieu de l'action générale qui s'étend à toute l'économie. Ces phénomènes, communs à tous les genres d'altérations humorales, ont constamment lieu, quelle que soit la voie par où la substance vénéneuse s'introduise. Seulement, quand elle est de nature très-irritante ou bien corrosive, on observe toujours un désordre local plus ou moins prononcé, sur la partie qui a d'abord été soumise à son contact. Il n'y a que quelques poisons d'une action extrêmement rapide, tels que l'acide hydrocyanique, qui fassent exception à ces lois, encore n'est-elle pas complète; car si, comme tout porte à le croire, ils agissent par une sorte d'attraction électrique presque uniquement sur le système nerveux, cela ne les empêche pas de se mêler avec le sang, lorsque, donnés à faible dose, ils deviennent incapables de produire la mort d'une manière instantanée, et de se comporter en suite comme les autres délétères.

Personne ne songera, je pense, à contester la réalité d'altérations humorales que nous pouvons, en quelque sorte, voir s'opérer sous nos yeux. Il y en a une foule d'autres, qu'il faut tout aussi nécessairement admettre, bien que nous soyons très-peu instruits sur la cause qui les produit. Ainsi, Haller a vu le sang écumeux dans la fièvre miliaire, Chirac l'a trouvé décomposé dans la variole, Grant, dissous dans le typhus; tout récemment, MM. Lerminier et Andral ont fait des observations analogues. Qui pourrait, dans aucun de ces cas, récuser le témoignage de ses yeux, et nier tout à la fois la réalité et l'importance d'altérations aussi manifestes? Je dis plus, où est le médecin non prévenu, qui, observant la fétidité de toutes les excrétions et l'odeur de la perspiration cutanée, dans les fièvres putrides et les typhus, ne reconnaisse à de tels phénomènes, les résultats d'une altération quelconque du sang? Il n'est en effet plus possible de rejeter cette conséquence à laquelle les anciens observateurs avaient déjà été conduits, maintenant que les expériences de Rossi ont prouvé que le sang des sujets affectés de fièvres graves avait des caractères électriques différens de ceux propres au sang des sujets sains. Enfin, ajouterai-je, ce liquide est tellement disposé aux altérations, qu'on le voit en présenter de très-considérables, dans ces maladies qui, comme les phlegmasies simples, par exemple, une péripneumonie déterminée chez un sujet d'ailleurs bien portant, par l'impression subite du froid, reconnaissent apparemment pour cause primitive, une affection directe ou sympatique du solide vivant. Constamment alors, le sang tiré de la veine offre, au bout de trente-six ou quarante-huit heures de maladie franchement déclarée, une couenne plus ou moins épaisse, qui peut aller jusqu'à former les $\frac{3}{4}$ de la masse totale du caillot.

Quand même l'analyse chimique n'aurait pas mis à portée de reconnaître qu'un liquide ainsi affecté a éprouvé des changemens notables dans la proportion et la composition de ses matériaux constituans (Deyeux et Parmentier, Trail), la vue seule aurait dû suffire pour le constater; et une fois ce fait établi, il est à mon sens impossible de ne pas lui accorder une grande part dans le développement des accidens généraux propres aux péripneumonies de mauvais caractères, tels que l'ataxie, l'adynamie, etc. Quelque chose d'analogue arrive évidemment dans le croup. Je veux dire que, l'hématose devenant imparfaite par suite de la gêne de la respiration, un sang mal élaboré frappe le solide vivant d'une sorte d'asphyxie, et donne lieu à un ensemble de phénomènes des plus fâcheux. Il en résulte que, si l'on attend l'apparition de tels accidents pour pratiquer la trachéotomie, elle produit bien encore, il est vrai, une amélioration prompte et souvent très-marquée, mais cela ne suffit pas pour arrêter les progrès d'un mal qui a jeté de profondes racines, et les malades succombent ordinairement après quelques instants d'un mieux trompeur, ainsi que plusieurs observateurs, et notamment M. Hervez de Chegoin, nous l'apprennent.

Les limites de cet article ne me permettent pas d'entrer dans de plus longs détails sur le rôle toujours très-important que les altérations primitives ou consécutives du sang et des autres liquides jouent dans la production des phènomènes pathologiques. Je crois néanmoins avoir établi, sur des faits irrécusables, ce point de doctrine que j'ai pu traiter ailleurs avec une certaine étendue (*nouv. Bib. méd.*, septembre et novembre, 1823). Si je ne m'abuse sur la valeur des conséquences à en déduire, il reste prouvé, qu'excepté les maladies occasionées par des lésions mécaniques, on doit reconnaître, soit comme cause, soit comme effet de toutes les autres, des altérations humorales, dont la réalité et l'influence sont déjà plus ou moins rigoureusement démontrées. Or, le mode d'impression éprouvé par les solides devant nécessairement être en rapport avec la nature de ces mêmes altérations, chacune d'elles donnera lieu à des phénomènes d'un caractère particulier, et ne pourra être avantageusement combattue que par des remèdes qui lui soient appropriés. C'est dire d'une manière assez expresse, non-seulement que les maladies diffèrent essentiellement entre elles, dès leur première origine, mais encore que leur nombre est nécessairement déterminé par la nature des causes dont elles dépendent. Ces vérités, auxquelles beaucoup de médecins commencent déjà à se rallier, trouveront assurément un appui inébranlable dans l'observation des faits qui, chaque jour, agrandissent le domaine de la science. On peut donc, sans trop de présomption, assurer que la théorie de Thémison, reproduite de nos jours avec tant d'éclat, l'aura été pour la dernière fois. (ROCHOUX.)

PATHOGNOMONIQUE, adj., *pathognomonicus*, de πάθος, maladie, et de γινώσκω, connaître. On désigne ainsi les signes caractéristiques d'une maladie, ceux qui annoncent d'une manière certaine l'existence de celle-ci. *Voyez* DIAGNOSTIC, SÉMÉIOLOGIE.

PATHOLOGIE, s. f., *pathologia*, de πάθος, maladie, et de λογος, discours. Partie principale de la science médicale, la pathologie comprend toutes les connaissances qui se rattachent d'une manière directe à l'histoire des maladies.

Un sujet aussi vaste ne pouvant que difficilement être embrassé dans son ensemble, on a dû chercher à le diviser, pour rendre son étude plus facile. Ainsi, lorsqu'on croyait qu'une différence de siége était d'une importance fondamentale, sous le rapport scientifique, on avait la pathologie interne, ou médecine proprement dite, et la pathologie externe ou chirurgie. L'attention que d'autres médecins accordaient à l'influence morbifère de l'âge et des professions, donna naissance aux pathologies des enfans, des vieillards, des artisans. Étudiait-on d'une manière particulière les maladies d'un organe, il avait de suite sa pathologie à part, par exemple, la pathologie cutanée. La connaissance des maladies dans lesquelles l'intelligence est plus ou moins affectée, recevait le nom de *médecine mentale.* Enfin certains médecins, notamment des Allemands, ont proposé le nom de *pathologie animée,* pour désigner les maladies produites chez l'homme par la présence des animalcules, des vers, etc. Je me borne à ces divisions, dont la simple indication suffit pour faire apprécier le mérite, et j'en omets à dessein plusieurs autres du même genre, pour m'occuper de deux divisions très-philosophiques de la pathologie, qui embrassent le même sujet, mais le considèrent sous des points de vue différents : je veux dire la *pathologie générale* et la *pathologie spéciale.* Comme cette dernière a vraiment commencé avant l'autre, et qu'elle en est l'unique base, c'est elle qui va d'abord m'occuper.

Toutes les connaissances qu'il est possible d'acquérir sur une maladie, se réduisent à l'étude ; 1° de ses causes ; 2° de ses symptômes ; 3° des moyens curatifs qu'elle réclame. Ces trois parties de la pathologie spéciale ont reçu le nom d'étiologie, de nosographie et de thérapeutique.

L'*étiologie* s'occupe d'abord des causes envisagées en elles-mêmes (*Voyez* CAUSE). Elle cherche ensuite à apprécier leur action sur le corps humain, ou la manière dont les maladies se développent. Cette seconde partie de l'étiologie a reçu le nom de *pathogénie. Voyez* ce mot.

La nosographie, prise dans le sens restreint de description des phénomènes morbides, s'attache à tracer fidèlement l'histoire de la maladie, en ce qui concerne ses symptômes, et par symptômes je suis forcé d'entendre ici tous les phénomènes qui constituent l'état pathologique. Les uns ne peuvent être bien connus qu'après la mort, et avec le secours de la dissection : sur leur connaissance approfondie repose toute l'anatomie pathologique. Les autres, plus ou moins faciles à apprécier pendant la vie, servent à faire connaître dès lors l'état intérieur des organes. Ceux de ces phénomènes qui, n'existant plus actuellement, ont cependant été convenablement observés forment, par leur narré exact, le commémoratif de la maladie, lequel, joint à l'observation des symptômes qui existent encore, concourt à établir le jugement que l'on doit porter sur sa nature.

Les uns et le autres ont donc le diagnostic pour but, et ne devraient pas recevoir d'autre qualification que celle des symptômes diagnostiques. On les a néanmoins nommés pathognomoniques, quand ils sont significatifs, au point de ne laisser aucun doute sur ce qu'est le mal; pronostics, quand ils servent à en faire apprécier les chances probables; épiphénomènes, quand ils surviennent d'une manière en quelque sorte fortuite. Mais il est aisé de voir que tout cela est encore du diagnostic, puisque le pronostic lui-même, se déduisant de la connaissance exacte de l'état présent, n'est réellement qu'un diagnostic anticipé.

Au reste, lorsqu'au moyen de l'étude des causes et de l'observation des phénomènes morbides, on a réuni toutes les données dont se compose la connaissance d'une maladie considérée en elle-même, on peut lui donner un nom, la définir ou la décrire, si elle n'est pas susceptible d'une définition abrégée. On voit par-là, que les noms et les définitions méthodiques, loin de pouvoir servir d'introduction à l'étude de la pathologie, sont des choses auxquelles on n'arrive qu'en dernier lieu. C'est assez dire que la méthode des nomenclatures et des définitions *à priori* ne saurait conduire à rien de satisfaisant. Les premiers noms imposés aux maladies en sont la preuve. Tous rappellent des symptômes, et ne conduisent nullement au but qu'envisage la nomenclature, savoir, l'expression exacte de la nature du mal : aussi les abandonne-t-on à mesure que la science fait des progrès. De nos jours, où l'on voit graduellement diminuer le nombre des cas susceptibles de recevoir le nom d'asthme, de fièvre essentielle, etc., on n'écrirait plus un traité sur le point de côté, la céphalée, la dyspnée, considérés comme maladies, et bientôt on en pourra dire autant de l'anasarque, de l'hydropisie, et autres symptômes dans lesquels beaucoup de médecins voient encore des maladies.

La thérapeutique qui, suivant son étymologie, semblerait devoir se borner au traitement d'un mal actuellement existant, porte plus loin ses vues, puisqu'elle se propose aussi de prévenir le développement des maladies. Quoique sous ce dernier rapport, elle se confonde en très-grande partie avec l'hygiène, on lui a néanmoins donné le nom de prophylaxie, ou de traitement préservatif, pour la distinguer du traitement curatif, qui constitue la thérapeutique proprement dite. But principal de toutes les connaissances nosologiques, la thérapeutique se propose de conserver la santé des hommes, de guérir leurs maladies, et, quand elle ne peut y parvenir, de ralentir leur marche funeste, d'en modérer les accidens, d'en affaiblir les angoisses par tous les moyens dont l'expérience a découvert l'efficacité. Elle ne le fait pas, sans nous apprendre en même temps que telle médication convient d'une manière spéciale à telle affection. Voilà comment la thérapeutique concourt souvent à confirmer le jugement que l'on a porté sur une maladie dont on a déjà étudié les causes et les symptômes; et dans ce sens, on peut dire avec raison, pour beaucoup de cas, *naturam morborum curationes demonstrant.*

Lorsque l'on a recueilli un certain nombre d'observations détaillées, sur une maladie considérée sous les trois points de vue dont il vient d'être parlé, on en connaît bien l'histoire particulière individuelle, ou sa pathologie spéciale. On peut et on doit répéter les mêmes épreuves sur plusieurs maladies différentes, sur toutes celles qu'on se trouve en position d'observer, et l'on arrive ainsi à connaître les faits qui, par leur ensemble, constituent toute la pathologie spéciale.

Il n'y a réellement, et il ne peut y avoir rien de plus, dans la science médicale. Mais il est aisé de concevoir combien il serait difficile de retenir dans sa mémoire, un à un, tous les faits de détail que l'on aurait pu recueillir sur chaque maladie observée un assez grand nombre de fois, pour que son étude n'offrît plus que la répétition de phénomènes déjà connus, ou au moins de leurs analogues. C'est pour cela qu'il est devenu nécessaire de rassembler avec art les points communs que tant de faits peuvent avoir entre eux. Ainsi est née la pathologie générale, science ou plutôt méthode d'étude, qui reprend sous un autre point de vue les objets que l'observation des détails a déjà appris à connaître, et les présente à l'esprit dans leurs rapports généraux. Elle doit par conséquent se composer d'une étiologie générale, d'une nosographie générale, d'une thérapeutique générale, plus, d'une quatrième partie qui lui appartient en propre, la nosologie prise dans le sens restreint de classification.

En effet, on ne peut comparer un grand nombre de maladies, sans apercevoir entre-elles des différences et des ressemblances. L'art du nosologiste consiste à les ranger d'après ces rapports, tirés immédiatement de l'observation. Or, l'expérience, non-seulement découvre chaque jour des faits nouveaux, mais elle apprend encore à mieux juger, à apprécier sous de nouveaux rapports ceux qui sont déjà connus. Il en résulte qu'à mesure que la science s'enrichit, soit d'observations nouvelles, soit d'aperçus nouveaux, les nosologies ou méthodes pour classer ces résultats doivent nécessairement être changées. Il suffit, pour s'en convaincre, de réfléchir un instant sur le sort des diverses classifications nosologiques qui, à l'époque où elles ont paru, satisfaisaient d'une manière plus ou moins complète aux besoins de la science. Comme, dans ces derniers temps, des recherches fructueuses ont singulièrement agrandi son domaine, il s'ensuit qu'aucune de ces classifications n'est au niveau des connaissances actuelles.

La nosologie n'est pas seule soumise aux changemens successifs, nécessités par les progrès, dans la science des faits; les autres parties de la pathologie générale sont également subordonnées à des conditions semblables. Il y a plus, lorsque les faits étaient en petit nombre, une pathologie générale aurait été superflue, et son exécution même impossible. La preuve en est que les ouvrages de ce genre, dont on peut entrevoir le germe dans les *prénotions* d'Hippocrate, sont un produit des temps modernes, véritablement inconnu aux premiers siècles de la médecine. Cela ne diminue en rien l'utilité et l'importance de ceux qui ont pour base des données générales, exactement déduites d'observations particulières recueillies avec soin. Car, bien qu'à vrai dire il n'y ait en histoire naturelle que des connaissances individuelles, leur nombre est tellement grand, que l'esprit le plus vaste ne pourrait les retenir, une à une, comme elles existent. Il est donc indispensable, je le répète, d'en retracer l'ensemble à grand traits, et de les réunir par quelque lien commun. Cette méthode supplée à la faiblesse de notre entendement. Elle fait plus, elle en développe les facultés, en l'apprenant à s'aider des ressources de l'analogie. Par-là, les faits de détails s'enchaînent, se rappellent l'un l'autre, et jusqu'à un certain point se suppléent mutellement. Voilà comment l'esprit humain se crée des causes de perfectionnement dans la faiblesse même de ses moyens. Obligé de réfléchir sur les généralités, il s'élève à la philosophie ou plutôt à la métaphysique des sciences, qui, dans l'état d'avancement où elles sont arrivées, notamment la pathologie, peut seule mettre à même de les traiter avec cette clarté méthodique sans laquelle on n'écrit jamais un bon livre. il ne faut pas cependant méconnaître pour cela, que l'homme le plus vraiment savant est celui qui connaît le plus grand nombre de faits particuliers, ignorât-il du reste, chose presque impossible à supposer, quels sont les rapports propres à leur servir de lien commun. (ROCHOUX.)

PATHOLOGIQUE, adj., *pathologicus*, qui tient à la pathologie, aux maladies.

PATIENCE, s. f., *rumex patientia*, L. Rich., *Bot. méd.*, t. 1, p. 165. Grande plante vivace de la famille naturelle des Polygonées, et de l'hexandrie trigynie, qui croît dans les prés et sur le bord des ruisseaux. Ses racines sont longues, épaisses, recouvertes d'un grand nombre de fibres brunâtres en dehors, jaunâtres en dedans. Sa tige, haute de quatre à cinq pieds, est cylindrique et cannelée; ses feuilles sont alongées, aiguës et sagittées; ses fleurs sont petites, verdâtres, disposées en grappes, ou panicule au sommet de la tige.

Sous le nom de racine de patience, on trouve dans le commerce non-seulement les racines de l'espèce que nous venons de décrire, mais celles de plusieurs autres du même genre, comme les *rumex crispus* et *rumex obtusifolius*. Mais ce mélange est sans inconvénient; car ces diverses plantes ont absolument les mêmes propriétés. La racine de patience a une saveur acerbe et légèrement amère; elle n'a pas d'odeur marquée. D'après les recherches de M. Deyeux, elle contient du soufre à l'état de liberté. Cette racine est astringente et tonique. On l'emploie tantôt dans les affections scorbutiques, tantôt contre les maladies chroniques de la peau. C'est généralement en décoction à la dose d'une à deux onces pour deux livres d'eau que l'on administre la racine de patience. (A. RICHARD.)

PAUME de la main, s. f. nom donné à la face interne ou palmaire de cette partie du membre supérieur. On l'a décrite ailleurs. *Voyez* MAIN.

PAUPIÈRE, s. f., *palpebra*. Tel est le nom donné aux deux voiles membraneux et mobiles, placés au devant du globe de l'œil, au-dessous des sourcils, au-dessus des joues, entre le nez et les tempes. Les paupières sont doubles à chaque œil, distinguées en supérieure et inférieure, et se réunissent vers les deux angles de l'orbite, en formant une commissure externe et une commissure interne.—Elles sont aplaties d'avant en arrière, recourbées dans le même sens, et à peu près demi-circulaires.

La paupière supérieure présente beaucoup plus d'étendue en hauteur que la paupière inférieure : elle est aussi beaucoup plus mobile. On distingue à chacune d'elles une face cutanée, une face oculaire, un bord adhérent, un bord libre, et deux extrémités qui forment les commissures externe et interne. Leur face cutanée présente des rides transversales, plus nombreuses et plus prononcées chez les vieillards que chez les enfans, et sensibles surtout quand les yeux sont ouverts. La face oculaire est tapissée par la conjonctive, lubrifiée par les larmes, et en contact avec le globe oculaire. Quant aux bords libres des paupières, légèrement convexe de droite à gauche dans la supérieure, presqu'horizontal dans l'inférieure, ces bords, dans les cinq sixièmes externes de leur étendue, sont garnis de cils et coupés en biseau, de manière à ce qu'étant rapprochés l'un de l'autre, ils laissent entre eux un canal triangulaire, dont la partie la plus large correspond à la surface l'œil. C'est aussi sur cette portion du bord libre des paupières que se trouvent en arrière les orifices des follicules PALPÉBRAUX, nommés glandes de Meibomius. A l'extrémité interne de la rangée des cils, ce bord présente le point lacrymal, s'amincit en s'arrondissant, devient droit, et après un trajet d'une ligne et demie environ, se termine à la commissure interne.

La peau, une couche de tissu cellulaire lamelleux dans lequel il ne s'amasse jamais de graisse, le muscle palpébral ou ORBICULAIRE, les fibro-cartilages TARSES ou palpébraux, au bord convexe desquels sont insérés les ligamens larges, les glandes de Meibomius, et la conjonctive, forment autant de plans distincts dans l'épaisseur des paupières On trouve de plus dans la supérieure son muscle élévateur, fixé en avant au bord du fibro-cartilage tarse, et en arrière près de la partie supérieure de la circonférence du trou optique. *Voyez* PALPÉBRAL.

Les artères des paupières sont fournies par l'ophthalmique, la sous-orbitaire, la maxillaire externe et la temporale. Leurs veines sont très-nombreuses, et s'ouvrent dans les troncs veineux correspondans, leurs nerfs proviennent du facial et de la première branche de la cinquième paire. Les vaisseaux lymphatiques sont très-multipliés, et se terminent pour la plupart dans les ganglions lymphatiques situés sur la face externe de la glande parotide, et sous la base de l'os maxillaire inférieur. (MARJOLIN.)

PAVILLON, s. m. On donne ce nom à la portion saillante de l'OREILLE, et à la partie évasée qui termine la trompe de l'utérus. (MARJOLIN.)

PAVOT, *papaver*, s. m. C'est un genre de plante qui a donné son nom à la famille des Papavéracées et qui a été rangé par Linné dans la polyandrie monogynie. On le reconnaît à ses grandes fleurs solitaires et terminales, à son calice caduc et bisépale, à sa corolle de quatre pétales réguliers très-larges et se recouvrant par leurs côtés, à ses étamines fort nombreuses et à sa capsule globuleuse ou ovoïde, terminée par un disque plane et rayonné formé par le stigmate persistant, et s'ouvrant par de petits trous qui se forment au-dessous des lobes du stigmate. Cette capsule est à une seule loge, offrant intérieurement plusieurs lames saillantes en forme de cloisons, et portant les graines.

Parmi les espèces nombreuses de ce genre, il n'en est pas de plus intéressante que le PAVOT SOMNIFÈRE, *papaver somniferum*, L. Rich., *Bot. méd.*, t. II, p. 649, également connu sous le nom de *pavot des jardins*. C'est une plante annuelle, originaire d'orient, mais aujourd'hui naturalisée dans presque toute l'Europe, où on la cultive, non-seulement comme plante économique, mais aussi pour l'ornement des jardins. Sa tige, qui est glabre, cylindrique, glauque et presque simple, s'élève à une hauteur de trois à cinq pieds et même au delà. Ses feuilles sont alternes, sessiles, aiguës, profondément et irrégulièrement dentées; ses fleurs sont terminales, solitaires, très-grandes, blanches ou violacées, d'abord penchées avant leur épanouissement, puis entièrement dressées. Les capsules sont globuleuses. Cette espèce offre deux variétés; l'une, connue sous le nom de *pavot noir*, a ses fleurs purpurines, ses capsules moins grosses et ses graines noirâtres. L'autre, ou le *pavot blanc*, a ses fleurs blanches, ses capsules plus volumineuses et ses graines blanchâtres. Elle est généralement plus grande dans toutes ses parties, et c'est elle surtout que l'on cultive pour les usages médicaux. C'est en effet en pratiquant à la capsule de cette espèce, un peu avant l'époque de sa maturité, des incisions en différens sens, que l'on obtient l'opium. (*Voyez* ce mot). Ces capsules, recueillies un peu avant leur maturité et séchées, sont connues et fréquemment employées sous le nom de *têtes de pavot*. Elles possèdent, quoiqu'à un degré beaucoup moins énergique, les mêmes propriétés que l'opium, et la décoction de l'une d'elles, brisée et privée de ses graines, est souvent prescrite pour faire des lavemens, des lotions ou d'autres médicamens externes qui sont calmans. C'est avec les têtes de pavot blanc, sèches et privées de leurs semences, que l'on fait le *sirop diacode*, préparation à laquelle quelques pharmaciens substituent à tort le sirop d'opium, dont le mode d'action n'est pas le même. Les graines contenues dans ces capsules sont fort petites et excessivement nombreuses. Comme elles sont dépourvues du suc blanc et laiteux qui existe dans les autres organes du pavot, et qui en est le principe actif, elles ne possèdent en rien l'action stupéfiante que l'on remarque dans l'opium et les têtes de pavot. Elles sont formées de mucilage et d'huile grasse, qui constitue à elle seule environ le quart de leur poids. Ces graines ont une saveur douce et agréable, et depuis un temps immémorial, elles servent d'aliment, soit crues, soit après avoir été légèrement torréfiées. On en forme des espèces de galettes ou de gâteaux d'un goût agréable, et que l'on mange encore aujourd'hui dans plusieurs provinces de la France et de l'Italie. Quant à l'huile grasse que l'on en exprime, elle a une couleur légèrement ambrée, une saveur douce, elle peut parfaitement remplacer l'huile d'olives pour les usages de la table. On prétend même que les marchands l'y mélangent presque constamment dans des proportions plus ou moins grandes. Cette huile, qui a reçu le nom d'*oliette* (*oliolum*, petite huile) ne se fige pas par le froid; elle est siccative comme celle de lin, et employée par les peintres. Les mêmes propriétés se remarquent dans les diverses espèces de pavot, quoiqu'avec moins d'énergie. Les pétales du coquelicot (*papaver rhœas*, L.) sont également calmans. *Voyez* COQUELICOT. (A. RICHARD.)

PEAU, s. f., *pellis*, *cutis*, *corium*. Tel est le nom de la membrane qui, chez l'homme, recouvre toute l'étendue de la surface du corps, dont elle indique la forme et les saillies superficielles; elle n'offre en aucun point d'interruption dans sa continuité, et fait immédiatement suite à la membrane muqueuse des cavités intérieures, aux ouvertures extérieures du nez, de la bouche, de l'anus, des parties génitales et urinaires, des yeux, des conduits auditifs et de ceux des mamelles. Sa surface externe, qui est en contact avec l'atmosphère et les corps extérieurs, présente un grand nombre de rides et de plis qui dépendent de la contraction des tissus sous-jacens, ou de la flexion des parties, comme on le voit aux articulations; ces plis peuvent devenir accidentellement plus nombreux par suite de l'amaigrissement du corps. On y remarque aussi des lignes saillantes plus ou moins contournées, séparées par d'autres lignes enfoncées, qui sont surtout apparentes à la paume des mains et à la plante des pieds : elles sont formées par des séries de papilles. Une autre dépression à peu près linéaire existe aussi sur la ligne médiane; ce raphé, plus prononcé à la lèvre supérieure, au périnée, etc., résulte de la réunion des deux moitiés symétriques qui formaient primitivement le torse de l'embryon (*Voyez* OEUF HUMAIN). Indépendamment de ces plis et de ces saillies linéaires, la surface libre de la peau présente encore une infinité de petites ouvertures arrondies, plus ou moins apparentes suivant les régions, qui sont autant d'orifices des follicules sébacés, et d'autres dépressions plus petites encore, correspondant à la base de chaque poil. Cette face externe de la peau est généralement lisse, humectée par la matière que sécrétent les follicules ainsi que par l'humeur de la transpiration insensible : enfin, elle offre une coloration variable suivant les races et les individus d'une même race. La face interne de la peau est adhérente plus ou moins intimement aux parties qu'elle recouvre au moyen d'un tissu cellulaire que parcourent de grosses veines et dans lequel se ramifient un nombre infini de vaisseaux sanguins, lymphatiques et de filets nerveux; son union est généralement assez lâche pour permettre des glissemens étendus, et qui le sont plus encore quand des bourses muqueuses se trouvent immédiatement sous la peau. Au crâne, au nez, au dos, à l'abdomen, etc., le tissu cellulaire sous-cutané est plus dense, et là aussi, cette membrane a très-peu de mobilité; dans d'autres points, comme au talon, à la paume des mains, etc., le tissu cellulaire a toute l'apparence du tissu LIGAMENTEUX, tandis qu'il est rougeâtre, analogue au tissu musculaire dans les grandes lèvres de la vulve, dans le scrotum. Enfin, dans quelques points, la peau est doublée par de véritables muscles semblables au pannicule charnu des mammifères. On observe, en outre, dans beaucoup de régions, du tissu adipeux mêlé au tissu cellulaire sous-cutané : l'un et l'autre pénètrent dans l'épaisseur de la peau.

La structure intime de la peau a été l'objet de recherches nombreuses et d'opinions très-diverses que nous ne rappellerons pas ici. Nous nous bornerons à exposer ce que l'anatomie a le plus positivement démontré dans l'organisation de cette membrane. Elle est formée de deux couches bien distinctes, l'une profonde et l'autre superficielle. La première, nommée *derme* ou *corium*, est fibro-cellulaire, et comprend à elle seule, à peu près, la totalité de l'épaisseur de la peau. Sa face interne, qui est unie au tissu cellulaire sous-cutané, offre un grand nombre d'excavations alvéolaires qui pénètrent obliquement dans l'épaisseur du derme, et dont la grandeur varie suivant les régions : elles sont larges à la main, à la plante des pieds, à l'abdomen, etc., plus petites au cou, à la face, etc., et pour ainsi dire microscopiques à la face dorsale de la main et du pied, au front, au scrotum, aux grandes lèvres. Ces cavités aréolaires contiennent du tissu adipeux, et sont traversées par les nerfs et les vaisseaux de la peau : leurs bords se continuent avec le tissu cellulaire sous-cutané; leur sommet ou leur fond est percé d'ouvertures très-étroites, correspondant à la face externe du derme. Cette face externe du derme présente aussi, dans divers points de son étendue, de petites éminences papillaires. Ces éminences, qu'on désigne collectivement sous le nom de *corps papillaire*, que beaucoup d'anatomistes ont décrites et figurées, tandis que d'autres en ont mis l'existence en doute, sont de petites saillies généralement conoïdes, très-molles, très-cellulaires, contenant un grand nombre de filets nerveux dépouillés de leur névrilème, et de vaisseaux capillaires qui jouissent d'une disposition érectile. C'est à ces *papilles* que sont dues les lignes saillantes, parallèles et diversement contournées qu'on remarque à la face palmaire des doigts et des mains, à la plante des pieds; elles n'offrent plus une situation aussi régulière au gland, au mamelon, aux lèvres, etc., où elles sont aussi très-distinctes; mais nulle part leur développement n'est aussi remarquable qu'à la LANGUE. Enfin, elles cessent d'être apparentes dans les autres régions du corps, où les parties qui les constituent ne forment plus qu'un réseau nerveux et vasculaire à la surface extérieure du derme.

Le derme est formé par un tissu dense, résistant, blanc, et plus ou moins rougeâtre, suivant la quantité de sang retenu dans les vaisseaux qui le parcourent, très-analogue par ses caractères anatomiques avec le tissu cellulaire et le tissu fibreux. La trame aréolaire plus ou moins serrée qui le constitue reçoit un nombre infini de vaisseaux sanguins et lymphatiques et de nerfs qui pénètrent par les aréoles dont la face interne du derme est criblée; en se subdivisant en ramifications de plus en plus fines, ils pénètrent jusqu'à la face externe du derme où ils forment les papilles et le réseau vasculaire de la peau. Les vaisseaux ne sont pas étrangers au derme, ils entrent bien évidemment dans son organisation, mais ils sont incomparablement moins nombreux à sa face profonde qu'à sa face superficielle; le sang qui les pénètre se répand jusque dans les vaisseaux de la superficie du derme : il peut même s'infiltrer dans le corps muqueux, ainsi qu'on le voit dans les ecchymoses cutanées. Les nerfs présentent la même disposition dans leur distribution, mais ils sont moins nombreux là où les papilles sont moins distinctes.

L'épaisseur du derme varie suivant les régions où on l'examine; elle est considérable à la paume des mains et à la plante des pieds, et plus grande en général à la face dorsale du tronc, qu'à sa face antérieure ou abdominale, et à la face externe des membres, qu'à leur face interne. Les paupières, les organes extérieurs de la génération, les mamelles sont les parties où le derme est le plus mince. Sa demi-transparence est d'autant plus manifeste que son épaisseur est moindre. Il se réduit en gélatine par la décoction, et devient jaune et élastique, quand on l'a soumis à une désiccation complète. Le tissu qui constitue le derme jouit à un haut degré de l'extensibilité, de la rétractilité, et d'une force tonique très-prononcée. C'est à sa face externe que réside la sensibilité tactile.

Cette face externe ou épidermique du derme est recouverte d'une couche fort mince de tissu cellulaire à l'état liquide, étendue sur les saillies papillaires qu'elle sépare de l'épiderme. Cette couche, qui est le siége de la coloration de la peau, constitue le *corps muqueux* de Malpighi; elle ne peut, il est vrai, être démontrée directement par la dissection, mais elle devient apparente dans certaines circonstances, comme lorsque l'épiderme vient à se séparer du derme. Elle est très-visible chez le nègre et dans les points où la peau des blancs présente des taches colorées. Le corps muqueux est très-mince, continu dans tous les points de son étendue, plus épais dans l'intervalle des papilles que là où il les recouvre, et composé de plusieurs feuillets, suivant quelques anatomistes. Cruikshank dit en avoir vu quatre sur un nègre mort de la petite-vérole; Gaultier en admet le même nombre, et Meckel le considère aussi comme formé de plusieurs couches. Quoi qu'il en soit, il est fort difficile de se faire une idée bien exacte de la nature de ce vernis humide qui revêt ainsi la surface papillaire et vasculaire du derme; il paraît consister, suivant Béclard, en un liquide plastique, ou un tissu cellulaire à demi organisé; on n'y a découvert d'ailleurs, ni vaisseaux, ni nerfs : il se laisse traverser par les liquides, mais par un simple imbibition. Le corps muqueux est le siége de la couleur de la peau, comme nous venons de le dire, ainsi que des productions cornées qui existent naturellement ou qui se forment accidentellement dans quelques points des tégumens chez l'homme. Le corps muqueux forme une couche plus épaisse dans les races colorées, et la race nègre surtout : dans les blancs et dans les albinos particulièrement, il est excessivement mince, de sorte que son épaisseur est en raison directe de l'intensité de la coloration cutanée.

La matière colorante ou le pigment de la peau réside spécialement dans le corps muqueux, et occupe surtout sa couche moyenne. Elle n'est bien apparente que dans les hommes de couleur, quoiqu'elle existe dans toutes les races, à l'exception des albinos; il est difficile de l'obtenir isolément avec le corps muqueux qui la contient, cependant on peut quelquefois détacher de la peau du scrotum du nègre des lambeaux de corps muqueux coloré et séparé du derme et de l'épiderme. Béclard, qui a plusieurs fois répété cette expérience, a remarqué que la macération isole du derme, qui est très-peu coloré, l'épiderme et le corps muqueux réunis et colorés, et que ce n'est qu'avec difficulté qu'on peut ensuite séparer le corps muqueux de l'épiderme sous forme de membrane; si on prolonge la macération d'une portion de peau du scrotum, qui est toujours très-foncé en couleur, dans une petite quantité d'eau, le corps muqueux se résout en une sorte de mucosité, teint l'eau, et laisse enfin déposer au fond du vase une poudre brune impalpable. La matière colorante de la peau offre beaucoup d'analogie avec celle du sang. Les globules colorés dont elle est composée sont disséminés dans le corps muqueux qui en est en quelque sorte imprégné; quelques phénomènes morbides tendent à faire croire qu'il existe une déposition et une résorption continuelles de ces globules. Les recherches chimiques de Davy et de Coli tendraient à faire admettre avec Blumenbach, que le pigment de la peau est surtout composé de carbone; cependant il paraît être sécrété du sang.

L'épiderme, qui forme la couche superficielle de la peau, présente à sa surface libre, les plis, les saillies linéaires, et les orifices folliculaires qui ont été indiqués précédemment dans la description de la face externe de la peau considérée en général. En outre, on y distingue encore, à l'aide du microscope, de petits enfoncemens qui ont d'autant plus d'analogie avec des pores, qu'on en voit suinter la sueur. Quand on examine la face interne de l'épiderme séparé du corps muqueux par la putréfaction ou la macération, on voit une infinité de filamens incolores, mous, se rompant facilement à mesure que cette membrane s'écarte davantage du derme, que Hunter, Bichat et M. Chaussier ont considérés comme des vaisseaux, tandis que Cruikshank et Seiler les regardent comme de simples prolongemens de l'épiderme, dont la ténuité est excessive. D'abord, rien n'a pu démontrer jusqu'à ce jour que ce fût réellement des vaisseaux, et tout porte à penser au contraire, suivant l'opinion de Meckel et de Béclard, que ces prolongemens ne sont que des filamens muqueux résultant du corps muqueux lui-même, qui est devenu fluide et visqueux par suite de la macération; il est également très-probable que ces prolongemens n'existent pas quand l'épiderme est adhérent au derme. En outre, il pénètre en s'amincissant dans les follicules sébacés et dans les ouvertures des bulbes des poils.

L'épiderme est, pour ainsi dire, un vernis sec et défensif, étendu sur toute la surface de la peau; il n'a point de structure écailleuse, comme on l'a dit, il est entièrement dépourvu de vaisseaux et de nerfs, et consiste dans une membrane plane et continue, composée d'une couche homogène dont la face interne se confond insensiblement avec le corps muqueux. Son épaisseur est généralement peu considérable, et se trouve augmentée surtout là où la surface de la peau est exposée à des frottemens répétés : dans ces points seulement, l'épiderme semble formé de couches. Il est très-flexible, moins élastique que le corium, plus facile à déchirer, transparent, d'une couleur grisâtre, qui semble participer à la teinte du corps muqueux dans les races colorées. Beaucoup d'anatomistes, d'après Leuwenhoeck, ont admis des porosités dans l'épaisseur de l'épiderme, mais les recherches et les expériences de Cruikshank, Meckel, Humboldt, Béclard, n'ont pu les faire découvrir; cependant il est démontré par l'absorption et l'exhalation cutanées, que l'épiderme laisse passer les matières absorbées et excrétées; d'un autre côté, on ne peut même pas apercevoir les ouvertures qui livrent passage aux poils, ou qui répondent aux follicules. Cette absence de porosités tend à prouver que les phénomènes de l'absorption et de la perspiration de la peau résultent des propriétés chimiques de cette couche membraneuse. On a reconnu, en effet, qu'elle est susceptible de se gonfler, de se ramollir, et de s'imbiber enfin des liquides avec lesquels elle est en contact. C'est évidemment à cette perméabilité, quoique difficile, de l'épiderme, qu'on doit attribuer le transport des matières introduites par cette voie dans le torrent de la circulation. L'épiderme résiste fort long-temps à la putréfaction, il devient blanc, opaque, et moins élastique par l'action de l'eau bouillante: exposé au feu, il brûle comme les substances cornées, en répandant la même odeur: il se dissout complétement dans les alcalis. Enfin, d'après les expériences de Hatchett, il paraît que l'épiderme n'est qu'une couche de mucus albumineux, coagulé et desséché. N'étant ainsi qu'une sorte d'excrétion du derme, on conçoit qu'il ne jouit aucunement d'irritabilité et de sensibilité, car il ne participe à la vie que par son origine; cet abri protecteur des parties vasculaires et nerveuses de la peau, se trouve donc hors de l'organisation, et par conséquent plus propre à supporter l'impression des agens extérieurs. La peau présente ainsi, de sa couche profonde à ses parties les plus superficielles, une dégradation successive de vitalité qui est en rapport direct avec les fonctions des diverses parties qui la forment.

Avant d'indiquer sommairement quelles sont les actions organiques de la peau, nous devons parler des follicules sébacés contenus dans son épaisseur. Ils ont la plus grande analogie avec les follicules MUQUEUX. Les anatomistes s'accordent généralement à admettre leur existence dans toute l'étendue de la peau, à l'exception de celle de la paume des mains et de la plante des pieds: ils sont toujours plus nombreux là où il y a des poils, dans le voisinage des ouvertures naturelles, dans les plis de l'aine et de l'aisselle. Ils sont situés dans l'épaisseur ou au-dessous de la peau, et présentent chacun un orifice qui s'ouvre à la surface cutanée extérieure : leur grosseur est celle d'un grain de millet environ, mais elle varie beaucoup dans les diverses régions du corps où on les examine. Ils ressemblent à autant de petites ampoules le plus souvent disséminées isolément, quelquefois très-rapprochées les unes des autres. La peau qui les forme est amincie, réfléchie sur elle-même, et contient un grand nombre de ramifications vasculaires. Leur cavité est remplie d'une humeur grasse susceptible de se concréter, et d'acquérir ainsi un peu de consistance.

Indépendamment de l'absorption, la peau est encore un organe de sécrétion et d'excrétion, ainsi que le prouvent la perspiration cutanée, qui est tantôt vaporeuse et tantôt liquide, la sécrétion des follicules sébacés, et une humeur huileuse qui enduit sa surface. D'un autre côté, on peut joindre à ces trois matières excrétées, celle de l'épiderme qui se reproduit sans cesse et à mesure qu'il est usé à sa face superficielle (*voyez* SÉCRÉTION). La peau est encore l'organe du tact général et du toucher, en même temps qu'elle forme un abri défensif aux parties qu'elle recouvre.

Cette membrane est plus fine, plus molle et plus mince chez la femme que chez l'homme, mais cette différence s'efface quelquefois par les progrès de l'âge. Elle commence à devenir visible dans la seconde moitié du deuxième mois de la vie intrà-utérine : ses changemens successifs chez l'embryon, jusqu'à la naissance, ont été décrits ailleurs (*voyez* OEUF HUMAIN). A cette époque, elle offre aussi des phases particulières pour sa coloration, suivant les races; en général, la teinte est peu foncée pendant la première année; elle augmente ensuite d'intensité. L'épiderme se renouvelle peu de temps après la naissance, mais l'époque de sa chute est très variable. Je vais faire connaître ici le résultat des observations récentes faites à ce sujet par M. Billard, à l'hospice des Enfans nouveau-nés.

Le plus souvent, l'épiderme commence à se détacher dès les premiers jours de la naissance; d'autres fois, ce n'est que le cinquième ou le huitième jour. Enfin, il est des enfans qui présentent à peine ce phénomène, ou du moins l'exfoliation est si peu sensible, qu'il est impossible d'en saisir le commencement, et d'en indiquer la marche. L'épiderme s'exfolie de trois manières différentes : par plaques, par écailles, et par lignes ou sillons. Dans le premier cas, on voit à la surface du corps de l'enfant une sorte de pellicule très-ridée, qui tend à se détacher des tégumens, et dont l'aspect peut être comparé à celui des pellicules très-minces qui se forment à la surface du lait qui est sur le point d'entrer en ébullition. Cet aspect est assez rare. On l'observe quelquefois sur la peau de l'abdomen. L'exfoliation par écailles a quelques rapports avec l'aspect de certaines dartres dites surfuracées; de petites lamelles blanches et transparentes se détachent de la peau quand on la frotte. Enfin, l'exfoliation par zones est la plus commune; elle se manifeste dans les endroits où il existe des plis, tels qu'à l'aine, aux jarrets, à l'abdomen, au cou, aux aisselles. Ces lignes sont transversales à l'abdomen, et sont au nombre de quatre, six ou huit. Elles se réunissent, forment ensemble de larges zones, au centre desquelles apparaît le nouvel épiderme, ordinairement plus rosé et plus transparent : de larges plaques s'enlèvent quelquefois du scrotum, qui présente alors une couleur rouge cerise, et s'excorie même par le contact de l'urine. Les plaques et les zones occupent ordinairement l'abdomen et les plis de l'aine et du cou; les écailles se remarquent aux parois de la poitrine, à la face, au front, entre les épaules. La poitrine et l'abdomen sont ordinairement les parties où se fait premièrement l'exfoliation épidermique; le cou, les épaules, le scrotum viennent ensuite. Elle ne s'effectue aux membres qu'en dernier lieu, mais, en général, cette marche de l'exfoliation est variable.

Les altérations morbides de la peau sont excessivement nombreuses, et comme elles sont l'objet d'articles particuliers dans ce Dictionnaire, nous ne les énumérerons pas ici; on observe aussi dans cette membrane des vices de conformation primitifs, des changemens dans sa couleur naturelle, des productions accidentelles, cornées ou autres, etc. Quant à la description des ONGLES et des POILS, que l'on considère comme des dépendances de la peau, elle a été donnée ailleurs. *Voyez* ces mots.

(C. P. OLLIVIER.)

PEAUCIER, s. m., *cuticularis*, qui appartient à la peau.

PEAUCIER (le muscle), ainsi nommé parce qu'il est placé immédiatement sous la peau, est très-mince, irrégulièrement quadrilatère, un peu rétréci à son milieu, situé à la partie antérieure et latérale du cou. Ses fibres naissent insensiblement dans le tissu cellulaire qui recouvre la partie supérieure des muscles deltoïde et grand pectoral, et montent en se rapprochant les unes des autres, de dehors en dedans, de sorte que les deux muscles peauciers se touchent et se confondent supérieurement, tandis qu'ils sont très-écartés l'un de l'autre inférieurement. Près de la base de l'os maxillaire inférieur, les fibres antérieures du peaucier se confondent avec celles du releveur du menton, les moyennes s'attachent à la ligne oblique externe de l'os maxillaire en s'entrelaçant avec celles du muscle triangulaire, et plus en arrière existe un faisceau qui se perd dans la commissure des lèvres. Chez quelques sujets, on voit des fibres qui s'étendent jusqu'au-devant et même au-dessous de l'oreille.

Ce muscle est recouvert dans toute son étendue par le tissu cellulaire sous-cutané, et il est appliqué successivement de bas en haut, sur le deltoïde, le grand pectoral et la clavicule, le sterno-mastoïdien, l'omoplat-hyoïdien, les sterno-hyoïdien et thyroïdien, le thyro-hyoïdien, la veine jugulaire externe, l'artère carotide, la thyroïdienne supérieure, une portion de la glande parotide, la glande maxillaire, les muscles digastrique, mylo-hyoïdien, masséter, le corps de l'os maxillaire inférieur, l'artère labiale et le muscle buccinateur.

Ce muscle est entièrement charnu; il a pour usages d'abaisser la commissure des lèvres et de la porter en dehors et en bas: il contribue aussi à l'abaissement de la mâchoire inférieure; quand il se contracte, il fronce la peau en travers. On trouve quelquefois d'autres bandelettes musculaires au-dessus, au-dessous, ou dans le voisinage du peaucier, qui offrent ainsi des rudimens isolés du pannicule charnu des animaux. Zagorski, au rapport de Meckel, a vu ce muscle, non pas mince et aplati, comme il est ordinairement, mais arrondi et épais, dirigé en arrière, et fixé à l'occipital. (MARJOLIN.)

PECCANT, adj., *peccans*. Les humoristes appelaient ainsi les humeurs qu'ils supposaient pécher par quelqu'une de leurs qualités, et déterminer par conséquent les maladies.

PÊCHE, s. f., fruit du pêcher. *Voyez* ce mot. (A. R.)

PÊCHER, s. m., *persica vulgaris*. Mill. Rich., *Bot. méd.*, t. II, p. 526. Cet arbre, originaire de la Perse, naturalisé et abondamment cultivé dans toutes les provinces de l'Europe, appartient à la tribu des Amygdalinées, dans la famille des Rosacées, et à l'Icosandrie monogynie. Lorsqu'il est abandonné à lui-même, il a le même port que l'amandier; comme lui il développe ses fleurs dès les premiers jours du printemps, avant que ses feuilles commencent à paraître. Ses fruits, qui sont des drupes charnues, ayant un noyau dont la surface est profondément sillonnée, sont trop connus pour que nous croyons devoir les décrire ici. On sait qu'il y en a trois variétés ou races principales; savoir 1° les *pêches* proprement dites, qui sont tomenteuses, et dont le noyau se sépare facilement de la chair; 2° les *pavies*, dont la pellicule est également velue, et le noyau adhérent; 3° les *brugnons* qui ont la pellicule lisse et glabre.

Une pêche bien mûre est, sans contredit, un des meilleurs fruits qui mûrissent dans nos climats. Elle est pleine d'un suc abondant, sucré, légèrement acidule et parfumé. Mais, comme tous les autres fruits mucoso-sucrés, elle est relâchante, surtout quand on en mange plusieurs, et tous les estomacs ne la digèrent pas avec facilité. On est assez souvent dans l'habitude de la saupoudrer de sucre, ou de l'arroser de vin rouge, afin d'en aider la digestion.

Les amandes du pêcher, de même que celles de la plupart des autres arbres de la même tribu, sont amères, et contiennent une certaine quantité d'acide hydrocyanique. On pourrait les employer dans les mêmes circonstances que les amandes amères. Ses feuilles jouissent des mêmes propriétés, et on s'en sert quelquefois pour aromatiser le laitage.

Les fleurs du pêcher sont la partie de l'arbre la plus fréquemment employée en médecine. Elles sont légèrement purgatives, et cette action paraît résider plus spécialement dans le calice qui, de même que toutes les autres parties herbacées du pêcher, a cette saveur amère qui dépend de la présence de l'acide hydrocyanique. On les donne, soit en infusion à la dose d'une à deux pincées pour quatre onces d'eau, soit et plus souvent sous la forme de sirop. Ce dernier est surtout très-employé chez les enfans. C'est une préparation peu énergique, mais qui, néanmoins, ne manque pas d'une certaine action.

Il découle du pêcher, de même que des autres arbres drupacés, une gomme légèrement colorée, qui jouit des propriétés communes à toutes les substances de ce genre, et pourrait, en cas d'urgence, remplacer la gomme arabique.

Lorsque les pêches sont bien mûres, elles passent facilement à la fermentation spiritueuse, et dans quelques pays où elles sont très-abondantes, on en retire une sorte de vin assez agréable.

(A. RICHARD.)

PECTINÉ, s. m., *pectineus.* Nom donné à un muscle aplati, triangulaire, situé à la partie supérieure et interne de la cuisse, fixé par de courtes fibres aponévrotiques au bord supérieur et postérieur du corps du pubis, depuis l'épine de cet os jusqu'à l'éminence ilio-pectiné. Les fibres charnues se portent de là en bas, en dehors et en arrière, en convergeant les unes vers les autres, et formant un corps charnu plus rétréci qui se contourne sur lui-même au niveau du petit trochanter, et s'attache au-dessous de cette éminence par un tendon aplati. Ce muscle est couvert par l'aponévrose crurale et les vaisseaux cruraux, et il recouvre la capsule fibreuse de l'articulation coxo-fémorale, le muscle obturateur externe, les vaisseaux et les nerfs obturateurs, et le muscle petit adducteur.

Ses usages sont de concourir à la flexion de la cuisse sur le bassin, en la rapprochant de celle du côté opposé et en la tournant un peu en dehors. Il peut aussi quelquefois fléchir le bassin sur la cuisse, et empêcher le tronc de se porter en arrière quand on est debout. (MARJOLIN.)

PECTIQUE, s. m. (acide), de πηχτις, *coagulum*, parce qu'il est gélatineux. M. Braconnot propose de désigner ainsi, un acide composé d'oxygène, d'hydrogène et de carbone, dont il a reconnu l'existence dans les tubercules de dahlia et de topinambour et dans une foule de végétaux, et qu'il croit fort analogue, s'il n'est pas tout-à-fait identique, avec le principe peu connu sous le nom vague de *gelée.* Il est à peine soluble dans l'eau froide, tandis qu'il se dissout mieux dans ce liquide bouillant : cette dissolution est coagulée en une gelée transparente et incolore par l'alcohol, par toutes les dissolutions métalliques, par les eaux de chaux et de baryte, les acides, l'hydrochlorate et le sulfate de soude, le nitrate de potasse; le sucre même suffit pour produire ce phénomène. L'acide nitrique le transforme, à l'aide de la chaleur, en acide oxalique et en acide mucique. Il forme, avec les bases, des sels pour la plupart insolubles, excepté ceux de potasse et d'ammoniaque. Le pectate de potasse pourra être employé fort avantageusement à la préparation des gelées. M. Braconnot, après avoir fait dissoudre dans une petite quantité d'eau tiède, *une partie de ce sel* produit avec la racine de navet, l'a mêlé avec de l'eau sucrée, puis a ajouté une très-petite quantité d'acide pour saturer la potasse du pectate; l'acide pectique s'est précipité, et un instant après, le tout était pris en une masse de gelée tremblante du poids de 300 parties. On peut obtenir l'acide pectique, en épuisant le marc de carotte par l'eau aiguisée d'acide hydrochlorique, qui dissout l'amidon : le résidu lavé est traité par la potasse très-étendue, qui dissout l'acide pectique; il ne s'agit alors que de précipiter cet acide sous forme de gelée à l'aide de l'acide hydrochlorique. (ORFILA.)

PECTORAL, *pectoralis*, adjectif employé en anatomie pour qualifier certaines parties : c'est ainsi qu'on dit *cavité pectorale* ou *thoracique*, *région pectorale*. On donne aussi ce nom à deux muscles particuliers.

PECTORAL (le muscle *grand*) est situé à la partie antérieure du thorax et de la région axillaire. Ses limites sont en haut : 1° la moitié interne du bord antérieur de la clavicule; 2° une couche de tissu cellulaire qui se prolonge obliquement en bas et en dehors depuis le milieu de la clavicule jusqu'au niveau de la partie inférieure de la coulisse bicipitale de l'humérus; en dedans, la partie moyenne de la face antérieure du sternum, depuis la partie supérieure de cet os jusqu'au niveau du cartilage de la sixième côte; en bas, une ligne dirigée obliquement de l'extrémité sternale du cartilage de la septième côte vers le bord antérieur de l'aisselle qu'elle doit suivre dans toute son étendue.

Ce muscle est triangulaire, aplati et large en dedans, étroit et épais en dehors. Ses fibres, insérées par de courtes fibres aponévrotiques à la clavicule, au sternum, et aux cartilages costaux dans les points qui viennent d'être indiqués, se portent en convergeant les unes vers les autres sur un tendon commun, replié sur lui-même, composé de deux feuillets écartés en haut, et qui se réunissent intimement à l'humérus en s'insérant au bord antérieur de la gouttière bicipitale dans laquelle se prolongent quelques unes de leurs fibres qui s'étendent même jusque dans l'aponévrose brachiale, tandis que d'autres fibres forment un prolongement en haut qui s'unit au tendon du muscle sous-épineux. La portion externe et rétrécie du grand pectoral se trouve séparée en haut du deltoïde par une ligne celluleuse qui reçoit la veine céphalique; en bas, cette même portion est libre, et forme le bord antérieur de l'aisselle.

Ce muscle, qui est recouvert par le tissu cellulaire sous-cutané, par du tissu adipeux, et par la glande mammaire, recouvre en dedans le sternum, les cartilages des côtes sternales et ces côtes, les muscles droit, grand oblique, intercostaux, grand dentelé, sous clavier et petit pectoral; au milieu, le creux de l'aisselle où l'on trouve beaucoup de tissu cellulaire et adipeux, des ganglions lymphatiques, les vaisseaux axillaires et le plexus brachial; en dehors, l'humérus, les muscles coraco-brachial et biceps brachial.

Le muscle grand pectoral concourt spécialement à produire les mouvemens du bras, qu'il meut surtout dans certaines circonstances. Quand le bras est pendant sur les côtés du corps, il le porte en dedans et un peu en avant; s'il est élevé, il l'abaisse et le porte en dedans : il lui imprime aussi un mouvement de rotation en dedans. Enfin, si le bras est élevé et fixe dans cette position, le grand pectoral entraîne le tronc vers le bras.

PECTORAL (le muscle *petit*) est également triangulaire et aplati, mais plus mince et moins large que le grand pectoral, au-dessous duquel il est situé, occupant aussi la partie antérieure et supérieure du thorax. Il s'étend de l'apophyse coracoïde aux trois côtes qui suivent la première ou la seconde. Les fibres charnues attachées à ces côtes par trois languettes aponévrotiques, se portent en convergeant en haut, en dehors et en arrière, et se rendent à un tendon qui se fixe à l'apophyse coracoïde près de l'insertion de la courte portion du biceps.

Quelques vaisseaux thoraciques rampent entre le grand pectoral et le petit pectoral, qui correspond aux côtes, aux muscles intercostaux, au grand dentelé et à la cavité axillaire.

Quand il se contracte, il entraîne l'apophyse coracoïde en avant, et porte ainsi l'omoplate en avant, en bas et en dedans. Quand cet os est fixé, il soulève les côtes auxquelles il est attaché, et devient un muscle auxiliaire dans les mouvemens que nécessite une respiration profonde. (MARJOLIN.)

PECTORAL, adj. En thérapeutique, on a désigné ainsi les médicamens mucilagineux, et parconséquent émolliens, quelquefois mêlés de quelques principes aromatiques ou excitans, que l'on croit particulièrement propre à combattre les affections de la poitrine ou plutôt des poumons. *Voyez* BÉCHIQUE.

PECTORILOQUIE, s. f., de *pectus*, *pectoris*, poitrine, et de *loqui*, parler. M. Laennec a désigné ainsi le phénomène que présentent certains phthisiques lorsqu'on applique un cylindre creux, ou le *sthétoscope*, sur l'endroit de leur poitrine qui correspond à une cavité tuberculeuse du poumon. Leur voix semble sortir directement de la poitrine et parvenir à l'oreille du médecin en traversant le conduit dont le cylindre est percé. *Voyez* AUSCULTATION et STHÉTOSCOPE.

PEDARTHROCACE ou POEDARTHROCACE, s. m., de παῖς, enfant, de ἄρθρον, articulation, et de κακὸν, mal. C'est le nom que M. A. Severin donnait à l'espèce de spina-ventosa qui attaque si fréquemment les articulations des sujets scrofuleux jusqu'à l'âge de la puberté. *Voyez* SPINA-VENTOSA. (J. CLOQUET.)

PÉDICULAIRE, adj., *pedicularis*, de *pediculus*, pou. *Voyez* PHTHIRIASE.

PÉDICULE, s. m., *pediculus*. Diminutif de *pes*, *pedis*, pied. On nomme ainsi la portion retrécie, étranglée, d'une tumeur, par laquelle elle adhère et qui semble la supporter.

PEDICURE, s. m., de *pes*, *pedis*, pied, et de *curare*, soigner; qui soigne les pieds. Dénomination impropre par laquelle on désigne les personnes qui font profession d'enlever les cors et les durillons des pieds.

PÉDIEUX, EUSE, adj. et subst., qui appartient au pied.

PÉDIEUSE (artère). Cette branche est la continuation de l'artère TIBIALE antérieure, et s'étend du coude-pied à l'extrémité postérieure du premier os métatarsien. Là, elle pénètre dans la partie postérieure du premier espace interosseux, et gagne la plante du pied où elle s'anastomose avec l'artère plantaire interne; elle fournit dans son trajet des rameaux tarsiens, métatarsiens, et les interosseux dorsaux du pied.

PÉDIEUX (le muscle), situé à la région dorsale du pied, est aplati, mince, triangulaire et divisé antérieurement en quatre portions qui se terminent chacune par un tendon grêle, lesquels s'insèrent successivement à la partie supérieure de l'extrémité postérieure de la première phalange du gros orteil, et aux seconde et troisième phalanges des trois orteils qui suivent : en arrière, il s'attache à la face externe du calcanéum et au bord antérieur d'un ligament qui unit cet os à l'astragale.

Ce muscle étend les quatre orteils et les dirige un peu en dehors. (MARJOLIN.)

PEDILUVE, s. m., *pediluvium*, bain partiel dans lequel les pieds seulement sont plongés. Les effets immédiats des pédiluves, comme ceux des maniluves (*voyez* ce mot), varient suivant le degré de chaleur des liquides qui sont employés, et les propriétés particulières des substances que ces liquides tiennent en dissolution. Les pédiluves très-chauds et froids, quoiqu'opposés d'abord dans leur manière d'agir, produisent une sensation vive sur la peau des pieds, y développent un excès d'action, et bientôt après, une transpiration locale plus abondante. Les pédiluves chauds dont on a soin d'augmenter par degrés la chaleur et dont on prolonge l'usage pendant assez long-temps, déterminent, d'une manière presque purement physique, une dilatation graduée du système vasculaire, un afflux plus abondant des liquides vers les pieds, et consécutivement, comme dans le premier cas, une perspiration locale très-évidente; ces effets sont encore plus marqués si, au lieu d'eau chaude ou d'une décoction mucilagineuse, on se sert de liquides tenant en dissolution une ou deux onces d'acide hydrochlorique, comme dans l'eau de gendron ou de l'hydrochlorate de soude, ou de la moutarde liquide. Ces substances stimulantes ajoutent par elles-mêmes à l'excitation produite par la chaleur des liquides, et contribuent encore à appeler une plus grande vitalité vers les extrémités plongées dans l'eau.

Il résulte des effets immédiats des différents pédiluves, qu'ils ne peuvent pas être tous employés indifféremment dans des circonstances semblables. Les pédiluves très-froids ne peuvent être mis en usage, toutes les fois qu'il y a peu d'énergie, refroidissement des extrémités : ils ne conviennent que lorsqu'il y a excès de chaleur, sécheresse de la peau.

Les pédiluves qu'on échauffe graduellement conviennent, au contraire, spécialement dans les céphalalgies avec congestion vers la tête, dans les cas d'anévrysme du cœur ou des gros vaisseaux, avec catarrhe pulmonaire, et dans les pneumonies latentes.

Les pédiluves très-chauds sont plus spécialement utiles, lorsqu'il est nécessaire d'attirer promptement vers les extrémités inférieures un point d'irritation, ou de réveiller la sensibilité affaiblie, comme dans les cas de convulsion et de paralysie, et dans l'espèce de collapsus qui succède souvent à ces maladies. *Voyez* MANULUVE. (GUERSENT.)

PÉDONCULE, s. m., *pedonculus*. On a donné ce nom, en anatomie, à plusieurs parties dont la description fait partie de celle de l'ENCÉPHALE et de la MOELLE alongée; tels sont les *pédoncules du cerveau, du cervelet, de la glande pinéale.*

(MARJOLIN.)

PELADE, s. f., *pellarola, defluvium pilorum*, nom donné à l'alopécie quand la chute des poils est accompagnée de celle de l'épiderme dans l'endroit affecté. Cet état, qui survient quelquefois après de violentes maladies aiguës, ou à la suite d'un érysipèle considéré comme affection locale, a été compté au nombre des symptômes consécutifs de l'infection syphilitique par tous les auteurs qui ont écrit sur cette dernière maladie pendant la première moitié du XVIe siècle. Alors, en effet, on l'observait très-fréquemment; mais aujourd'hui il est fort rare de la rencontrer. *Voyez* ALOPÉCIE et OPHIASIS.

(L. V. LAGNEAU.)

PELICAN, s. m., *pelicanus*. Instrument recourbé en manière de crochet, comme le bec de l'oiseau dont il porte le nom, et dont on se sert pour extraire les dents. *Voyez* EXTRACTION des dents.

PELLAGRE, s. f., *pellagra*, de *pellis ægra*, peau malade; nom sous lequel on désigne une maladie cutanée qui règne dans presque tout le nord de l'Italie, mais plus particulièrement dans les campagnes du Milanais. Cette affection, qui se lie ordinairement avec des désordres intérieurs, et fait chaque jour un grand nombre de victimes, a déjà fixé, malheureusement sans beaucoup de succès, l'attention des divers gouvernemens qui se sont succédé dans ce beau pays, depuis près d'un demi-siècle. En effet, il y a des cantons où, d'après le docteur Strambio, qui écrivait en 1784, le vingtième de la population en était déjà atteint, et l'on sait que le mal a encore fait d'immenses progrès depuis cette époque.

Ayant commencé entre le Pô et les Alpes, où elle est tout-à-fait endémique, cette maladie s'est étendue de la Lombardie dans le pays vénitien et jusqu'aux frontières de la Carniole. La plupart des auteurs la regardent comme pouvant être héréditaire, mais non comme contagieuse. Elle est infiniment plus commune chez les femmes que chez les hommes, chez les adultes que parmi les enfans, et attaque à peu près exclusivement les habitans pauvres des campagnes. Enfin, Moscati, Odoardi et presque tous les médecins qui l'ont observée, pensent qu'elle est nouvelle; et il faut convenir que tout porte à croire qu'elle était inconnue dans le pays avant 1715.

La pellagre s'annonce ordinairement par un malaise général, de l'abattement, de la tristesse, de l'éloignement pour le travail, état dont la durée varie depuis quelques jours jusqu'à plusieurs semaines; après quoi, il se manifeste un érythème vague, qui se porte alternativement sur différentes régions du corps, mais spécialement sur celles qui sont exposées à l'impression de l'air et des rayons du soleil. Les gens du pays, avant qu'il eût pris un aussi grand développement, le désignaient sous les noms de *mal rosso, mal del sole,* ou *mal del padrone,* c'est-à-dire mal rouge, mal du soleil, et mal du maître. Titius l'a appelé mal de misère, parce qu'il attaque les cultivateurs les plus pauvres et les plus nécessiteux.

Strambio, dont l'ouvrage est remarquable par la bonne foi avec laquelle il a été écrit, et qui se trouvait à portée de bien voir, puisqu'il dirigeait alors le seul hôpital où l'on traitât la pellagre, celui de Legnano, fondé par Joseph II, mais qui n'a subsisté que pendant cinq ans, distingue ses symptômes en externes, qui se manifestent sur la peau, et en internes, qui paraissent dus à l'affection de quelque viscères, ou à la lésion de quelque grande fonction. Au nombre des premiers, il cite la chute des poils et des cheveux, les rugosités de la peau du dos des mains, des coude-pieds, du cou, et de la région antérieure et supérieure de la poitrine, qui se couvrent de taches d'un rouge clair, arrondies, quelquefois blanches, ou bien semblables à des ecchymoses scorbutiques. D'autres fois, ce sont des vésicules pleines de sérosité limpide, ou de simples gerçures; mais presque toujours il s'y manifeste une desquammation épidermoïque furfuracée, altération qui se montre de préférence sur les parties désignées, que les malades en question portent toujours nues, quoiqu'elle puisse être aussi occasionée sur toutes les autres régions du corps, par le seul fait de l'insolation, lorsque déjà la constitution a éprouvé des modifications qui l'y disposent. Quoi qu'il en soit, cette affection est ordinairement accompagnée de tension, de chaleur, et parfois d'un léger prurit. La peau du visage est assez communément exempte de toute altération profonde; seulement le front et les joues présentent parfois des tubercules, ou un simple épaississement du derme.

Les signes internes de cette maladie sont infiniment plus nombreux. On remarque surtout des douleurs de tête, générales ou partielles, vives, lancinantes ou sourdes, des tintemens d'oreilles, des bruissemens, des vertiges, l'amblyopie, les convulsions des yeux, du délire, tantôt aigu, tantôt chronique et portant au suicide; le spasme des muscles de la face, la rigidité de ceux du cou et du tronc, et une sensation de fourmillement tout le long de la colonne vertébrale. La respiration devient difficile, il survient des douleurs dans le thorax, le foie, les intestins; le malade éprouve des désirs vénériens insolites, et se sent souvent poussé par une force irrésistible à faire une course rapide, au bout de laquelle il tombe sans mouvement et sans connaissance. Il crache avec grande abondance, une salive visqueuse et tellement salée, qu'il est certaines contrées où, d'après cette seule circonstance, on ne désigne la pellagre que sous le nom de *salsedine*, qui répond à notre mot *salure*. Ce liquide coule fréquemment alors d'une bouche béante, annonçant l'idiotisme, par lequel se termine, dans les cas les moins défavorables, cette fâcheuse maladie. Le plus ordinairement, des signes d'irritation gastrique se manifestent, tels que vomissemens bilieux, langue saburrale, épaisse, anorexie alternant avec des appétits extraordinaires. Les intestins et les autres organes de l'abdomen s'affectent à leur tour, et les malheureux malades, auxquels il survient des sueurs sales et fétides, de la fièvre lente avec de faibles rémissions, terminent leur carrière, avec trop de lenteur selon eux, par des diarrhées colliquatives, des engorgemens ou des hydropisies, à moins que l'état de phlegmasie chronique de ces viscères, qui paraît constituer l'essence de la maladie, et dont l'affection de la peau n'est probablement qu'un effet sympathique, auquel le climat, le genre particulier de travail, la malpropreté et le mauvais air disposent, sans aucun doute, ne prenne, à raison de la jeunesse du sujet ou de quelque cause purement accidentelle, un caractère aigu. Alors cet état donne lieu à une fin plus prompte, en déterminant, selon les cas, différens groupes de phénomènes morbides dont la combinaison, susceptible elle-même de nombreuses variétés, représente souvent ce que, pendant long-temps, nous avons appelé des fièvres adynamiques, ataxiques, ou autres.

Les pellagreux sont en général tristes, abattus; ils conservent quelquefois jusqu'au dernier moment un embonpoint ordinaire; mais leur pouls est petit et misérable. Dans beaucoup d'autres cas, ils maigrissent, et ont d'ailleurs toujours les traits tirés et indiquant de profondes souffrances. Pendant quelques années, la maladie, à cela près des signes précurseurs dont il a été parlé plus haut, se borne aux éruptions cutanées, qui se renouvellent avec régularité à chaque printemps, lorsque le soleil commence à prendre de la force, et durent jusqu'en septembre, c'est-à-dire, pendant sept ou huit mois. Après deux ou trois ans, les symptômes concomitans les plus graves se manifestent, ou ceux préexistans s'exaspèrent; ils ne cèdent plus, à dater de cet instant-là, quand bien même, ce qui arrive quelquefois, l'éruption se dissiperait pour toujours; et le malheureux malade est obligé de cesser ses travaux. Ici commence ce que les auteurs italiens nomment le second période de la pellagre.

L'attention de se préserver de l'impression d'un soleil brûlant peut, jusqu'à un certain point, prévenir la desquammation qui suit ordinairement l'affection locale de la peau; mais elle ne s'oppose pas à l'apparition des taches érysipélateuses, à chaque retour annuel de la belle saison, et quelquefois à l'automne, non plus qu'à la manifestation des symptômes concomitans, qui existent même chez quelques individus exempts d'éruptions cutanées. Ces dernières, du reste, lorsqu'elles ont lieu, ce qui est presque constant, après plusieurs alternatives de retour et de guérison, finissent souvent par devenir permanentes et persévèrent presqu'au même degré pendant toutes les saisons; ce qui paraît avoir lieu lorsque des attaques réitérées ont altéré le tissu de la peau.

La pellagre se termine quelquefois par la guérison, si l'on peut nommer ainsi l'état déplorable d'imbécillité, de faiblesse, et de nullité absolue, dans lequel restent les malades, incapables désormais de se livrer à aucun traval utile, et qui seraient à charge à eux-mêmes, s'ils pouvaient avoir la conscience de leur situation; mais qui, à coup sûr, le sont encore plus à la société, à la charité de laquelle ils ont presque tous recours. Ce sont ordinairement les sujets cacochymes, faibles de constitution, qui jouissent de ce triste avantage; quoiqu'ils finissent presque toujours, mais beaucoup plus tard, par mourir d'hydropisie ou de phthisie pulmonaire. Ceux d'un tempérament plus robuste sont exposés à des maladies plus fortes, et particulièrement à des phlegmasies sur-aiguës de quelques autres viscères importans; maladies qui se terminent communément d'une manière funeste, et dont l'existence a été constatée par les autopsies cadavériques consignées dans les ouvrages publiés sur cette matière, quoique leurs auteurs, subjugués par les idées alors dominantes, relatives à l'essentialité des fièvres, en aient presque tous tiré des conséquences opposées à ce que l'état actuel de la science peut faire pressentir, et doit raisonnablement faire attendre des travaux dont cette redoutable affection pourra être ultérieurement l'objet.

Le tableau rapide que nous venons de tracer doit suffire pour indiquer d'une manière générale la marche que suit la pellagre; mais cette maladie présente aussi des anomalies qu'il ne sera pas inutile de signaler. Ainsi, bien qu'il soit vrai de dire, en général, que les symptômes éruptifs reviennent une fois tous les ans, quelquefois cependant ils reparaissent de six en six mois, tandis qu'on les a vus, dans certains cas, ne se montrer qu'après un intervalle de deux ou trois années. Quant à la durée de la pellagre, souvent elle se termine en trois ou quatre ans; fréquemment aussi, ce n'est qu'au bout de dix ou douze. Chez quelques malades, il survient des fièvres intermittentes; chez d'autres, c'est une paralysie ou la danse de saint Guy; chez presque tous les facultés intellectuelles s'altèrent en raison des progrès du mal; enfin une foule de désordres organiques pouvant précéder ou accompagner la pellagre, dans sa marche toujours chronique, on conçoit qu'ils peuvent donner naissance aux phénomènes morbides les plus insolites, dont l'association en nombre et dans des proportions variables présente quelquefois, et d'une manière successive, les formes de maladies qui sembleraient n'avoir entr'elles aucun rapport direct.

La pellagre, dont la cause n'a pas été jusqu'à ce jour assignée d'une manière précise, pourrait cependant, avec quelque vraisemblance, être attribuée à la profonde misère dans laquelle se trouve la classe d'individus chez lesquels elle règne. Tous, ou presque tous, sont des paysans sans propriétés, travaillant avec excès, mal vêtus, plus mal nourris (car ils vivent presqu'exclusivement de *polenta*, espèce de bouillie épaisse de farine de maïs, de lard rance, et boivent de la piquette), tourmentés par des affections morales tristes, couchant souvent sur le sol, ou tout au moins dans des habitations humides, étroites, malsaines, où ils sont entassés avec les animaux domestiques. Lorsqu'à ces causes prédisposantes, dont la fâcheuse influence se fait d'abord principalement sentir sur les fonctions digestives et cutanées, se joint l'impression d'un soleil brûlant, d'un air vif et dépourvu d'humidité, l'affection érythémateuse des mains, des pieds, et des autres parties découvertes de la peau, c'est-à-dire la pellagre, commence pour le commun des hommes; mais elle a déjà pu être depuis long-temps reconnue, ou tout le moins pressentie par le médecin observateur, auquel n'aura pas échappé la préexistence d'un trouble manifeste dans la plupart des systèmes de l'économie animale.

Jusqu'à présent on n'a pu, malgré de nombreux essais, réussir à trouver un mode de traitement vraiment efficace contre cette affection. Quelquefois, il est vrai, on est parvenu à soulager, à pallier le mal; mais non à obtenir une guérison radicale. Chaque praticien, chaque auteur a, d'après l'opinion qu'il s'était faite de l'altération morbide de la peau et du désordre des fonctions intérieures, proposé sa méthode particulière, et aucune n'a conduit à une médication sur le succès de laquelle on puisse compter. Toutefois, la plupart d'entr'eux ont paru assez d'accord sur l'utilité relative, et réglée d'ailleurs d'après le degré et le période de la maladie, soit des toniques, soit des délayans ou autres antiphlogistiques, tels que les amers, le quinquina, les anti-scorbutiques, le cresson, la fumeterre, la douce-amère, l'oseille, le citron, le petit-lait, les sangsues, et surtout les bains. Ils ont constaté les avantages qu'on peut tirer du repos, de la propreté, mais par dessus tout, ceux qu'on obtient d'un meilleur régime, que l'expérience leur a fait regarder, ainsi qu'aux malades eux-mêmes, comme l'emportant de beaucoup sur tous les moyens thérapeutiques connus et employés jusqu'ici. On a moins généralement mis en usage, quoiqu'ils aient été aussi préconisés avec bien de l'assurance, un nombre considérable d'autres remèdes pris parmi les purgatifs, les stimulans, les antispasmodiques, etc. Ainsi, on a tour à tour essayé l'opium et les boissons émulsives, la rhubarbe, la crême de tartre et la valériane, les bouillons de grenouille, de vipère, de lézard et les mercuriaux; la ciguë, la jusquiame, l'aconit et l'ellebore noir; la salsepareille, la gayac, les préparations d'antimoine et la teinture de cantharides, le lait, la térébenthine ou la décoction de bourgeons de sapin; la saignée générale, les moxas, les ventouses et les vésicatoires; enfin, dans l'hôpital de Milan, où l'on reçoit beaucoup de pellagreux, on leur donne le lichen d'Islande comme remède et comme aliment.

Cette seule énumération, que je pourrois grossir encore, prouve suffisamment combien on est peu avancé dans la connaissance des moyens propres à guérir la pellagre, surtout si l'on remarque que ceux-ci sont doués de propriétés très-différentes entr'eux, et que pour plusieurs, elles sont diamètralement opposées. Ainsi qu'il a été dit plus haut, aucun plan de traitement n'est définitivement arrêté, aucune médication rationelle n'a été proposée, et cela parce que les médecins qui ont eu occasion de traiter cette maladie, ne se faisant pas encore une idée exacte de sa nature, n'ont cherché à combattre que les épiphénomènes, les symptômes les plus saillans, sans remonter à leur vrai source, qui est probablement la phlegmasie chronique de quelques viscères, par suite du mauvais régime, de la fatigue extrême et de plusieurs autres circonstances défavorables, sous l'empire desquelles se trouvent placés les habitans des provinces où règne cette affection. Du reste, cet objet réclame toute l'attention des praticiens qui sont à portée d'observer le mal sur les lieux, et ce ne peut être qu'après de nouvelles recherches, faites sans prévention et en renonçant à toute opinion systématique, qu'il sera possible d'en diriger la thérapeutique d'après des indications positives, basées sur la connaissance plus exacte de la nature du désordre.

Le traitement local de cette affection consiste dans l'usage des bains tièdes, des lotions avec le petit-lait ou une décoction émolliente quelconque, des cataplasmes émolliens; quelquefois, quand l'éruption devient atonique, dans les applications d'eau de chaux, d'eau-de-vie, de suc de joubarbe, et même dans l'emploi du cautère actuel. Tous ces moyens, il est vrai, sont rarement efficaces; mais, en attendant que de nouveaux essais aient appris à mieux faire, le médecin instruit pourra en tirer parti en les variant suivant les phases de la maladie, ou y suppléer d'après ses vues particulières et ce que l'observation clinique lui aura suggéré.

Quant au traitement prophylactique de la pellagre, les idées des médecins italiens paraissent en général assez bien arrêtées sur cet objet. Ils conseillent unanimement d'éviter l'insolation, de s'abstenir des travaux des champs, de s'astreindre à la plus grande propreté possible, et de changer le régime, en substituant, par exemple, au lard rance et à la polenta mal préparée, le laitage, les viandes fraîches et les végétaux; à quoi ils devraient ajouter la recommandation expresse d'attaquer dès leur début, et par tous les moyens qu'offre la médecine éclairée par les connaissances physiologiques, le dérangement des fonctions digestives, précurseur le plus ordinaire de la maladie.

(L. V. LAGNEAU.)

PELLICULE, s. f., *pellicula*, diminutif de *pellis*, peau. On donne ce nom à toute membrane organique ou inorganisée extrêmement mince.

PELOTTE, s. f. On donne ce nom à la partie renflée et souple du bandage qu'on applique sur les ouvertures naturelles ou accidentelles par lesquelles s'échappent les viscères abdominaux, afin de prévenir leur déplacement ultérieur *Voyez* BRAYER ET HERNIE.

On sait que J.-L. Petit a imaginé une pelotte propre à comprimer, au moyen d'une vis, les vaisseaux des membres thoraciques et abdominaux, et qu'on se sert avec beaucoup d'avantage de cette pelotte (*Voyez* AMPUTATION ET TOURNIQUET.) Quelques autres appareils chirurgicaux portent des pelottes appropriées aux traitemens auxquels on les destine. (MURAT.)

PELVIEN, ENNE, adj., *pelvinus*, de *pelvis*; qui appartient au bassin.

PELVIENNE (aponévrose). M. J. Cloquet a donné ce nom à un feuillet aponévrotique plus ou moins épais, qui s'attache au détroit supérieur du bassin, en se continuant avec le *fascia iliaca* et l'expansion fibreuse du muscle petit psoas. Cette aponévrose forme une cloison résistante, qui soutient efficacement le péritoine, et présente plusieurs ouvertures qui livrent passage à divers organes.

PELVIENNE (artère) ou HYPOGASTRIQUE : on la nomme aussi ILIAQUE *interne*.

PELVIENNE (cavité); c'est la cavité du bassin.

PELVIENNE (face) de l'os iliaque; c'est la face de cet os qui répond dans la cavité du bassin.

PELVIENS (membres), synonyme de membres *inférieurs* ou *abdominaux*. (MARJOLIN.)

PELVIMÈTRE, s. m., *pelvimetrum*; mot hybride formé du

latin, *pelvis*, bassin, et du grec, *μέτρον*, mesure : instrument destiné à mesurer le bassin. C'est principalement et presque uniquement l'étendue du diamètre antéro-postérieur du détroit supérieur qu'on s'est attaché à déterminer exactement au moyen des pelvimètres. Cependant on a aussi étendu l'usage de quelques uns à mesurer d'autres dimensions du bassin, comme il sera dit à l'article PELVIMÉTRIE. Baudelocque et Coutouly me paraissent être les premiers qui aient inventé des pelvimètres. Celui de Baudelocque n'est que le compas de proportion employé dans quelques arts et métiers, auquel il a donné des dimensions convenables, et dont il a terminé les pointes par des boutons lenticulaires. Une petite règle portant un index traverse les branches à l'endroit où leur portion droite s'unit à la portion courbe, et marque exactement le degré d'écartement des pointes. Il s'applique à l'extérieur; mais en défalquant l'épaisseur présumée des parties, on obtient la mesure des diamètres de la cavité du bassin. Quoique cet instrument n'offre pas le degré de certitude que son auteur s'en est promis pour la détermination du diamètre antéro-postérieur du détroit supérieur, il n'en rend pas moins de grands services dans la pratique des accouchemens, et il est encore le seul pelvimètre dont l'usage soit généralement adopté. Le pelvimètre de Coutouly, qui a eu également une grande réputation, est une imitation d'un instrument dont les cordonniers se servent encore pour mesurer la longueur du pied. Cet instrument, destiné à être introduit dans le vagin, est formé de deux règles de fer qui glissent l'une sur l'autre, et portent chacune à une de leurs extrémités une petite plaque fixée à angle droit. En faisant glisser les deux règles l'une sur l'autre, les deux plaques s'éloignent, et l'une d'elles doit se fixer sur l'angle sacro-vertébral, tandisque l'autre se portera derrière la symphyse des pubis. Une échelle, tracée sur une des deux règles, indique le degré d'éloignement des plaques, et donne par cela même la mesure du diamètre antéro-postérieur. Outre les inconvéniens que l'on a reprochés à cet instrument, et qui consistent dans les difficultés que son application éprouve à cause de la sensibilité et de la résistance des parois du vagin, ainsi que de la saillie que le col de l'utérus ou les parties du fœtus forment au détroit supérieur, il en est un auquel on n'a pas songé, et qui rend cet instrument inapplicable à la plupart des cas pour lesquels il est destiné : c'est qu'en raison de l'obliquité qu'il faut lui donner, l'angle, formé par la réunion de la plaque postérieure avec la règle qui la supporte, s'appuie contre la face antérieure du sacrum, et l'extrémité de la plaque reste plus ou moins éloignée de l'angle sacro-vertébral. Les corrections, ou pour mieux dire, les altérations, qu'on a fait subir à ce pelvimètre, sont loin d'en avoir diminué les défauts, et l'instrument est justement tombé en oubli. On a depuis inventé un grand nombre de pelvimètres. Les uns, comme ceux de Creve et d'Asdrubali, un de ceux qui furent inventés par Aitken, et deux de ceux de Stein, ne sont qu'une tige droite ou une simple sonde de femme, portant une division en pouces et lignes, et destinée à être introduite dans le vagin, de manière que son extrémité appuie contre l'angle sacro-vertébral, et que la partie moyenne soit ramenée sous le bord de la symphyse des pubis. D'autres présentent deux branches, croisées et unies à leur partie moyenne, comme celles des pinces à anneaux. Ces branches sont droites dans les pelvimètres de Jumelin et d'Aitken, courbées en dehors et de longueur inégale dans celui de Stein. Elles doivent être introduites dans le vagin, et en s'écartant, l'une d'elles s'applique par son extrémité contre l'angle sacro-vertébral, et l'autre contre la symphyse des pubis. Le prolongement extérieur des branches indique, au moyen d'un index disposé à cet effet, le degré d'écartement des extrémités placées à l'intérieur. Quelques accoucheurs ont employé, comme pelvimètre, la main introduite dans le vagin, l'extrémité du doigt indicateur s'appliquant contre l'angle sacro-vertébral, et celle du pouce derrière la symphyse des pubis. Les instrumens dont ils se servaient concurremment n'étaient destinés qu'à mesurer l'écartement des doigts, tels sont l'instrument très-simple de Stark, qui consiste dans une anse de fil passée à travers une petite rondelle de liège, et l'instrument très-composé de Koepp, qu'il appelle *main armée*. Enfin, un pelvimètre de Siméon, d'Offembach, tient le milieu entre ces deux dernières classes d'instrumens, en ce qu'il n'exige que l'introduction du doigt indicateur et d'une branche d'instrument. Il semble n'être qu'une application plus commode de la *main armée* de Koepp.

J'ai cru devoir me borner à une simple indication de ces pelvimètres. Une description plus ample, sans le secours des planches, n'en aurait pas donné une idée plus exacte. La plupart de ces instrumens n'ont été employés que par leurs inventeurs; il serait superflu d'en faire ressortir les défauts. Le pelvimètre à branches de Stein est le seul qui pourrait offrir quelque utilité dans la pratique; mais nous allons voir qu'on peut très-bien mesurer le bassin avec des moyens plus simples et au moins aussi exacts. Je pense, avec la plupart des accoucheurs, que l'on ne doit conserver de tout cet arsenal que le compas d'épaisseur de Baudelocque; et que le doigt indicateur ou les mains, convenablement appliqués, sont préférables à tous les autres pelvimètres. (DESORMEAUX.)

PELVIMÉTRIE, s. f.; mot employé dans ces derniers temps pour désigner l'art ou l'action de mesurer le bassin. J'ai tracé, à l'article *bassin*, les caractères extérieurs de la mauvaise conformation de cette cavité osseuse; je dois m'occuper ici des procédés au moyen desquels on peut en apprécier les différens vices de conformation avec une exactitude plus ou moins rigoureuse, mais toujours suffisante pour nous diriger avec sûreté dans la pratique des accouchemens. Dans l'exposition de ces procédés, je suivrai l'ordre que j'ai suivi dans celle des vices du bassin. Le diamètre transversal du grand bassin se mesure avec le compas d'épaisseur dont on place chaque pointe sur la partie la plus saillante de la crête de l'os des îles de chaque côté, ou bien avec les mains que l'on place parallèlement de manière qu'elles portent sur les mêmes points, et que l'on maintient fixement dans cette position, après les avoir éloignées du corps de la femme, jusqu'à ce qu'on ait fait mesurer leur écartement. Comme dans ce dernier procédé les mains peuvent changer de position, il est convenable de réitérer cette mensuration plusieurs fois, pour s'assurer de son exactitude et vérifier l'une par l'autre les mesures obtenues. On mesure de la même manière la distance d'une des épines antérieures et supérieures des os des îles à l'autre. Le diamètre antéro-postérieur du détroit supérieur a attiré à lui seul presque toute l'attention des accoucheurs; presque toutes les méthodes, presque tous les instrumens ont eu pour objet unique de déterminer son étendue. En effet, c'est celui dont les vices sont les plus fréquens et exercent une plus fâcheuse influence sur l'accouchement. Le compas d'épaisseur est surtout destiné à mesurer ce diamètre. L'une des pointes doit être appliquée en devant, à la hauteur de la symphyse des pubis, et l'autre en arrière, un peu au-dessous de l'épine de la dernière vertèbre lombaire. On obtient l'épaisseur de la femme, et l'on déduit trois pouces de cette épaisseur, tant pour celle de la base du sacrum, qui est généralement de deux pouces et demi, que pour celle de l'extrémité antérieure des os pubis, qui n'est que de six lignes : épaisseurs qui, suivant Baudelocque, varient si peu, qu'elles ne lui ont pas offert au-delà d'une seule ligne de différence sur le nombre de trente à trente-cinq bassins, resserrés de toutes les manières et à tous les degrés possibles. Je ne doute pas de la vérité de cette assertion; mais les bassins que j'ai eus à ma disposition m'ont présenté d'autres résultats. Sur quelques bassins le corps des pubis avait jusqu'à sept et huit lignes d'épaisseur, tandis que sur d'autres il n'avait que deux à trois lignes. L'épaisseur de la partie supérieure du sacrum présente des différences analogues. Les collections de la faculté offrent des exemples de ces deux extrêmes. Cette soustraction de trois pouces sur l'épaisseur extérieure du bassin suffit, si l'embonpoint de la femme n'est que médiocre; et, quand il est excessif, Baudelocque veut qu'on n'ajoute qu'une ligne ou deux de plus, parce que les graisses qui forment la plus grande saillie du Mont-de-Vénus s'affaissent aisément sous l'extrémité lenticulaire des jambes du compas. Pour éviter l'erreur que cette épaisseur de graisse peut produire, d'autres accoucheurs veulent qu'on applique la pointe antérieure du compas sur cet espace qui se trouve au-dessus du clitoris, entre les grandes lèvres, et où la membrane de la vulve est appliquée immédiatement sur la symphyse des pubis. Mais la ligne que l'on mesure de cette manière n'est plus celle du diamètre antéro-postérieur du détroit supérieur. Dailleurs il est facile de voir, par ce qui a été dit plus haut, qu'il y a bien d'autres sources d'erreurs : ainsi on ne doit se contenter de l'application du compas d'épaisseur que quand on ne peut explorer l'intérieur du bassin en portant les instrumens mensurateurs dans le vagin. Celui de ces moyens qui est le plus simple et le plus avantageux, est le doigt indicateur. On le porte dans le vagin en avançant son extrémité jusques sur le milieu de la saillie sacro-vertébrale; ensuite on ramène le bord radial de ce doigt sous le bord inférieur de la symphyse des pubis, et avec l'ongle de l'index de l'autre main, on marque sur ce doigt le point sur lequel tombe la symphyse. Après avoir retiré ce doigt, on mesure la distance qui existe entre ce point et l'extrémité qui était apuyée sur le sacrum. On obtient ainsi la longueur d'une ligne oblique qui se porte du sommet de l'angle sacro-vertébral à la partie inférieure de la symphyse des pubis, ligne qui excède ordinairement de six lignes la longueur du diamètre antéro-postérieur. Cet excédant varie suivant que la partie inférieure de la symphyse est déjetée en dehors ou rentre vers le centre du bassin; mais ces variations ne peuvent être considérables, et il est facile de les évaluer à peu près dans la pratique où une légère erreur d'une ligne ne peut avoir d'influence fâcheuse. L'introduction du doigt dans le vagin a encore l'avantage de permettre d'acquérir des notions sur l'épaisseur et la direction du corps des pubis. On peut encore mesurer ce diamètre antéro-postérieur au temps de l'accouchement en introduisant la main entière dans le vagin, et en portant l'extrémité du doigt indicateur sur le sommet de l'angle sacro-vertébrale, tandis qu'on appuie l'extrémité du pouce derrière la partie supérieure de la symphyse des pubis. J'ai déjà parlé des instrumens qui ont été inventés pour mesurer le degré d'écartement de ces doigts; mais on peut fort bien se passer de ces instrumens, et fixer l'écartement de ces doigts en fléchissant les autres. On retire du vagin la main ainsi disposée, et on mesure la distance qui sépare l'extrémité des deux doigts. M. Velpeau m'a assuré s'être plusieurs fois servi de ce procédé avec avantage. Ces trois modes de mensuration présentent, il est vrai, quelques incertitudes, mais on doit ne pas se borner à en employer un seul. En les employant concurremment, les erreurs se corrigeront l'une par l'autre, et on obtiendra une détermination aussi exacte et aussi certaine qu'il est nécessaire.

On apprécie à peu près l'étendue du diamètre transversal et des diamètres obliques en promenant l'extrémité du doigt indicateur dans le sens de ces diamètres. Ce mode de mensuration n'est pas exact, mais il est suffisant. La mesure du diamètre transversal du grand bassin peut aussi donner quelque idée de l'étendue du même diamètre au détroit supérieur. M. Gardien a proposé d'appliquer le compas d'épaisseur à la mensuration des diamètres obliques. La grande variation que présente l'épaisseur des os du bassin dans le sens de ces diamètres, surtout chez les femmes rachitiques, sera toujours un obstacle à ce que cette idée puisse être adoptée dans la pratique. Le doigt sert aussi à faire connaître la forme du détroit supérieur, la courbure du sacrum, la longueur de la symphyse des pubis, la hauteur de la paroi latérale de l'excavation, la saillie de l'épine de l'ischion, la profondeur et la courbure de l'arcade des pubis, et même l'étendue du diamètre antéro-postérieur du détroit inférieur, en portant l'extrémité du doigt sur le sommet du coccyx qu'on repousse en arrière le plus possible, et ramenant le bord radial de ce doigt sous le bord inférieur de la symphyse des pubis, comme il a été dit pour le même diamètre du détroit supérieur. L'examen du bassin à l'extérieur complète ce qui a rapport à la détermination de la forme normale ou anormale de cette cavité. Il est le seul que l'on puisse se permettre, lorsqu'il s'agit de prononcer sur la bonne ou mauvaise conformation d'une femme qui est encore vierge.

(DESORMEAUX.)

PEMPHIGUS, s. m., de πέμφιξ, bulle; inflammation de la peau, principalement caractérisée par une ou plusieurs bulles, volumineuses, jaunâtres et transparentes, dont l'éruption peut être simultanée ou successive. Après quelques jours de durée, chaque bulle se termine par l'effusion du liquide qu'elle contient, par la formation d'une croûte plus ou moins épaisse, ou par une ulcération superficielle.

§ 1. Les apparences diverses que l'âge du malade (*pemphigus congénial*, Lobstein; *pemphigus* infantilis, Willan); le nombre des bulles (*pemphigus solitaire; pemphigus confluent*); leur mode d'apparition (*pemphigus simultané; pemphigus successif*), la marche plus ou moins rapide de l'éruption (*pemphigus aigu, pemphigus chronique*); l'existence ou l'absence d'une réaction fébrile plus ou moins forte (*pemphigus pyrétique, pemphigus apyrétique*), impriment au pemphigus, ont été la source d'une foule de distinctions que les pathologistes ont crées pour faciliter l'étude de cette maladie. J'adopte, comme fondamentales, les deux suivantes : *pemphigus aigu, pemphigus chronique.*

§ 2. Le pemphigus *aigu* (*fièvre bulleuse, fièvre pemphigode, fièvre synoque avec vésicules*, etc.) est une maladie rare; je n'en ai vu que trois exemples : il peut être général ou partiel. Il se montre sur toutes les régions du corps; le plus ordinairement, sur les membres abdominaux; quelquefois sur les membres thorachiques, le tronc et le visage; plus rarement à la plante des pieds, sur le cuir chevelu et les parties génitales.

§ 3. Lorsque les causes du pemphigus *aigu* ont agi directement sur la peau, il débute sans *symptômes précurseurs* (*pemphigus aigu idiopathique*). Il s'annonce toujours par une ou plusieurs taches rouges, circulaires ou ovales, légèrement proéminentes, de quelques lignes à plusieurs pouces de diamètre. Ces taches présentent à peu près la même teinte que l'érysipèle. D'abord d'un rouge clair, elles acquièrent bientôt une couleur plus obscure. Leur formation est précédée et accompagnée de douleur et de chaleur dans les points affectés. Bientôt ces taches érythémateuses se transforment en véritables *bulles*. Une certaine quantité de sérosité transparente est déposée entre le corps réticulaire enflammé et l'épiderme qu'elle soulève sous la forme de larges ampoules, que tous les auteurs ont comparées avec raison aux bulles produites sur la peau, par l'application de l'eau bouillante ou des emplâtres vésicans. Le développement de ces bulles a quelquefois lieu presque immédiatement après l'apparition des taches érythémateuses dont elles envahissent rapidement toute la surface. Cette circonstance a conduit quelques observateurs à supposer que les bulles du pemphigus n'étaient point précédées de *rougeur* à la peau. Quoi qu'il en soit, l'existence de ces taches rouges est si réelle, que les bulles sont quelquefois entourées d'une auréole ou bande circulaire rose, provenant des parties les plus excentriques des taches que les bulles n'ont pas envahies. La peau, située entre les bulles, est tout-à-fait saine.

Le nombre des bulles est, en général, d'autant plus considérable, que le pemphigus occupe une plus grande étendue des tégumens. Quelquefois cependant on a vu un petit nombre de bulles disséminées sur toute la surface du corps, tandisque dans d'autres circonstances, elles étaient, pour ainsi dire, agglomérées sur un seul point. Parfois il n'existe qu'une seule et large bulle (*Pomphòlix solitarius*, Bateman). Elle s'annonce par un sentiment de fourmillement dans le point de la peau qu'elle doit occuper, et elle acquiert rapidement de telles dimensions, qu'elle contient plusieurs onces de sérosité. Cette bulle se rompt dans l'espace de quarante-huit heures. Souvent, un ou deux jours après, une seconde bulle s'élève près de la première. Celle-ci peut être suivie de deux ou trois autres bulles volumineuses, qui se développent de la même manière; mais alors le pemphigus devient ordinairement *chronique*.

Le volume des bulles du pemphigus varie depuis celui d'un lobe de pois ou d'amande, jusqu'à celui d'un œuf de poule ou d'un large vésicatoire. Dès les premiers temps de leur formation, les bulles ont déjà, en grande partie, les dimensions qu'elles doivent acquérir plus tard. Parvenues à leur plus grand développement, la plupart contiennent une humeur séreuse, transparente, jaunâtre, citrine, semblable à la sérosité des vésicatoires. Lorsque l'inflammation de la peau a été très-vive, la sérosité est purulente, et parfois sanguinolente chez les vieillards. Pleines et distendues pendant leur accroissement et leur état, qui dure ordinairement deux ou trois jours, les bulles s'affaissent plus tard; elles se rident et forment, vers leur partie la plus déclive, une espèce de petite poche pendante, où l'humeur trouble et séro-purulente, sécrétée par le corps réticulaire enflammé, s'accumule. Enfin, la plupart d'entre elles se rompent et laissent échapper le fluide qu'elles contiennent.

Après la rupture des bulles, si l'épiderme est détaché par le frottement ou de quelque autre manière, le corps réticulaire de la peau est mis à nu, et il en résulte des excoriations plus ou moins douloureuses. L'humeur qu'elles sécrètent se dessèche sous forme de croûtes lamelleuses, qui brunissent à mesure qu'elles deviennent plus anciennes. Lorsque la chute des croûtes s'est opérée, il ne reste de tous les symptômes observés à la peau, que quelques taches d'un rouge obscur, dans les points que les bulles avaient occupés. La durée moyenne de chaque bulle est de sept jours; celle du pemphigus *aigu* est de deux à trois septénaires.

§ 4. Dans le pemphigus *aigu* et idiopathique, l'inflammation de la peau n'est pas toujours assez intense pour donner lieu à des symptômes généraux. Toutefois, lorsque l'éruption des bulles est simultanée et confluente, une réaction fébrile a lieu, surtout si l'inflammation de la peau est consécutive à d'autres phlegmasies de cette membrane, à la vaccine, à des plaies, à des ulcères, etc. Les phénomènes généraux sont encore plus marqués, lorsqu'une inflammation gastro-intestinale précède et accompagne le pemphigus (*pemphigus symptomatique*).

§ 5. Le pemphigus *chronique* (*maladie vésiculaire, dartre phlycténoïde confluente*, Alibert; *pompholix diutinus*, Bateman); est une maladie beaucoup plus fréquente que le pemphigus *aigu*, dont il diffère par la longue durée de l'éruption, qui est ordinairement de plusieurs mois; par le mode de développement des bulles, qui est toujours successif; par le défaut de réaction fébrile, au moins dans les premiers temps de la maladie.

§ 6. Le pemphigus *chronique* peut exister indépendamment de l'inflammation de l'estomac, et de tout autre affection. Il constitue alors une inflammation idiopathique de la peau, sur laquelle plusieurs bulles se développent à des époques plus ou moins éloignées, et se succèdent quelquefois pendant vingt à trente septénaires. Comme le pemphigus *aigu*, il peut n'occuper qu'une région du corps, ou s'étendre successivement à toute sa surface. Les bulles du pemphigus chronique sont plus souvent suivies d'excoriations que celles du pemphigus aigu. Lorsque ces ulcérations superficielles sont nombreuses, les malades succombent épuisés par la douleur et l'insomnie.

§ 7. Le pemphigus chronique est souvent précédé et accompagné d'une inflammation des membranes muqueuses gastro-intestinale et génito-urinaire. La stomatite s'allie souvent au pemphigus de la face; la cœco-colite, la vaginite, ou la cystite compliquent presque toujours celui qui se développe sur les parois de l'*abdomen* ou sur la partie supérieure des cuisses. Dans ces cas complexes, les désordres fonctionnels des organes digestifs et des voies urinaires s'associent aux phénomènes produits par l'inflammation de la peau. Le développement des bulles est précédé d'un état de langueur, de lassitudes, de céphalalgie, de nausées, de dysurie, de douleurs dans les membres, etc. Outre les inflammations gastro-intestinales qui compliquent si fréquemment le pemphigus qu'elles ont été regardées par quelques pathologistes comme un des *élémens* de cette maladie; d'autres affections, telles que la vaccine, la gale, la péripneumonie, la dysenterie, l'œdème, l'inflammation de la vulve et du vagin, l'ophthalmie, etc., peuvent aussi coïncider avec le pemphigus, et donner lieu à des états morbides plus ou moins graves.

§ 8. L'altération de la peau, dans le pemphigus, est absolument la même que celle qui a lieu dans le second degré de la brûlure, ou à la suite de l'application des emplâtres vésicans. Les membranes muqueuses du mamelon, de la vulve, des lèvres et de la bouche, sont quelquefois le siége de véritables bulles. MM. Robert, Gilibert et Alibert, assurent même que les bulles du pemphigus peuvent se développer dans l'estomac et l'intestin, et sur d'autres parties des membranes muqueuses où l'épithélium est très-mince. Pour moi, je n'ai jamais vu ces prétendues bulles, et je suis d'autant moins disposé à en admettre l'existence, que les faits sur lesquels on s'est fondé ne sont rien moins que concluans. Il est constant, au contraire, qu'on a souvent observé, à la suite du pemphigus chronique devenu mortel, la rougeur, l'épaississement, le ramollissement, les ulcérations, et les autres altérations des membranes muqueuses, qui constituent la gastro-entérite.

§ 9. Les causes du pemphigus sont quelquefois évidentes, et souvent obscures. Les unes, telles que la malpropreté, l'immersion des membres ou du corps dans des eaux fangeuses; une plaie contuse, les topiques stimulans; une inflammation aiguë ou chronique des tégumens, la gale, la vaccine, etc., irritent directement la peau (*pemphigus idiopathique*); les autres agissent d'abord sur des organes liés avec les tégumens par des connexions plus ou moins intimes. Ainsi, on a mis au nombre des causes du pemphigus toutes celles qui tendent à produire l'inflammation de l'estomac et de l'intestin : une nourriture mal saine; l'usage habituel du fromage et de l'eau-de-vie; les écarts de régime; les affections morales vives et prolongées, l'époque de la dentition, etc. (*Pemphigus symptomatique.*)

Le pemphigus se développe dans tous les climats, spécialement pendant l'hiver et l'automne. Il atteint à peu près indistinctement tous les âges et les deux sexes; il n'est ni épidémique, ni endémique, ni contagieux. MM. Gaitskell, Husson, etc., ont inoculé l'humeur séreuse contenue dans les bulles, et les piqûres se sont promptement effacées, sans être suivies du plus léger accident.

§. 10. Lorsque les bulles sont bien distinctes et intactes, le pemphigus ne peut être confondu avec aucune autre maladie. Sous le rapport anatomique, les brûlures phlycténoïdes ont quelque ressemblance avec le pemphigus partiel; mais la connaissance de la cause qui les a produites les en sépare. Lorsqu'une bulle unique (*pompholix solitarius*) constitue le pemphigus, si elle est sans auréole, elle ressemble parfaitement à l'ampoule produite par un emplâtre vésicant. Celle-ci n'en diffère réellement que par la cause qui la fait naître. Il existe aussi une assez grande analogie entre le zona et le pemphigus *aigu* partiel. Toutefois, le zona est une inflammation bulleuse et vésiculeuse, c'est-à-dire, dont les bulles sont entremêlées de vésicules. Toutes n'occupent qu'une région du corps, autour de laquelle elles forment une bande ou demi-zone régulière. Dans le pemphigus, les auréoles formées par le disque des taches érythémateuses disparaissent souvent pendant l'accroissement des bulles. Le contraire a lieu dans le zona, qui est, en outre, accompagné d'une douleur et d'une chaleur locales beaucoup plus vives que celles qu'on observe dans le pemphigus. Dans le rupia, les bulles sont ordinairement moins nombreuses, plus petites et plus aplaties que celles du pemphigus. La peau, plus profondément enflammée, a plus de tendance à s'ulcérer, et les croûtes formées par la dessication de l'humeur séreuse et sanguinolente des phlyctènes, sont plus épaisses et plus proéminentes que celles du pemphigus. Les bulles, qui se développent quelquefois accidentellement dans l'érysipèle, diffèrent de celles du pemphigus, en ce qu'elles se montrent sur une surface uniformément rouge, et qu'elles ne sont ni entourées d'une auréole, ni séparées par de la peau saine.

Il est plus difficile d'établir une distinction bien marquée entre les *croûtes* du pemphigus et celles de plusieurs autres plegmasies cutanées. Dans la période de dessication, le pemphigus pourrait être confondu avec des maladies pustuleuses, avec l'impétigo, par exemple, si on n'apportait la plus grande attention dans l'examen des croûtes, et si on ne tenait pas compte des renseignemens que les malades peuvent donner sur l'état antérieur de la peau.

§ 11. Le pemphigus *aigu*, fébrile ou apyrétique, ne pourrait devenir une maladie grave, qu'autant qu'il serait compliqué de quelque inflammation de la membrane muqueuse gastro-pulmonaire, du cerveau, des poumons, etc. Le pronostic est beaucoup plus fâcheux dans le pemphigus *chronique*. Ce dernier est constamment suivi, surtout chez les vieillards, de larges et nombreuses excoriations, qui produisent des douleurs excessives et des insomnies continuelles. Il est souvent accompagné de vomissemens, et d'une diarrhée colliquative, auxquels les malades finissent presque toujours par succomber.

On a dit que le pemphigus qui succédait à une inflammation des membranes muqueuses ou du poumons, pouvait être salutaire, en appelant l'inflammation à la peau. Ces sortes de dérivations sont rares; il est plus ordinaire de voir cette plegmasie cutanée réagir, d'une manière fâcheuse, sur les organes digestifs.

§ 12. Dans le pemphigus *aigu* et partiel, lorsque les bulles ne sont pas d'une très-grande dimension et très-nombreuses, on les abandonne ordinairement à elles-mêmes; ou bien on donne issue au fluide qu'elles contiennent, en pratiquant à l'épiderme une ou plusieurs petites ouvertures. Lorsque l'éruption du pemphigus est plus considérable, on doit veiller à ce que l'épiderme reste appliqué à la surface de la plupart des bulles. Il faut les préserver du frottement après leur rupture; et lorsqu'elles sont excoriées, les panser avec un linge fénétré, enduit de cérat, comme cela se pratique dans le traitement des brûlures bulleuses; les boissons délayantes, les limonades avec les acides végétaux, et un régime antiphlogistique favorisent le succès de ce traitement. Si le pemphigus a été précédé, ou s'il est accompagné d'une inflammation de la membrane muqueuse gastro-pulmonaire, il faut pratiquer une saignée du bras, appliquer des sangsues au-dessous de la mâchoire inférieure, à l'épigastre, ou à la marge de l'anus, suivant que l'inflammation a son siége principal dans les bronches, dans la bouche, dans l'estomac ou le gros intestin; et agir contre ces diverses maladies, absolument comme si l'inflammation de la peau n'existait pas.

§ 13. Lorsque le pemphigus *chronique* n'occupe qu'un petit espace, il cède parfois aux boissons délayantes et à l'emploi des bains tièdes. Les bains alcalins diminuent le prurit et la chaleur de la peau; mais, comme ils augmentent d'abord momentanément ces symptômes, on est souvent obligé d'alterner leur usage avec celui des bains tièdes.

Le pemphigus chronique a-t-il envahi, en plusieurs mois, la presque totalité de la surface du corps; existe-t-il de la fièvre et de nombreuses excoriations à la peau; l'inflammation s'est-elle propagée sur les membranes muqueuses; il faut multiplier les médications antiphlogistiques. Des sangsues seront appliquées autour des points les plus enflammés. Ils seront ensuite couverts de topiques émolliens, gélatineux ou huileux. Les bains émolliens seront utiles, mais il faut se garder de les trop prolonger. Si le malade tombait en syncope, on produirait inévitablement des excoriations douloureuses en le sortant du bain, pour le transporter dans son lit. Lorsque le malade sera trop faible pour être plongé dans le bain, on le placera sur une toile de taffetas gommé, et l'on enveloppera les surfaces enflammées de compresses trempées dans une décoction émolliente et narcotique, qu'on aura soin de fréquemment renouveler. En même temps, on s'attachera à combattre les complications. Enfin, si les inflammations concomitantes ont leur siége principal dans le gros intestin et la membrane muqueuse génito-urinaire, on insistera sur les préparations émollientes et narcotiques, et surtout sur celles qui ne contiennent ni vin, ni alcohol. Si les boissons aqueuses et gommeuses provoquent elles-mêmes des vomissemens et des douleurs épigastriques, on les donnera par cuillerées pour étancher la soif.

Malgré ce traitement rationnel, il est rare que les malades survivent aux souffrances inouïes que produisent ces inflammations multipliées. Si on réussissait à en suspendre les progrès, on soumettrait les malades à la diète lactée, qu'on rendrait successivement moins rigoureuse, afin de la remplacer graduellement par une alimentation plus nourrissante.

§ 14. Quelques autres moyens ont été recommandés dans le traitement du pemphigus chronique. On a employé, avec succès, chez les vieillards, la décoction de quinquina acidulée, lorsqu'il n'existait point d'irritations gastriques ou intestinales; mais les membranes muqueuses sont si rarement intactes dans cette variété du pemphigus, qu'on ne saurait mettre trop de précaution dans l'usage de cette préparation qu'on a signalée pendant long-temps comme l'antidote de la faiblesse, quelle qu'en fût la cause. Les purgatifs sont toujours nuisibles dans le pemphigus chronique; s'ils sont contre-indiqués lorsque l'inflammation de la peau coïncide avec des altérations phlegmasiques des membranes muqueuses, faut-il s'exposer à provoquer ces lésions lorsque ces membranes sont intactes, sous le spécieux prétexte de susciter une médication dérivative?

§ 15. De longues recherches historiques sur le pemphigus seraient déplacées dans cet article. Qu'il me suffise de rappeler qu'Hippocrate parle d'une *fièvre pemphigode* dans un passage obscur rendu presque inintelligible par les longs commentaires de Galien; « *aliæ* (febres) *pemphigodes aspectu terribiles* (Hipp., *de Morb. vulg.*; dis. VII, sect. I. ed. Foës), et dans un autre qui paraît mieux s'appliquer au pemphigus : « *Ichores quidem cute subnascebantur qui intrò concepti calescebant, pruritumque con-*

citabant. Deinde phlyctœnides, ambustis pustulis similes, assurgebant, quibus sub cutem uri videbantur. (Hipp., tom. IX, p. 118; éd. *Chartier*). Toutefois, les bulles du pemphigus sont plus clairement indiquées dans Aétius; « *papulæ quibusdam exoriuntur, similes his quæ à fervidâ aquâ ambustis emergunt, non tamen multum dolorem inducentes. Quibus ruptis flavi humoris copia paulatim effluit ad biduum, aliquandò, ad triduum durans* (Tetrab. IV, serm. II, cap. 63, p. 807; 1542, in-fol.) » Les traducteurs de Rhazès parlent aussi, sous le nom *d'ignis sacer*, d'un exanthème caractérisé par des *ampoules semblables à celles produites par la brûlure.* D'autres auteurs ont également fait mention de *phlyctènes* et probablement du pemphigus; mais les premières observations détaillées sur cette maladie, paraissent avoir été publiées par Forecst (Obs. *de phlyctœnis in facie infantis cujusdam apparentibus*) et par Charles Lepois (Obs. 149, *hydatides*). Depuis lors, une foule d'histoires particulières, plus ou moins exactes, de pemphigus simple ou compliqué, ont été publiées par Delius, Dickson, Jalabert, Blagden, Hébréart, etc. Elles ont été rassemblées dans l'excellente monographie de M. Gilibert, ou insérées dans les dissertations de Bobba, d'Eckhout, de Bunel, de Robert, etc., ou dans divers recueils périodiques.

§ 16. Si le pemphigus a été décrit ou indiqué sous différentes dénominations (*phlyctène*, *bulle*, *fièvre* ou *maladie bulleuse*, *hydatide*, etc.), celle de *pemphigus* a été appliquée à des affections très-différentes (Savary, *Recherches historiques sur le pemphigus*). En outre, le plus celèbre des nosologistes, Sauvages a crée une foule d'espèces de pemphigus, d'après les considérations les plus futiles, c'est-à-dire d'après les localités où le pemphigus avait été observé (pemphigus *indicus*; pemphigus *castrensis*; pemphigus *helveticus*; pemphigus *brasiliensis*). D'un autre côté, plusieurs pathologistes, et tout récemment Joseph Frank, ont décrit le pemphigus *aigu* sous le nom de *bullæ*, et le pemphigus chronique sous celui de *pemphigus*, dans deux chapitres séparés, comme deux maladies distinctes. Cette divergence d'opinions, sur le sens et la valeur du mot *pemphigus*, a été, pour ainsi dire, renforcée par la différence des nomenclatures de Bateman et de M. Alibert. Après avoir facilement prouvé qu'il n'existait pas de maladie qui présentât les caractères assignés par Cullen au pemphigus : « *typhus contagiosa; primo, secundo, vel tertio morbi die, in variis partibus vesiculæ, avellanæ magnitudine, per plures dies manentes, tandem achorem tenuem fundentes* » (Nosol. méth. *Gen.*, XXXIV); Bateman s'étayant de ce que ce mot *pemphigus* avait été ainsi mal appliqué, ou plutôt de ce que le pemphigus avait été mal défini par Cullen, l'a rayé de la nomenclature; puis il a décrit, d'une manière incomplète, sous le nom de *pompholix*, l'inflammation *bulleuse* et *non contagieuse*, qui fait le sujet de cet article. D'un autre côté, M. Alibert paraît avoir décrit le pemphigus, ou au moins le pemphigus chronique, sous le nom de *dartre phlycténoïde confluente*. Quelques auteurs ont donc pris une peine bien inutile, lorsqu'ils ont cherché les caractères différentiels du *pemphigus*, du *pompholix* et de la *dartre phlycténoïde*. Toutefois, c'est une erreur que la confusion de la nomenclature et le peu d'exactitude de quelques descriptions rendent excusable. *Voyez* POMPHOLIX. (P. RAYER.)

PÉNIL, s. m., *pecten, pubes*. Éminence située au-devant des pubis, au-dessus des parties génitales externes, et qui se recouvre de poils à l'époque de la puberté. On la nomme *mont de Vénus* chez la femme.

PÉNIS, s. m., *penis*. Mot latin employé dans notre langue, comme synonyme de VERGE, ou MEMBRE VIRIL.

Le pénis est un organe cylindroïde, membraneux et vasculaire, érectile, pourvu de plusieurs muscles, situé à la partie antérieure et inférieure de l'abdomen, au-dessous et au-devant de la symphyse des pubis, et traversé suivant sa longueur par le canal excréteur de l'urine et du sperme. La forme, les dimensions et les courbures de cet organe, qui varient dans son état de flaccidité et pendant l'érection, présentent aussi des différences assez nombreuses dans les divers individus; quelques-unes de ses variétés individuelles peuvent même influer sur le mécanisme de ses fonctions. Sa base ou sa racine est insérée aux os du bassin, et surmontée par le PÉNIL, tandis que son autre extrémité est libre, plus ou moins arrondie, recouverte ou non par un prolongement de la peau, et offre l'orifice extérieur du canal de l'urètre. On observe à sa face dorsale quelques troncs veineux assez considérables; sa face scrotale ou inférieure présente sur son milieu une saillie longitudinale formée par l'urètre, et sur les côtes de cette saillie deux rainures superficielles résultant de la jonction de l'urètre et du corps caverneux.

Les parties qui concourent à former le pénis sont un prolongement de la peau, du tissu cellulaire, un ligament suspenseur, le corps caverneux, l'urètre, le gland, des muscles, des vaisseaux et des nerfs.

La peau du pénis a peu d'épaisseur, et contient néanmoins un assez grand nombre de follicules sébacés; elle n'est unie que très-lâchement au corps caverneux et à l'urètre par une couche de tissu cellulaire dans lequel on ne trouve pas de tissu adipeux, et qui communique immédiatement avec le tissu cellulaire du scrotum. A l'extrémité libre du pénis, la peau se réfléchit sur elle-même de devant en arrière jusque derrière la base du gland, et devient plus mince, plus rouge, plus humide, plus sensible. Elle forme ainsi le *prépuce*, qui résulte de l'adossement de deux membranes cutanées très-faiblement unies entre elles, et dont la longueur et l'ouverture antérieure ont des dimensions très-variables suivant les individus; ses limites en arrière sont à une ligne ou deux derrière le gland. La partie antérieure et inférieure du canal de l'urètre est unie à la partie correspondante de la face interne du prépuce par un repli membraneux qu'on nomme *frein du prépuce*.

Au-dessous de la peau, on observe entre la racine du pénis et la partie antérieure et inférieure de la symphyse des pubis, un faisceau membraneux, triangulaire, aplati transversalement, dont les fibres s'insèrent et s'épanouissent inférieurement sur le corps caverneux; ce *ligament suspenseur* est fibro-celluleux chez la plupart des sujets, mais quelquefois on voit des fibres musculaires dans son épaisseur. Il soutient la racine du pénis, et peut entraîner cet organe avec plus de force contre l'abdomen quand il est en partie musculeux.

Le corps caverneux forme à peu près les deux tiers du volume du pénis dont il détermine spécialement la consistance, embrasse la partie supérieure de l'urètre, et s'étend de la partie interne et antérieure des tubérosités ischiatiques jusque dans l'épaisseur du gland. Le corps caverneux est unique, quoique divers anatomistes aient considéré chacune de ses moitiés comme un corps caverneux particulier. Deux prolongemens postérieurs conoïdes, légérement aplatis et très-grêles à leur origine, constituent ses *racines*, et sont fixés à la lèvre interne du bord inférieur des branches des ischions et des pubis, recouverts en dedans par les muscles ischio-caverneux. Ces racines du corps caverneux, parvenues au-devant de la partie antérieure et inférieure de la symphyse pubienne, se rapprochent, se réunissent et s'adossent en même temps à la partie supérieure du canal de l'urètre. La partie antérieure du corps caverneux a la forme d'un cône tronqué, embrassé obliquement par le gland. Sa face supérieure, qui donne attache au ligament suspenseur, offre une dépression longitudinale dans laquelle sont logées les artères et les veines dorsales du pénis. Sa face inférieure est creusée d'un sillon longitudinal profond dans lequel est reçue la portion spongieuse de l'urètre; un tissu cellulaire serré l'unit à ce canal. Le corps caverneux est formé par une membrane fibreuse extérieure, un tissu spongieux et des vaisseaux sanguins. La membrane fibreuse est blanchâtre, épaisse, très-résistante, extensible, et jouissant d'une force rétractile très-prononcée; l'épaisseur de cette enveloppe fibreuse est moins prononcée sur les racines du corps caverneux, et surtout dans les parties correspondantes au gland et à l'urètre, où elle est percée d'ouvertures nombreuses qui livrent passage à des vaisseaux sanguins. Le tissu de cette membrane consiste dans un entrelacement de fibres, la plupart longitudinales, qui se confondent avec les aponévroses des muscles qui s'insèrent au bord inférieur de l'os des isles et avec le périoste de cet os, tandis qu'antérieurement elles forment un tissu inextricable. La cavité constituée par cette enveloppe fibreuse est séparée en deux portions latérales par une cloison médiane qui commence au-devant de la symphyse pubienne, et devient de moins en moins complète en approchant de la partie antérieure du corps caverneux où elle n'est plus indiquée que par des faisceaux fibreux aplatis, séparés les uns des autres par des intervalles plus ou moins larges. Le tissu spongieux ou érectile qui remplit toute la cavité de la membrane fibreuse, adhère intimement à sa face interne. Nous ne rappellerons pas ici quelle en est la structure; elle a été décrite dans un autre article. (*Voyez* ÉRECTILE.)

Les artères du pénis viennent de la branche profonde de l'artère honteuse interne, et se répandent dans chacune des moitiés latérales de l'organe. Elles s'anastomosent fréquemment entre elles et avec les artères du gland et celles de la portion spongieuse du canal de l'urètre. Les veines suivent le même trajet que les artères, et sont bien moins volumineuses. Les nerfs nombreux qu'on voit à la surface externe de la membrane du corps caverneux, ne paraissent pas pénétrer dans son épaisseur.

Le canal de l'*urètre*, qui parcourt toute la longueur du pénis, est situé le long de sa face inférieure; il commence dans la glande prostate, au col de la vessie, et se termine à la partie antérieure et inférieure du gland; dans son trajet, les conduits éjaculateurs, les canaux excréteurs de la prostate, des glandes de cowper s'ouvrent dans sa cavité, ainsi que des follicules muqueux. La longueur de ce canal tient à celle du pénis, aussi les différences qu'il peut présenter dépendent particulièrement de la portion libre du pénis, qui, étant ou très-courte ou très-longue, rend le canal de l'urètre également ou très-long, ou très-court. Les dimensions de l'urètre mesurées fort exactement par Wathely, Rougier, Ducamp et Lallemand, ont prouvé que la longueur totale de ce canal varie généralement entre sept pouces et demi et neuf pouces et demi; cette dernière dimension est assez rare. M. Amussat a reconnu que l'urètre est droit ou presque droit, même chez les jeunes sujets, lorsque le rectum est vide et le pénis dirigé en avant et en haut; cette observation est fort importante, sous le rapport du cathétérisme. Dans l'état de flaccidité du pénis, la direction du canal est flexueuse, et présente les courbures d'un *S* : ces courbures correspondent à certaines portions de l'urètre que nous allons examiner successivement.

Elles sont au nombre de quatre; la première nommée *prostatique* ou *col de l'urètre* (*Scarpa*), qui a neuf à douze lignes de longueur, est embrassée dans sa totalité et assez souvent dans ses trois-quarts inférieurs seulement par la glande PROSTATE; elle est dirigée obliquement de bas en haut et d'arrière en avant quand le rectum est vide; quand il est plein, son obliquité est au contraire de haut en bas. Le diamètre de la portion prostatique chez un homme de trente à quarante ans est, suivant Scarpa, de trois lignes à l'extrémité antérieure de la prostate, de quatre lignes à sa partie moyenne, et de cinq lignes près de l'orifice de la vessie : ses parois sont très-minces, surtout inférieurement, où elles sont adhérentes à la prostate : elles ont plus d'épaisseur dans la partie supérieure, surtout lorsque la prostate ne les enveloppe pas totalement; elles sont alors doublées par des fibres musculaires longitudinales et transversales.

La portion de l'urètre qui fait suite à celle que nous venons de décrire, porte le nom de *portion membraneuse;* en bas, elle est en rapport avec les glandes de Cowper, le muscle transverse du périnée, et latéralement avec les vaisseaux et les nerfs qui la séparent du corps caverneux; en haut et en avant, elle correspond à l'intervalle celluleux qui sépare la partie antérieure de la vessie de la face postérieure des pubis, à la partie inférieure de la symphyse de ces os et aux fibres antérieures des muscles releveurs de l'anus : elle est oblique d'arrière en avant et de bas en haut. Sa longueur est de huit à dix lignes; quant à la largeur de sa cavité, elle n'offre pas la même forme que celle de la portion prostatique : elle est légèrement renflée à son milieu, et rétrécie à sa jonction avec la portion bulbeuse. Ses parois sont épaisses et très-résistantes; ce point du canal de l'urètre offre des fibres longitudinales et circulaires assez intimement liées ensemble. Ces parois sont fortifiées par deux muscles constricteurs décrits par Wilson, et qui l'entourent en forme d'anneau; l'un et l'autre s'attachent par un court tendon un peu au-dessus du bord inférieur de la symphyse pubienne, à quelques lignes au-dessous de l'attache tendineuse de la vessie. Ces muscles, qui font en quelque sorte partie des parois de la portion membraneuse de l'urètre, contribuent puissamment à leur donner plus de solidité.

Au-devant de cette seconde portion, se trouve la *portion bulbeuse*, ainsi nommée parce qu'elle est logée dans le sillon creusé à la face supérieure du bulbe de l'urètre : elle est la partie la plus rétrécie du canal, et un peu moins longue que la précédente, avec laquelle elle forme, dans l'état de flaccidité du pénis, une courbure qui embrasse la partie inférieure de la symphyse pubienne sans la toucher immédiatement. Ses parois sont épaisses et très-spongieuses.

Enfin, la quatrième portion du canal a reçu le nom de *spongieuse;* c'est la plus étendue, et sa longueur dépend essentiellement de celle du pénis. Elle se continue immédiatement avec la portion bulbeuse sans démarcation précise. Son diamètre diminue progressivement d'étendue, à mesure qu'on l'examine plus près du gland. Toute cette partie du canal est logée dans la rainure creusée à la face inférieure du corps caverneux.

Il résulte donc de la disposition des différentes portions de l'urètre, que ce canal, ainsi que M. Amussat l'a constaté, représente un cône dont la base correspond en arrière : que légèrement renflé à sa partie membraneuse, il se rétrécit vis-à-vis le bulbe, s'élargit ensuite subitement au commencement de la portion spongieuse, et diminue ensuite insensiblement jusqu'au méat urinaire sans offrir de dilatation, comme on le dit, à la *fosse naviculaire*, partie du canal qui correspond au gland. M. Amussat pense que l'apparence d'un élargissement dans ce point, dépend de ce que le tissu du gland est moins mou et la membrane muqueuse plus adhérente, de sorte qu'en divisant l'urètre longitudinalement, les deux moitiés latérales du gland restent fermes et bien étendues, tandis que le tissu spongieux du reste du canal revient sur lui-même, et s'affaisse en se vidant du sang qu'il contient.

Dans toute l'étendue du canal de l'urètre, la membrane muqueuse est ordinairement blanchâtre à l'exception du méat où elle est rosée; on voit à sa surface, le long de la paroi inférieure et sur la ligne médiane, les orifices assez nombreux de follicules muqueux dont l'ouverture est dirigée en avant; à la jonction des portions bulbeuse et membraneuse, on trouve les orifices des conduits des glandes de Cowper; plus en arrière, et plus près de l'orifice de la vessie, est la *crête urétrale*, ou *verumontanum*, saillie alongée, percée, à son extrémité et un peu en avant, de deux ouvertures où aboutissent les canaux éjaculateurs; cette saillie de la membrane muqueuse contient dans sa portion postérieure une grande lacune qui s'ouvre par une fente étroite assez longue. Sur ses côtés, s'observent les orifices des conduits de la prostate, et derrière existe une saillie transversale qui forme la démarcation de la vessie et de l'urètre : cette saillie se réunit à angle droit avec le verumontanum, et divise ainsi cette partie de la paroi inférieure du canal en deux moitiés latérales ou petites fossettes dans lesquelles s'arrêtent quelquefois les sondes. M. Amussat a décrit cette saillie comme une valvule qu'il nomme *pylorique*, et dans laquelle on trouve quelquefois des fibres charnues transversales; ce repli valvulaire, suivant M. Velpeau, n'existe pas le plus ordinairement, mais le point d'origine du canal de l'urètre est relevé ici par le bord postérieur de la prostate qui forme ainsi la saillie en question. Il y a aussi au-devant de la portion bulbeuse une bride demi-circulaire formée par le contour fibreux de la gouttière du bulbe, qui soulève un peu la membrane muqueuse, surtout quand le tissu spongieux est vide de sang, et contre laquelle on voit également les sondes s'arrêter quelquefois : c'est là que s'effectuent les fausses routes qu'on dit exister dans la portion membraneuse.

En décrivant les portions prostatique et bulbeuse, nous avons parlé des parois qui les forment, il nous reste à décrire le bulbe et la paroi spongieuse qui lui fait suite pour rendre complète la description des parois du canal de l'urètre. Le *bulbe* est un renflement que présente le commencement du tissu spongieux de l'urètre, situé au-devant de l'extrémité inférieure du rectum auquel il est uni par un prolongement cellulo-fibreux et musculaire, au-dessus du muscle bulbo-caverneux et de la peau, correspondant aux glandes de Cowper. Sa partie supérieure est creusée d'une gouttière qui loge l'urètre; en avant, il se continue immédiatement avec la portion *spongieuse* dont l'épaisseur va toujours en diminuant jusqu'au gland qui paraît être formé par son épanouissement : cette portion spongieuse est recouverte inférieurement par les muscles bulbo-caverneux et les tégumens. Dans le reste de son étendue, elle adhère au corps caverneux par du tissu cellulaire et des vaisseaux. L'enveloppe extérieure du tissu du bulbe et de la substance spongieuse est cellulo-fibreuse; du côté du canal de l'urètre, le tissu spongieux est recouvert par la membrane muqueuse. Les artères de l'urètre viennent de l'hypogastrique et de la honteuse interne : les plus grosses pénètrent dans le bulbe. Les veines suivent un trajet analogue; les lymphatiques se rendent dans les glandes inguinales et dans le plexus hypogastrique. Le nerf honteux et le petit sciatique fournissent les filets qui s'y distribuent. L'urètre, chez la femme, sera décrit ailleurs. *Voy.* VULVE.

Enfin, *le gland*, qui forme la partie antérieure du pénis, a la forme d'un cône tronqué, aplati inférieurement, dont la base est coupée obliquement de haut en bas et d'arrière en avant, et creusée de manière à embrasser la partie antérieure du corps caverneux qui en est très-distincte. *La couronne*, ou circonférence de la base du gland, est saillante, arrondie et hérissée de papilles très-prononcées. Le sommet est divisé par une fente verticale qui constitue le méat urinaire, et qui se continue inférieurement avec un sillon dans lequel se fixe le frein du prépuce.

Le méat urinaire, qui conduit dans l'urètre, est voisin de la partie de ce canal qu'on nomme fosse naviculaire, et dont nous avons parlé plus haut. Le gland est recouvert par le prolongement de la membrane interne du prépuce : elle adhère intimement au tissu spongieux dont le gland est essentiellement formé, et qui paraît être véritablement la continuation et l'expansion de celui qui forme les parois de la portion spongieuse du canal. La membrane d'enveloppe du gland jouit d'une sensibilité exquise, surtout chez les jeunes sujets; elle est aussi plus grande chez les individus dont le gland est recouvert habituellement par le prépuce, que chez ceux dont le gland est ordinairement découvert; les frottemens répétés du linge et des vêtemens émoussent en partie cette sensibilité.

Les muscles du pénis sont décrits ailleurs (*Voyez* BULBO-CAVERNEUX, ISCHIO-CAVERNEUX, TRANSVERSE DU PÉRINÉE), de même que quelques autres parties accessoires du pénis, comme les *glandes de Cowper*, dont la description est donnée plus loin avec celle de la PROSTATE.

Le pénis n'est distinctement formé qu'après la sixième semaine de l'embryon; jusque-là les parties génitales extérieures sont telles qu'il est impossible de distinguer les sexes. L'identité primitive de ces organes, reconnue par Home, Autenrieth et Ackermann, a été constatée plus récemment encore par Meckel. Il résulte de ces recherches que, dans le principe, on observe un corps assez saillant, triangulaire, un peu renflé à son extrémité antérieure, collé d'abord à la partie inférieure de la paroi antérieure de l'abdomen de l'embryon, et qui plus tard pend librement en avant. Ce corps est formé de deux moitiés séparées l'une de l'autre par un sillon qui se prolonge le long de la face inférieure de ce corps qui forme ensuite, soit un pénis, soit un clitoris. A peu près dans le même temps, ou un peu plus tard, il se développe sur les parties latérales de ce dernier corps un repli membraneux dirigé d'avant en arrière. Ces deux replis ne sont pas réunis ensemble à la partie postérieure : ce sont les rudimens du scrotum ou des grandes lèvres. D'après ces diverses observations, on voit que la forme première des organes génitaux extérieurs, chez l'embryon, offre généralement une très-grande analogie avec ceux du sexe féminin, fait qui a été confirmé postérieurement par les recherches de Tiedemann. Au troisième mois, le sillon médian du pénis est complétement effacé; la jonction de ses deux moitiés est d'ailleurs effectuée déjà depuis long-temps.

Le pénis peut ne pas exister; il offre aussi des vices de conformation nombreux et très-variés, qui ont été signalés ou décrits dans d'autres articles. *Voyez* ÉPISPADIAS, HERMAPHRODITE, HYPOSPADIAS, MONSTRUOSITÉ, PHYMOSIS, etc. (C. P. OLLIVIER.)

PENNIFORME, adj., *penniformis*. On désigne sous ce nom certains muscles dont les fibres charnues se rendent obliquement sur les deux faces opposées d'un tendon, comme les barbes d'une plume sur leur tige commune. On appelle aussi ces muscles *pennés*, et *semi-pennés* lorsque ces fibres charnues ne s'insèrent que sur une des faces du tendon. *Voyez* MUSCLE. (MARJOLIN.)

PENSÉE SAUVAGE, s. f., *viola arvensis* L. Rich., *Bot. méd.*, t. II, p. 748. Petite plante annuelle, très-commune dans les champs cultivés et dans les jardins, appartenant au même genre que la violette, et par conséquent faisant partie de la famille des Violariées et de la Pentandrie monogynie. Sa tige, haute de six à huit pouces, est dressée glabre, anguleuse, un peu rameuse vers sa partie supérieure; et ses feuilles alternes, pétiolées, sont ovales obtuses, crénelées et munies à leur base de deux stipules pinnatifides foliacées et persistantes. Les fleurs sont petites, axillaires, longuement pédonculées, d'un jaune mêlé de violet. Les fruits sont de petites capsules globuleuses, recouvertes par le calice et s'ouvrant naturellement en cinq valves.

Toutes les parties de la pensée sauvage ont une odeur herbacée et une saveur amère et désagréable. Donnée à faible dose, telle que celle d'une dixaine de grains de sa poudre, cette plante agit comme tonique; mais si la dose est sensiblement augmentée, tantôt elle provoque le vomissement, tantôt elle étend son action irritante sur toute la longueur du tube digestif et donne lieu à des évacuations alvines plus ou moins abondantes. La pensée sauvage est généralement considérée comme un de ces remèdes auxquels le vulgaire accorde la dénomination de *dépuratifs*, sans qu'il soit très-facile au médecin d'expliquer son mode d'action, si ce n'est par sa propriété purgative. Les anciens avaient une grande confiance dans la pensée sauvage pour le traitement des maladies chroniques de la peau, telles que les dartres, la teigne, etc. Cependant les modernes ne partagent pas entièrement cette opinion, et M. le professeur Alibert a vainement employé ce médicament, il n'en a presque jamais retiré d'effets avantageux. Aussi, ne prescrit-on pas aujourd'hui la pensée sauvage aussi fréquemment qu'autrefois. On l'administre, soit en poudre, à la dose de dix à vingt-cinq grains, soit, et plus souvent en décoction, à la dose d'une demi-once pour deux livres d'eau. Quelquefois on joint la pensée sauvage fraîche aux autres plantes avec lesquelles on prépare les sucs d'herbes amers et dépuratifs.

En Allemagne on se sert plus généralement de la pensée tricolore (*viola tricolor* L.) qui croît dans les prairies des montagnes. Elle paraît jouir absolument des mêmes propriétés que la pensée sauvage. La racine de ces deux espèces, de même que celle de toutes les autres plantes de la même famille, est émétique; mais cette propriété y est assez faible, puisqu'il faut environ un demi-gros de leur poudre pour provoquer le vomissement.

(A. RICHARD.)

PERCE-CRANE, s. m., *perforatorium*. Instrument destiné à ouvrir le crâne du fœtus, pour faciliter son extraction. On a proposé divers instrumens pour cet usage : les uns sont en forme de lance ou de *feuille de myrte* aiguë et tranchante sur les côtés; tels sont ceux de Mauriceau et de Ménard. D'autres sont en forme de ciseaux, dont les lames seraient larges et tranchantes sur leur bord externe, comme ceux de Levret, Smellie, Walbaum, et autres. J. J. Fried, craignant que ces instrumens ne blessent les parties de la mère, a imaginé un perce-crâne caché, analogue au pharyngotôme. Il a aussi proposé une scie, pour agrandir l'ouverture, et un instrument (*excerebratorium*) pour briser la pulpe cérébrale, et favoriser sa sortie. Ould est aussi l'inventeur d'un perce-crâne caché. On se sert peu, ou pour mieux dire, on ne se sert plus aujourd'hui de ces instrumens. On préfère, et avec raison, employer un bistouri pointu, dont la lame doit être enveloppée d'une bandelette de linge, jusque à un pouce de son extrémité, et que l'on porte dans le vagin et l'utérus, en le couvrant avec deux doigts. Cet instrument divise facilement les tégumens du crâne, les membranes qui forment les fontanelles et les commissures, et même les os qui composent la voute du crâne. Le doigt, ou le crochet courbe de Ménard, portés dans l'intérieur de cette cavité osseuse, servent à broyer la pulpe cérébrale, et à faciliter sa sortie. Quant à l'usage des perce-crânes, *voyez* DYSTOCIE, EMBRYOTOMIE.

(DÉSORMEAUX.)

PERCE-PIERRE, s. f., *crithmum maritimum.* L. Rich., *Bot. méd.*, t. II, p. 483. Plante vivace, de la famille des Ombellifères et de la Pentandrie digynie, qui croît en abondance sur les rochers et dans le sable des bords de la mer. Sa tige est cylindrique, rameuse, étalée, diffuse, striée, fragile, charnue, ainsi que les feuilles, qui sont décomposées en un grand nombre de folioles ovales lancéolées, aiguës, également glauques. Les fleurs sont d'un jaune pâle, disposées en ombelles, accompagnées de même que les ombellules d'un involucre polyphylle; les fruits sont ellipsoïdes, comprimés et striés longitudinalement. Toute la plante, et surtout les feuilles qui sont extrêmement épaisses et charnues, a une saveur fraîche, salée, qui annonce la présence d'une grande quantité de sel marin. Cette saveur est également piquante, et la perce-pierre répand une odeur aromatique. Cette plante est surtout administrée comme diurétique et apéritive; on en fait des décoctions. Selon le Dr Lavini, elle contient une huile analogue au pétrole, et que l'on peut employer avec succès à la dose de quelques gouttes pour combattre les vers intestinaux. (A. RICHARD.)

PERCEPTA; mot latin conservé en français par le professeur Hallé, pour indiquer d'une manière générique les divers phénomènes cérébraux qui se rapportent aux sensations, aux facultés intellectuelles et affectives. *Voyez* FACULTÉS INTELLECTUELLES et MORALES, et PASSION.

PERCEPTION, s. f., *perceptio*, de *percipere*, recueillir. Action particulière du cerveau par laquelle l'individu a la conscience des impressions externe ou internes qui sont déterminées sur les extrémités nerveuses; c'est un des actes de la sensation ou des fonctions sensoriales. *Voyez* SENSATION.

PERCHLORIQUE, synonyme de chlorique oxygéné. *Voyez* ce mot.

PERCUSSION. Méthode d'exploration à l'aide de laquelle, en frappant sur les parois d'une cavité quelconque du corps, on peut reconnaître un certain nombre de lésions des parties contenues dans cette cavité. La percussion est surtout employée pour éclairer le diagnostic des maladies des organes thoraciques. Découvert par Avenbrugger, ce mode d'investigation a été surtout employé avec avantage par les médecins, depuis les travaux de Corvisart et de ses élèves. Avant que l'auscultation ne fût pratiquée, la percussion était le seul moyen à l'aide duquel pouvaient être découvertes beaucoup d'affections latentes de l'appareil respiratoire.

La percussion ne peut fournir d'utiles et exacts renseignemens, qu'autant qu'on la pratique avec certaines précautions. Pour tirer le plus de son possible de la poitrine, et apprécier dans ses divers points les différences peu sensibles de sonoréïté qui peuvent y exister, il faut percuter avec la pulpe des doigts réunis sur une même ligne, et formant un angle droit avec les parois thoraciques; les résultats de la percussion doivent être comparés dans les mêmes points correspondans à droite et à gauche, il ne faudrait pas, par exemple, ainsi qu'on le fait trop souvent, conclure que la poitrine ne résonne pas également des deux côtés, si à droite l'on a exercé la percussion sur un espace intercostal, et à gauche sur une côte. Il est aussi nécessaire, lorsqu'on percute, que les muscles des parois thoraciques du malade se trouvent des deux côtés dans un égal degré de contraction ou de relâchement. La percussion n'est que difficilement praticable à la surface d'un vésicatoire, autour de mamelles volumineuses, là où existe une douleur pleurétique ou rhumatismale; elle est inutile, lorsque les parois thoraciques sont œdématiées à un certain degré. Dans le but de tirer plus de son des divers points de la poitrine, et par conséquent de mieux reconnaître les différences les plus légères de sonoréïté, M. Piorry a récemment proposé de substituer à la percussion pratiquée avec les doigts une percussion médiate exercée sur une plaque circulaire faite avec le sapin dont se servent les luthiers, ayant une ligne d'épaisseur et un pouce et demi de diamètre. Ce nouveau mode de percussion me paraît susceptible d'être employé avec avantage dans plus d'une circonstance.

La poitrine, dans son état normal, ne rend pas un son égal dans tous ses points. C'est sur le sternum qu'existe la sonoréïté la plus grande; viennent ensuite, sous ce rapport, en avant l'espace compris entre la clavicule et le sein, celui occupé par les cartilages des côtes, en arrière les points correspondans à l'angle de ces mêmes côtes, latéralement les aisselles, et cette portion des parois qui, inférieurement, se trouve en contact avec le grand cul-de-sac de l'estomac; dans ce dernier point, la sonoréïté varie en raison des divers degrés de distension du ventricule par des gaz. Elle est quelquefois extrême, et beaucoup plus considérable qu'en aucun autre point de la poitrine.

Les parois thoraciques ne sont que très-peu sonores là où existent les omoplates; elles ont un son naturellement mat au niveau des dernières côtes droites, en raison de la présence du foie. Quant au son rendu par la région précordiale, il n'est pas le même chez tous les individus, en les supposant d'ailleurs bien portans. Il paraît que la résonnance assez grande que cette région, naturellement peu sonore, donne quelquefois à la percussion, dépend de ce que, chez certaines personnes, une portion de poumon s'avance au devant du cœur et le recouvre.

Indépendamment de ces circonstances de localité, si je puis ainsi dire, qui rendent si variables les résultats de la percussion selon les points du thorax où on la pratique, il est encore d'autres circonstances qui influent notablement sur ces résultats. Ainsi, la poitrine résonne d'autant moins qu'elle est couverte de plus de graisse et de muscles plus développés. Voilà pourquoi, chez beaucoup de phthisiques, les parois thoraciques deviennent si sonores; c'est là aussi une des raisons pour lesquelles, chez les enfans, la poitrine résonne en général beaucoup plus que chez l'adulte; mais chez eux cela ne peut-il pas encore dépendre de ce que le poumon, en raison de l'activité de la circulation, contient habituellement une plus grande quantité d'air que dans les autres âges? de là, l'intensité toute particulière du bruit respiratoire chez les enfans. Aussi, chez eux, il peut y avoir obstacle plus ou moins considérable à l'entrée de l'air dans une certaine étendue du poumon, sans que la poitrine présente un son aussi mat que celui qui, en pareil cas, existerait chez l'adulte; mais seulement sa grande sonoréïté diminue. Enfin, toutes choses étant égales d'ailleurs, il est un certain nombre d'individus qui se trouvent dans une condition tout-à-fait opposée à celle des enfans, c'est-à-dire que, sans cause connue, leur poitrine rend naturellement moins de son que celle d'autres individus placés en apparence dans les mêmes circonstances physiques. C'est ainsi qu'il est des personnes bien portantes chez lesquelles habituellement on n'entend qu'à peine le bruit respiratoire.

Lorsqu'un des organes contenus dans la cavité thoracique devient malade, trois cas peuvent se présenter pour la percussion : le son, rendu normalement par les parois du thorax, peut ou rester le même, ou diminuer, ou augmenter.

Le premier cas a lieu toutes les fois que l'air continue à remplir librement les vésicules pulmonaires. C'est ce qui arrive dans la simple bronchite, dans la pneumonie elle-même, soit commençante, et ne consistant encore qu'en un médiocre engouement du poumon, soit n'existant qu'en un certain nombre de points situés loin de la périphérie du poumon. Les parois thoraciques conservent encore leur sonoréïté naturelle dans beaucoup de cas de phthisies pulmonaires (*voyez* ce mot), dans la pleurésie non terminée par épanchement, lors même que consécutivement à cette phlegmasie, des pseudo-membranes assez épaisses se sont interposées entre le poumon et les côtes.

Le son rendu par les parois thoraciques devient moindre, toutes les fois que, là où existe habituellement un gaz, a pris place un corps solide ou liquide. Ici, d'ailleurs, on peut admettre deux degrés : 1° une simple diminution de sonoréïté que l'on reconnaît surtout en percutant comparativement les deux côtés de la poitrine; 2° un son absolument mat.

Ces deux degrés dans la modification du son reconnaissent principalement les causes suivantes : 1° dans le poumon lui-même, les nombreuses nuances d'hépatisation et d'induration de son parenchyme, son infiltration tuberculeuse, le refoulement de son tissu par des masses cancéreuses ou mélaniques, par des kystes hydatifères. J'ai vu un cas en particulier où une double pneumonie, jugée chronique d'après les autres symptômes, avait été diagnostiquée d'après l'existence d'un son très-mat dans toute l'étendue des lobes inférieurs de chaque poumon. On trouva ces lobes convertis, l'un et l'autre, en une vaste poche remplie d'acéphalocystes. 2° Hors du poumon, des épanchemens liquides dans la plèvre, l'hypertrophie du cœur, une hydropisie de sa membrane enveloppante, des tumeurs développées dans le médiastin antérieur, un anévrysme de l'aorte; enfin, une augmentation insolite dans le volume du foie et de la rate.

Ce n'est que dans un assez petit nombre de circonstances que le son de la poitrine devient plus clair que dans l'état normal. On observe cette sonoréïté morbide dans trois cas principaux : 1° lorsqu'un certain nombre de vésicules pulmonaires sont distendues par une plus grande quantité d'air que de coutume, d'où résulte une des variétés de l'emphysème pulmonaire décrit par M. Laennec; 2° dans le cas de pneumo-thorax; 3° dans les points correspondans à certaines excavations tuberculeuses qui contiennent plus de gaz que de liquide; dans ce troisième cas, le son très-clair rendu par les parois thoraciques est quelquefois accompagné d'une résonnance entièrement semblable à celle que l'on obtiendrait en percutant sur un vase à parois métalliques. (ANDRAL fils.)

PERFORANT, ANTE. *Perforans*, adjectif employé pour désigner certaines parties en anatomie.

PERFORANTES (artères). On appelle ainsi des rameaux qui se détachent de l'arcade palmaire profonde, et s'enfoncent dans les espaces interosseux; ceux qui naissent supérieurement et antérieurement de l'arcade plantaire portent également ce nom; il en est de même pour les grosses branches qui se séparent de l'artère fémorale profonde, et qui s'engagent à travers les ouvertures du muscle grand adducteur.

PERFORANS (muscles). Plusieurs anatomistes donnaient ce nom à différens muscles dont les tendons passent dans l'écartement des fibres ou des tendons d'autres muscles; tels sont, par exemple, les FLÉCHISSEURS profonds des doigts et des orteils. (MARJOLIN.)

PERFORATIF, adj., *perforativus*. On donne ce nom à une espèce de trépan dont on se sert le plus souvent pour percer les os qui forment la voûte crânienne (*Voyez* TRÉPAN), et quelquefois les os longs des extrémités. (*Voyez* NÉCROSE.) Cet instrument consiste en une tige d'acier très-poli perpendiculaire, surmontée d'une plaque taillée à pans et terminée par une lame triangulaire pointue, tranchante sur ses côtés, mais en sens contraire. Cette forme lui permet de piquer et de couper en même temps. Le perforatif se monte sur l'arbre du trépan au moyen d'une tige arrêtée par une bascule qui tient à cet arbre. (MURAT.)

PERFORATION, s. f. On appelle ainsi toute ouverture contre nature qui établit une communication soit entre deux cavités du corps, naturelles ou accidentelles, soit entre l'une de ces cavités et l'extérieur. Il n'est guère d'organe qui n'ait présenté des exemples plus ou moins fréquens de perforations. Il sera surtout question dans cet article des perforations du tube digestif. Elles méritent, en effet, une attention spéciale en raison de leur fréquence plus grande que dans les autres organes, et des accidens variés qu'elles produisent. Il n'est presque aucun point du canal digestif, depuis la bouche jusqu'à l'anus, où on ne les ait ait observées. Cependant l'œsophage, l'estomac, et surtout son grand cul de sac, le cinquième inférieur de l'iléum, sont les parties où elles ont été le plus communément rencontrées. Dans ces différens points, on les voit principalement se produire 1° pendant le cours d'une inflammation soit aiguë, soit chronique; 2° sans symptôme de maladie antécédente, et dans ce cas les individus peuvent passer en quelques heures d'un parfait état de santé à la mort; on a désigné cette espèce de perforation sous le nom de *perforation spontanée*. Ce n'est pas à dire que dans ce cas aucune lésion de tissu n'ait précédé la perforation; mais seulement cette lésion n'avait été révélée par aucun symptôme.

Le ramollissement successif ou simultané des diverses tuniques qui entrent dans la composition des parois gastro-intestinales, leur gangrène, ou bien une ulcération qui s'étend de la muqueuse à la membrane séreuse extérieure dont elle opère la destruction, telles sont les lésions auxquelles peuvent être rapportées la plupart des perforations qui surviennent pendant le cours d'une phlegmasie gastrique ou intestinale : par elles l'inflammation la plus légère peut-être tout à coup transformée en une maladie rapidement mortelle, et à cet égard il y a de quoi s'étonner, en voyant des individus dont l'intestin criblé d'ulcérations ne se perfore pas, tandis que ce terrible accident peut survenir chez d'autres dans l'intestin desquels on ne trouve qu'une seule ulcération qui s'est transformée en perforation en s'étendant en profondeur.

Dans ces différens cas, la cause de la perforation est manifeste; sa production est facile à expliquer. Mais il n'en est plus de même, lorsque tout à coup, au milieu d'un très-bon état de santé, apparaissent les symptômes d'une péritonite suraiguë, dont, après la mort, on trouve la cause dans une perforation de l'estomac. Comment alors s'est effectuée celle-ci? préexistait-il, là où elle s'est formée, une phlegmasie partielle qui, vu son peu d'étendue, avait pu rester latente, jusqu'à l'instant où, acquérant une nouvelle intensité, elle s'est révélée par la formation rapide d'une ulcération perforative? Ce qui donnerait quelque poids à cette opinion, c'est que souvent, dans les intestins d'individus dont les fonctions digestives n'avaient pas paru notablement troublées pendant la vie, on a cependant trouvé des plaques rouges, des ramollissemens circonscrits, et même des ulcérations qui, peu nombreuses, peu étendues, et lentement formées, avaient existé long-temps sans produire de lésion bien appréciable dans les fonctions. S'il fallait choisir une hypothèse, j'aimerais mieux expliquer ainsi les perforations dites spontanées que d'admettre avec Hunter et plusieurs modernes l'existence d'une qualité corrosive, développée dans le suc gastrique, et en vertu de laquelle s'opérerait une sorte de dissolution, de digestion des parois de l'estomac. Quelle que soit d'ailleurs l'explication que l'on donne de ces perforations spontanées, ce qu'il importe, c'est de bien en connaître l'existence; car, avant que des faits authentiques ne l'eussent constatée, ces espèces de perforations étaient regardées comme un résultat d'empoisonnement par les corrosifs; or il est bien démontré maintenant que l'action de ces substances n'est pas nécessaire pour les produire. Mais ici se présente une autre question à résoudre : existe-t-il des caractères anatomiques certains à l'aide desquels puisse être distinguée une perforation dite spontanée de celle qui est due à l'action d'un poison? Ces caractères, les trouvera-t-on dans la forme même de la perforation? Je ne le pense pas : car j'ai vu cette perforation affecter les mêmes variétés de forme, tantôt arrondie, et à bords mousses; tantôt irrégulière, et à bords frangés, déchirés, offrant des lambeaux des diverses membranes, et chez des hommes dont la perforation gastrique n'était point due au poison, et chez des animaux empoisonnés. Tirera-t-on plutôt ces caractères distinctifs de l'aspect que présentent les environs de la perforation? mais ils n'en sont pas plus certains : car, soit qu'il y ait eu ou non empoisonnement, on peut les trouver également rouges, enflammés, désorganisés, gangrenés, transformés en escarres grises, jaunes ou noires. Enfin, dans le reste même de l'estomac on peut trouver des traces d'une violente inflammation, dans le cas d'empoisonnement comme dans celui où il n'a pas eu lieu. En effet, la même cause inconnue qui a produit la perforation n'a-t-elle pas pu produire simultanément une inflammation du reste du ventricule? Il faut reconnaître cependant que, si en plusieurs points de l'estomac, existaient de nombreuses et véritables escarres, il y aurait lieu de soupçonner fortement un empoisonnement, parce que ces escarres ne sont que très-rarement le résultat d'une gastrite ordinaire. Que, si au contraire on ne trouvait dans l'estomac d'autre lésion que la perforation elle-même, il y aurait de très-fortes probabilités pour penser qu'il n'y a point eu empoisonnement; car on comprendrait difficilement comment une substance corrosive, introduite dans l'estomac, n'a agi précisément que sur un point. Cependant cela serait à la rigueur possible. De cette discussion il suit que, pour distinguer une perforation dite spontanée, c'est-à-dire survenue sans maladie antécédente appréciable, d'une perforation par empoisonnement, l'inspection anatomique ne fournit souvent aucun renseignement satisfaisant, donne quelquefois des probabilités plus ou moins grandes, mais jamais une entière certitude.

Parmi les causes auxquelles on a cru encore devoir attribuer plusieurs perforations de l'estomac ou des intestins, on trouve 1° les ascarides lombricoïdes que l'on a regardés comme capables de corroder et de percer les parois du canal dans lequel ils ont pris naissance; mais aucun fait ne me paraît démontrer l'exactitude de cette opinion. 2° La distension du tube digestif par des gaz. La rupture de la panse chez les ruminans a été effectivement observée consécutivement à cette distension; mais rien de semblables n'a encore été constaté chez l'homme. 3° Une violente contraction de la tunique musculaire gastro-intestinale; j'ai vu quelquefois l'estomac se rompre au milieu d'efforts de vomissemens; mais c'était chez des individus dont l'estomac était déjà profondément désorganisé. Chez le cheval qui, comme l'on sait, vomit très-difficilement, l'on a également vu des déchirures d'estomac suivre des efforts de vomissement très-énergiques et long-temps continuées. MM. Magendie et Dupuy pensent qu'en pareil cas la rupture du ventricule est due à la forte pression exercée sur cet organe par les muscles abdominaux.

Dans le plus grand nombre des cas où le tube digestif vient à se perforer, il en résulte une communication entre la cavité de ce tube et celle du péritoine; de là, production d'une péritonite, qui, le plus ordinairement sur-aiguë, affecte quelquefois cependant une marche chronique. Lorsque la perforation a lieu à la partie postérieure du duodénum ou inférieure du rectum, l'épanchement des matières ne s'opère pas dans le péritoine, mais dans le tissu cellulaire placé hors de lui. Il peut arriver qu'avant que la perforation s'effectue, des adhérences aient fixé aux parois abdominales le point de l'intestin où plus tard aura lieu la perforation; alors en même temps que celle-ci se produit, la portion correspondante des parois de l'abdomen s'enflamme, s'ulcère, se perfore; de là, communication entre la cavité intestinale et l'extérieur du corps; on a vu une pareille communication établie à l'épigastre; c'est encore le cas des différens anus contre nature. D'autres fois, c'est un des organes contenus dans l'abdomen qui a contracté des adhérences avec l'intestin; et, lorsque celui-ci se perfore, l'épanchement des matières dans le péritoine est empêché par cet organe qui supplée à la portion de paroi intestinale déchirée; c'est ainsi qu'on a vu le diaphragme, le foie, la rate, le pancréas, les reins, une anse intestinale elle-même, constituer le fond d'ulcérations de l'estomac ou d'autres parties du tube digestif. Lorsque l'organe qui supplée la paroi manquante de l'intestin est lui-même un organe creux, il peut se perforer à son tour de dehors en dedans, et ainsi, par exemple, peut s'établir une communication accidentelle entre deux anses d'intestin. M. Chomel a cité le cas remarquable d'un individu chez lequel avait ainsi lieu une triple perforation : le duodénum communiquait avec le colon par l'intermédiaire de la vésicule du fiel. Dans les affections chroniques du rectum, de la vessie, de l'utérus, ces divers organes se perforent souvent, et une communication s'établit entre leurs cavités respectives. Enfin, consécutivement à une double perforation de l'estomac et du diaphragme, on a vu les alimens passer de l'intérieur de l'estomac dans la cavité thoracique.

Tous les organes naturellement creux, ou dans lesquels une cavité s'est accidentellement développée, peuvent se perforer, à l'instar du tube digestif. Ainsi, depuis quelques années surtout, on a appelé l'attention sur les perforations du cœur, et sur celles des différens vaisseaux qui arrivent à cet organe ou qui en partent. La rupture du cœur a lieu le plus fréquemment vers la partie moyenne de la paroi externe du ventricule gauche, bien qu'on l'ait observée aussi dans les autres cavités; elle produit dans le péricarde une hémorrhagie promptement mortelle. Toutes les fois que j'en ai constaté l'existence, c'était sur des cœurs anévrysmatiques. Tantôt d'ailleurs on trouve autour du point perforé un ramollissement plus ou moins étendu du tissu du cœur; tantôt au contraire on ne trouve d'autre altération que la perforation elle-même; ce second cas me paraît être plus rare que le premier. Il est douteux que le cœur puisse se rompre par le seul fait de l'energie inaccoutumée de ses contractions. J'ai trouvé l'aorte déchirée avant sa sortie du péricarde chez un maçon qui était tombé d'un lieu élevé.

On a aussi constaté la perforation des parois des différens conduits excréteurs et de leurs réservoirs. Ainsi j'ai vu une fois une péritonite causée par un épanchement d'urine sortie à travers un des bassinets déchirés. La vessie peut se rompre soit par le seul fait de sa grande distension par de l'urine (ce qui me semble devoir être fort rare), soit consécutivement à une lésion organique de ses parois; le premier cas n'arrive peut-être que lorsque cette dernière circonstance existe. Il n'est pas très-rare d'observer la perforation des parois des conduits hépatique, cystique, ou cholédoque, ainsi que de la vésicule du fiel; dans la plupart des cas de ce genre qui ont été relatés, l'étude des symptômes ou celle des autres lésions trouvées après la mort a démontré l'existence d'un travail de phlegmasie antécédent. Dans un cas observé à la charité, la rupture du canal cholédoque a eu lieu à la suite d'une violence extérieure qui avait agi sur les parois abdominales. Des calculs ont paru être quelquefois la cause déterminante de certaines perforations de la vésicule biliaire.

Des collections de sang ou de pus, des masses cancéreuses ou tuberculeuses ramollies, des hydatides développées dans un parenchyme, peuvent se frayer une route au dehors de ce parenchyme, en en déterminant la perforation. C'est, par exemple, ce qui a été vu dans le foie, dont l'intérieur communique alors accidentellement soit avec le péritoine, soit avec la périphérie du corps, soit avec les bronches; dans ce dernier cas, le diaphragme et le parenchyme pulmonaire ont été préliminairement perforés. Toute matière accumulée dans une excavation du poumon tend naturellement à être évacuée à travers les conduits bronchiques perforés; plus rarement on la voit s'épancher dans la plèvre, consécutivement à la perforation du parenchyme pulmonaire qui constituait la paroi de l'excavation. D'autres fois, une collection de pus existant dans l'une des plèvres, ce même parenchyme pulmonaire se perfore d'une manière inverse, c'est-à-dire, de dehors en dedans, et l'épanchement pleurétique est évacué à travers les bronches.

Il n'est pas jusqu'aux os que l'on n'ait vu aussi se perforer dans plusieurs circonstances, soit pour livrer passage à un séquestre, soit pour permettre l'issue de diverses matières solides ou liquides situées dans leur intérieur ou recouvertes par eux. J'ai vu un cas dans lequel des hydatides, primitivement développées dans la fosse sous-scapulaire de l'omoplate, vinrent se loger dans la fosse sous-épineuse, en passant à travers une ouverture spontanément pratiquée dans l'épaisseur de l'os.

J'aurais pu citer beaucoup d'autres exemples de perforations d'organes; mais j'ai cru devoir me borner à grouper les cas les plus saillans, propres à faire ressortir ce que ce genre de lésions offre de plus général et de plus constant dans son mode de production, dans ses causes, dans les accidens qu'il détermine. (ANDRAL fils.)

PERFORÉ, *perforatus*, adjectif pris quelquefois substantivement.

PERFORÉS (muscles). On nommait ainsi ceux des muscles qui livrent passage à d'autres parties par un écartement de leurs fibres ou de leurs tendons; tels étaient les muscles fléchisseur commun des orteils, et le coraco-brachial qui est traversé par le nerf musculo-cutané. Ce muscle, ainsi nommé d'abord par Placentinus, fut désigné plus tard de la même manière par Cassérius, et on l'appelle encore assez souvent, *le muscle perforé de Cassérius*.

PÉRICARDE, s. m. *pericardium*. Sac membraneux, fibro-séreux, composé de deux feuillets, qui enveloppe le cœur et une portion des troncs artériels et veineux qui s'ouvrent dans cet organe; il est situé au-dessus de l'aponévrose centrale du diaphragme, au-dessous de la crosse de l'aorte, derrière le thymus, le tissu cellulaire de la cavité antérieure et inférieure du médiastin, le sternum, les troisième, quatrième et cinquième côtes du côté gauche; au-devant des bronches, de l'œsophage, de l'aorte thoracique, et entre les lames du médiastin qui le séparent des poumons. Le péricarde a généralement la forme d'un cône tronqué très-irrégulier, et sa conformation dépend d'ailleurs de celle des parties qu'il recouvre.

Il est formé de deux lames : l'une, externe et fibreuse, l'autre, interne et séreuse. La première est dense, épaisse peu extensible, assez intimement unie aux parois du médiastin autour de la racine des poumons; par sa face interne, elle adhère à la lame séreuse, excepté dans les points où cette dernière se réfléchit sur les gros troncs vasculaires, et près de l'aponévrose du diaphragme. Cette lame est formée de fibres blanchâtres, entre-croisées dans diverses directions; plusieurs d'entre-elles naissent du centre fibreux du diaphragme, et sont à peu près parallèles à l'axe du péricarde. Quelques anatomistes pensent que cette lame fibreuse est perforée pour livrer passage aux vaisseaux qui partent du cœur ou qui s'y rendent; mais elle n'offre aucune ouverture réelle, et ne fait que se prolonger sur ces vaisseaux en se confondant insensiblement et après un trajet assez court, avec les tissus cellulaire et fibreux de leurs parois. La lame interne ou séreuse du péricarde est appliquée immédiatement sur l'aponévrose du diaphragme, à laquelle elle adhère par du tissu cellulaire assez lâche chez les enfans, mais très-serré chez les adultes. De là elle s'étend sur la face interne de la lame fibreuse, et se réfléchit ensuite sur l'aorte, la veine cave supérieure, l'artère pulmonaire, le canal artériel, les oreillettes du cœur, les ventricules, les veines pulmonaires et la veine-cave inférieure. Cette lame séreuse s'enfonce dans tous les intervalles que ces vaisseaux laissent entre-eux, et dans les sinuosités que présente la surface extérieure du cœur. Elle adhère intimement à sa lame fibreuse, un peu moins aux vaisseaux, et devient assez mince et transparente sur les ventricules, pour qu'il soit difficile de l'y démontrer dans l'état naturel, si ce n'est dans les points où elle est séparée des fibres charnues par du tissu adipeux.

Cette lame forme, comme toutes les membranes séreuses, un sac sans ouverture dont la surface interne, lisse et libre dans l'état normal, est en contact avec elle-même, et sans cesse lubrifiée par un fluide ténu et séreux, ordinairement de couleur citrine. Il résulte évidemment de la disposition anatomique des deux lames du péricarde, que la première sert à fixer le cœur dans sa situation, et la seconde, à favoriser les mouvemens de cet organe.

Les artères du péricarde sont très-petites, et proviennent des thymiques, des phréniques, des bronchiques, des œsophagiennes, des coronaires du cœur, et des rameaux qui accompagnent les nerfs diaphragmatiques. Les veines suivent le même trajet que les artères, et s'ouvrent dans les troncs du même nom. Les vaisseaux lymphatiques se rendent dans les glandes voisines de l'aorte et de la veine-cave supérieure. Jusqu'à présent on n'a pas démontré de nerfs se terminant dans le péricarde : aussi dans l'état de la santé est-il absolument insensible.

Le péricarde manque quelquefois, et le cœur se trouve alors immédiatement en contact avec les poumons; dans ce vice de conformation, qui est rare, il y a toujours une portion plus ou moins étendue des parois de ce sac membraneux, qui met hors de doute l'existence congénitale de cette anomalie. Le péricarde est d'ailleurs sujet aux mêmes altérations que les membranes ligamenteuses et séreuses qui le constituent. (MARJOLIN.)

PÉRICARDITE, s. f., *pericarditis*, inflammation du péricarde. Cette phlegmasie est moins fréquente que celle de la plupart des autres parties contenues dans le thorax; beaucoup de médecins la considèrent même comme très-rare; mais cette opinion est certainement exagérée. Sur quatre-cent trois individus qui ont succombé dans les salles S.-Jean et S.-Joseph de l'hôpital de la Charité, dans l'espace de quatre ans, et dont les cadavres ont été ouverts avec le plus grand soin, il s'en est trouvé seize chez lesquels il existait des signes non équivoques d'une péricardite récente ou ancienne; c'est-à-dire, que la vingt-quatrième partie de ces sujets était ou avait été atteinte de péricardite. Cette maladie se montre, du reste comme la plupart des autres inflammations, sous formes aiguë et chronique.

La *péricardite aiguë* est quelquefois produite par des causes directes, telles qu'un coup, une chute sur la région du cœur. Mais dans la plupart des cas, elle se développe sous l'influence de causes prédisposantes et occasionelles, dont l'action est fort obscure, et parmi lesquelles on a particulièrement signalé le tempérament sanguin, une constitution forte, l'impression du froid sur le corps échauffé, l'usage des boissons à la glace dans les saisons chaudes, l'abus des liqueurs alcooliques, les exercices immodérés, les passions violentes, la suppression d'hémorrhagies habituelles, la répercussion d'un exanthème, et particulièrement de la gale. Dans quelques circonstances, on a vu la péricardite devenir moins rare, et se montrer épidémiquement. L'ancien *Journal de Médecine* contient la description d'une épidémie de ce genre, qui fut observée à Rocroi, au commencement de l'année 1746, par Trecourt médecin de l'hôpital militaire de cette ville. Dans l'espace de deux mois et demi, il eut occasion d'ouvrir environ vingt individus chez lesquels il trouva des traces évidentes de cette phlegmasie. La rigueur de la saison, l'abus des liqueurs alcooliques, des alimens farineux et de la chair de porc lui parurent être les principales causes de cette épidémie; mais la péricardite s'est montrée si souvent chez des sujets qui n'avaient été soumis à l'action d'aucune de ces causes, que leur influence dans la production de cette maladie est nécessairement fort douteuse. Voici ce qu'il y a de plus positif sur son étiologie : par le rapprochement des faits connus jusqu'ici, on voit que la péricardite s'est montrée plus fréquemment chez l'homme que chez la femme, dans la jeunesse et l'âge mûr, que dans la période moyenne de la vie. On l'a observée le plus souvent, soit avec la pleurésie et la pneumonie, et sous l'influence des mêmes causes, plutôt que par l'extension de l'inflammation vers le péricarde; soit dans le cours du rhumatisme articulaire aigu, et peut-être alors par suite d'une métastase rhumatismale sur le cœur lui-même. Elle est aussi plus fréquente chez les sujets atteints d'anévrysme du cœur; et cette dernière affection peut être considérée comme propre à favoriser le développement de la première.

La péricardite aiguë débute le plus ordinairement comme les autres phlegmasies thoraciques, par un frisson plus ou moins intense, auquel succèdent une chaleur et une oppression plus ou moins considérables. Quelquefois, mais très-rarement, une ou plusieurs syncopes en marquent l'invasion. Ses phénomènes ultérieurs offrent les plus grandes variétés, lors même que la maladie est simple, et à plus forte raison, lorsqu'elle est compliquée. Dans beaucoup de cas, la péricardite ne donne lieu à aucune douleur dans la région du cœur, et ce signe si précieux dans les autres inflammations, manque souvent dans celle qui nous occupe, aussi bien que la sensation de chaleur qui l'accompagne ordinairement. Un sentiment d'oppression qui augmente par le mouvement, par l'action de parler, et qui oblige le malade à élever fortement les côtes dans l'inspiration, et quelquefois à se tenir presque assis dans son lit, une toux sèche, un appareil fébrile plus ou moins intense, un besoin presque continuel de changer de position, une expression de souffrance et d'anxiété qui n'existe pas dans les autres phlegmasies thoraciques sont, dans la plupart des cas, les seuls symptômes de cette affection, dans sa première période. L'accélération des battemens du cœur, symptôme commun à toutes les maladies fébriles, est fort peu propre à faire reconnaître l'inflammation du péricarde; il en est à peu près de même de l'oppression qui accompagne toutes les maladies du thorax, et qui se montre quelquefois aussi dans celles de la tête et de l'abdomen, et de l'altération des traits qu'on observe dans beaucoup d'autres. Cependant, lorsque ces trois symptômes se montrent réunis chez un malade, et que l'examen attentif de toutes les fonctions, et l'exploration de la poitrine par la percussion et l'auscultation, ont fait reconnaître qu'il n'existe, ni pneumonie, ni pleurésie, le médecin doit soupçonner l'existence d'une péricardite; et dans beaucoup de cas, l'apparition de nouveaux phénomènes confirmera promptement cette conjecture: la péricardite prendra une des autres formes qu'il nous reste à décrire. Cette affection, en effet, n'est pas toujours aussi obscure.

Chez quelques sujets, aux signes équivoques qui viennent d'être exposés, se joint une douleur aiguë, fixe, profonde dans la région du cœur : cette douleur est comparée par quelques malades, à la constriction qu'on éprouve lorsqu'on est pressé dans une foule; par d'autres, à celle que produiraient, soit une griffe de fer qui comprimerait le cœur, soit un clou qui rapprocherait le sternum du rachis. Il est très-rare que cette douleur augmente par la pression sur la région du cœur; je n'ai observé qu'une fois ce phénomène chez un enfant atteint en même temps d'anévrysme du cœur et de péricardite; et M. Andral n'en cite aussi qu'un exemple. Chez quelques malades, la douleur s'exaspère par intervalles, au point de devenir presque intolérable, et se propage par une sorte d'irradiation dans tout le côté gauche du thorax, et même dans le bras correspondant; dans un cas de ce genre observé par M. Andral, à l'exaspération de la douleur, se joignait dans chaque paroxysme une irrégularité extrême dans les battemens du cœur. On pourrait croire que la douleur qui accompagne la péricardite devrait augmenter à chacune des contractions du cœur, comme la douleur pleurétique à chaque inspiration : j'ai souvent interrogé des malades atteints de péricardite, dans le but d'éclaircir ce point, et j'ai toujours eu des réponses négatives.

Chez d'autres individus, le désordre des battemens du cœur donne à la maladie une physionomie particulière, et fournit, pour la reconnaître, des signes plus sûrs encore que la douleur. Des palpitations plus ou moins violentes, une sorte de confusion dans les battemens des ventricules et des oreillettes; mais surtout l'inégalité et l'irrégularité des battemens du cœur et des pulsations artérielles, ou ce qui est rare, leur suspension momentanée avec des défaillances, des syncopes, survenant au début ou dans le cours d'une maladie aiguë, à une époque encore éloignée de l'agonie, ne laissent guère de doute sur l'existence d'une péricardite. Dans d'autres cas plus rares, le désordre des fonctions du cœur se montre sous une autre forme; il n'y a point d'irrégularité dans le pouls, ni de défaillances; mais il existe entre la fréquence des pulsations artérielles et les autres symptômes de la maladie, une plus grande disproportion qu'on ne l'observe dans les maladies qui ont un siége différent: la lenteur du pouls, jointe à une chaleur fort élevée, à l'oppression, à l'anxiété, ou bien une fréquence extrême du pouls, jointe à une chaleur médiocre et à d'autres symptômes généraux peu intenses, m'ont fait quelquefois soupçonner l'instance d'une péricardite que l'ouverture du corps a confirmée.

Enfin, dans une autre forme de la maladie, il survient, en peu de jours, un œdème plus ou moins considérable des membres inférieurs, ou une coloration violacée des lèvres, du nez et joues. L'apparition presque subite au début ou dans le cours d'une maladie aiguë, de phénomènes qui appartiennent d'une manière spéciale aux affections organiques du cœur, doit naturellement conduire le médecin à soupçonner l'existence d'une péricardite.

Lorsque la péricardite a quelques jours de durée, elle donne lieu à un épanchement assez abondant pour fournir de nouveaux signes diagnostiques. La main placée sur la région du cœur peut reconnaître, comme dans l'hydropéricarde, que les battemens de cet organe, examinés comparativement pendant quelques minutes, n'ont plus lieu avec la même régularité, avec la même force, ni dans le même point. Mais un signe beaucoup plus important, plus sur, et qui se montre, après quelques jours, chez le plus grand nombre des malades, c'est le son mat rendu à la percussion dans la région du cœur, tandis que tous les autres points du thorax rendent un son clair. Ce signe, sur lequel M. Louis a récemment appelé l'attention des médecins, est d'un plus grand poids dans le diagnostic qu'aucun de ceux dont il a été précédemment question. Toutes les fois qu'il survient rapidement dans le cours d'une affection aiguë ou chronique, il signale l'existence presque certaine d'une péricardite; tant qu'il manque, l'inflammation du péricarde doit être régardée comme douteuse.

L'inflammation du péricarde qui se développe en même temps qu'une pleuro-pneumonie ou pendant le cours de cette affection; celle qui survient chez un sujet atteint de rhumatisme articulaire aigu, sont aussi fréquentes, au moins, que la péricardite simple, et sont généralement plus difficiles encore à reconnaître pendant la vie, parce que les symptômes ordinaires de la péricardite, la fièvre, la dyspnée, et jusqu'à un certain point, l'expression de souffrance peuvent être rapportés à la pleuro-pneumonie ou à l'affection rhumatismale des parois du thorax; et qu'il n'est pas naturel de soupçonner l'existence ou le développement d'une autre maladie, lorsque celle qu'on a clairement reconnue, peut, jusqu'à certain point, rendre raison de tout ce que le malade éprouve. Toutefois l'observation attentive des symptômes doit mettre le médecin en garde contre ce genre d'erreur, et lui fournir au moins quelques soupçons sur l'existence de cette phlegmasie. La physionomie offre dans la péricardite une expression d'anxiété, d'inquiétude, souvent même d'effroi, qu'elle ne présente ni dans les autres phlegmasies thoraciques, ni dans l'affection rhumatismale des muscles de la poitrine. Lorsque la péricardite s'est développée consécutivement, le changement survenu d'un jour à l'autre, dans les traits du malade, échappe difficilement à un œil exercé, et si l'affection première n'a point augmenté de violence, le médecin est conduit à supposer, et par conséquent à rechercher quelque complication. L'irrégularité du pouls qui survient à une époque où le malade conserve un certain degré de forces, et qui persiste ou reparaît à de courts intervalles pendant plusieurs jours, est dans la fièvre rhumatismale, comme dans la pleuro-pneumonie, un signe presque certain de la complication dont nous parlons. Une oppression considérable qui survient dans le cours d'un rhumatisme aigu, et qui n'est liée, ni à une douleur intense des muscles thoraciques, ni à l'existence d'une inflammation de la plèvre ou du poumon, doit conduire à soupçonner la même complication. Il est à peine nécessaire de rappeler que les palpitations, les battemens tumultueux dans la région du cœur, les défaillances seraient ici, comme dans la péricardite simple, des signes diagnostiques très-importans.

La péricardite aiguë a quelquefois une marche très-rapide : elle peut, dans des cas fort rares à la vérité, et presque toujours compliqués, entraîner la mort dans l'espace de peu de jours, et même de vingt-quatre heures : une dyspnée croissante, un désordre de plus en plus considérable dans les battemens du cœur et des artères, des défaillances de plus en plus rapprochées, une suffocation imminente, une altération profonde de la physionomie précèdent et annoncent cette terminaison funeste, qui survient quelquefois aussi d'une manière inopinée, et avant que rien ait pu la faire craindre, au moins prochainement. Ailleurs, le développement de la maladie s'opère avec une grande lenteur; elle peut même débuter sans frisson, par un simple malaise qui augmente progressivement : ce n'est qu'après plusieurs jours que le malade est contraint de garder le lit, et que les symptômes de la péricardite commencent à se dessiner. Cette maladie peut se prolonger pendant vingt et trente jours, et même au delà : on a proposé de distinguer par l'épithète de subaiguë cette dernière forme de la maladie.

La mort est regardée comme la terminaison la plus ordinaire de la péricardite aiguë; quelques médecins pensent même que cette affection est constamment mortelle. Toutefois il est permis de croire, que dans une très-grande proportion des cas, la péricardite se termine heureusement, soit qu'elle ait été reconnue, soit qu'elle ait parcouru ses périodes sans qu'on ait seulement soupçonné son existence : telle est du moins l'opinion consolante à laquelle conduit l'anatomie pathologique. En effet, si la présence de plaques blanches et opaques sur la partie du péricarde qui revet le cœur, n'est pas un indice suffisant d'une inflammation de cette membrane, on ne pourra nier que l'adhérence réciproque de ses portions contiguës ne soit un témoin aussi sûr d'une péricardite antérieure, que le sont les adhérences de la plèvre, relativement à la pleurésie. Dans la plupart des cas, ces adhérences ne donnent lieu à aucun trouble dans les fonctions du cœur, et rien avant l'ouverture du cadavre ne fait soupçonner leur présence. Quelques auteurs ont prétendu qu'elles produisaient des tiraillemens douloureux dans la région du cœur, des palpitations obscures, profondes et comme avortées et de l'oppression : dans un mémoire publié en 1823 dans les archives générales de médecine, après avoir démontré l'insuffisance de ces signes, on a avancé que les adhérences pourraient être constamment reconnues à une dépression et à une saillie alternatives qui auraient successivement lieu sous les fausses côtes gauches, et qui seraient produites la première par le soulèvement du diaphragme, au moment de la contraction des ventricules, la seconde par le refoulement de ce muscle, au moment ou les oreillettes se contractent. Mais ces divers signes, comme la plupart de ceux qui sont fournis par la théorie, n'ont pas été sanctionnés par l'observation.

Le diagnostic de la péricardite est très-obscur ; l'auscultation de la poitrine qui fournit des signes si importans au diagnostic des maladies des plèvres, des poumons et du cœur lui-même, n'est presque d'aucun secours dans l'inflammation du péricarde. Elle a cependant quelque utilité dans les cas de péricardite simple : en faisant connaître d'une manière plus précise l'absence d'une phlegmasie de la plèvre ou du poumon, elle conduit indirectement à faire présumer l'existence d'une péricardite. Mais ce signe négatif n'est en général que d'un faible secours : on sait que souvent on a trouvé à l'ouverture des cadavres des péricardites qu'on n'avait ni reconnues ni soupçonnées; et que des malades qu'on avait regardés comme atteints de cette affection, n'en ont présenté, après la mort, aucune trace. Aussi plusieurs médecins ont-ils avancé qu'il était tout au plus permis d'en soupçonner, mais presque jamais d'en annoncer l'existence. Le judicieux Bayle poussait plus loin encore le scepticisme sur ce point : lorsqu'il rencontrait les signes rationnels de cette maladie, il aimait à dire qu'il pourrait y avoir bien là une péricardite, s'il n'en avait pas le soupçon. Quelque respect que je porte à la mémoire de Bayle, et quelque grave que soit pour moi son autorité, je ne puis pas être ici entièrement de son opinion. Je reconnais que la péricardite est une des affections dont le diagnostic est le plus obscur ; mais je suis convaincu, par des faits assez nombreux, qu'on peut dans la plupart des cas, par un examen attentif des malades, parvenir à soupçonner l'inflammation du péricarde, et que dans quelques-uns on peut la reconnaître aussi clairement qu'une pleurésie ou une pneumonie, particulièrement lorsqu'elle est exempte de complication. Je ne répéterai point ici ce que j'ai dit précédemment sur ses formes variées et sur les signes de chacune d'elles. Je me bornerai à une seule observation, c'est que dans la péricardite, comme dans la plupart des maladies dont la marche est très-rapide et le diagnostic très-difficile, il est nécessaire d'observer avec assiduité les malades, de les voir chaque jour plusieurs fois et long-temps chaque fois, afin de saisir les phénomènes souvent fugaces de cette affection, et en particulier les troubles de la circulation qui peuvent en devenir les signes pathognomoniques. Il importe encore de les observer comparativement dans des conditions variées, avant et après le mouvement, lorsqu'ils sont assis ou couchés sur l'un et sur l'autre côté, ou lorsqu'ils viennent d'éprouver quelque émotion. Ces diverses circonstances rendent souvent plus sensibles les phénomènes sur lesquels le médecin peut établir son jugement. Enfin, une condition très-importante, mais qui manque souvent, est de connaître l'état ordinaire du pouls chez les malades qu'on observe : l'irrégularité des pulsations n'est un signe important qu'autant qu'on a la certitude qu'elle est liée à la maladie actuelle.

Quant au prognostic, il est certainement grave, puisque la mort a souvent été la terminaison de cette maladie ; mais, si l'on compare le nombre des cas dans lesquels il existait à l'ouverture des cadavres des traces d'une ancienne péricardite, à celui des sujets morts pendant le cours de cette affection, on trouve que le premier est triple du second; si l'on tient compte des complications qui ont pu et dû rendre mortelles plusieurs péricardites qui ne l'auraient pas été sans cela, on sera conduit à conclure que dans les trois quarts au moins des cas la péricardite a une terminaison favorable.

Les lésions observées à l'ouverture des cadavres sont à peu près les mêmes que dans les autres phlegmasies des membranes séreuses. Toutefois l'inflammation du péricarde offre quelques particularités qui ne sont pas sans intérêt. Les fausses membranes qui en forment le principal caractère anatomique, occupent presque toujours toute la surface du péricarde; au lieu que dans la plèvre et dans le péritoine, il n'est pas rare de les voir bornées à une portion de ces membranes. Les auteurs ne citent presque aucun exemple de péricardite partielle; j'ai eu une seule fois occasion de l'observer : la fausse membrane recouvrait seulement l'oreillette droite. Le liquide contenu dans le péricarde est ordinairement séro-purulent, quand le malade a succombé en peu de jours, comme dans les autres inflammations des membranes séreuses; mais plus souvent que dans celles-ci, il est clair et sanguinolent. Dans la très-grande majorité des cas, la quantité du liquide est considérable relativement à l'étendue de la surface exhalante; elle est très-rarement au-dessous de sept à huit onces, et s'élève souvent à plusieurs livres : circonstance importante à noter, à raison des lumières que doit fournir la percussion dans le diagnostic de cette phlegmasie. Lorsqu'il s'est passé un ou deux septenaires entre l'invasion de la péricardite et la mort du malade, le liquide épanché offre fréquemment un aspect purulent, les fausses membranes sont plus adhérentes et plus épaisses, et présentent dans leur aspect et leur texture une particularité remarquable, et qui semble tenir aux mouvemens continuels et alternatifs du cœur : elles sont presque toujours ou réticulées, et alors elles en ont plusieurs fois imposé pour des érosions de la surface du cœur; ou ondulées comme le second estomac des ruminans, particulièrement sur la portion du péricarde qui revet le cœur, où elles sont généralement plus épaisses; ou disposées en végétations coniques, tantôt minces et comparées par quelques auteurs à des poils, tantôt larges et donnant au cœur l'aspect d'un ananas, ou d'une pomme de pin; souvent alors, si la maladie a duré au delà d'un mois, le liquide est transparent et présente seulement une teinte jaunâtre ou rougeâtre. Quant au tissu du cœur, il est ordinairement sain, quelquefois mou et facile à déchirer (*voyez* CARDITE). Enfin chez quelques sujets qui, après avoir survécu à une péricardite, succombent à d'autres maladies, on trouve le péricarde adhérent à lui-même, presque toujours dans toute son étendue, soit immédiatement, soit par l'intermède de fausses membranes.

Lorsque l'examen attentif d'un malade a conduit à soupçonner et à plus forte raison à reconnaître l'existence d'une péricardite simple ou compliquée, on doit immédiatement recourir aux saignées générales et locales. Les saignées sont ici doublement indiquées, par la nature inflammatoire de la maladie et par le besoin de diminuer le travail du cœur; aussi doit-on, au début de la péricardite, les faire aussi abondantes et aussi rapprochées que le permet l'état des forces. Dans l'épidémie de Rocroy, dont il a été question précédemment, les saignées étaient répétées jusqu'à quatre et cinq fois avec avantage, à des intervalles de quelques heures seulement. Il est bon d'y joindre l'application de sangsues sur la région du cœur, qu'on couvre ensuite de cataplasmes émolliens. Une abstinence complète, un repos absolu, le calme parfait de l'âme sont des moyens rigoureusement nécessaires dans une affection que la précipitation des mouvemens du cœur ne manquerait pas d'exaspérer. Les boissons fraîches, émulsionnées, nitrées ou acidulées, etc., sont indiquées spécialement. On satisfait du reste aux indications fournies par les causes occasionnelles de la maladie, par les complications, etc. Lorsqu'on a tiré autant de sang que la prudence permet de le faire, on a recours, comme dans la pleurésie, à l'application d'un vésicatoire sur la région du péricarde, où il doit être entretenu plus ou moins long-temps selon l'intensité et l'opiniâtreté de l'inflammation. Quand la maladie se prolonge au delà du quinzième ou vingtième jour, on doit se relâcher sur la sévérité de la diète, et permettre au malade quelques bouillons. Si la péricardite passe à l'état chronique, on modifie le traitement en conséquence. *Voyez* plus loin PÉRICARDITE CHRONIQUE.

L'avantage qu'il y aurait à ralentir les battemens du cœur, a conduit à conseiller la digitale pourprée dans l'inflammation du péricarde; mais l'observation prouve que ce remède ne produit pas constamment cet effet, qu'il ne le produit en général, dans les maladies apyrétiques, qu'après avoir été employé pendant plusieurs jours, et que dans les affections fébriles et notamment dans les phlegmasies, il ne ralentit presque jamais la circulation.

PÉRICARDITE CHRONIQUE. Lorsque l'inflammation aiguë du péricarde n'a pas une très-grande intensité, on observe souvent qu'après quelques jours de durée, ses symptômes s'amendent à tel point que le malade peut prendre et digérer quelques alimens, se lever et faire quelques promenades; toutefois il continue le plus souvent à éprouver de la douleur ou tout au moins de la gène dans la région du cœur; la main placée sur cette région y sent des battemens ou plus forts ou plus faibles que dans l'état normal, souvent inégaux et irréguliers; la percussion pratiquée fait entendre un son mat; les pulsations des artères sont comme celles du cœur irrégulières et inégales, quelquefois seulement très-fréquentes; la respiration est courte, accélérée, et oblige le malade à garder la position assise; la face est pâle et bouffie, quelquefois les lèvres sont violacées, les membres souvent infiltrés.

Cette affection offre en général dans son cours des alternatives de rémission et d'exacerbation : aussi plusieurs fois avant la terminaison définitive, les personnes qui entourent le malade croient-elles ou qu'il entre en convalescence ou qu'il va succomber. La durée de la péricardite chronique peut varier depuis six semaines jusqu'à deux et même trois mois. Sa terminaison est souvent fâcheuse ; la mort a quelquefois lieu d'une manière inopinée. Tout porte à croire, que comme la péricardite aiguë, elle n'est pas toujours mortelle; peut-être même ne l'est-elle que dans le plus petit nombre des cas. Le prognostic par conséquent ne paraît pas aussi grave que l'avait avancé Corvisart, qui pensait que la mort en était la terminaison presque nécessaire.

Quant au diagnostic, il est souvent obscur et presque toujours très-difficile, surtout lorsque la péricardite chronique est compliquée avec quelque autre maladie des organes contenus dans la poitrine. L'hydropéricarde et la dilatation du cœur sont des affections avec lesquelles on peut la confondre, même dans son état de simplicité. Toutefois plusieurs signes encore peuvent éclairer le jugement du médecin. L'hydropéricarde n'a guère lieu que dans le cas d'hydropisie générale du tissu cellulaire et des membranes séreuses, et la péricardite chronique n'existe presque jamais dans ces conditions. Quant à la dilatation du cœur, elle a une marche qui diffère de celle de la péricardite chronique, d'abord par une plus grande lenteur et ensuite par un accroissement plus régulier dans les symptômes; le son rendu par la percussion de la région précordiale est tout au plus plus obscur dans le cas de dilatation, et encore ne l'est-il pas toujours; il est mat dans la péricardite chronique. Le bruit des contractions du cœur est sourd dans cette dernière affection; il est dans l'autre plus clair et plus sonore que dans l'état naturel. Quant aux cas dans lesquels la péricardite est compliquée avec quelque maladie des autres organes renfermés dans la cavité thoracique, il n'est pas impossible, chez un certain nombre de sujets, d'en reconnaître ou d'en soupçonner l'existence; mais dans le plus grand nombre, le diagnostic offre alors des difficultés à peu près insurmontables.

Les lésions observées à l'ouverture des cadavres sont à peu près les mêmes qu'à la suite de la péricardite aiguë : des fausses membranes revêtent toute la surface interne du péricarde, et un liquide est épanché en plus ou moins grande abondance dans sa cavité. Les fausses membranes sont ordinairement plus épaisses, plus fermes, plus difficiles à détacher que dans la péricardite aiguë; le liquide au lieu d'être sanguinolent, ou blanchâtre et louche ou purulent, est presque toujours transparent dans les cas où la péricardite s'est prolongée au delà de six semaines ou deux mois. Un seul exemple de péricardite chronique rapporté par Corvisart, paraît contraire à cette observation; mais si l'on en pèse attentivement les circonstances, on concevra de justes doutes sur l'époque du développement et par conséquent sur la durée de cette péricardite, compliquée d'endurcissement cartilagineux de la valvule tricuspide. Dans d'autres cas, comme dans ceux qu'a publiés M. Andral, on trouve seulement le cœur enveloppé de fausses membranes très-épaisses, qui le compriment et gênent son action; quelquefois entre les couches superposées de ces fausses membranes, on trouve de petites cavités remplies d'un liquide purulent, ou de petites concrétions qui paraissent tuberculeuses.

Le principal moyen de traitement qu'on oppose à la péricardite chronique est l'application d'un large vésicatoire sur la région du cœur, où il doit être entretenu et au besoin renouvelé, jusqu'à la terminaison de la maladie. Un cautère, un moxa, ou mieux encore un séton peuvent et doivent être essayés dans les cas où le vésicatoire a été entretenu quelques semaines sans succès. On pourrait aussi employer concurremment les frictions mercurielles, qui plusieurs fois ont paru produire des effets avantageux dans les inflammations chroniques du péritoine ou des plèvres. On doit enfin, comme dans tous les cas où l'on se propose de favoriser la résorption d'un fluide épanché, chercher à augmenter d'autres sécrétions, et particulièrement celle de l'urine par l'usage de boissons abondantes, fraîches et nitrées, et celle de la membrane muqueuse intestinale par de doux laxatifs administrés à des intervalles convenables. On recommande au malade de garder un repos, sinon absolu, du moins presque complet; on s'efforce d'éloigner de lui toute émotion vive dont l'effet porterait immédiatement sur l'organe affecté; on lui permet quelques alimens doux et de digestion facile, de manière à soutenir les forces, sans produire l'accélération du cours du sang qui accompagne une digestion laborieuse. (CHOMEL.)

PÉRICHONDRE, s. m., *perichondrium*. Membrane ligamenteuse qui enveloppe les cartilages, et qui est semblable au PÉRIOSTE dont elle diffère seulement par une vascularité bien moins prononcée. Elle est pour les cartilages ce que le périoste est pour les os, et contribue beaucoup à donner à ceux qui sont minces et flexibles une ténacité plus grande. Sa composition anatomique a été décrite au genre de tissu qui la constitue. *Voyez* LIGAMENTEUX.

PÉRICRANE, s. m., *pericranium*. Nom donné au périoste qui revêt la surface extérieure des os du crâne.

PÉRINÉAL, ALE, adj.; qui appartient au PÉRINÉE.

PÉRINÉALE (artère). Branche inférieure ou superficielle de l'artère honteuse interne. *Voyez* SOUS PELVIENNE.

PÉRINÉAL (détroit) du bassin. On nomme ainsi le détroit inférieur de la cavité pelvienne. (MARJOLIN.)

PÉRINÉE, s. m., *perinæum*; région inférieure du tronc, dont l'étendue est limitée latéralement et transversalement par les branches réunies des pubis et des ischions, et d'avant en arrière ou longitudinalement par l'anus et les parties génitales. Cette surface est à peu près triangulaire, les côtés latéraux du triangle et l'angle antérieur étant formés par l'arcade sous-pubienne, tandis que le côté postérieur du triangle ou la base est représentée par une ligne qui s'étendrait d'une tubérosité ischiatique à celle du côté opposé en passant sur le milieu de l'anus. Le périnée est proportionnellement plus étendu chez l'adulte que chez l'enfant; il présente aussi des différences chez la femme: nous les indiquerons plus tard. Enfin, la surface extérieure de cette région offre un plan incliné obliquement de haut en bas et d'avant en arrière, presque dans la direction d'une ligne qui s'étendrait de la partie inférieure de la symphyse du pubis au sommet du coccyx. Le périnée de l'homme est formé par un grand nombre de parties différentes que nous allons examiner de l'extérieur vers l'intérieur, en signalant les diverses couches qu'elles forment ainsi successivement dans son épaisseur.

La peau du périnée est une continuation de celle qui revêt les cuisses et le scrotum : elle forme des rides obliques qui se rendent au raphé situé sur la ligne médiane de l'espace périnéal; elles sont d'autant plus marquées que les cuisses sont plus rapprochées. La peau est épaisse et dense vis-à-vis le raphé; dans le reste de son étendue elle est mince, surtout en arrière, au voisinage de l'anus; on trouve un grand nombre de follicules muqueux ou sébacés dans son épaisseur, spécialement près du rectum : à la puberté elle se couvre de poils. Elle est très-extensible et d'une couleur brunâtre, ordinairement plus foncée que la peau environnante. Au-dessous de la peau existe une couche celluleuse lâche qui contient une quantité variable de tissu adipeux, et que traversent quelques artères et les nerfs superficiels du périnée. De cette laxité du tissu cellulaire sous-cutané du périnée, il résulte que la peau peut être entraînée facilement dans un sens ou dans un autre. Au-dessous de ce plan celluleux et adipeux se trouvent l'extrémité antérieure du muscle sphincter externe de l'anus et le feuillet superficiel de l'aponévrose périnéale; ce feuillet, décrit avec soin par M. Bouvier, se dirige en haut et en avant sur le muscle TRANSVERSE, où il offre quelques ouvertures vasculaires; il se prolonge en dehors sur l'ISCHIO-CAVERNEUX avec lequel il confond ses insertions à la branche de l'ischion, en dedans et en avant sur le BULBO-CAVERNEUX en se confondant avec le feuillet du côté opposé, et sur l'enveloppe fibreuse du corps caverneux. On voit ainsi que cette enveloppe fibro-celluleuse, plus dense au niveau du muscle transverse, recouvre tous les muscles superficiels du périnée, ainsi que les rameaux de l'artère bulbo-urétrale. La description de cette aponévrose nous a fait indiquer en même temps les parties qui existent derrière elle; nous ne nous y arrêterons donc pas davantage, et seulement nous rappellerons que les trois muscles ischio-caverneux, bulbo-caverneux et transverse, circonscrivent de chaque côté du bulbe un espace triangulaire dans lequel doit être faite l'incision pour arriver à la vessie par la taille latérale.

Les racines du *corps caverneux* et le ligament périnéal forment un cinquième plan. Ce ligament, ainsi nommé par M. Carcassonne, qui en a donné une description fort exacte, que Colles avait déjà décrit sous le nom de ligament triangulaire de l'urètre, forme une cloison dense, élastique, qui occupe la plus grande partie de l'arcade sous-pubienne, et est traversé à sa partie moyenne par le canal de l'urètre. Son étendue dépend de la largeur de l'arcade du pubis qu'il remplit; il est aplati d'avant en arrière, triangulaire, recouvert en avant par le bulbe de l'urètre et les glandes de Cowper, les racines du corps caverneux et le bord externe des muscles bulbo-caverneux, correspondant en arrière au muscle releveur de l'anus, à la prostate, à la portion membraneuse du canal de l'urètre sur laquelle il envoie un prolongement, à l'artère honteuse et à sa branche bulbeuse. En bas, ce feuillet fibreux est légèrement concave, un peu incliné en arrière, et très-adhérent aux muscles transverses : il s'insère même au rectum dans le point où ces deux muscles se confondent. Latéralement il est plus épais, et fixé à la lèvre interne des branches de l'ischion et du pubis en se confondant avec le périoste de ces os; en haut, il s'attache à la partie inférieure de la symphyse pubienne, et se confond partiellement avec le ligament sous-pubien.

Derrière ce plan fibreux, on trouve une sixième couche de parties importantes, ce sont les branches principales de l'artère honteuse, les muscles RELEVEURS de l'anus, l'aponévrose *recto-vésicale*, l'urètre et le RECTUM. L'aponévrose recto-vésicale, décrite d'abord par M. J. Cloquet, sous le nom d'aponévrose *pelvienne*, et sur laquelle MM. Carcassonne et Bouvier ont appelé de nouveau l'attention des anatomistes, est placée obliquement entre le bas-fond de la vessie et le muscle releveur de l'anus : elle ferme complétement en bas la cavité abdominale.

Enfin, dans un septième et dernier plan, on voit la prostate et la portion prostatique de l'urètre, les canaux éjaculateurs, les conduits excréteurs de la glande prostate, la crête urètrale, et une portion inférieure de la paroi antérieure de la vessie qu'on trouve surtout dans la direction du bord de la branche ascendante du pubis.

La forme et la disposition des parties nombreuses qu'on rencontre dans la région périnéale, ne sont pas constantes. Ainsi, d'après des observations faites sur vingt-trois sujets par M. Dupuytren, les degrés de rapprochement ou d'écartement des tubérosités ischiatiques, mesurés en dedans de ces tubérosités, ont varié entre deux pouces et trois pouces et demi. M. Velpeau, qui a répété les mêmes observations, a trouvé sur quarante sujets cet écartement variant de deux pouces moins un quart jusqu'à quatre pouces. L'épaisseur du périnée, mesurée également sur vingt-trois individus par M. Dupuytren, à l'aide d'un pelvimètre dont une branche était appuyée sur le col de la vessie, et l'autre sur le périnée, a présenté des différences encore plus grandes; ces variations ont donné pour extrêmes un pouce et quelques lignes et quatre pouces, et pour épaisseur ordinaire deux pouces un quart. M. Velpeau est arrivé aux mêmes résultats sur quarante sujets soumis à cet examen.

Chez la femme, le périnée présente à peu près les mêmes

parties que chez l'homme, mais les organes extérieurs de la génération occupent une grande partie de la surface de cette région ; leur description particulière étant donnée ailleurs (*voyez* VULVE), je me bornerai à indiquer seulement quelques-unes d'entre elles. Il résulte des mesures comparatives prises par M. Velpeau sur un grand nombre de sujets, qu'il existe, terme moyen, du haut des pubis au clitoris, deux lignes et demie; de la commissure antérieure de la vulve à l'anus, trois pouces et demi; du clitoris à la commissure postérieure de l'ouverture vulvaire du vagin, un pouce et demi; enfin, de la commissure postérieure de la vulve à l'anus, dix-huit lignes, étendue qui mesure la hauteur du périnée proprement dit chez la femme, lequel est, comme on le voit, bien moins grand que chez l'homme. Quant à la distance qui sépare l'anus de la tubérosité de l'ischion, elle est d'autant plus grande que l'écartement des ischions est plus considérable; mais cet intervalle est toujours plus étendu chez la femme que chez l'homme, et M. Scarpa fait remarquer que chez elle les tégumens de cette région sont tendus et portent l'orifice de l'anus en dehors, tandis que chez l'homme, cette même partie de la peau forme avec l'orifice de l'anus un enfoncement vers le fond du bassin, ce qui rend chez lui l'opération de la fistule plus difficile à pratiquer.

Les parties qu'on rencontre successivement de l'extérieur vers l'intérieur dans le périnée chez la femme, sont : la peau, une couche de tissu celluleux et adipeux, l'aponévrose périnéale dont le milieu présente une large ouverture qui circonscrit la vulve; les muscles ischio-caverneux, releveurs de l'anus, le sphincter de l'anus, dont les fibres s'entrecroisent antérieurement dans beaucoup de sujets et se continuent immédiatement avec celles des transverses, le bulbo-caverneux qui forme une sorte de sphincter qui embrasse la vulve (constricteurs du vagin); les artères, qui sont généralement moins grosses que chez l'homme; enfin, des veines, des vaisseaux lymphatiques, dont la disposition ne présente d'ailleurs rien de particulier.

(C. P. OLLIVIER.)

PÉRIODES, s. f. et m. On désigne sous ce nom, en pathologie, les phases successives qu'une maladie doit parcourir, et qui sont principalement marquées par un changement permanent dans la marche des symptômes dont l'intensité augmente, reste la même, et enfin diminue : je dis un changement permanent, car celui qui n'est que passager, ne marque pas une période, il constitue un paroxysme ou une rémission. On désigne sous les noms d'*accroissement*, d'*état* ou de *déclin*, les trois périodes principales des maladies. Au lieu de trois, quelques auteurs en ont distingué quatre, cinq et davantage. Hildenbrand, dans son *Traité du Typhus contagieux*, reconnaît huit périodes dans le cours de cette affection, savoir : la contagion, l'opportunité, ou le prodrome ou mieux l'incubation, l'invasion, la période inflammatoire, qui correspond à l'*accroissement*, la période nerveuse à l'*état*, la crise, la rémission et la convalescence; mais de ces huit périodes, les deux premières précèdent la maladie, la dernière lui succède, l'invasion appartient à la première période, et la crise, quand elle a lieu, à la troisième; en sorte qu'il est beaucoup plus rationnel de n'admettre, avec la plupart des auteurs, que trois périodes.

Ces trois périodes n'existent pas dans toutes les maladies aiguës ou chroniques. Quelques hémorrhagies apparaissent tout à coup avec leur plus grande intensité, et offrent depuis leur début jusqu'à leur terminaison une diminution progressive : il n'y a ni *accroissement* ni *état*. La surdité, l'amaurose surviennent quelquefois subitement et persistent indéfiniment au même degré : il n'y a ni *déclin* ni *accroissement*. Dans les maladies organiques, dont la terminaison est funeste, comme le cancer stomacal et la phthisie pulmonaire, il y a accroissement continuel dans l'intensité de la maladie, et c'est improprement qu'on partage en première, seconde et troisième périodes, la durée de ces maladies. Pour décrire les phénomènes divers qu'offrent ces affections, dans leur principe, vers le milieu de leur durée et à leur terminaison, on peut diviser leurs cours en plusieurs époques ou degrés, mais non en périodes. Ces maladies marchent pour ainsi dire toujours *en avant :* celles, au contraire, qui offrent des périodes, s'arrêtent après avoir avancé, et reculent après s'être arrêtées.

Les périodes des maladies considérées d'une manière abstraite offrent quelques points qui ne sont pas sans intérêt.

La première période, l'accroissement qu'on a encore désigné sous les noms d'*augment* et de *progrès*, s'étend depuis l'invasion jusqu'à ce que l'intensité des symptômes cesse d'augmenter.

L'invasion ou le début est le moment où la maladie commence; elle n'est jamais ou presque jamais appréciable dans les maladies chroniques. Ce n'est que dans les affections aiguës qu'elle est manifeste, encore ne l'est-elle pas toujours : c'est ce qui arrive lorsque les phénomènes précurseurs augmentent peu à peu d'intensité, de façon que le passage de l'état de santé à l'état de maladie soit insensible; ou lorsqu'une maladie se déclare dans certaines conditions naturelles, qui ont déterminé un grand changement dans les fonctions, à la suite de l'accouchement par exemple; souvent alors il est difficile ou même impossible de fixer l'époque à laquelle la maladie a commencé.

L'invasion des maladies aiguës, et particulièrement de celles qui sont graves, a communément lieu par un frisson dont la longueur et la violence varient; ce frisson est remplacé par la chaleur et alterne quelquefois avec elle, pendant un temps variable; tantôt il survient après plusieurs jours de malaise, tantôt il surprend au milieu d'une santé parfaite : dans la plupart des cas il oblige à prendre immédiatement le lit. Plusieurs autres phénomènes peuvent encore marquer l'invasion de la maladie, tels sont une altération notable de la physionomie, une faiblesse subite, un tremblement général, les défaillances, les syncopes, le délire, les convulsions, les vomituritions, les vomissemens, la dyspnée, l'accélération du pouls, une hémorrhagie, une douleur fixée dans un organe, des douleurs vagues dans les membres.

L'invasion de la plupart des maladies peut avoir lieu à toute heure du jour et de la nuit; mais il en est quelques-unes qui débutent plus spécialement à telle ou telle heure : la goutte, l'apoplexie, par exemple, ont le plus souvent leur début pendant la nuit : les fièvres intermittentes quotidiennes ont ordinairement leurs accès le matin, les tierces vers le milieu du jour, les quartes le soir.

Les phénomènes qui ont marqué l'invasion de la maladie disparaissent en général rapidement et font place aux symptômes proprement dits. Ceux-ci offrent dans tout le cours de la première période un accroissement progressif. (*Voy.* ACCROISSEMENT.) La durée de cette période n'a rien de fixe, elle varie depuis quelques jours, quelques heures même, jusqu'à plusieurs semaines, plusieurs mois. Dans quelques maladies chroniques, il n'est pas rare de voir les symptômes acquérir une intensité progressivement plus considérable pendant une ou même plusieurs années.

La seconde période, qu'on nomme aussi l'état ou la violence de la maladie, commence à l'époque où les symptômes parvenus à leur plus haut degré d'intensité cessent de s'aggraver, et se terminent soit par la diminution progressive du mal, soit par la mort. Elle est marquée par la plus grande violence des symptômes. Cette période a communément une durée courte; elle se prolonge rarement au delà de quelques jours.

La troisième période ou terminaison se présente sous des formes variées selon que la maladie guérit ou succombe, ou qu'une autre maladie remplace la première. *Voyez* TERMINAISON. (CHOMEL.)

PÉRIODICITÉ, s. f., *periodicitas;* de περὶ, autour, et de ὁδὸς, chemin. Aptitude qu'ont certains phénomènes physiologiques ou pathologiques à se reproduire à des époques déterminées, après des intervalles plus ou moins longs pendant lesquels ils cessent complétement. Les phénomènes naturels ou les maladies qui se présentent avec ce caractère sont appelés *périodiques. Voyez* INTERMITTENCE et INTERMITTENT.

PÉRIOSTE, s. m., *periosteum,* membrane LIGAMENTEUSE qui recouvre les os dans toute leur étendue, excepté leurs surfaces articulaires; nous faisons abstraction de la portion libre des dents qui, par sa nature et sa structure, n'appartient pas au système osseux proprement dit. Cette membrane enveloppe les os unis par articulation immobile, en passant de l'un à l'autre sans que sa continuité soit interrompue, tandis qu'elle ne s'étend pas au-delà de l'extrémité de chacun d'eux dans les articulations très-mobiles, comme le sont les arthrodiales et les amphiarthrodiales.

Extérieurement, le périoste présente un grand nombre de filamens celluleux qui se confondent avec le tissu cellulaire environnant, ou avec des ligamens, des tendons et des attaches aponévrotiques. Sa face interne adhère intimement aux os par un nombre infini de prolongemens fibreux et celluleux qui accompagnent les vaisseaux qui pénètrent dans le tissu osseux. Cette adhérence est plus forte dans les os spongieux, et chez l'adulte que chez l'enfant. En général, cette membrane est d'autant plus épaisse que les os reçoivent plus de vaisseaux, et sa consistance est fibro-cartilagineuse là où frottent des tendons. De tous les organes LIGAMENTEUX, c'est celui qui reçoit le plus de vaisseaux; leur nombre est même considérable. Il renferme quelques vaisseaux lymphatiques, mais jusqu'à présent on n'y a pas vu de nerfs. Son épaisseur et sa vascularité n'augmentent qu'au moment où l'ossification commence; avant cette époque, il est mince et peu vasculaire.

Le périoste sert d'enveloppe aux os, il soutient les vaisseaux qui les pénètrent, et contribue chez l'enfant à la réunion des épiphyses, en même temps qu'il offre une surface d'insertion aux tendons et aux ligamens. Il n'a point pour usage, comme on l'a dit, de déterminer la forme des os, d'en borner l'accroissement, en un mot, de les former; car on voit évidemment dans les os courts l'ossification procéder du centre à la circonférence, et non pas de la circonférence au centre. Cette membrane ne se colore pas comme les os, quand on nourrit les animaux avec la garance. Néanmoins, elle contribue manifestement à l'épaississement, à la réparation du tissu des os, quand ils sont fracturés ou nécrosés. Les périostoses sont le résultat de l'irritation ou de l'inflammation du périoste, par suite de laquelle il se dépose à la face interne de cette membrane, une matière organisable, molle, qui s'ossifie à la longue, tantôt en se réunissant à l'os sous-jacent, tantôt en en restant isolée. Les périostoses varient dans leur volume et dans leur accroissement qui s'effectue quelquefois très-rapidement, surtout quand les tumeurs sont circonscrites, ou très-lentement quand elles sont grosses et fort étendues. Dans d'autres circonstances, l'inflammation du périoste se termine par résolution, par suppuration, ou gangrène; il arrive alors, ce qu'on observe quand on dénude un os, c'est-à-dire, une nécrose superficielle. Le périoste est susceptible de réunion, après avoir été divisé. Enfin, il est quelquefois le siége d'une altération cancéreuse, sans que l'os qu'il recouvre soit profondément altéré. (MARJOLIN.)

PÉRIOSTOSE, s. f., *periostosis*, de περί, autour, et de ὀστέον, os. Cette affection qui a aussi reçu le nom de *gomme*, de *tumeur gommeuse*, consiste dans une tuméfaction du périoste, accompagnée souvent d'une nécrose des lames superficielles de l'os. Je pense, avec Béclard, que la tumeur est formée par l'exudation d'une substance particulière, entre l'os et la face interne du périoste, d'où elle provient. De même que l'exostose vénérienne, la périostose, qui est aussi presque toujours un symptôme d'une affection syphilitique constitutionnelle, a le plus ordinairement son siége sur les os larges, sur le corps des os longs, et particulièrement sur ceux de ces os qui sont le moins recouverts de parties molles. Ainsi, le périoste du crâne, du sternum, de la face externe du radius, de l'interne du cubitus, et du tibia, en est le plus ordinairement affecté; l'observation a prouvé que celui qui enveloppe le corps du fémur lui-même n'en n'était pas à l'abri : mais la périostose ne se borne pas toujours au périoste, souvent l'affection s'étend aux lames superficielles de l'os qui sont frappées de nécrose.

Si l'on examine attentivement la nature de la tumeur, on voit un tissu homogène, grisâtre ou blanchâtre, compacte, quelquefois friable, et ayant l'apparence de la matière qu'on trouve dans certaines tumeurs scrofuleuses.

Une contusion, ou toute autre violence extérieure, peut être la cause déterminante de la périostose, ou bien seulement en accélérer le développement.

La tumeur est le plus ordinairement précédée de douleurs ostéocopes, fixes, plus ou moins vives, augmentant d'intensité pendant la nuit. Il se développe d'abord un engorgement d'un volume médiocre, douloureux au toucher, non circonscrit; sa base se perd insensiblement, se confond et semble faire corps avec l'os sur lequel elle repose. Dans le principe, lorsque la tumeur est encore petite, elle paraît dure et incompressible; sa marche est absolument celle de l'exostose, ce qui, joint à la conformité de cause et de siége, a fait souvent confondre ces deux affections. La complication d'exostose et de périostose a pu souvent encore favoriser cette erreur. Mais bientôt tout doute est dissipé : la tumeur s'élève de plus en plus, elle se ramollit, devient pâteuse sans cependant garder l'impression du doigt, et il n'est plus permis de méconnaître la périostose.

Arrivé à un degré plus ou moins avancé, la périostose reste quelque temps stationnaire, puis bientôt diminue, et enfin disparaît : cette terminaison est très-rare; ordinairement elle ne survient que lorsqu'un traitement méthodique a détruit la cause de la maladie.

On voit le plus souvent que la tumeur après avoir acquis un certain volume, devient indolente, compacte, et persiste dans cet état durant toute la vie. Cette terminaison, dont le seul inconvénient est la difformité, est peu fâcheuse, lorsque la maladie n'a pas son siége dans un lieu apparent.

Mais il n'en est pas de même lorsque la peau qui recouvre la périostose s'enflamme, que la fluctuation se manifeste, et que la maladie se termine par suppuration. En effet, la tumeur s'ouvre spontanément dans un ou plusieurs points de sa surface; une quantité peu considérable de pus s'échappe; une masse plus ou moins volumineuse de substance grisâtre, d'apparence gélatineuse ou semblable à la portion de tissu cellulaire gangréné qui sort d'un furoncle ou d'un anthrax, se présente aux ouvertures qui doivent lui donner issue. La sortie de cette masse homogène laisse voir le fond d'un ulcère, recouvert de bourgeons charnus, mollasses, d'une couleur blafarde ou vermeils, et auxquels succède une cicatrice qui se fait plus ou moins attendre. Le plus souvent on aperçoit, après l'ouverture de la tumeur, l'os dénudé et nécrosé; alors l'on n'a plus à espérer qu'une cicatrice irrégulière, adhérente à l'os subjacent, qui se forme lorsque les forces vitales ont séparé et expulsé les lames osseuses mortifiées. *Voyez* NÉCROSE.

Le traitement de la périostose, de même que celui de l'exostose vénérienne, doit être général et local : il consiste à combattre par un traitement antisyphilitique bien méthodique le virus vénérien qui est la cause de la tumeur; si celle-ci n'est pas enflammée, si elle est encore peu considérable, elle disparaît assez souvent, à la faveur de frictions mercurielles, pendant le cours du traitement. Fréquemment la résolution n'est pas complète : la tumeur, réduite à un certain volume, devient stationnaire, indolente et dure, et persiste toute la vie. Si la périostose est enflammée, il faut combattre l'inflammation par les émolliens, les antiphlogistiques, et une fois ce phénomène dissipé, on doit employer les résolutifs, les fondans mercuriaux, tels que l'emplâtre de savon, les emplâtres de Vigo *cum mercurio*, l'onguent mercuriel, etc.

Mais, si malgré tous ces moyens, l'inflammation persiste, et si la maladie tend à se terminer par suppuration, il faut, aussitôt que la fluctuation devient manifeste, donner issue au pus au moyen du bistouri, afin d'éviter la dénudation de l'os, et par suite ces nécroses étendues, qui quelquefois menacent les jours du malade. (J. CLOQUET.)

PÉRIPNEUMONIE, s. f., *peripnumonia*, de πνεύμων, poumon, et de περὶ, autour; nom sous lequel on a long-temps désigné l'inflammation du parenchyme pulmonaire ou fluxion de poitrine. Cette dénomination, qui était très-convenable à une époque où les ouvertures des cadavres n'avaient pas permis de déterminer rigoureusement le siége de cette maladie, ne l'est plus aujourd'hui, et doit être remplacée par celle de PNEUMONIE. *Voyez* ce mot. (CHOMEL.)

PÉRISTALTIQUE, adj., *peristalticus;* on désigne ainsi le mouvement particulier de resserrement des intestins, la *péristole.*

PÉRISTAPHYLIN, adj. et s. m.; qui est autour de la luette. On donne ce nom à deux muscles du voile du palais, distingués en externe et interne.

Le PÉRISTAPHYLIN externe ou inférieur est mince, aplati, rétréci, s'étend de la portion pierreuse du temporal, au voile du palais. Il s'attache en haut, à la base de l'aile interne de l'apophyse ptérygoïde et à la trompe d'eustachi; en bas, il se fixe à la crête de la face inférieure de la portion horizontale de l'os du palais et au voile du palais; il est vertical dans sa portion supérieure, et se réfléchit sur le crochet de l'aile interne de l'apophyse ptérygoïde, de telle sorte qu'il devient horizontal dans sa portion inférieure.

Ce muscle est charnu dans sa moitié supérieure, et aponévrotique dans l'inférieure. Il tend le voile du palais, qui s'oppose ainsi à ce que les alimens, lors de la déglutition, puissent remonter et pénétrer dans les fosses nasales.

Le PÉRISTAPHYLIN interne ou supérieur, également situé dans le voile du palais, s'étend de la portion pierreuse du temporal à cette cloison membraneuse. Il est alongé, étroit et presque rond supérieurement, plus large et aplati inférieurement. Il s'attache en haut, à la face inférieure du rocher et au cartilage de la trompe d'eustachi, et il se termine en bas dans l'épaisseur du voile du palais; il est dirigé obliquement de haut en bas, d'arrière en avant, et de dehors en dedans; il est entièrement charnu, excepté à son extrémité supérieure où l'on voit quelques fibres tendineuses.

Il relève le voile du palais, qui empêche par ce moyen l'introduction des alimens dans les fosses nasales. (MARJOLIN.)

PÉRISTOLE, s. f., *peristole*, περιστολή, de περί, autour, et de στέλλω, resserrer. Resserrement successif des diverses portions de l'intestin, produit par la contraction successive des fibres circulaires de la membrane musculaire de haut en bas; mouvement par lequel les matières sont poussées dans le même sens, à travers la cavité de ce viscère depuis le pylore jusqu'à l'anus. Lorsque le mouvement de resserrement se fait en sens inverse, on le nomme *anti-péristaltique*. *Voyez* INTESTIN et DIGESTION.

PÉRITESTE, s. m., *peritestis*. Mot employé par quelques anatomistes pour désigner l'enveloppe propre du TESTICULE.

PÉRITOINE, s. m., *peritonæum*, membrane séreuse, mince, semi-diaphane, extensible, très-étendue, qui revêt la surface interne des parois de l'ABDOMEN, se prolonge sur la plupart des viscères que renferme cette cavité, leur fournit une enveloppe partielle, et forme plusieurs replis destinés à fixer ces organes, ou à remplir d'autres usages relatifs à la digestion et à la circulation abdominale. Chez l'homme, le péritoine forme un sac sans ouverture, dont la surface interne, lisse, humectée par une vapeur ténue et odorante, est absolument libre. Chez la femme, cette membrane présente en général la même disposition, à cette différence près, qu'elle se trouve continue avec la membrane interne des trompes utérines qui s'ouvrent par des orifices très-étroits dans sa cavité. Sa surface externe est adhérente dans la plus grande partie de son étendue, et ses connexions, très-nombreuses et importantes à connaître, seront indiquées successivement dans la description que nous allons donner de cette membrane. Afin de faire mieux comprendre les rapports multipliés du péritoine avec les parties qu'il recouvre, on le divise ordinairement en trois portions. L'une, *ombilicale* ou *moyenne*, représente un cercle, ou plutôt une portion de cylindre placée horizontalement entre la base de la poitrine et les crêtes iliaques; la seconde, *supérieure* ou *épigastrique*, est bornée par le diaphragme; la troisième, *inférieure* ou *hypogastrique*, est analogue à un segment d'ovoïde, continu par la circonférence de sa base avec le bord inférieur de la portion moyenne.

La portion ombilicale ou moyenne du péritoine revêt la partie postérieure de la ligne blanche, ferme l'orifice postérieur de l'anneau ombilical, et adhère assez intimement dans son voisinage aux feuillets aponévrotiques qui revêtent la face postérieure des muscles droits. En se prolongeant de l'ombilic vers le bord inférieur du foie et de l'appendice xyphoïde du sternum, le péritoine forme un repli triangulaire saillant en arrière, oblique en haut et à droite, auquel on a donné les noms de *grande faux du péritoine*, de *faux de la veine ombilicale*, de *ligament suspenseur du foie.* Ce repli, convexe en devant, concave en arrière, est disposé de telle sorte, qu'il contient dans l'épaisseur de son bord postérieur la veine ombilicale, et que cette veine reste libre entre la face externe du péritoine et les muscles abdominaux, lorsqu'on écarte l'une de l'autre les deux lames de la duplicature membraneuse entre lesquelles elle est située. La grande faux du péritoine, parvenue au bord inférieur du foie, se divise en deux portions; l'une, inférieure, s'enfonce dans la scissure antéro-postérieure ou horizontale de ce viscère en accompagnant la veine ombilicale; l'autre, supérieure, plus large, remonte entre la face concave du diaphragme et la face convexe du foie, qu'elle divise en deux lobes de grandeur inégale.

Le péritoine descendant de l'ombilic vers les pubis revêt la partie postérieure de l'ouraque et des artères ombilicales qui lui font faire aussi trois replis saillans en arrière, désignés collectivement sous le nom de *petites faux péritonéales*, ou *ligamens supérieurs*, ou *suspenseurs de la vessie*. Cette membrane reste en même temps appliquée contre la face postérieure des muscles droits jusqu'à deux pouces environ des pubis; parvenue là, elle se dirige en arrière vers le sommet de la vessie.

La portion moyenne du péritoine, considérée dans le reste de son trajet, présente la disposition suivante : en supposant qu'elle parte du milieu de la ligne blanche, on la voit tapisser la face profonde des muscles droits et transverses; passer au-devant des reins dont elle est séparée par une assez grande quantité de tissu adipeux; couvrir le côté externe, le côté antérieur, le côté interne du colon ascendant et du colon descendant; fixer ainsi ces intestins immédiatement contre la paroi postérieure de l'abdomen, ou ne les y assujétir que faiblement par deux larges replis, nommés *mésocolons ascendant* et *descendant*. Parvenu au-delà du bord interne de ces deux portions du colon, le péritoine s'avance de chaque côté vers le rachis, couvre partiellement l'aorte et la veine cave abdominale, se réfléchit d'arrière en avant sur les côtés des vaisseaux mésentériques pour former le *mésentère*, et termine son trajet en se déployant sur les parties latérales, ainsi que sur le bord convexe du jéjunum et de l'iléon.

La portion hypogastrique du péritoine revêt la partie supérieure de la face antérieure de la vessie, le sommet de cet organe, la plus grande partie de sa face postérieure et de ses régions latérales. Parvenue, chez l'homme, vers la base des vésicules séminales, elle se réfléchit sur le rectum, le recouvre en dedans et sur les côtés, et s'adosse à elle-même au-devant du sacrum pour former le *mesorectum* dont l'extrémité supérieure est continue avec le mésocolon iliaque. Chez la femme, le péritoine, après avoir tapissé la paroi postérieure de la vessie, se réfléchit sur l'utérus, et de cet organe sur le rectum. Sur les parties latérales de la vessie et du rectum, le péritoine recouvre les vaisseaux sacrés et hypogastriques, et remonte jusque dans les fosses iliaques et inguinales. Les fosses inguinales, placées derrière le ligament de Fallope, ont été distinguées par Hesselbach, et depuis par Scarpa, en interne et externe. Elles sont séparées l'une de l'autre par le repli péritonéal dans l'épaisseur duquel est placée l'artère ombilicale.

La fosse inguinale interne est située à peu de distance du pubis, à peu près vis-à-vis le point où le cordon spermatique croise l'artère épigastrique. L'externe, plus large, est ordinairement triangulaire; sa base est dirigée en haut et en dehors, et son sommet, tourné en bas et en dedans, correspond à la réunion des deux cinquièmes internes avec les trois cinquièmes externes de l'arcade inguinale. On remarque, dans la partie la plus déclive de ce sommet, un enfoncement infundibuliforme du péritoine, correspondant à l'orifice interne du canal inguinal; la circonférence de cet enfoncement est environnée d'un petit repli valvulaire toujours plus apparent chez les jeunes sujets que chez les individus avancés en âge.

La portion supérieure du péritoine offre une disposition bien plus compliquée que les deux précédentes; elle se comporte différemment du côté gauche, du côté droit, et dans le voisinage de la ligne médiane.

A gauche, elle revêt d'abord une grande partie de la face abdominale du diaphragme, et s'enfonce jusque dans la partie la plus reculée de l'hypochondre. Parvenue près de l'origine des vaisseaux spléniques, cette portion se réfléchit de dedans en dehors sur la surface postérieure de ces vaisseaux, recouvre successivement la partie postérieure de la face interne de la rate, son bord postérieur, sa face convexe, son bord antérieur; arrivée à la scissure de cet organe, elle se prolonge au-devant des vaisseaux spléniques, et parvient jusque sur la tubérosité de l'estomac et à l'épiploon gastro-hépatique. Au-dessous de la rate, elle est continue avec la portion qui revêt le flanc gauche: les feuillets du péritoine compris entre la rate et l'estomac sont désignés sous le nom d'*épiploon gastro-splénique*.

Sur les parties latérales de la ligne médiane, le péritoine revêt aussi le diaphragme, descend au-devant de l'ouverture œsophagienne de ce muscle sur l'extrémité inférieure de l'œsophage jusque sur la face antérieure de l'estomac; plus à droite, il forme le feuillet gauche du ligament suspenseur du foie, parvient au bord convexe de cet organe, forme son ligament latéral gauche, descend sur la face antérieure de son lobe moyen, recouvre son bord libre, et s'avance jusqu'au bord antérieur de sa scissure transversale; il se réfléchit alors de haut en bas et d'arrière en avant, descend au-devant de l'artère hépatique et de la coronaire stomachique jusque sur la face diaphragmatique de l'estomac, en formant ainsi le feuillet antérieur de l'épiploon *gastro-hépatique*. Le péritoine se déploie ensuite sur toute la face supérieure de l'estomac, passe au-devant des vaisseaux gastro-épiploïques, descend jusque vers la partie inférieure de l'abdomen, et se réfléchit ensuite de bas en haut jusqu'au bord convexe de l'arc du colon. Cette lame, dont je viens d'indiquer le trajet, concourt ainsi à la formation du grand épiploon, ou épiploon *gastro-colique*, après quoi elle revêt la face inférieure de l'arc du colon; abandonne cet intestin, passe au-dessous du duodenum et du pancréas, et se réunit aux deux lames du mésentère après avoir formé le feuillet inférieur du mésocolon transverse.

Dans l'hypochondre droit, le péritoine, après avoir revêtu en devant la face inférieure du diaphragme et formé le feuillet droit du ligament suspenseur du foie ainsi que son ligament triangulaire ou latéral droit, se réfléchit de haut en bas sur la face convexe de ce viscère, en passant au-devant de sa portion adhérente au diaphragme. Il recouvre toute cette face, le bord tranchant du grand lobe, toute l'étendue de sa face concave, la vésicule biliaire, et redescend sur la partie postérieure du diaphragme pour se continuer avec la portion ombilicale. Cette portion fournit aussi un prolongement qui, de la vésicule biliaire, se porte sur le colon en passant au-devant du duodenum. Quand le péritoine est parvenu sur la face concave du grand lobe du foie, il s'engage dans une ouverture triangulaire, située au-dessous du col de la vésicule biliaire et au-devant de la veine cave abdominale. Cette ouverture, nommée *hiatus de Winslow*, est parfois très-rétrécie, ou même oblitérée complétement à la suite d'adhérences accidentelles. Le prolongement péritonéal qui y pénètre forme une grande cavité ovoïde en parcourant le trajet suivant : il s'étend d'abord de haut en bas jusqu'à la petite courbure de l'estomac, en passant derrière les vaisseaux biliaires et hépatiques, et forme ainsi le feuillet inférieur ou postérieur de l'épiploon *gastro-hépatique*. Plus bas, il revêt la face postérieure de l'estomac, descend derrière les vaisseaux gastro-épiploïques gauches et droits jusqu'au bord inférieur du grand épiploon dont il tapisse intérieurement le feuillet antérieur. Ce prolongement remonte ensuite, appliqué immédiatement sur le feuillet postérieur de la même membrane, jusque vers le bord convexe de l'arc du colon, revêt la face supérieure de cet intestin, et forme le feuillet supérieur du mésocolon transverse en passant au-dessus de l'arcade anastomotique des branches supérieures des artères et des veines mésentériques, au-dessus du pancréas et du duodenum. Cette portion termine son trajet en se déployant sur la partie la plus reculée du diaphragme, et sur le petit lobe du foie, jusqu'au bord postérieur de la scissure transverse.

Dans le trajet très-complexe que nous venons de décrire, le péritoine forme des replis nombreux dont la description fait naturellement partie de celle de cette membrane en général : nous allons les examiner successivement.

L'épiploon *gastro-hépathique* ou *petit épiploon* s'étend transversalement depuis le côté droit de l'extrémité de l'œsophage jusqu'à l'extremité droite de la scissure transversale du foie, et de haut en bas depuis la face inférieure du diaphragme et cette scissure jusqu'à la petite courbure de l'estomac, au pylore et au duodenum. Il est composé de deux feuillets simples, séparés l'un de l'autre par les vaisseaux hépatiques, pyloriques, coronaires stomachiques, et correspond en arrière dans une partie de son étendue au petit lobe du foie; il contient moins de graisse que le grand épiploon.

L'épiploon *gastro-colique* ou *grand épiploon* est irrégulièrement quadrilatère, et ordinairement plus long du côté gauche que du côté droit. Sa base est fixée en devant à la grande courbure de l'estomac, en arrière, à l'arc du colon; son bord inférieur est libre; ses bords latéraux sont continus supérieurement, l'un à l'épiploon gastro-splénique, l'autre à l'épiploon-colique; plus bas, ils sont fixés dans une partie de leur hauteur aux portions lombaires de l'intestin colon. Le grand épiploon est formé de deux feuillets, et chacun de ceux-ci est lui-même composé de deux lames, l'une superficielle et l'autre profonde. Les deux lames du feuillet antérieur sont bien distinctes l'une de l'autre entre la grande courbure de l'estomac et les vaisseaux gastro-épiploïques; plus bas, elles deviennent intimement adhérentes, et remontent ensemble pour former le feuillet postérieur. Près du bord convexe de l'arc du colon, elles s'écartent de nouveau pour se prolonger sur cet intestin. La lame superficielle le couvre inférieurement, et forme le feuillet inférieur du mésocolon transverse; la lame profonde revêt l'arc du colon supérieurement, et se continue avec le feuillet supérieur du mésocolon. Cette lame profonde appartient au prolongement du péritoine qui s'engage dans l'hiatus de Winslow.

L'épiploon *colique* est formé par un prolongement de l'enveloppe péritonéale du cœcum, ou colon lombaire droit, et du colon transverse. Il correspond au côté interne du cœcum, du colon ascendant et à la partie inférieure du colon transverse. Assez souvent on le voit se prolonger derrière l'épiploon gastro-colique jusque vers la rate. Les deux feuillets simples dont il est composé sont séparés l'un de l'autre par des rameaux des artères et des veines coliques.

L'épiploon *gastro-splénique* n'est qu'une portion du grand épiploon qui s'étend de la tubérosité de l'estomac à la scissure de la rate, et qui contient dans son épaisseur les vaisseaux courts. Outre ces quatre replis désignés collectivement sous le nom d'*épiploon*, la portion du péritoine qui revêt le canal intestinal fournit encore sur le cœcum, le colon et la partie supérieure du rectum, un grand nombre d'appendices graisseux ou épiploïques, de forme conique; leur texture est la même que celle des épiploons.

Les parois de la cavité des épiploons, ou arrière-cavité du péritoine, sont disposées de la manière suivante : l'antérieure est formée par l'épiploon gastro-hépatique, la face inférieure de l'estomac, et au-dessous de ce viscère, par le feuillet antérieur de l'épiploon, composé lui-même des deux lames du péritoine qui recouvrent les deux faces du ventricule. Depuis le bord inférieur de l'épiploon jusqu'au colon transverse, la paroi postérieure de cette cavité est formée par le feuillet postérieur du grand épiploon; plus haut, par la face supérieure de l'arc du colon, la lame supérieure du mésocolon transverse et le prolongement de cette lame, qui s'étend jusque sur le lobe de Spigel. La cavité des épiploons communique avec la grande cavité du péritoine par l'ouverture décrite plus haut, et nommée *hiatus de Winslow.*

Il est un autre ordre de replis du péritoine, désignés collectivement sous le nom de *mésentères,* qui servent à fixer dans leur situation les différentes portions du canal intestinal, tout en laissant à chacune d'elles plus ou moins de mobilité. Le duodenum et la partie inférieure du rectum en sont dépourvus, et sont assujétis contre les parois abdominales.

Le *mésentère*, considéré en général, présente deux portions : l'une appartient à la dernière extrémité du duodenum, au jejunum et à l'iléon, c'est le mésentère proprement dit; l'autre correspond au colon ascendant, transverse et descendant, à la circonvolution iliaque de cet intestin, et à la moitié supérieure du rectum : celle ci prend dans les diverses parties de son étendue, des dénominations particulières qui indiquent la portion du canal à laquelle elle correspond. Ces dénominations sont celles de *mésocolon lombaire droit, mésocolon transverse, mésocolon lombaire gauche*, *mésocolon iliaque*, et *méso-rectum.* Le cœcum n'a pas de mésentère; le péritoine ne fait, en quelque sorte, que passer au-devant de cet intestin en fournissant un repli peu étendu pour l'appendice vermiforme, de sorte qu'il ne recouvre point toute sa surface postérieure et une portion de son côté externe.

Le *mésentère*, proprement dit, s'étend obliquement de la partie antérieure gauche de la seconde vertèbre lombaire, jusque dans la partie interne de la fosse iliaque droite. Il est plus étroit supérieurement et inférieurement, que vers sa partie moyenne, son bord postérieur ou rachidien est mesuré par la hauteur des portions du rachis et de l'os coxal auxquelles il correspond. Son bord antérieur ou intestinal est irrégulièrement convexe, onduleux et très-étendu. Les deux lames dont le mésentère est formé sont distinguées en droite et en gauche; leur grandeur est inégale; elles sont séparées en arrière par l'aorte et la veine cave; plus antérieurement par les vaisseaux mésentériques supérieurs, les nerfs qui les accompagnent, des ganglions et des vaisseaux lymphatiques nombreux.

Le *mésocolon lombaire droit* et le *mésocolon lombaire gauche* offrent à peu près la même disposition. Chez quelques sujets, ils sont assez larges, et les deux portions latérales du colon sont alors presqu'aussi mobiles que l'intestin grêle. D'autres fois, ils n'existent que dans le voisinage du colon transverse, et manquent inférieurement des deux côtés ou d'un côté seulement; le péritoine se comporte alors à l'égard des deux parties latérales du colon, comme à l'égard du cœcum. On trouve entre les deux lames des mésocolons lombaires, et quand il n'existent pas, derrière la lame du péritoine qui correspond au bord interne de l'intestin, des artères et des veines coliques, des plexus nerveux, des ganglions et des vaisseaux lymphatiques, mais en moindre nombre que dans le mésentère.

Le *mésocolon transverse* correspond à l'arc du colon. Sa partie moyenne est ordinairement plus étroite que ses extrémités. On trouve dans son épaisseur, des vaisseaux sanguins nomnombreux, et des ganglions lymphatiques. Les deux lames qui le composent sont la continuation des lames du feuillet postérieur du grand épiploon. En s'écartant l'une de l'autre derrière le colon, elles laissent entre elles un espace triangulaire occupé par le pancréas et par la portion horizontale du duodenum.

Le *mésocolon iliaque* existe constamment : il est plus ou moins large chez les différens sujets. En haut, il est continu avec le mésocolon lombaire, en bas, avec le *mésorectum*. Ce dernier repli, très-étroit de devant en arrière, se termine insensiblement au-dessus du tiers inférieur du sacrum. Il contient dans son épaisseur des rameaux nombreux de l'artère et de la veine mésentériques inférieures, et très-peu de vaisseaux lymphatiques.

Les *ligamens larges* de l'utérus sont deux replis triangulaires, bilaminés, aplatis de devant en arrière, plus larges supérieurement qu'inférieurement; ils s'étendent des angles supérieurs et des bords de l'utérus, jusque dans les fosses iliaques. Leur base présente trois replis secondaires : l'antérieur recouvre un cordon vasculaire connu sous le nom de ligament rond; le moyen fournit une enveloppe partielle à la trompe utérine; le troisième est postérieur, et embrasse les parties supérieure, antérieure et postérieure de l'ovaire et de son ligament.

Outre les divers replis dont je viens d'indiquer la disposition, et ceux qui recouvrent en partie l'ouraque et les vaisseaux ombilicaux, le péritoine fournit encore, chez les fœtus mâles, deux prolongemens infundibuliformes qui suivent les testicules à l'instant où ces organes franchissent l'anneau inguinal pour se porter dans le scrotum. Ces prolongemens ne tardent pas ordinairement à s'oblitérer dans le voisinage de l'anneau, et le sac formé par l'enveloppe péritonéale du testicule cesse alors de communiquer avec la grande cavité du péritoine. On trouve aussi sur les fœtus femelles, un prolongement analogue du péritoine, à la vérité bien plus court et plus étroit, engagé dans le canal et même dans l'anneau inguinal. On désigne ce prolongement sous le nom de *canal de Nuck*. *Voy.* OEUF HUMAIN, art. 2.

L'organisation générale du péritoine est la même que celle des membranes séreuses; mais il offre dans ses diverses parties des modifications de texture très-notables, comme on le voit dans les épiploons comparés au mésentère, et ceux-ci avec le reste du péritoine. Il présente aussi plusieurs différences aux diverses époques de la vie : elles sont surtout relatives à l'épaisseur et à la longueur des épiploons et des mésentères, et à la quantité de tissu adipeux qu'on y rencontre. Les vaisseaux artériels du péritoine, très-nombreux et la plupart capillaires, sont fournis par l'aorte abdominale et les diverses branches qui en partent. Les artères épiploïques présentent une disposition toute particulière : leur calibre est beaucoup plus considérable que celui des autres artères péritonéales; tantôt alongées, tantôt flexueuses, elles doivent dans ces deux états offrir au sang un passage facile, ou bien retarder son cours, et les modifications qu'elles apportent dans la circulation abdominale sont constamment en rapport avec l'état actuel de l'estomac. Les veines péritonéales se rendent dans les branches de la veine porte. On trouve, autour des artères épiploïques et mésentériques, des filets de nerfs qui proviennent des trisplanchniques, mais on ne peut les suivre jusque dans l'épaisseur du péritoine.

Chez le fœtus et l'enfant nouveau-né, le péritoine est très-mince, transparent, peu adhérent aux parois abdominales et aux viscères qu'il recouvre. Les épiploons ne contiennent pas de graisse, le grand est très-court, tandis que celui qui s'étend du foie à l'estomac offre proportionnellement plus de largeur que chez l'adulte. Les replis qui contiennent dans leur épaisseur les vaisseaux ombilicaux et l'ouraque sont très-développés; les appendices épiploïques des intestins sont à peine visibles. Vers l'âge de la virilité décroissante, les épiploons et les mésentères se chargent de graisse, et souvent en quantité considérable. C'est ce qu'on observe encore chez quelques vieillards; chez d'autres, au contraire, ces replis paraissent se flétrir : ils deviennent mous, flasques, et ne contiennent qu'une très-petite quantité de tissu adipeux.

Indépendamment des altérations assez nombreuses auxquelles le péritoine est sujet, et qui sont les mêmes que celles des membranes SÉREUSES en général, il offre assez souvent des dispositions anormales dépendant la plupart de celles des viscères et de la cavité qu'il tapisse, comme on le voit dans l'absence d'une partie de l'abdomen dans l'acéphalie; dans la persistance d'ouvertures congénitales qui constituent diverses espèces de HERNIES, ou lors du déplacement des viscères abdominaux postérieurement à la naissance. Dans quelques cas plus rares, les vices de conformation de cette membrane sont indépendans des parties avec lesquelles elle est en rapport : telles sont les ouvertures anormales que présente le mésentère, les enfoncemens, les sacs ou les replis particuliers qu'on observe dans quelques points de l'étendue du péritoine. La disposition la plus remarquable en ce genre, est celle que Neubauer a signalée le premier, et sur laquelle M. Ollivier a rappelé l'attention, en en citant plusieurs exemples (*Archiv. gén. de méd.*, tom. VII) : elle consiste dans l'existence d'une lame épiploïque réunie en haut et sur les côtés, au gros intestin, qui forme ainsi un sac complété latéralement et supérieurement par les mésocolons lombaires transverse, descendant et ascendant, et dans la cavité duquel sont contenus les intestins grêles. Suivant Béclard, ce sac est formé par un agrandissement anormal et extraordinaire de l'épiploon colique, qu'il a vu quelquefois s'étendre du cœcum, en formant un grand repli falciforme qui se prolongeait en même temps dans certains cas, en haut et à gauche jusque sur une partie du colon descendant, recouvrant ainsi une portion de l'intestin jejunum. Béclard a trouvé une fois un feuillet épiploïque qui s'étendait du cœcum à la portion inférieure du colon descendant, et qui se repliait en bas en formant un cul de sac qui contenait une partie de l'intestin iléon.

PÉRITONÉAL, ALE, adj., *peritonœus*, qui a rapport au PÉRITOINE. (MARJOLIN).

PÉRITONITE, s. f., inflammation du péritoine. Cette phlegmasie, long-temps confondue sous le nom d'*inflammation de bas-ventre*, avec celle des viscères abdominaux, en a été distinguée par les travaux de M. Laennec et du professeur Pinel, qui le premier a rapproché les unes des autres les diverses inflammations des membranes séreuses, et en a fait un ordre particulier de maladies.

La péritonite peut être aiguë ou chronique; sous ce dernier type, elle offre peu de variétés dans les phénomènes qui la caractérisent; sous le type aigu, au contraire, elle reçoit des causes nombreuses qui la produisent et des conditions dans lesquelles elle se développe, des modifications si remarquables, que pour en donner une idée juste, il faut nécessairement, après avoir exposé son histoire générale, la montrer successivement sous ses principales formes.

La PÉRITONITE AIGUE est quelquefois produite par des causes extérieures, telles que des plaies, des contusions, des chutes sur un point de l'abdomen; mais le plus souvent elle est due à des causes internes qui se dérobent en grande partie à nos moyens d'investigation. On croit avoir observé qu'elle est plus commune dans l'âge adulte qu'aux autres époques de la vie, chez les femmes que chez les hommes et peut-être chez les sujets sanguins et pléthoriques, que dans les constitutions opposées; l'impression du froid, les erreurs de régime, les émotions vives, etc., ont quelquefois paru en provoquer le développement; mais ces diverses causes prédisposantes et occasionelles sont évidemment insuffisantes pour produire cette phlegmasie ou toute autre, quand elles ne sont pas jointes à une disposition spéciale de l'économie, qui en est fort souvent la cause unique, et presque toujours la cause principale. Toutefois, dans plusieurs variétés de la péritonite, comme dans celle qu'on nomme *puerpérale*, les causes morbifiques sont moins obscures; dans quelques-unes même elles sont patentes, dans celle, par exemple, qui succède à la perforation des intestins ou de l'estomac.

Le début de la péritonite est ordinairement marqué par un frisson plus ou moins fort et prolongé, et par un brisement dans les membres; ailleurs une douleur aiguë dans un point du ventre en est le premier phénomène. Cette douleur, qui devient le principal symptôme de la maladie, a des caractères particuliers : elle est ordinairement tensive, pongitive; quelques malades la compa-

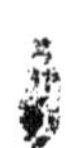

rent, à celle que produirait l'introduction dans les parties affectées d'un instrument tranchant ou d'une vis; elle augmente par la pression, par le simple contact de la main; elle s'exaspère dans les efforts pour vomir, pour aller à la selle, pour uriner; dans les simples mouvemens que fait le malade dans son lit : le poids d'un cataplasme, d'une simple toile, est quelquefois insupportable, et l'on est obligé de soutenir par des cerceaux les couvertures du lit. Quelquefois néanmoins la douleur est beaucoup moins intense; elle peut même cesser par intervalles et ne se faire sentir que sous une pression un peu forte. Elle est à peu près la même dans tout le ventre chez la plupart des malades; chez quelques-uns elle est plus vive à l'ombilic, à l'épigastre, ou à l'hypogastre; chez plusieurs elle conserve plus d'intensité dans le point où elle a commencé à se faire sentir, et d'où elle s'est propagée au reste du ventre. Cette douleur est accompagnée quelquefois d'une sensation locale de chaleur. Il s'y joint dans tous les cas dès le début une tension remarquable du ventre, dont les muscles se roidissent sous la main du médecin, et après douze, vingt-quatre ou trente-six heures, une tuméfaction notable. Cette intumescence se montre à des degrés divers chez les différens sujets, à raison de l'intensité de l'inflammation, et plus encore à raison du degré de résistance qu'offrent les parois abdominales; elle est considérable chez ceux dont le ventre est naturellement flasque, et chez ceux surtout chez lesquels il a été récemment distendu, comme chez les femmes à la suite de l'accouchement, et dans les deux sexes après la ponction abdominale; chez les individus au contraire dont les muscles abdominaux sont très-forts, chez les hommes maigres et robustes en particulier, le ventre est à peine tuméfié; quelquefois même il est sensiblement rétracté surtout dans les premiers jours de la maladie; il est alors très-dur, et en général chez les divers sujets la dureté et la tuméfaction sont en raison inverse; plus celle-ci est grande, moins l'autre est considérable. L'intumescence du ventre est presque toujours égale et régulière dans la péritonite générale; ce n'est que dans quelques variétés dont il sera question plus loin qu'on observe ces bosselures signalées par plusieurs auteurs comme un phénomène propre à l'inflammation du péritoine. A ces symptômes se joignent les nausées, les vomituritions, les vomissemens d'abord des alimens qui étaient contenus dans l'estomac au moment de l'invasion, puis des boissons que le malade prend, des mucosités que l'estomac secrète, et de la bile qui ne tarde pas y à affluer.

Un concours remarquable de phénomènes généraux accompagne la péritonite et contribue à la caractériser. La face est ordinairement pâle, décolorée, et comme rapetissée; les traits tirés en haut et ramenés vers la ligne médiane, donnent à la physionomie une expression remarquable de souffrance et d'anxiété. Le malade se tient constamment couché sur le dos; il ne peut, sans augmenter beaucoup ses douleurs, s'incliner sur l'un ou sur l'autre côté; il est abattu et découragé; il ne dort point; il est en proie à une soif plus ou moins vive, et n'ose la satisfaire dans la crainte de provoquer le vomissement et avec lui l'exaspération des douleurs abdominales; sa respiration est fréquente, petite, interrompue, l'abaissement du diaphragme produisant sur les parties affectées le même effet que la pression de la main sur le ventre. Le pouls est fréquent, petit, serré, la chaleur peu augmentée, la peau sèche, l'urine rare et épaisse.

La marche de la péritonite générale est communément rapide et marquée par l'accroissement progressif des symptômes : la douleur abdominale devient plus vive, plus étendue; la sensibilité à la pression, la tension et le gonflement du ventre augmentent graduellement, les nausées sont plus fréquentes, les vomissemens plus rapprochés; la percussion pratiquée sur les divers points du ventre donne d'abord un son plus clair que dans l'état de santé, puis de jour en jour un son de plus en plus obscur : ces phénomènes opposés sont dus, le premier à la distension des intestins par des gaz, le second à l'épanchement d'un liquide séro-purulent dans la cavité péritonéale. La face devient plus grippée, plus pâle, le pouls plus fréquent, le malaise et l'anxiété plus considérables. La maladie parvenue à ce degré d'intensité peut le conserver pendant plusieurs jours et n'offrir que de faibles paroxysmes nocturnes, marqués soit par l'exacerbation fébrile, soit par l'augmentation des symptômes locaux. Dans le plus grand nombre des cas, que la maladie soit demeurée stationnaire pendant quelques jours, ou qu'elle ait fait des progrès continuels, elle a une issue funeste; elle fait périr le malade en sept à huit jours, quelquefois beaucoup plus promptement, en trois ou quatre jours, en quarante-huit heures; on cite même quelques péritonites qui ont entraîné la mort en vingt-quatre et même en dix-huit heures. Dans tous ces cas, l'altération de la physionomie augmente; le pouls se précipite; les extrémités se refroidissent, la douleur abdominale cesse de se faire sentir, le ventre devient mou et flasque, les vomissemens sont remplacés par de simples mais fréquentes régurgitations des liquides contenus dans l'estomac, de bile verdâtre, qui s'échappent de la bouche comme *par fusées*, sans effort et même sans contraction apparente des muscles de l'abdomen. Le malade, qui ne peut plus faire le moindre mouvement, couvre son lit des matières qu'il vomit, et s'éteint après avoir lutté quelques instans contre la faiblesse qui fait continuellement des progrès. Quelquefois un état comateux, ailleurs des mouvemens convulsifs précèdent et annoncent la mort.

Chez un certain nombre de sujets, le mal après être demeuré stationnaire, perd peu à peu de son intensité : la douleur diminue dans tout le ventre, et disparaît dans quelques points; la tension est moindre; les vomissemens s'éloignent d'abord, puis cessent; le pouls perd sa fréquence, la physionomie reprend son expression naturelle, et le malade entre en convalescence. Il n'est pas rare de voir dans le même temps survenir des excrétions alvines, ou une sueur copieuse ou quelque autre évacuation.

La plupart des malades qui survivent à une péritonite conservent dans quelque point du ventre une douleur sourde, qui augmente par la pression, par la marche, par les secousses accidentellement imprimées au corps; elles paraissent dues à des adhérences partielles, qui, bien qu'elles ne portent en général aucun trouble notable dans les fonctions, peuvent devenir l'occasion d'une maladie très-grave, d'un étranglement des intestins.

La terminaison de la péritonite aiguë peut être incomplète : la maladie après un certain nombre de jours cesse de s'aggraver, quelquefois même son intensité diminue; mais le rétablissement espéré n'arrive pas; la maladie passe à l'état chronique. *Voyez* PÉRITONITE CHRONIQUE.

L'inflammation du péritoine, comme la plupart des autres phlegmasies peut se montrer escortée de phénomènes généraux très-variés. Il est rare, mais il n'est pas sans exemple, qu'elle soit accompagnée dans son cours des symptômes ordinaires de la fièvre inflammatoire ou de ceux de la fièvre putride; mais il est plus commun de la voir marcher avec des symptômes bilieux ou ataxiques. Dans ce dernier cas la phlegmasie du péritoine paraît souvent offrir dans son cours une irrégularité analogue à celle que présente l'état général du malade, des alternatives brusques d'amendement et d'exaspération, l'apparition subite de quelques symptômes locaux, la suspension rapide d'un ou de plusieurs autres. Un délire violent, des mouvemens convulsifs, des cris, des efforts pour se lever, ou pour se débarrasser des liens, dont l'usage est souvent indispensable; chez d'autres, un délire tranquille, l'égarement de la physionomie, les soubresauts des tendons, et autres phénomènes analogues, marquent les deux principales variétés de la péritonite ataxique ou maligne. Les changemens brusques et imprévus qu'elle offre dans sa marche, en rendent l'issue fort incertaine; la mort peut avoir lieu presque à l'instant où les assistans voient une amélioration apparente; une terminaison favorable peut succéder immédiatement à une exacerbation très-violente qui a dû inspirer les plus grandes craintes. Quant à la péritonite qu'on a appelée bilieuse, elle est principalement caractérisée par l'enduit jaunâtre de la langue, les évacuations de bile par haut et par bas, la teinte jaune et la chaleur âcre de la peau. Elle ne présente du reste dans sa marche rien autre chose de particulier.

Indépendamment de ces modifications que la péritonite offre dans son cours, et qui lui sont communes avec toutes les autres inflammations, il est d'autres variétés qui lui sont propres, et qui doivent nous occuper d'une manière spéciale. Les principales sont : 1° la péritonite puerpérale; 2° celle qui est produite par la perforation d'un des organes creux contenus dans l'abdomen; 3° celle qui est consécutive à l'étranglement extérieur ou intérieur d'une anse intestinale; 4° la péritonite latente; 5° enfin la péritonite partielle.

La péritonite *puerpérale* (*peritonitis puerperarum*) est, comme son nom l'indique, celle qui survient à la suite de l'accouchement. Elle se développe généralement dans les premiers jours qui suivent ce phénomène, rarement après une semaine. Plusieurs faits, dont les uns m'ont été communiqués par M. Deneux, ou ont été publiés par M. Danse, et dont les autres me sont propres, me portent à croire que l'inflammation commence ordinairement par l'utérus, qui a été le siége d'une violente irritation, et qu'elle ne s'étend au péritoine, que consécutivement, par contiguïté, ou par continuité : dans les dernières péritonites puerpérales que j'ai eu occasion d'observer, et dont la terminaison a été funeste, j'ai trouvé après la mort des traces évidentes d'inflammation dans l'utérus, en même temps que dans le péritoine, et dans d'autres maladies puerpérales j'ai trouvé l'utérus seul enflammé, le péritoine ne l'était point.

Les causes de cette espèce de péritonite sont les mêmes que celles de la métrite, dont elle n'est en quelque sorte que l'extension : elles ont été exposées au mot *métrite*; nous n'y reviendrons pas ici. Nous ferons seulement remarquer que la pression violente, les frottemens répétés auxquels le péritoine est soumis dans le travail de l'accouchement pourraient rendre compte du développement primitif de cette phlegmasie, dans les cas où elle se montrerait sans inflammation de l'utérus.

La péritonite puerpérale devient quelquefois épidémique dans les hôpitaux destinés aux femmes en couches. Les causes qui produisent ces épidémies ne sont pas connues; elles semblent être tout-à-fait locales; car elles ne s'étendent ordinairement dans la même ville, ni aux femmes qui habitent des maisons particulières, ni à celles qui sont placées dans d'autres hôpitaux. Plusieurs de ces épidémies ont été observées dans le siècle dernier à l'Hôtel-Dieu de Paris; plusieurs se sont montrées dans la maison dite d'accouchement depuis sa fondation.

Un état de malaise général, quelquefois une légère diarrhée, ont, dans plusieurs épidémies, précédé le développement de la péritonite puerpérale. Le plus souvent elle a une invasion brusque marquée par des horripilations vagues ou par un frisson violent auxquels succèdent une chaleur vive, une douleur aiguë dans l'abdomen, des vomissemens plus ou moins rapprochés, et enfin tous les symptômes de la péritonite avec quelques modifications particulières. Le siége de la douleur, les changemens qui surviennent dans l'écoulement des lochies, l'état des mamelles, celui du ventre, soit dans le cours, soit au déclin de la maladie, forment de la péritonite puerpérale une variété très-tranchée. La douleur est souvent bornée dans le principe à l'hypogastre, et y conserve plus d'intensité lorsqu'elle s'est étendue au reste du ventre. Les *lochies* sont diminuées ou suspendues, les mamelles ne se gonflent pas, ou s'affaissent après s'être gonflées, la sécrétion du lait ne s'établit pas ou s'arrête; les parois abdominales, long-temps distendues par l'accroissement progressif de l'utérus, n'offrent point de résistance, et le ventre acquiert en peu de jours un *volume* considérable, sans offrir ni la dureté ni la tension qu'il présente dans les péritonites ordinaires, bien qu'il soit moins mou qu'il ne l'est chez les femmes récemment accouchées qui n'éprouvent aucun accident; toutefois la quantité de liquide épanché peut devenir assez considérable pour distendre les parois abdominales, et offrir une fluctuation aussi évidente que dans l'hydropisie ascite. La *terminaison* est moins souvent fâcheuse que dans la péritonite ordinaire; ce qui explique les succès obtenus chez un grand nombre de femmes à la fois, sous l'influence de divers moyens thérapeutiques, parmi lesquels plusieurs ont pu être plus nuisibles qu'utiles. Cette espèce de péritonite a généralement une *durée courte;* elle passe rarement à l'état chronique. Enfin lorsqu'elle se termine heureusement, elle offre à son déclin, comme elle avait offert à son début, quelques circonstances qui lui sont propres : le volume du ventre diminue aussi rapidement qu'il avait augmenté; les lochies reparaissent, les mamelles se gonflent et la sécrétion du lait peut encore s'établir. Ces divers phénomènes qui peuvent être l'effet aussi bien que la cause du changement favorable qui s'opère dans les parties phlogosées, ont été considérées par beaucoup de médecins comme la crise naturelle de ce qu'ils appelaient la fièvre puerpérale.

Il n'est pas ordinaire, mais il n'est pas non plus très-rare de voir l'inflammation du péritoine survenir après l'opération de la paracentèse, chez les sujets atteints d'ascite. L'apparition de la douleur dans le point où la ponction a été faite, la flaccidité des parois abdominales, le gonflement rapide du ventre, dès les premiers jours de l'inflammation, donnent à cette péritonite quelque ressemblance avec celle qui succède à l'accouchement; mais elle en diffère essentiellement non-seulement par l'absence des phénomènes qui sont liés à l'état puerpéral, mais encore par une marche ordinairement beaucoup plus lente, par une terminaison presque inévitablement funeste, et par la nature du liquide qu'on trouve dans le péritoine après la mort, liquide formé d'un mélange de sérosité, de flocons albumineux et de pus, dans lequel la sérosité domine sur les autres liquides.

La seconde variété de la péritonite, celle qui survient lors de la perforation d'un organe creux, ou d'un kyste, est due bien moins à cette perforation elle-même qu'au passage dans la cavité péritonéale des matières contenues dans la partie qui a été perforée. Cette variété de la péritonite en renferme elle-même un très-grand nombre d'autres, à raison de l'organe perforé, de la lésion anatomique qui produit la perforation, et de la nature des matières transmises dans le péritoine; mais toutes offrent dans leur développement et leur terminaison une telle ressemblance qu'il est naturel de les réunir.

Tous les organes creux contenus dans l'abdomen, l'estomac, les intestins, la vésicule du fiel, la vessie urinaire, les urétères, les reins, l'utérus, les kystes de toute espèce développés soit dans quelques viscères, comme les ovaires et le foie, soit dans le tissu cellulaire extérieur au péritoine, peuvent être le siége des perforations qui nous occupent. Des tubercules développés dans le ventre, des abcès formés dans le voisinage de cette cavité pourraient également, en versant dans le péritoine une matière purulente, donner immédiatement lieu à cette affection. Parmi les lésions qui produisent la perforation de ces organes, de ces kystes, ou de ces tumeurs, les unes sont *accidentelles*, et dues à des causes extérieures, telles que l'action d'un instrument vulnérant, une contusion, une chute sur le ventre, et dans ces deux cas la péritonite qui se développe rentre dans la classe des maladies chirurgicales; les autres sont *spontanées* ou dues à des causes internes, telles sont l'*ulcération* primitive : celle qui est consécutive au ramollissement d'un *cancer* ou d'un *tubercule*, à la rupture des parois d'un *abcès*, à la séparation d'un *escarrhe*, à la *déchirure* qui peut succéder à la distension de quelques organes, comme la vessie ou l'utérus, à l'*éraillement* dont quelques kystes paraissent être susceptibles, et dans quelques cas, sans doute, à plusieurs de ces lésions réunies. Quant aux matières transmises dans le péritoine, elles sont le plus souvent liquides, et assez irritantes pour donner lieu immédiatement à des accidens qui marquent l'instant où s'opère leur transmission dans le péritoine. Du reste, ces substances varient comme les organes qui les fournissent : l'urine, la bile, les alimens, la pâte chymeuse, les liquides variés qui existent dans les kystes, des hydatides, peuvent passer dans le péritoine et y produire des accidens inflammatoires dont l'intensité peut et doit varier, mais qui du reste offrent entre eux beaucoup d'analogie.

Dans tous les cas, en effet, l'inflammation péritonéale a

d'abord ce caractère particulier qu'elle se développe chez des sujets déjà malades, et presque toujours atteints d'une affection très-grave; je dis presque toujours très-grave, parce que la perforation des intestins et la péritonite qui en est la suite, ont quelquefois eu lieu chez des individus qui n'offraient d'autres symptômes qu'un appareil fébrile médiocrement intense, sans aucun signe d'inflammation abdominale, sans dévoiement même, comme on le voit dans les observations publiées par le Dr Louis. A l'instant où la perforation a lieu, un changement notable s'opère subitement chez ces malades. Une douleur presque toujours très-aiguë se fait tout à coup sentir dans un point déterminé du ventre; elle augmente rapidement d'intensité et se propage vers les parties voisines; la moindre pression l'exaspère; des vomissemens surviennent; le ventre se tend, son volume augmente, le pouls se précipite, la physionomie s'altère; en un mot, en quelques heures tous les phénomènes de la péritonite la plus intense se sont montrés et font des progrès si rapides que la mort, qui en est la terminaison presque inévitable, a le plus souvent lieu en deux ou trois jours, et quelquefois en moins de vingt-quatre heures.

La troisième variété de la péritonite, celle qui survient par suite de l'étranglement intérieur ou extérieur d'une anse intestinale, a le plus ordinairement une marche beaucoup moins rapide que la précédente. Elle n'offre en général dans le début, et quelquefois même, pendant plusieurs jours, que des symptômes obscurs, sans doute parce que l'inflammation alors est bornée à un espace peu étendu, à l'anse intestinale étranglée, et qu'elle ne s'étend que consécutivement de la portion du péritoine qui la revêt au reste de cette membrane. (*Voy.* ENTÉRITE PHLEGMONEUSE.) A l'époque où tout le péritoine participe à l'inflammation, cette variété peut être confondue avec la péritonite ordinaire, surtout quand l'étranglement est intérieur. Toutefois elle en diffère non-seulement par la cause spéciale qui la produit, mais encore par la succession de ses phénomènes, par quelques-uns des symptômes qui l'accompagnent dans tout son cours, par sa terminaison, et par le mode de traitement qui lui convient. Ici la constipation est le plus souvent le premier symptôme qui se montre, les vomissemens s'y joignent, puis la douleur, et l'appareil fébrile ne se développe qu'avec cette dernière, ou même plus tard. Dans tout le cours de la maladie la constipation, jointe aux vomissemens, la forme irrégulière du ventre, dont les parois sont soulevées dans plusieurs points par les intestins distendus au-dessus de l'obstacle, donnent à cette péritonite symptomatique une physionomie spéciale. Enfin, cette affection est beaucoup plus dangereuse encore que la péritonite ordinaire, et dans son traitement on doit avoir bien plus en vue de combattre la cause qui l'entretient que d'attaquer l'inflammation elle-même.

La péritonite ne se montre pas toujours avec des phénomènes bien tranchés. Il est une variété de cette affection à laquelle on a donné le nom de péritonite *latente*, parce qu'elle se cache trop souvent, et se dérobe même à l'œil du médecin. Cette variété a particulièrement lieu dans quelques circonstances, spécialement chez les sujets dont la foiblesse est extrême, ou dont les fonctions intellectuelles sont dérangées, ou qui sont déjà atteints d'une maladie plus ou moins grave, qui d'une part absorbe l'attention du médecin, et de l'autre masque par des symptômes beaucoup plus intenses les phénomènes obscurs de la péritonite. L'altération subite que l'inflammation du péritoine imprime à la physionomie de ces malades est souvent le seul signe qui avertisse le médecin qu'un changement important s'est opéré en eux. Un examen attentif de toutes les parties et de toutes fonctions, lui fera reconnaître une augmentation dans le volume, dans la tension du ventre, et l'expression de douleur que la pression provoquera, confirmera le soupçon que les premiers signes auront fait naître.

L'inflammation n'occupe pas toujours toute l'étendue du péritoine; elle est quelquefois bornée à une portion de cette membrane, c'est la péritonite *partielle*. Comme la péritonite générale, celle-là se développe quelquefois sans cause apparente; ailleurs elle est produite par une contusion, par une plaie pénétrante de l'abdomen, ou bien elle succède à une opération chirurgicale dans laquelle les parois, ou à plus forte raison les viscères de l'abdomen ont été intéressés. Elle débute souvent, sans frisson, par une douleur dans un point limité, quelquefois dans toute une région du ventre, comme un des flancs ou l'hypogastre. Cette douleur, qui augmente par la pression, est souvent accompagnée de tuméfaction, de dureté dans le point malade, et d'un appareil fébrile assez intense; mais en général elle ne donne lieu ni aux vomissemens, ni à l'altération des traits qui accompagnent presque constamment l'inflammation de tout le péritoine. Cette péritonite peut devenir générale, et alors elle offre le même danger, les mêmes modes de terminaisons que cette dernière. Mais le plus communément elle reste bornée à une région plus ou moins circonscrite, et se termine favorablement dans un espace de temps plus ou moins court. Dans la très-grande majorité des cas, l'épanchement peu considérable, qui est l'effet ordinaire de l'inflammation, est résorbé; mais dans quelques-uns la portion enflammée du péritoine devient le siége d'une collection de pus, circonscrite par des adhérences accidentelles. Ce pus peut se faire jour dans quelqu'un des organes contigus dont les parois, qui sont aussi celles du foyer, sont peu à peu amincies et détruites dans un point. Il est très-naturel de penser que la plupart des malades qui ont rendu par le vomissement, mais surtout par les selles, une certaine quantité de pus, après avoir offert des signes d'inflammation dans un point du ventre, étaient dans le cas particulier dont nous parlons. On a eu, à la vérité, fort peu d'occasions d'ouvrir, après leur mort, des sujets qui eussent présenté ce genre d'accident, et nous manquons par conséquent de la preuve principale, de celle sans laquelle les autres sont toujours insuffisantes. Toutefois, comme de toutes les parties contenues dans le ventre, le péritoine est sans contredit celle qui secrète le plus facilement du pus, celle du moins qui en contient le plus fréquemment après la mort, il est naturel de supposer que le pus qui a été rendu par la bouche et par l'anus provenait de celle des parties contenues dans le ventre qui en offre le plus fréquemment. En lisant avec attention les observations d'abcès du foie publiées dans les mémoires de l'académie de chirurgie, on reconnaît qu'évidemment, dans plusieurs cas, les abcès dont il est question n'avaient pas leur siége dans le foie, mais bien entre ce viscère et les parties contiguës, et dès lors, très-probablement, dans le péritoine.

Le diagnostic de la péritonite aiguë offre quelquefois beaucoup de difficulté, soit parce qu'elle existe sans être accompagnée des symptômes qui la décèlent ordinairement, soit parce que des symptômes semblables à ceux qui lui sont propres se montrent dans des cas où elle n'existe point. Nous avons traité un de ces points en décrivant la péritonite *latente*, nous ne nous occuperons ici que de l'autre.

Il est plusieurs fois arrivé qu'on a regardé comme atteints de péritonite des sujets qui n'en avaient point, comme l'a prouvé l'ouverture des cadavres. Les affections qui peuvent simuler la péritonite sont du reste peu nombreuses; les principales sont le rhumatisme des muscles abdominaux, l'inflammation de quelques viscères, et en particulier de l'estomac, de l'utérus et de la vessie, et quelques maladies rapportées aux névroses.

Le rhumatisme affecte assez rarement les parois de l'abdomen, et cette circonstance explique jusqu'à un certain point l'erreur dans laquelle tombent quelquefois les médecins lorsqu'ils rencontrent ce genre d'affection : la sensibilité très-grande du ventre à la pression la plus légère, l'exaspération des douleurs par toute espèce d'effort, par le plus léger mouvement, ont souvent alors fait croire à l'existence d'une péritonite. Mais l'absence de tout appareil fébrile, de tout vomissement, suffit dans les cas ordinaires pour juger la question. Si toutefois le rhumatisme des parois abdominales était compliqué de quelque autre affection qui fût de nature à produire un mouvement fébrile et des vomissemens, le diagnostic serait alors très-difficile; mais d'une part cette complication est fort rare; et d'autre part, en étudiant les circonstances commémoratives et en suivant la marche de la maladie, on parvient souvent à reconnaître que ces symptômes ont paru à des époques différentes, ou bien on voit les uns disparaître tandis que les autres persistent, et l'on en conclut qu'ils sont indépendans et qu'ils doivent être rapportés à des affections diverses. La marche du rhumatisme dont il s'agit le distingue encore de la péritonite; s'il cesse après quelques heures de durée, ou s'il se prolonge au-delà de quelques jours, et à plus forte raison pendant plusieurs semaines, sans qu'il survienne ni gonflement, ni tension, ni épanchement dans le ventre, il devient évident que le péritoine n'est pas le siége d'une inflammation.

L'inflammation aiguë de l'estomac, de l'utérus, ou de la vessie, donnent souvent lieu aux vomissemens, à la fièvre, et à une douleur abdominale que la pression exaspère; mais ici la douleur est bornée à la région qu'occupe le viscère enflammé, et l'on observe des symptômes particuliers qui varient selon les cas, et qui n'ont pas lieu dans la péritonite.

Enfin, quelques affections dans lesquelles le système nerveux paraît être spécialement affecté, peuvent simuler la péritonite; on voit dans quelques cas des douleurs aiguës développées rapidement dans le ventre, souvent sans cause appréciable, persister pendant dix ou douze heures avec des nausées, des vomissemens, de la fréquence dans le pouls, et céder à l'emploi de l'opium. Les affections connues vulgairement sous le nom de coliques nerveuses peuvent ressembler beaucoup à une péritonite commençante; mais elles s'en distinguent généralement par plusieurs signes : elles ne débutent pas par un frisson; si une pression peu mesurée exaspère la douleur, une pression très-douce, une légère friction la soulage; la douleur est moins égale que dans la péritonite; elle devient par moment beaucoup plus aiguë, et dans ses exacerbations, elle altère la physionomie, arrache des cris au malade, l'oblige à changer presque continuellement d'attitude, et précipite le pouls qui cesse d'être fréquent dans la rémission; enfin, l'urine est presque toujours claire et abondante dans cette affection; elle est constamment rare et épaisse dans la péritonite.

Il ne suffit pas, pour le diagnostic de la maladie qui nous occupe, de déterminer s'il existe ou non une inflammation du péritoine; il faut encore, l'inflammation étant reconnue, déterminer à laquelle des formes précédemment décrites, elle doit être rapportée; car de sa forme spéciale dépendent souvent le prognostic et le traitement. Les signes propres à ces variétés ayant été exposés, nous renvoyons à l'histoire de chacune d'elles. *Voyez* plus haut.

Quant au prognostic, il est toujours grave, sauf le cas où l'inflammation est bornée à une portion peu considérable du péritoine. Quand elle en affecte toute la surface, elle est toujours dangereuse et très-souvent mortelle. Celle qui est due à la perforation d'un kyste ou d'un organe creux l'est presque toujours, quelle que soit la maladie qui ait produit la perforation. Celle qui est due à une occlusion intestinale est moins constamment funeste. La péritonite qui succède à une plaie, à une opération chirurgicale, à l'accouchement, est, toutes choses égales d'ailleurs, moins grave que celle qui survient sans cause externe évidente.

Les altérations que présente le péritoine après la mort sont, en grande partie, les mêmes que celles qu'on rencontre dans les autres membranes séreuses enflammées (*Voyez* INFLAMMATION). Toutefois, la péritonite aiguë présente sous ce point de vue quelques particularités qui doivent être indiquées.

Dans les cas où la mort a été très prompte, on ne trouve souvent qu'une rougeur générale des viscères abdominaux, et une couche très-mince de matière purulente, demi-concrète, qui n'est quelquefois apparente que dans les enfoncemens formés par le contact des circonvolutions intestinales; elle se présente sous l'aspect d'une bandelette prismatique, dont la face antérieure aplatie correspond à la paroi du ventre, et dont les deux autres faces, légèrement concaves, appuyent sur les deux intestins contigus, et se terminent dans leur intervalle par un angle arrondi. Quand la péritonite a duré plusieurs jours, et à plus forte raison plusieurs semaines, on trouve dans la cavité abdominale un liquide séro-purulent, plus ou moins abondant, des flocons albumineux, des points granuleux, et des fausses membranes plus ou moins épaisses; enfin, dans les cas où l'inflammation a duré au-delà d'un mois, les lésions sont à peu près les mêmes que celles qui seront décrites plus loin à l'article péritonite chronique. Quant à la gangrène du péritoine, dont beaucoup d'auteurs ont parlé, elle n'existe que dans les cas où l'inflammation occupe en même temps les organes que le péritoine recouvre, par exemple, dans l'étranglement d'une anse intestinale.

Indépendamment de ces altérations qui sont communes à toutes les espèces de péritonites, il en est d'autres qui sont propres à quelques-unes des variétés de cette maladie. Dans la péritonite puerpérale, on trouve généralement une grande laxité des parois abdominales, et une quantité de liquide beaucoup plus considérable que dans les autres variétés. Ce liquide contient-il une matière laiteuse, comme on l'a cru long-temps, ou bien est-il semblable à celui qu'on rencontre dans des conditions différentes? Plusieurs analyses porteraient à croire que ce liquide contient quelques-uns des principes du lait; mais ces analyses ne sont ni assez nombreuses, ni assez authentiques, pour mériter une confiance entière. Elles doivent néanmoins appeler sur ce point l'attention des chimistes, les engager à décider par des recherches positives une question qui n'a encore été jugée par les uns, que sur les apparences physiques, et par les autres, que sur des argumens plus ou moins plausibles. Nous devons rappeler ici, que dans cette variété de la péritonite, l'état de l'utérus et de ses parties annexes, mérite une grande attention, présentent ces organes (*voy.* PÉRITONITE PUERPÉRALE et MÉTRITE). Dans la péritonite consécutive à la perforation des intestins ou de l'estomac, il se dégage ordinairement du péritoine, à l'instant où l'on pénètre dans sa cavité une certaine quantité de gaz, dont la fétidité est d'autant plus grande que la perforation occupe un point moins éloigné de l'anus. On remarque de plus, dans le liquide épanché, une couleur qui ne lui est pas naturelle, jaune ou brunâtre, si la perforation occupe l'intestin, brune ou lie de vin, si la péritonite est due à la rupture d'un kyste; on y distingue des portions d'alimens non digérés, dans les cas où la déchirure occupe l'estomac; des hydatides, dans le cas où la rupture d'un kyste qui les contenait a produit l'inflammation du péritoine; enfin, il exhalerait une odeur urineuse, si la perforation occupait la vessie; il serait jaune et sans odeur, si elle avait son siége dans la vésicule du fiel. Ce premier indice conduit à examiner avec la plus grande attention l'organe qui paraît être le siége de cette lésion. On la découvre facilement quand elle occupe l'estomac, ou un vaste kyste développé dans le ventre, mais il n'en est pas toujours ainsi quand elle a son siége dans l'intestin. On a proposé, pour la reconnaître, d'insuffler cet organe; ce moyen serait bon s'il n'en existait pas un autre plus simple et tout aussi sûr; celui-ci consiste à pousser les gaz et les fluides contenus dans les intestins, depuis l'origine du jéjunum jusqu'à la valvule iléo-cœcale et au besoin même plus loin. Ces fluides distendent progressivement les diverses portions de l'intestin, et lorsqu'ils sont parvenus à l'endroit où existe l'altération qu'on cherche à découvrir, on les voit s'échapper en bouillonnant et avec bruit, quelque petite que soit la perforation. S'il existe des adhérences, il faut détruire avec précaution celles qui sont molles, respecter celles qui offrent quelque résistance, sans quoi on s'expose à déchirer les intestins souvent ulcérés ou ramollis, et à ajouter des ruptures artificielles à celles qui ont eu lieu naturellement, ce qui crée de nouvelles difficultés.

Lorsque la péritonite a succédé à l'occlusion des intestins, un phénomène particulier frappe le médecin à l'instant où le ventre est ouvert. Une portion du conduit intestinal, et c'est ordinairement une portion de l'intestin grèle, offre un volume énorme, double ou triple, par exemple, de l'état ordinaire; l'autre partie au contraire est diminuée dans la même proportion, et souvent elle est entièrement cachée sous la première. Cet aspect particulier du ventre ne laisse presque aucun doute sur l'existence d'une occlusion; il ne reste plus qu'à en reconnaître le siége et la cause. Cette recherche offre souvent des difficultés extrêmes, dans les cas surtout où la maladie a duré longtemps, un mois par exemple : il s'est formé alors entre les intestins agglomérés des adhérences si solides, qu'il est presqu'impossible de les détruire avec les doigts, et à plus forte raison, avec le scalpel, sans déchirer les intestins eux-mêmes. Cet examen exige beaucoup de patience et de dextérité dans celui qui le fait.

La péritonite étant une des inflammations les plus graves et le plus fréquemment mortelles, il convient généralement de l'attaquer, dès son début, par les moyens thérapeutiques les plus puissants. En conséquence, on doit immédiatement prescrire une large saignée du bras, de seize à vingt onces, par exemple, qu'on peut faire répéter, au besoin, une et même deux fois dans les premières vingt-quatre heures : on fait appliquer sur le ventre, et spécialement sur la région dans laquelle la douleur a commencé à se faire sentir des sangsues en grand nombre, de cinquante à cent, par exemple, suivant la violence de la maladie et la force des sujets. Après qu'elles sont détachées, on couvre le ventre d'un cataplasme de graine de lin, ou de fomentations émollientes, si la douleur n'y met pas obstacle; dans le cas contraire, toute application locale est formellement contre-indiquée; on doit même maintenir soulevées, à l'aide d'un cerceau, les couvertures du lit, si leur contact sur le ventre est douloureux, comme cela arrive quelquefois. On recommande au malade de rester immobile sur le dos, dans une situation complétement horizontale; de ne point la quitter momentanément, soit pour boire, soit pour uriner ou aller à la selle. Les bains entiers et les demi-bains procurent quelquefois un soulagement très-marqué; mais quelque favorable que puisse être l'immersion des parties douloureuses dans l'eau simple ou dans un liquide émollient, de graves inconvéniens obligent souvent de renoncer à ce moyen, surtout dans les cas les plus graves : en effet, déshabiller un malade à qui le moindre mouvement est douloureux, l'enlever de son lit, le placer dans une baignoire, l'y laisser dans une attitude presqu'assise, l'en retirer, l'essuyer, lui passer de nouveaux vêtemens, voilà bien des circonstances contraires pour une seule qui est avantageuse; aussi pensons-nous qu'on ne doit employer le bain qu'en manière d'essai : s'il soulage la douleur, et que les déplacemens et les soins qu'il exige ne fatiguent point le malade, on doit le répéter tous les jours, une ou plusieurs fois, et le prolonger; dans le cas contraire, il faut y renoncer.

Quant aux boissons, deux indications différentes doivent diriger le médecin dans leur choix; celle de modérer la soif et la chaleur, comme dans les autres phlegmasies, et celle de combattre ou de prévenir le vomissement qui accompagne ordinairement la péritonite : le petit-lait, les émulsions légères, la solution de sirop de groseilles ou de cerises, l'orangeade, la limonade, remplissent ordinairement ce double but; on les prescrit fraîches ou même glacées, à moins que les malades ne demandent par goût à les boire tièdes; s'ils préfèrent l'eau pure, il n'y a aucun inconvénient à les satisfaire, et il y en aurait souvent à leur faire prendre une boisson pour laquelle ils auraient de la répugnance.

Il est généralement utile, dans le traitement de la péritonite, de tenir le ventre libre; les lavemens ne peuvent être donnés que difficilement, sans déplacer ou tout au moins sans découvrir les malades; ils n'agissent d'ailleurs que sur les gros intestins : il est préférable d'administrer par la bouche les médicamens propres à produire cet effet. Dans ce but, on édulcore quelques-unes des boissons avec le miel; on ajoute au petit-lait un peu de décoction de pruneaux ou de pulpe de tamarin, ou quelques gros d'un sel neutre, de sulfate de soude ou de magnésie, par exemple : si ces moyens sont insuffisans, on fait prendre, à des intervalles de deux à trois heures, une cuillerée à bouche d'une potion gommeuse, dans laquelle on a fait suspendre une ou même deux onces d'huile de ricin : on en éloigne ou l'on en rapproche les doses, selon l'effet obtenu; en général, on cherche à procurer au malade deux à trois selles liquides chaque jour. Les laxatifs ne doivent être mis en usage qu'après une ou plusieurs évacuations sanguines; ils peuvent être continués lorsque la faiblesse ne permet plus de recourir à ces dernières.

Si malgré l'emploi méthodique de ces divers moyens, l'inflammation du péritoine persiste sans amendement, et continue même à s'aggraver pendant plusieurs jours, la position du malade est on ne peut pas plus grave, bien qu'elle ne soit pas tout-à-fait désespérée; la diminution des forces s'oppose à ce qu'on revienne aux émissions de sang, et d'ailleurs le peu d'effet qu'on a obtenu des premières, n'engagerait pas à y revenir encore. Dans ce cas, où presque toujours il existe un épanchement séro-purulent dans le péritoine, on doit, en même temps qu'on tient le ventre libre, chercher à augmenter la sécrétion urinaire, ou la transpiration cutanée; toutefois, si le danger paraît urgent, on ne doit pas s'en tenir à ces moyens rationnels sans doute, mais peu énergiques : on peut alors essayer les frictions mercurielles, à haute dose, répétées matin et soir sur tout le ventre; moyens dont quelques médecins, justement renommés, disent avoir obtenu des résultats avantageux; on doit joindre à ces frictions l'application, sur le ventre, d'un large vésicatoire, comme on le fait sur la poitrine, dans les cas où une pleurésie a résisté aux saignées. . . . . .

Il est rare, mais il n'est pas sans exemple, que la quantité de liquide amassée dans le ventre devienne assez considérable, pour rendre praticable l'opération de la paracentèse qui, dans les cas ordinaires, ne pourrait pas être faite sans danger de blesser les intestins trop peu distans de la paroi antérieure de l'abdomen. Doublet a vu plusieurs fois, à la suite de la péritonite puerpérale, se former spontanément au ventre des ouvertures par lesquelles s'est écoulée en grande abondance une matière *laiteuse*, et cet écoulement spontané, être suivi d'abord d'un soulagement sensible, puis d'une guérison complète. Il cite aussi plusieurs faits authentiques, dans lesquels la ponction du ventre, pratiquée dans les mêmes conditions, a été suivie du même succès. Il n'est pas absolument démontré, à la vérité, que ces collections purulentes eussent lieu dans le péritoine, et l'on ne peut se défendre de soupçonner qu'elles avaient peut-être leur siége entre le péritoine et les muscles abbominaux, ou même entre les divers plans formés par ces muscles eux-mêmes. Toutefois on doit reconnaître que, dans la péritonite comme dans la pleurésie, lorsque la période inflammatoire est passée, et qu'un épanchement abondant a résisté aux moyens précités, on peut, et l'on doit donner issue au liquide par une opération, plutôt que d'insister sur l'emploi de remèdes internes, quand les progrès continuels de la maladie en ont démontré l'impuissance.

Les formes diverses sous lesquelles se montre la péritonite réclament, dans le traitement, des modifications importantes. La force du pouls, la rougeur de la face, ajoutent encore à l'urgente indication de tirer du sang largement et promptement. La petitesse du pouls, la paleur du visage, l'altération des traits, ne sont pas, dans la péritonite, des contr'indications absolues à l'emploi de la saignée ; l'inflammation du péritoine produit souvent ces phénomènes chez les sujets les plus robustes, les plus aptes, par conséquent, à bien supporter les émissions sanguines ; et il n'est pas très-rare de voir alors, après une forte saignée, le pouls se développer, et la figure prendre une coloration meilleure. Lorsque la péritonite se montre escortée de symptômes bilieux, et particulièrement des signes d'un embarras gastrique, il est rarement utile d'administrer un vomitif : d'une part, les efforts qui accompagnent le vomissement, exaspèrent singulièrement les douleurs abdominales, et ajoutent à l'intensité de l'inflammation ; et d'autre part, il n'est pas rare de voir se dissiper en quelques jours, sous l'influence de la diète et des boissons acidulées, les signes qui indiquaient l'embarras de l'estomac. Toutefois, si le malade était sans cesse tourmenté par des vomituritions, s'il rejetait de temps à autre quelques matières bilieuses ou muqueuses, et si chaque vomissement était suivi d'un soulagement notable, on devrait essayer de provoquer un vomissement plus facile et plus complet, soit à l'aide de quelques verres d'eau tiède, soit même au moyen de douze à quinze grains d'ipécacuanha. Le fréquent usage qu'on a fait de ce vomitif, dans la péritonite puerpérale, prouve qu'il est des cas dans lesquels il est permis d'y recourir. Lorsque des symptômes nerveux ou ataxiques apparaissent dès le début de la péritonite, cette circonstance, qui rend le prognostic beaucoup plus fâcheux, n'apporte pas de changemens très-importans dans le traitement : la méthode antiphlogistique doit être employée avec énergie ; les bains sont alors tellement indiqués, qu'on doit réunir tous les soins possibles pour que le malade puisse en supporter l'usage. Si les symptômes nerveux ne se montrent qu'à une époque avancée de la péritonite, on a recours aux sinapismes, aux vésicatoires, aux remèdes antispasmodiques, et spécialement au musc préconisé singulièrement par des médecins très-habiles ; mais dans la grande majorité des cas, ces remèdes, comme tous les autres, sont sans effet. Si la péritonite se montre dès son principe avec une prostration extrême des forces, l'affaissement des traits, la diminution rapide de la chaleur, la faiblesse du pouls, la fétidité de la transpiration et des autres matières excrétées, éloignent jusqu'à l'idée de toute évacuation sanguine; on a recours aux révulsifs seuls ou combinés avec les toniques, moyens presque toujours impuissans contre un mal aussi grave.

La péritonite puerpuérale réclame quelques modifications dans son traitement. C'est particulièrement dans cette variété que les bons effets des laxatifs ont été constatés. La plupart des médecins placés à la tête des établissemens destinés à recevoir des femmes en couches, ont été conduits par leur propre expérience à ce résultat, comme le prouvent les recherches que M. Legouais a consignées dans sa thèse, et qui sont d'accord avec les faits qu'il a lui-même observés. Il est permis de penser avec lui que les bons effets qu'on a obtenus de l'ipécacuanha, dans plusieurs épidémies célèbres, et notamment dans celles qui ont régné à l'Hôtel-Dieu de Paris, en 1746 et 1774, ont pu être dus à l'action purgative de ce médicament, autant, et plus sans doute, qu'à son action vomitive. D'autres indications plus spéciales existent encore dans la péritonite qui succède à l'accouchement, celles de rappeler les lochies supprimées, de favoriser l'afflux du sang vers les mamelles et la sécrétion du lait. Dans le but de rappeler les lochies, on couvre les parties extérieures de la génération de fomentations émollientes, ou de cataplasmes de farine de lin; on applique des ventouses sèches à la partie supérieure et interne des cuisses, des sangsues aux grandes lèvres; mais on doit reconnaître que c'est surtout par la diminution et la cessation des phénomènes inflammatoires dont le péritoine est le siége que le cours des lochies se rétablit. Il en est à peu près de même de la sécrétion du lait; toutefois il convient aussi de la favoriser en couvrant les mamelles de coussinets ouatés, qui y concentrent la chaleur, et en faisant exercer, plusieurs fois le jour, sur le mamelon, une succion de quelques minutes, soit par l'enfant nouveau-né, ou par un jeune animal, soit à l'aide de quelqu'un des appareils inventés dans ce but.

Dans la péritonite qui est due à la rupture d'un organe creux, la mort est en général très-prompte et à peu près inévitable. La principale indication qui se présente ici est d'éloigner du malade toutes les circonstances qui pourraient favoriser le passage dans la cavité péritoniale des matières contenues dans l'organe perforé; on conçoit que, si la quantité de cette matière était très-petite et qu'elle restât dans le point le plus voisin du péritoine, il se pourrait que l'inflammation y restât bornée, que des adhérences produites par cette inflammation missent obstacle au passage des matières étrangères dans de nouveaux points, et posassent ainsi des limites à une maladie qui, dans les cas observés jusqu'ici, n'en a point connu. En conséquence, si le médecin est appelé près d'un malade, dès l'instant où l'apparition soudaine d'une douleur très-aiguë, dans un point fixe du ventre, marque le début de cette péritonite, il devra, en même temps qu'il fera tirer du sang du bras et couvrir de sangsues le point affecté, recommander, 1° une immobilité *absolue*, plus rigoureuse encore que celle qu'on prescrit dans les péritonites ordinaires; 2° une attention continuelle à éloigner du point douloureux toute espèce de pression; le malade lui-même ne devra pas y poser la main, quelque vive que soit la douleur. 3° Dans le cas où la perforation paraîtrait avoir son siége dans quelque point du conduit digestif, une abstinence complète de toute espèce de boisson, afin de diminuer le plus possible les contractions de l'intestin, serait nécessaire, et de ne pas ajouter de nouvelles matières à celles qu'il contient. Si le malade était tourmenté par une soif vive, on lui permettrait seulement d'humecter sa bouche avec de l'eau fraîche qu'il rejeterait; ou tout au plus, de sucer, à des intervalles déterminés, quelques quartiers d'oranges. Si à l'aide de ces moyens, le mal paraissait se borner, on devrait insister sur leur usage pendant long-temps, plusieurs semaines au moins.

Lorsque la péritonite est consécutive à l'étranglement intérieur d'une anse intestinale, il faut, sans toutefois négliger les moyens propres à combattre la péritonite elle-même, s'attacher particulièrement à détruire l'étranglement qui l'a développée, qui l'entretient, et qui doit l'augmenter tant qu'il persistera. *Voyez* ENTÉRITE PHLEGMONEUSE.

Quant à la péritonite partielle qui est la moins grave de toutes les variétés de cette phlegmasie, on doit ne pas perdre de vue qu'elle pourrait s'étendre au reste de cette membrane, et qu'il ne faut rien négliger pour l'arrêter dans son début, et pendant qu'elle est généralement facile à combattre. Dans la grande majorité des cas, on parvient à suspendre cette inflammation par l'application d'un bon nombre de sangsues, vingt à quarante, par exemple, sur le point affecté; une large saignée dissipe, quelquefois aussi, comme par enchantement, une péritonite partielle. Du reste, les cataplasmes, les bains entiers et les demi-bains, les lavemens émolliens, les boissons délayantes, doivent être employés ici, comme dans la péritonite générale, concurremment avec les évacuations sanguines qu'il n'est presque jamais nécessaire de répéter un grand nombre de fois. C'est d'après les mêmes principes qu'on traite les péritonites qui succèdent aux plaies du ventre ou aux opérations chirurgicales, et qui sont presque toujours partielles dans leur début; toutefois, ici l'inflammation a communément plus de disposition à se propager vers les autres parties de la membrane séreuse, et par ce motif, il faut employer les évacuations sanguines avec plus d'énergie que dans la péritonite partielle spontanée, qui offre rarement cette extension.

Le traitement de la péritonite aiguë présente encore, quelle que soit sa forme, diverses modifications, relatives aux causes occasionnelles qui y ont donné lieu, à quelques symptômes prédominants, aux complications qu'elle peut offrir; mais les indications fournies par ces diverses circonstances sont les mêmes que dans les autres phlegmasies, et ont été exposées à l'article *inflammation*.

PÉRITONITE CHRONIQUE. L'inflammation chronique du péritoine succède presque toujours à l'inflammation aiguë, manifeste ou latente; il arrive quelquefois aussi, mais fort rarement, qu'elle est primitive : presque toujours alors dans son principe elle a été bornée à une portion du péritoine, et ne s'est étendue que peu à peu au reste de cette membrane. La péritonite chronique qui se développe de cette manière, est quelquefois la conséquence d'une contusion du ventre; ou reconnaît pour origine une inflammation chronique d'un des viscères abdominaux qui s'est propagée d'abord par contiguïté à son enveloppe péritonéale, puis par continuité à toute la membrane séreuse du ventre. Quand elle succède à une péritonite aiguë, cette transformation peut être due soit à l'omission des moyens convenables dans la première période de la maladie, soit à la nature même de celle-ci; car on ne peut nier que, quel que soit le traitement qu'on leur oppose, certaines inflammations ne passent à l'état chronique.

Les symptômes de la péritonite chronique sont très-différens de ceux qu'on observe dans la première et la seconde périodes de la péritonite aiguë, mais ils ont beaucoup de ressemblance avec ceux qui se montrent à son déclin. Le ventre est le siége d'une douleur profonde, peu intense, rarement continue, qui, dans le plus grand nombre des cas, ne devient manifeste que par la pression extérieure, ou par la contraction des muscles abdominaux dans un effort, ou par une secousse imprimée au corps soit dans un faux pas, soit par le cahotement d'une voiture. — Les digestions sont ordinairement laborieuses; le malade mange peu et digère mal; les alimens pèsent sur l'estomac et marquent leur trajet dans le conduit intestinal par des douleurs qui souvent se reproduisent chaque jour vers les mêmes heures; chez le plus grand nombre des malades il existe de la constipation, chez quelques-uns du dévoiement. Dans tous les cas, la face est pâle, les traits expriment le malaise et l'inquiétude, les forces et l'embonpoint sont diminués, et le malade est souvent obligé de garder la chambre ou même le lit; il a de la gêne dans la respiration et de la fréquence dans le pouls, particulièrement vers le soir. A ces phénomènes qu'on observe dans tous les cas de péritonite chronique, il s'en joint d'autres qui varient, selon qu'il existe un épanchement dans le péritoine, ou qu'il n'en existe point.

Dans le premier cas, le ventre est augmenté de volume; il rend à la percussion un son mat, soit dans une partie, soit dans la totalité de sa surface; il peut même présenter une fluctuation, communément obscure, rarement très-manifeste. Il est plus ferme, plus tendu qu'à l'ordinaire : quelquefois des nausées, et même des vomituritions se joignent aux troubles de la digestion qui sont communs aux deux variétés de la péritonite. Il n'est pas rare non plus d'observer dans celle qui nous occupe un gonflement œdémateux, ordinairement borné aux membres inférieurs et aux parois du ventre.

Dans le second cas, le ventre est plutôt diminué qu'augmenté de volume; il présente dans toute son étendue, à la pression, un degré de résistance et de fermeté qui ne lui est pas naturel, et qui ne tient pas à la contraction des muscles de ses parois; il offre de plus dans quelques cas, vers la région ombilicale, une saillie mal circonscrite et peu considérable, formée par les intestins agglomérés au-devant de la colonne vertébrale. Cette variété succède quelquefois à la première; celle-ci ne remplace jamais la seconde.

Sous ces deux formes, la péritonite chronique marche communément avec beaucoup de lenteur : souvent elle paraît demeurer stationnaire pendant plusieurs mois; elle peut même offrir une ou plusieurs fois un amendement qui presque toujours n'est que passager; en effet, la mort est la terminaison la plus ordinaire de la première variété; elle est la fin presque constante de la seconde. Dans celle-ci, un dévoiement très-intense qui survient presque toujours dans une période avancée de la maladie en hâte le terme; dans l'autre, le malade paraît succomber aux progrès de la faiblesse, qui augmente de jour en jour. Quelquefois aussi, mais très-rarement, et presque toujours d'une manière accidentelle, par l'effet d'une perforation, par exemple, la péritonite chronique redevient aiguë et le malade peut succomber en quelques jours.

Le diagnostic de la péritonite chronique est souvent obscur, dans les cas surtout où elle a eu primitivement cette forme. Des douleurs abdominales, sourdes, passagères, qui n'augmentent que très-lentement, auxquelles le malade lui-même fait à peine attention, qui ne l'empêchent pas de vaquer à ses affaires, et qui n'amènent qu'insensiblement quelque diminution dans son embonpoint et ses forces, sont des signes trop vagues d'une péritonite commençante pour qu'on puisse la reconnaître dans son début et souvent même après quelques semaines. Ce n'est en général que quand le ventre acquiert ou du volume ou de la fermeté, que les malades réclament les secours de l'art et que le médecin consulté peut asseoir son jugement : dans l'un des cas, la péritonite chronique a donné lieu à l'épanchement d'une certaine quantité de liquide dans le ventre; dans l'autre, à l'adhérence réciproque des parties contenues : alors il est rare que le diagnostic présente de l'obscurité. Mais lorsque la péritonite chronique est partielle, et surtout lorsqu'elle occupe une région profonde et peu considérable du ventre, il est si difficile de la reconnaître, que dans beaucoup de cas elle s'est présentée à l'ouverture des cadavres, sans avoir été ni pu être soupçonnée pendant la vie. Quand l'inflammation partielle ou générale du péritoine s'est d'abord montrée sous forme aiguë, cette circonstance est toujours d'un grand poids pour fixer le diagnostic.

Les lésions observées à l'ouverture des cadavres sont très-nombreuses et très-variées, sans parler même de celles qui sont communes à toutes les inflammations chroniques des membranes séreuses. Si le ventre est augmenté de volume, on trouve un liquide épanché dans sa cavité; s'il ne l'est pas, on trouve seulement des adhérences.

Le liquide épanché dans le péritoine, à la suite de l'inflammation chronique de cette membrane, est presque toujours séreux et mêlé à des flocons albumineux plus ou moins abondans. Il est rare d'y trouver une matière purulente, à moins que l'épanchement ne soit partiel; sans doute parce que la présence d'un liquide purulent sur toute la surface du péritoine entraîne en général trop rapidement la mort, pour que la maladie passe à l'état chronique. Les fausses membranes sont ordinairement très-fermes, quelquefois multiples, de couleur du reste très-variable, et forment une couche épaisse entre le liquide qu'elles contiennent et à la production duquel elles ont nécessairement eu une très-grande part, et le péritoine qu'elles recouvrent. Dans quelques cas après avoir incisé les parois abdominales et laissé écouler le liquide, on ne voit aucun des viscères, on n'aperçoit pas même leurs formes; la fausse membrane semble appuyer immédiatement en haut sur le diaphragme, en arrière sur la colonne vertébrale et sur les muscles lombaires; mais, si on l'enlève ou si on l'incise, on retrouve au-dessous d'elle les viscères refoulés par le liquide, et considérablement diminués de volume par la suite de la compression à laquelle ils ont été soumis.

Lorsqu'il n'y a pas de liquide épanché dans le péritoine, on trouve cette membrane partout adhérente à elle-même à l'aide, soit de concrétions membraniformes plus ou moins denses, soit d'un tissu lamineux ou cellulaire, qui paraît être le résultat d'une transformation organique opérée peu à peu dans les fausses membranes. Lorsqu'à l'ouverture du cadavre, le scalpel est dirigé par des mains peu accoutumées aux recherches anatomiques, il n'est pas rare de le voir atteindre la colonne vertébrale, alors que l'opérateur croit n'être pas encore parvenu dans la cavité péritonéale qui a disparu; erreur grossière, sans doute, mais que favorisent, et que peuvent jusqu'à un certain point expliquer l'amincissement des parois du ventre et l'atrophie des intestins. Entre les feuillets contigus de ces productions membraneuses, on rencontre quelquefois çà et là quelques petits amas de matière purulente concrète, ayant beaucoup d'analogie avec des tubercules; chez d'autres sujets on trouve une véritable matière tuberculeuse développée dans le tissu cellulaire qui unit le péritoine aux parties voisines et particulièrement aux intestins, comme on y trouve quelquefois aussi des granulations transparentes. Le développement des tubercules dans le ventre chez des sujets atteints de péritonite chronique, avec ou sans épanchement, a souvent été cité par les partisans du système de l'irritation comme une preuve de la nature inflammatoire de cette lésion organique; mais un examen plus attentif détruit ce qu'un premier aperçu peut offrir de spécieux. D'abord on a souvent confondu avec des tubercules les petites concrétions purulentes contenues dans le péritoine lui-même, et qui ne sont que les restes d'un ancien épanchement, incomplétement résorbé. Quant aux véritables tubercules qu'il n'est pas très-rare de rencontrer à la surface adhérente du péritoine, les recherches très-exactes faites à l'hôpital de la Charité, par M. Louis, ont fait reconnaître que dans tous les cas, sans exception, où ces tubercules ont été observés, il en existait simultanément dans d'autres organes et spécialement dans les poumons, qui n'offraient le plus souvent aucune trace d'inflammation. Or, dans tous ces cas, où il existait des tubercules à la fois dans plusieurs organes, on doit admettre qu'une même cause a déterminé leur développement; or, par cela même qu'on a trouvé dans le poumon des tubercules sans inflammation concomitante, on doit reconnaître que l'inflammation dont ils sont escortés dans le péritoine, n'est pas la condition nécessaire de leur production, n'est pas leur cause, ou du moins leur cause principale; car nous ne voulons pas dire que chez un individu chez lequel existe la diathèse tuberculeuse, l'inflammation du péritoine ne puisse concourir au développement de tubercules dans cette membrane.

Les tubercules développés dans le tissu cellulaire qui unit le péritoine aux parties voisines sont susceptibles, comme ceux qui se montrent ailleurs, de se ramollir, de s'ulcérer, et même de donner lieu à des perforations. J'ai vu à l'hôpital de la Charité avec M. Louis des ulcérations tuberculeuses de ce genre, sur l'intestin grêle d'un individu qui avait succombé à une péritonite chronique. Un grand nombre de tubercules existait sur l'intestin, à son bord concave ou adhérent. Parmi ces tubercules les uns n'avaient envahi que la membrane musculaire, d'autres s'étendaient à la tunique celluleuse; d'autres enfin avaient détruit toute l'épaisseur de l'intestin et produit des trous qui au nombre de quinze ou vingt, établissaient des communications entre le cavité de l'intestin et celle du péritoine, et avaient donné lieu à un épanchement de matières fécales dans cette dernière. Par leur siége au bord adhérent de l'intestin comme par leur développement et leurs progrès de l'extérieur de l'intestin vers l'intérieur, ces ulcères forment un contraste remarquable avec ceux qui ont lieu, soit dans les fièvres graves, soit même dans la phthisie.

Il n'est pas très-rare de rencontrer dans la péritonite chronique d'autres perforations, produites sans doute de la même manière, qui établissent des communications entre des portions contiguës du conduit intestinal. Ces perforations n'entraînent pas immédiatement la mort comme celles qui permettent aux matières alimentaires ou fœcales de passer dans le péritoine; mais en établissant une communication entre le commencement de l'intestin grêle et le colon par exemple, elles permettent aux alimens d'être transmis au dehors sans parcourir le trajet nécessaire à leur élaboration et à leur absorption; et cette condition qui rapproche ces malades de ceux qui ont un anus contre nature, contribue à augmenter leur faiblesse et à hâter leur mort. Enfin dans les cas où ces perforations n'existent point, et où la seule lésion consiste en une simple agglomération de toute la masse intestinale avec les parois du ventre et les autres viscères, la membrane muqueuse est presque toujours altérée, soit dans sa consistance, soit dans sa couleur.

L'inflammation chronique du péritoine est le plus souvent au-dessus des ressources de l'art : le médecin doit principalement s'attacher à éloigner toutes les circonstances qui pourraient en précipiter le cours : il doit également ne négliger aucun des moyens qui paraissent propres à procurer une guérison qu'il n'est pas toujours impossible d'obtenir. Pour remplir la première indication, il conseillera le repos, un régime sévère, mais non pas une abstinence absolue, un soin continuel à éviter toute pression sur le ventre, toute secousse, tout effort qui réveilleraient la douleur. Parmi les moyens propres à remplir la seconde indication, les principaux sont les bains entiers et les demi-bains simples ou médicamenteux, émolliens ou sulfureux, ceux d'eaux minérales naturelles ou artificielles, les douches en arrosoir administrées avec de grandes précautions, les fomentations, les cataplasmes, les onctions, les frictions mercurielles, les exutoires, tels que vésicatoires, cautères, moxas ou séton établis sur le ventre ou à la partie supérieure des cuisses. A ces moyens variés, il est quelquefois nécessaire de joindre l'application de sangsues soit sur tout le ventre, soit sur une de ses régions, quand la récrudescence des phénomènes inflammatoires rend leur usage nécessaire. Dans quelques cas aussi où des erreurs de régime ou des causes extérieures de tout autre genre ont prolongé et entretenu une péritonite primitivement aiguë, la méthode antiphlogistique employée dans une mesure convenable, convient encore après quelques mois de durée, comme dans le début de la maladie. (CHOMEL.)

PERKINISME. Moyen thérapeutique ainsi désigné du nom de son inventeur le Dr Perkins, qui exerçait la médecine à Plainfield, dans l'Amérique septentrionale. Ce moyen consiste dans un procédé opératoire simple, et que chacun peut facilement répéter. Deux longues aiguilles de métal différent, l'une de laiton, l'autre de fer blanc, émoussées à l'une de leurs extrémités et pointues à l'autre, sont promenées perpendiculairement par l'opérateur sur les parties malades ou dans leur voisinage. Pour les céphalalgies on dirige les aiguilles sur le front, les tempes ou sur la nuque; dans les rhumatismes des extrémités on les promène le long du rachis et des membres. L'application des aiguilles de Perkius long-temps continuée, détermine une légère excitation à la peau, et quelquefois même un peu de rubéfaction. On retrouve dans le perkinisme quelque analogie avec un ancien usage populaire qui consiste à combattre la douleur des dents, en touchant avec un clou de fer non aimanté le rebord alvéolaire ou la dent malade. L'expérience prouve que l'application du clou dans l'odontalgie et celle des aiguilles de Perkins, dans les douleurs qui occupent différentes parties du corps, sont quelquefois utiles. On a vu, en effet, des céphalalgies nerveuses, des rhumatismes articulaires et musculaires peu aigus, céder, au moins momentanément, à l'action des aiguilles de Perkins; on a même reconnu qu'en les dirigeant le long du rachis, on diminuait les douleurs dorsales des phthisiques. Comme tout ce qui tient du merveilleux a une grande influence sur l'imagination, on a préconisé le perkinisme dans une foule de maladies, et on en a fait une espèce de panacée, de sorte que ce moyen est devenu presque aussi ridicule, aux yeux des hommes sages, que le mesmérisme. Cependant il ne paraît pas être sans effet; il stimule évidemment la peau, en agissant sans doute sur le fluide électrique : les médecins ne doivent donc pas dédaigner de faire de nouvelles recherches sur l'application de cet agent thérapeutique. (GUERSENT.)

PERLE, s. f., *margarita*. Ce produit précieux, qui se forme dans plusieurs coquillages, était autrefois employé en thérapeutique. Il est composé de carbonate calcaire et d'une gélatine animale. On s'en servait comme d'un astringent, d'un absorbant. Les perles sont aujourd'hui entièrement consacrées au luxe; et la thérapeutique n'en souffre nullement, puisqu'elle a à sa disposition des substances beaucoup moins chères et aussi efficaces. — On a quelquefois désigné sous le nom de *perle* le leucoma lorsqu'il est saillant et d'un blanc bleuâtre. Des petits abcès de la cornée qui offrent le même aspect, ainsi que le ptérygion ont reçu cette dénomination, qui, du reste, n'est usitée que dans le langage vulgaire.

PERNICIEUX, adj., *perniciosus*; on a désigné sous le nom de fièvres pernicieuses les fièvres intermittentes qui sont accompagnées de symptômes très-graves et qui sont ordinairement mortelles après un très-petit nombre d'accès, lorsqu'ils n'ont pas été prévenus par le quinquina. *Voyez* INTERMITTENTES (fièvres).

PÉRONÉ, s. m., *fibula*. Os pair, irrégulier, situé un peu obliquement à la partie externe de la jambe, de sorte que son extrémité inférieure est placée sur un plan plus antérieur que son extrémité supérieure; on le divise en extrémités tibiale et tarsienne, et en partie moyenne ou corps : l'extrémité supérieure du péroné, plus petite que l'inférieure, offre en dedans et en haut une surface articulaire qui correspond à une semblable située sur la tubérosité externe du tibia; en dehors elle est rugueuse, présente une petite apophyse conique, et donne attache au tendon du biceps, au ligament externe de l'articulation du

GENOU et à ceux de l'articulation péronéo-tibiale. L'extrémité inférieure est alongée, aplatie transversalement, forme la malléole externe, s'articule en dedans avec l'astragale par une surface triangulaire au-dessous de laquelle est une petite cavité raboteuse, où s'insère un des ligamens de l'articulation tibio-tarsienne; en dehors elle est convexe, saillante, sous-cutanée; en devant existent des inégalités pour des insertions ligamenteuses; en arrière, on trouve une coulisse que traversent les tendons des muscles péroniers, et tout-à-fait en bas elle donne attache à l'un des ligamens externes de l'articulation tibio-tarsienne.

La partie moyenne ou le corps du péroné, très-grêle, légèrement tordue sur elle-même, offre trois lignes saillantes; l'une est externe, se contourne suivant sa longueur, donne attache à une aponévrose intermédiaire aux muscles péroniers latéraux, fléchisseur propre du premier orteil, et solaire. L'autre ligne est interne et très-prononcée dans son milieu; à sa partie inférieure se fixe le ligament interosseux, et en haut, le jambier postérieur et le fléchisseur propre du gros orteil. Enfin, la troisième ligne, qui est antérieure et à peine marquée supérieurement, se contourne un peu en dehors inférieurement où elle se bifurque, et donne attache à une aponévrose qui sépare les péroniers latéraux de l'extenseur commun des orteils et du péronier antérieur. Entre ces lignes sont trois faces longitudinales : l'externe donne attache aux péroniers latéraux; l'interne est divisée en deux parties par une ligne saillante et longitudinale : de ces deux parties, l'antérieure donne insertion à l'extenseur propre du gros orteil, à l'extenseur commun des orteils, et au péronier antérieur; à la partie postérieure se fixe le jambier postérieur. Enfin, la troisième face du péroné est tournée en arrière, donne attache en haut au muscle solaire, plus bas au long fléchisseur du gros orteil, et inférieurement elle s'élargit, devient interne, et se joint au tibia. Cet os se développe par trois points d'ossification, un pour le corps et un pour chaque extrémité.

PÉRONÉO-TIBIAL, ALE, adj.; qui appartient à la fois au tibia et au péroné.

PÉRONÉO-TIBIALES (articulations). Elles sont au nombre de trois; celles de l'une et l'autre extrémités du péroné, et celle de sa partie moyenne.

L'articulation péronéo-tibiale supérieure est une arthrodie. Elle résulte du rapprochement de deux surfaces recouvertes de cartilage, tapissées et entourées d'une capsule synoviale, et maintenues en contact par deux ligamens, l'un antérieur, et l'autre postérieur. Le ligament antérieur est composé de fibres plus ou moins rapprochées les unes des autres, dirigées transversalement de l'extrémité tibiale du péroné à la tubérosité externe du tibia. Ce ligament est fortifié par quelques fibres qui se détachent du tendon du biceps fémoral, et s'attachent au tibia. Le ligament postérieur est moins marqué que le précédent : ses fibres, réunies en plusieurs faisceaux séparés, se fixent au tibia et au péroné.

L'articulation péronéo-tibiale inférieure est formée par le rapprochement de deux surfaces, l'une convexe et triangulaire appartenant au péroné, l'autre également triangulaire, mais concave, appartenant au tibia. Ces deux surfaces ne sont recouvertes de cartilage qu'inférieurement, le reste de leur étendue donne attache à des fibres ligamenteuses. L'articulation est aussi affermie par un ligament antérieur et un ligament postérieur. Le premier se fixe au-devant de l'extrémité tarsienne du péroné et à la portion voisine du tibia. Ses fibres sont d'autant plus longues qu'elles sont plus inférieures, et laissent entr'elles des espaces remplis par du tissu cellulaire et des vaisseaux. Le ligament postérieur ressemble à l'antérieur; ses fibres, recouvertes par les péroniers latéraux, et séparées par des intervalles celluleux, se fixent d'une part à l'extrémité tarsienne du péroné et à la partie voisine du tibia; elles se confondent en bas avec d'autres fibres venant également du péroné. Quant à la jonction du corps de cet os avec le tibia, elle ne peut être appelée articulation; cette union a lieu au moyen d'une membrane ligamenteuse qui occupe l'intervalle de ces deux os, et s'attache d'une part à la ligne externe et saillante du tibia, et de l'autre, à celle qui divise longitudinalement la face interne du péroné, ainsi qu'à la partie inférieure de la ligne interne de cet os. Cette membrane fibreuse, qu'on nomme ligament interosseux, présente en haut, près le péroné, une ouverture traversée par les vaisseaux tibiaux antérieurs qui sont ensuite appliqués sur la face antérieure de cette membrane, ainsi que les muscles jambiers antérieurs, long extenseur commun des orteils, extenseur propre du gros orteil et péronier antérieur. Sa face postérieure est recouverte par les muscles jambiers postérieurs et long fléchisseur du gros orteil. Cette membrane ligamenteuse offre en outre quelques ouvertures qui livrent passage à des vaisseaux, et inférieurement une dernière qui est assez large, et que traverse une branche de l'artère péronière.

PÉRONIER, ÈRE, adj., *peronæus;* qui est relatif au péroné.

PÉRONIÈRE (l'artère) naît de l'artère poplitée, se dirige un peu obliquement en dehors, située sur le bord interne du péroné qu'elle suit verticalement jusqu'au tiers inférieur de la jambe, placée d'abord sur le muscle jambier postérieur, puis dans son épaisseur, et recouverte postérieurement par le fléchisseur du gros orteil et les muscles solaire et jumeaux; dans son trajet, ce vaisseau fournit des rameaux assez nombreux aux muscles de la jambe, et vis-à-vis le tiers inférieur du membre il se divise en deux branches, l'une postérieure, et l'autre antérieure. La première continue de descendre dans la direction du tronc commun sur la face postérieure du péroné jusqu'au côté externe du calcanéum, en donnant quelques rameaux musculaires; ensuite elle se termine en plusieurs ramifications sous-cutanées, dont une entre autres passe transversalement sous la malléole externe, et s'anastomose avec le rameau externe de la tibiale antérieure. La branche antérieure manque quelquefois, et d'autres fois elle est très-volumineuse; elle traverse le ligament interosseux, passe sous le muscle petit péronier ou péronier antérieur, auquel elle fournit quelques ramuscules, descend au-devant de l'articulation péronéo-tibiale, et se recourbant en avant et en dedans, elle s'anastomose avec l'artère tibiale antérieure en formant une arcade de laquelle naissent des rameaux qui se répandent sur l'articulation du pied et dans le muscle pédieux.

PÉRONIERS (muscles). Ils sont au nombre de trois qu'on distingue en grand, moyen et petit.

Le muscle *grand péronier*, ou *long péronier latéral*, s'étend d'abord de la partie supérieure externe du péroné à la partie postérieure de la malléole externe; au delà de cette éminence, il se dirige vers le cuboïde, passe sous cet os, et se porte vers le côté externe et inférieur de l'extrémité postérieure du premier os du métatarse, auquel il va s'attacher en passant au-dessus de la plupart des muscles de la plante du pied. Ce muscle est presque prismatique et triangulaire supérieurement, mince, étroit et aplati inférieurement; oblique de haut en bas et d'avant en arrière jusqu'au bord externe du pied, et d'arrière en avant et de dehors en dedans, dans le reste de son étendue. A la jambe, ce muscle, recouvert par l'aponévrose, est appliqué sur le péroné, et plus bas sur le muscle court péronier au tendon duquel il est uni vers l'articulation du pied. Ce muscle est aponévrotique à son extrémité supérieure, charnu dans ses deux tiers supérieurs, et tendineux dans son tiers inférieur. La portion de son tendon qui correspond au cuboïde présente dans son épaisseur un noyau cartilagineux et quelquefois osseux, résultat des frottemens répétés contre cette partie des parois du canal fibro-cartilagineux qui le maintient. Ce muscle étend le pied sur jambe en tournant sa pointe en dehors, et en élevant son bord externe. Il agit aussi sur la jambe qu'il étend sur le pied.

Le muscle *moyen péronier*, ou *court péronier latéral*, s'étend depuis le tiers moyen de la face externe du péroné jusqu'au côté supérieur de l'extrémité postérieure du cinquième os du métatarse. Ce muscle est alongé, aplati, plus large et plus épais à sa partie moyenne qu'à ses extrémités. Il s'attache supérieurement à la face externe du péroné depuis son tiers supérieur jusqu'à son quart inférieur; inférieurement à la partie supérieure de l'extrémité postérieure du cinquième os du métatarse, par un tendon qui se réfléchit sous la malléole externe, comme celui du grand péronier. Ce muscle est tendineux dans son tiers inférieur, et charnu dans ses deux tiers supérieurs. A la jambe il correspond au long péronier, à l'aponévrose jambière et au péroné : il s'enfonce ensuite sous le calcanéum dans une gaîne fibro-cartilagineuse analogue à celle du précédent. Ce muscle étend le pied sur la jambe en élevant un peu son bord externe; il peut aussi agir sur la jambe et l'étendre sur le pied.

Le muscle *petit péronier*, ou *péronier antérieur*, s'étend depuis le tiers inférieur du bord antérieur et de la face interne du péroné, jusqu'à l'extrémité postérieure du cinquième os métatarsien. Il est alongé, aplati, dirigé verticalement jusqu'au ligament annulaire du tarse, et dans le reste de son étendue, il est oblique d'arrière en avant et de dedans en dehors, recouvert en dehors par l'aponévrose jambière, voisin du court péronier, et confondu en dedans avec le muscle extenseur commun des orteils; au pied, il est recouvert par les ligamens appliqués sur le pédieux et sur le dernier os métatarsien. Il est tendineux inférieurement et charnu supérieurement. Ce muscle fléchit le pied sur la jambe en relevant son bord externe. Il peut aussi fléchir la jambe sur le pied. (MARJOLIN.)

PEROXYDE, s. m. : mot employé pour désigner celui des oxydes d'un même corps qui contient la plus grande quantité possible d'oxygène : on dit *peroxyde de manganèse* ou oxyde de manganèse *au maximum*.

PERSIL, s. m., *apium petroselinum*. L. Rich., *Bot. méd.*, t. II, p. 462. Le persil, que nous avons transporté de nos champs, où il croît sauvage dans les lieux stériles et incultes, dans nos jardins potagers où nous le cultivons depuis si longtemps, est une plante bisannuelle appartenant à la famille des ombellifères et à la pentandrie digynie. Sa racine, perpendiculaire et de la grosseur du doigt, est blanche, charnue, un peu ferme, rameuse vers sa pointe, ou quelquefois simple. Son odeur et sa saveur sont extrêmement fortes et aromatiques dans les individus sauvages, mais elles s'affaiblissent beaucoup chez ceux qui sont cultivés dans nos jardins. La tige qui s'en élève est cylindrique, glabre, striée longitudinalement, haute d'environ deux pieds, non glauque, rameuse supérieurement. Les feuilles sont décomposées en lobes pinnatifides, et comme cunéiformes, glabres, mais non luisans. Les fleurs sont d'un jaune très-pâle, formant des ombelles terminales, accompagnées chacune d'un involucre composé de six à huit folioles linéaires; chaque ombellule est aussi munie d'un involucelle d'un égal nombre de folioles. Les fruits sont ovoïdes un peu alongés, marqués de stries longitudinales à peine saillantes.

Le persil ressemble beaucoup à la petite ciguë dont nous avons omis de parler au mot *ciguë*, et dont nous traiterons à celui de *petite ciguë*, et il est fort important de l'en bien distinguer, puisque cette dernière est essentiellement vénéneuse. Nous exposerons comparativement les deux caractères de ces deux plantes, lorsque nous aurons décrit la petite ciguë. *Voyez* ce mot.

La racine de persil, surtout celle de persil sauvage, est un médicament excitant assez énergique, qui tantôt porte son action sur l'appareil urinaire, et tantôt sur la peau, c'est-à-dire qu'il agit ou comme diurétique ou comme diaphorétique. Mais dans le premier cas, on ne doit y recourir que lorsqu'on se propose d'exciter l'action des reins ralentie par une cause débilitante locale ou générale. Dans le second cas, on employait autrefois la racine de persil dans les exanthèmes, et particulièrement dans la variole, quand l'éruption semble vouloir disparaître ou qu'elle ne se montre qu'avec peine, et qu'on veut en favoriser l'apparition. Les feuilles fraîches étaient aussi employées autrefois, appliquées sur les engorgemens indolens des mamelles, et ses fruits, qui sont légèrement excitans et aromatiques, étaient placés au rang des médicamens carminatifs.

Nous croyons inutile de parler ici des usages des feuilles de persil, comme assaisonnement dans une foule de préparations culinaires, où il est de la plus grande importance de ne le pas confondre avec la petite ciguë. (A. RICHARD.)

PERSPIRATION, s. f., *perspiratio*. Ce mot, introduit dans la langue médicale par M. Chaussier, est synonyme d'*exhalation*, et désigne parconséquent une des espèces de sécrétions qui ont lieu dans l'économie animale. *Voyez* SÉCRÉTION.

PERSPIRATOIRE, adj., qui a trait à la perspiration. *Sécrétion perspiratoire*, *humeurs perspiratoires*.

PERTE, s. f. Mot employé vulgairement pour désigner les divers écoulemens qui ont lieu par les organes génitaux de la femme; ainsi on dit : *Une perte rouge*, *une perte de sang ou simplement une perte*, pour une hémorrhagie utérine; une perte blanche, pour une leucorrhée. Quelques femmes disent aussi qu'elles ont leurs pertes, pour indiquer qu'elles ont leurs menstrues.

PERTURBATION, s. f., *perturbatio*; on désigne ainsi, en thérapeuthique, la médication plus ou moins active au moyen de laquelle on imprime aux maladies une marche différente de celle qui leur est naturelle, ou par laquelle on les fait cesser par suite de l'action énergique qu'on détermine sur l'organe malade lui-même ou sur d'autres organes. Les moyens qu'on emploie dans ce but sont nommés *perturbateurs*, et le mode de traitement, *médecine perturbatrice*. *Voy.* TRAITEMENT, THÉRAPEUTIQUE.

PERVENCHE PETITE, s. f., *vinca minor*, Rich. *Bot. méd.*, t. 1, p. 320. Jolie petite plante vivace, sousfrutescente à sa base, ayant sa tige rameuse étalée et ses rameaux redressés. Ses feuilles opposées, courtement pétiolées, sont ovales alongées, aiguës, entières, d'un vert clair et très lisses. Ses fleurs, d'un beau bleu d'azur et assez grandes, sont portées sur de longs pédoncules grêles et solitaires, qui naissent de l'aisselle des feuilles supérieures. Leur calice est cylindracé, à cinq divisions étroites et tubulées; la corolle est monopétale régulière, infundibuliforme, ayant son limbe plane et à cinq divisions presque cunéiformes. Les cinq étamines sont incluses et le fruit est un double follicule assez court, renfermant des graines dépourvues d'aigrette. La petite pervenche est très-commune dans les bois couverts, les haies et les buissons, où ses fleurs s'épanouissent dès les premiers jours du printemps.

Les feuilles de la petite pervenche sont à peu près inodores; mais leur saveur est très-amère et assez astringente. Cette dernière saveur prédomine, même quand les feuilles sont desséchées. Elle paraît due à une quantité de tannin et d'acide gallique assez considérable même pour qu'au rapport de M. De Candolle, ces feuilles soient employées avec avantage dans quelques contrées au tannage des cuirs. La petite pervenche est un médicament à la fois tonique et astringent, quand on le donne à faible dose, et autrefois il jouissait d'une certaine réputation dans les hémorrhagies dites *passives*, c'est-à-dire celles qui ne sont pas accompagnées d'une irritation locale ou générale. Néanmoins aujourd'hui ce médicament est fort peu usité dans ce cas. Donnée à dose un peu plus élevée, la petite pervenche agit comme légèrement purgative et comme diaphorétique. C'est sous ce rapport qu'on en fait un usage en quelque sorte populaire lorsqu'après l'accouchement ou au moment où l'on veut cesser l'allaitement on se propose d'établir une sorte de dérivation au sang qui afflue vers les mamelles pour y déterminer la sécrétion du lait. La décoction faite avec une once de canne de Provence et deux gros de feuilles de petite pervenche forme une tisane très-fréquemment usitée.

La grande pervenche *vinca major*, L., qui a absolument le même port que la précédente, si ce n'est qu'elle est plus grande dans toutes ses parties, jouit de propriétés entièrement analogues et peut lui être substituée. (A. RICHARD.)

PERVERSION, s. f., *perversio*, corruption, altération. Ce mot a été employé en médecine dans une acception assez difficile à déterminer quand on ne veut pas se contenter d'idées vagues. Sous le nom de perversion des forces, des propriétés vitales, de la sensibilité, on a désigné l'état dans lequel on suppose ces forces ou ces propriétés lorsque les phénomènes organiques qu'on y rapporte, sans être ni augmentés ni diminués dans leur intensité, se manifestent d'une manière différente de leur état normal. Ainsi, l'on dit qu'il y a perversion de la sensibilité, que la sensibilité est pervertie, lorsque l'on éprouve par l'influence des corps extérieurs des sensations insolites. Suivant cette manière de s'exprimer, le goût, l'odorat sont pervertis quand on perçoit des saveurs, des odeurs autres que celles qui devraient naturellement être perçues. Les convulsions sont une perversion de la motilité, de la propriété contractile. Ces exemples montrent le défaut de justesse de l'acception dans laquelle on prend le mot *perversion*. C'est se payer d'un terme, au lieu de remonter à la condition organique du phénomène qu'on veut exprimer. C'est du reste le défaut inhérent aux théories basées sur les propriétés vitales.

PESSAIRE, s. m., *pessarium*. On donne ce nom à des instrumens que l'on place dans le vagin, pour maintenir la matrice dans sa situation naturelle, dans les cas de déplacement de cet organe. La matière dont on forme les pessaires varie, et on a employé successivement l'or, l'argent, le plomb, l'ivoire, le liége, le bois et la gomme élastique. On a renoncé à l'usage des pessaires métalliques, à raison de leur prix élevé, de leur pesanteur, et surtout parce que, dans quelques cas, ils se sont trouvés altérés et percés par les mucosités du vagin et de la matrice, et ont donné lieu à des accidens plus ou moins graves. On a également renoncé aux pessaires de bois et à ceux qu'on faisait avec du liége enduit d'une couche de cire, parce que ces corps poreux s'imbibent des matières muqueuses du vagin, les retiennent, donnent lieu à des écoulemens fétides, et se pourrissent avec une grande facilité. On construit encore assez souvent les pessaires en ivoire, bien qu'on ait prétendu, d'après une observation communiquée par Camper à l'ancienne Académie de chirurgie, qu'ils pouvaient se ramollir et se tordre dans le vagin. Maintenant, on construit presque tous les pessaires en laine ou en feutre serré que l'on recouvre d'une couche assez épaisse d'huile siccative de lin, ou d'une dissolution de gomme élastique.

Les dimensions des pessaires doivent être en rapport avec celles des parties dans lesquelles on les applique. La forme des pessaires varie : ainsi, ils ont été appelés *pessaires en gimblette*, *en bondon, en bilboquet, ronds ou à boule, en huit de chiffre, élythroïdes*, etc.

Les pessaires en gimblette représentent une espèce d'anneau épais, légèrement déprimé, et dont l'ouverture centrale varie pour l'étendue. Les uns sont arrondis, et les autres oblongs.

Les pessaires en bondon ont la forme d'un cône alongé, à sommet tronqué, et dont la base, disposée en cupule, est destinée à recevoir le col de la matrice, et présente une cavité centrale, destinée au passage des règles.

Les pessaires en bilboquet, que l'on appelle aussi pessaires *à pivot* ou *à tige*, se composent d'un anneau ou d'une cuvette soutenue par trois branches, lesquelles se réunissent en une tige commune, à quelque distance de leur origine. Cette tige porte, à son extrémité libre, de petits trous dans lesquels on passe les liens destinés à maintenir l'instrument en place. Lorsque le pessaire se termine par une cuvette, celle-ci doit être percée, suivant M. Desormeaux, de trous assez petits pour que le col de la matrice ne puisse pas s'y engager, et la tige doit être creuse, pour donner passage aux menstrues. M. Récamier a fait construire des pessaires en bilboquet, dont la tige porte à l'intérieur un ressort en boudin : l'élasticité de la tige offre l'avantage de décomposer les mouvemens qui pouvaient être imprimés à l'extrémité de l'instrument qui sort du vagin, et de rendre plus douce la pression que la matrice exerce sur le pessaire, lors du resserrement de la cavité abdominale, pendant les efforts.

Les pessaires ronds ou à boule, que l'on emploie fréquemment en Angleterre, représentent des sphères légèrement déprimées et percées d'une ouverture centrale dans le sens de la dépression.

On a quelquefois employé, pour soutenir la matrice, des éponges taillées en pessaires, et que l'on introduisait dans le vagin après les avoir comprimées, suivant leur longueur, afin que l'introduction en fût plus facile.

Le plus ordinairement, on se sert des pessaires pour maintenir la matrice dans les cas de prolapsus ou de chute, d'antéversion et de rétroversion de cet organe. On y a eu recours également avec succès, pour maintenir les diverses espèces de hernies, qui peuvent faire saillie dans la cavité du vagin. Si l'on examine comparativement les diverses espèces de pessaires dont on a fait usage, on voit qu'ils présentent des avantages et des inconvéniens qui doivent faire préférer telle ou telle espèce, suivant les cas.

Ce n'est point d'abord, comme on la prétendu, sur les tubérosité de l'ischion, que les pessaires, entièrement renfermés dans le vagin, prennent leur point d'appui. Il faudrait, pour cela, qu'ils eussent au moins quatre pouces de diamètre. C'est sur le périnée, au-dessus des grandes lèvres, que ces instrumens prennent ce point d'appui.

Les pessaires en gimblette, n'ayant guère plus d'un pouce d'épaisseur, ne remédient qu'incomplétement à la descente de la matrice; et s'ils produisent du soulagement, c'est surtout parce qu'ils écartent les parois du vagin, et empêchent ce conduit d'être plissé et comprimé douloureusement par le poids de la matrice. Ceux qui sont arrondis, lorsqu'ils ont un certain diamètre, compriment le rectum et la vessie, et donnent lieu à la constipation et à la dysurie. On éviterait ces deux inconvéniens avec des pessaires en gimblette oblongs. Mais il arrive presque constamment, qu'après avoir mis ceux-ci en place, ils se retournent dans le vagin, de telle sorte que leur grand diamètre devient parallèle à celui de ce conduit, que l'une de leurs extrémités se porte en haut et blesse le col de l'utérus, tandis que l'autre se porte en bas, vers l'orifice du vagin, duquel il s'échappe, sous l'influence des efforts que font les malades pour aller à la garde-robe, ou pour rendre leurs urines. Les pessaires en bilboquet retiennent bien la matrice dans sa situation naturelle, sans comprimer le rectum ni la vessie; mais ils ont presque toujours l'inconvénient d'exiger, pour être soutenus, l'emploi d'une ceinture qui fatigue, échauffe les malades, et les gêne plus ou moins, pendant la marche et dans la station sur le siége. Ces inconvéniens existent également, bien qu'à un moindre degré, lorsqu'on emploie les pessaires à tige élastique de M. Recamier, et ceux à ressort proposés par Saviard. Il paraît cependant que, dans quelques cas, comme l'a observé M. Desormeaux, ces pessaires peuvent demeurer en place sans être soutenus, et c'est pour cela même que ce praticien ne donne à la tige de ses pessaires que la longueur suffisante pour que l'extrémité libre corresponde à l'orifice du vagin. Il est probable que, dans ces cas, l'extrémité supérieure du vagin se resserre au-dessous de la cupule du pessaire, et la maintient en place. M. Desormeaux a employé plusieurs fois, avec avantage, son pessaire en bilboquet dans des cas d'antéversion et de rétroversion de la matrice.

Les pessaires en bondon maintiennent bien la matrice dans sa position; mais ils ont l'inconvénient de comprimer le rectum et la vessie, si leur extrémité inférieure est assez volumineuse pour prendre un point d'appui sur le périnée, ou d'exiger l'emploi d'une ceinture, si cette extrémité est plus petite et pourvue d'anneaux. Ils ont encore le grave inconvénient de permettre au col de la matrice de s'introduire dans leur cavité, qui est ordinairement fort large, de s'y incruster en quelque sorte, et de produire par cela même des accidens graves.

Les pessaires ronds, ou à boule, des Anglais, tiennent la matrice plus élevée que les pessaires en gimblette; mais, comme ces derniers, ils ont l'inconvénient de comprimer la vessie et le rectum. Rien ne s'oppose non plus à ce qu'ils puissent changer de place dans l'intérieur du vagin : la partie de leur surface qui doit correspondre au col de l'utérus ne présentant pas d'excavation, on conçoit que le museau de tanche se trouve porté, tantôt en avant, tantôt en arrière de la convexité de ces instrumens.

Les éponges que l'on employait comme pessaires ont l'inconvénient de se ramollir dans l'intérieur du vagin, et de s'imbiber des mucosités qui exsudent des parois de ce conduit. De là, les inconvéniens de leur emploi, qui sont de ne soutenir qu'imparfaitement la matrice, de s'opposer à l'évacuation des règles, et de produire de l'irritation par la décomposition putride des sucs dont elles restent imbibées.

Il y a quelques années que, réfléchissant aux inconvéniens qui résultent de l'emploi des pessaires dont je viens de parler, je pensai qu'il était possible d'apporter quelque perfectionnement dans la confection de ces instrumens. Je crus devoir donner aux pessaires la forme même du vagin, lorsque ce conduit est dans son état naturel, et ne se trouve point affaissé par une descente de matrice. Je commençai par couler du plâtre dans le vagin de plusieurs cadavres de femmes, après m'être assuré préalablement que la matrice était dans sa situation naturelle. J'obtins plusieurs moules de dimensions différentes, et c'est d'après ces moules que j'ai fait confectionner mes pessaires, que j'ai nommés *elythroïdes*. J'en fis construire plusieurs par M. Lasserre, fabricant d'instrumens de gomme élastique des hôpitaux, qui leur a fait subir successivement les corrections que je lui ai indiquées. Ces pessaires, faits en gomme élastique, sont cylindroïdes et aplatis d'avant en arrière; ils sont courbés sur leur longueur, de telle sorte que leur face postérieure est convexe, pour s'accommoder à la concavité correspondante du rectum, et leur face antérieure concave, pour recevoir la convexité de la vessie. Leur extrémité supérieure se termine par une cuvette ovale, dont le grand diamètre est transversal. Cette cuvette est percée, à son centre, d'une ouverture étroite, qui n'est que l'orifice supérieur d'un canal étroit qui règne dans toute la longueur de l'instrument, s'ouvre à son extrémité inférieure, et sert à l'écoulement des règles. L'extrémité inférieure de l'instrument se termine, à droite et à gauche, par un angle arrondi. La longueur de ces pessaires varie de deux à quatre pouces, suivant la profondeur des vagins. J'ai employé ces pessaires, dans un grand nombre de cas, avec des succès presque constans, même chez les femmes qui n'avaient pu supporter l'usage des autres espèces. Prenant leur point d'appui, à droite et à gauche, sur les parties latérales du vagin, au-dessus des grandes lèvres, ces pessaires retiennent constamment la matrice, au degré d'élévation qu'on a cru convenable de lui donner. Ils ne compriment ni la vessie, ni le rectum, et ne sauraient se déranger une fois qu'ils ont été mis en place, quand ils ont des dimensions suffisantes.

Quelle que soit l'espèce de pessaire dont on se serve, il est certaines règles qu'il faut suivre dans leur application. On doit d'abord vider le rectum par l'administration d'un lavement, et engager la femme à rendre ses urines. On couche la femme sur le dos, la tête basse, le bassin élevé, les cuisses légèrement fléchies et écartées. Le chirurgien, placé au côté droit du lit, commence par refouler la matrice dans sa situation naturelle, avec les doigts indicateur et médius de la main droite. On enduit le pessaire de quelque corps gras, comme de l'huile, du cérat ou du blanc d'œuf; on écarte les grandes lèvres avec les doigts indicateur et médius de la main gauche, tandis que la main droite, armée de l'instrument, le présente à l'orifice du vagin. Si c'est un pessaire en gimblette rond, on le place de champ, de sorte que l'une des extrémités du cercle qu'il présente corresponde au canal de l'urètre, tandis que l'autre répond à la fourchette. On l'introduit dans le vagin en le poussant peu à peu, et en inclinant un peu à gauche son extrémité supérieure, afin qu'elle ne comprime pas douloureusement le canal de l'urètre. Une fois que l'instrument a franchi l'orifice du vagin, on introduit le doigt dans son ouverture centrale, et on le ramène dans une position horizontale. Si on se sert d'un pessaire en gimblette oblond, on l'introduit par l'une de ses extrémités, et on le ramène ensuite, de manière que cette extrémité soit à gauche et l'autre à droite; ce qui est souvent fort difficile. Les pessaires en bondon s'introduisent la base en haut, et le sommet en bas. On facilite quelquefois leur introduction, en comprimant leur base avec les doigts, de manière à lui donner momentanément une forme oblongue accommodée à celle de la vulve. Les pessaires en bilboquet doivent être introduits avec beaucoup de précautions, la cuvette en haut; après quoi on arrête leur tige sur le bandage dont les femmes sont obligées de se garnir, ou bien on les abandonne dans le vagin, lorsque leur branche est très-courte, comme le pratique M. Desormeaux.

Pour introduire les pessaires elythroïdes, on en présente la cuvette à l'orifice du vagin, de telle sorte que leur face postérieure ou convexe corresponde à la cuisse gauche de la malade, et leur face antérieure ou concave à la cuisse droite; on pousse peu à peu l'instrument dans le vagin, et lorsque son extrémité inférieure a franchi l'orifice de ce conduit, on introduit le doigt indicateur de la main droite dans le canal du pessaire, et avec le doigt indicateur de la main gauche on lui fait éprouver sur lui-même un quart de rotation qui dirige sa face concave en avant et sa face convexe en arrière.

Lorsqu'un pessaire vient d'être placé, on fait lever la malade et on l'engage à faire quelques pas, à tousser, afin de s'assurer s'il ne la blesse point, et si elle pourra en supporter l'usage. Certaines femmes supportent difficilement la présence des pessaires; on doit dans ces cas, examiner avec soin quelles peuvent être les causes des incommodités qu'ils occasionent et y remédier. Dans quelques cas il convient d'employer d'abord de petits pessaires et de n'augmenter ensuite que graduellement leurs dimensions. Si on applique un pessaire pour un cas de hernie vaginale, il faut commencer par réduire la tumeur complétement avant d'introduire l'instrument; si on a l'intention de remédier à une antéversion ou rétroversion de matrice, il faut commencer par replacer cet organe dans sa direction naturelle avec les doigts introduits dans le vagin, et placer le col de l'utérus dans la cuvette du pessaire à bilboquet de M. Desormeaux, ou dans celle d'un pessaire elythroïde.

Lorsqu'après l'application d'un pessaire il survient des accidens, tels que de la dysurie, de la constipation, de la gêne, ou des douleurs abdominales se propageant aux lombes, aux fesses, aux aines et accompagnées d'engourdissement dans les membres abdominaux, on doit combattre ces accidens par la diète, le repos, les lavemens émolliens, les bains généraux ou de fauteuil, les injections émollientes dans le vagin, et par l'administration à l'intérieur de boissons délayantes et de potions antispasmodiques. Il faut aussi dans quelques cas retirer le pessaire pour en ajourner ou en modifier l'application.

Les femmes qui sont assujéties à l'usage d'un pessaire doivent prendre de grands soins de propreté pour prévenir les inconvéniens qui pourraient résulter de la présence de ce corps étranger dans le vagin. Elles devront prendre souvent des bains, et se faire des injections qu'elles pousseront par la cavité centrale du pessaire et entre les parois du vagin et la surface de l'instrument. Il est nécessaire de renouveler les pessaires à des intervalles de temps variables suivant les individus, parce qu'on remarque que chez certaines femmes ces instrumens s'altèrent avec une grande facilité, tandis que chez d'autres ils peuvent être portés sans se détériorer pendant un laps de temps considérable. Ainsi il y a des malades chez lesquelles il faut renouveler les pessaires tous les 20 à 25 jours, tandis que d'autres pourront les porter pendant 8 ou 10 mois et même davantage. Pour changer les pessaires, on place les femmes dans la position qu'on leur a fait prendre lors de leur application, et avec les doigts introduits dans le vagin, on ramène peu à peu les instrumens en dehors. Quelquefois on éprouve des difficultés dans cette extraction, et on est obligé de s'aider de pinces. Il est toujours facile d'extraire les pessaires quand on a eu soin, comme je le pratique constamment, de passer dans leur cavité, avant de les introduire, un cordonnet de soie dont on lie les deux extrémités en ayant soin de ramener le nœud dans la cavité du pessaire pour qu'il ne blesse point les parties sur lesquelles il pourrait porter; on introduit le doigt dans l'anse que forme ce cordonnet, et en tirant dessus on ramène le pessaire avec une grande facilité.

Lorsqu'un pessaire est mal construit ou qu'il séjourne trop long-temps dans la cavité du vagin, il peut donner lieu à des accidens consécutifs plus ou moins graves dont voici les principaux. Quelquefois le col de la matrice s'engage dans la cavité du pessaire, s'y alonge, y adhère fortement, et peut ainsi s'altérer par le contact fatiguant de ce corps étranger. On a même vu la matrice s'engager à travers la cavité d'un semblable instrument, s'y étrangler et déterminer les symptômes les plus fâcheux. D'autres fois le pessaire s'altère, se corrode ou se couvre d'une incrustation calcaire plus ou moins épaisse. Ces incrustations, que M. Desormeaux a rencontrées plusieurs fois, et qu'il a fait analyser par M. Barruel, sont extrêmement fétides et friables; elles sont formées par une grande quantité de mucus et du phosphate de chaux. Ces pessaires ainsi altérés ou incrustés deviennent une cause permanente d'irritation; ils déterminent l'inflammation, l'altération du vagin, qui se couvre alors de végétations et devient le siége d'écoulemens purulens d'une fétidité insupportable. M. Desormeaux le père a été obligé d'exciser toutes les végétations qui remplissaient le vagin pour extraire un pessaire qui avait déterminé leur formation et s'y trouvait incrusté. J'ai rencontré plusieurs cas semblables, et dernièrement encore j'ai extrait un pessaire de liége qui était renfermé dans le vagin depuis dix ans, et qui était tellement couvert de ces végétations qu'on avait méconnu sa présence et qu'on traitait la femme pour un cancer du vagin; le liége était entièrement pourri et couvert d'incrustations calcaires. La femme s'est parfaitement rétablie en peu de temps par l'usage des injections émollientes et des bains. On a vu des pessaires perforer le vagin et pénétrer soit dans la vessie, soit dans le rectum, et occasionner dans le premier cas une fistule vésico-vaginale, et dans le second une fistule recto-vaginale. Dans quelques cas même l'instrument a perforé les parois antérieure et postérieure du vagin, et s'est introduit dans la vessie et le rectum tout à la fois. M. Déneux a observé un cas de ce genre. M. le docteur Laroche m'a fait voir un pessaire d'ivoire en bilboquet qu'il retira du vagin d'une femme âgée. La cuvette de cet instrument s'était introduite dans le rectum, après avoir perforé le vagin, et était devenue le noyau d'une concrétion stercorale volumineuse formée de cristaux qui lui adhéraient très-intimement. La tige de l'instrument avait pénétré dans la vessie, et se trouvait recouverte d'une concrétion d'acide urique de la grosseur d'un noyau d'abricot. (J. CLOQUET.)

PESTE, s. f., *pestis*, *pestilentia*, *febris pestilens*, *λοιμός*. Ce nom, qui dérive probablement de *pessimum*, le pire, retrace à l'esprit l'idée de la maladie la plus terrible qui puisse affliger l'espèce humaine, et est devenu dans le langage ordinaire l'expression métaphorique de ce qui est le plus funeste. Dans le langage médical, la dénomination de peste n'a pas toujours une acception bien déterminée. On l'a fréquemment appliquée à des maladies de nature très-différente qui frappaient le vulgaire et même les médecins, dans des temps peu éclairés, par leur propagation facile et prompte, qu'elles fussent contagieuses ou seulement épidémiques, et par la mortalité très-grande qui les accompagnait. Toutes ces considérations, et surtout l'effroi général qu'inspire le seul nom de *peste*, sont plus que suffisantes pour le rejeter du vocabulaire médical. Toutefois on s'accorde assez communément aujourd'hui, quand on l'emploie, à désigner cette maladie qui, sévissant particulièrement en Asie et en Afrique, se manifeste aussi quelquefois en Europe, où la plupart des observateurs prétendent qu'elle n'est qu'importée, et qui, contagieuse au plus haut degré, suivant le plus grand nombre d'auteurs, est caractérisée principalement par le développement de bubons et d'anthrax, qu'accompagnent les symptômes les plus variés, mais le plus souvent ceux dont l'ensemble a été décrit sous les noms de fièvres adynamique et ataxique. Cette maladie nous paraît être plus convenablement désignée sous le nom de TYPHUS D'ORIENT, et c'est à ce mot que l'histoire en sera tracée, à côté de celles du typhus nosocomial et du typhus d'Amérique ou fièvre jaune.

PESTILENTIEL, adj., *pestilentialis*, qui a rapport à la peste, qui tient de la nature de la peste. On a appelé *maladies pestilentielles*, non-seulement la peste ou typhus d'Orient, mais encore les maladies qui, par leur mode de propagation et le danger qui les accompagne, ont quelques rapports avec la peste. Il en est, du reste, de l'acception de l'adjectif *pestilentiel*, comme du substantif *peste*, dont il dérive; cette acception est loin d'être bien déterminée. *Voyez* PESTE.

PETASITE, s. m. Espèce de tussilage. *V.* ce mot. (A. R.)

PÉTÉCHIAL, adj., *petechialis*. Nom donné aux diverses maladies durant lesquelles on voit se développer des pétéchies, mais principalement employé pour désigner cette espèce de typhus, dont les pétéchies, qu'on appelle aussi éruption pétéchiale, forment un des caractères distinctifs. (ROCHOUX.)

PÉTÉCHIES, s. f., *petechiæ*, *peticulæ*. On appelle généralement du nom de pétéchies deux affections symptomatiques très-distinctes, bien qu'elles aient le réseau muqueux de la peau pour siége commun. L'une est un véritable exanthème; l'autre, une hémorrhagie sous-épidermique. Je conserverai le nom de *pétéchies* à l'exanthème, et j'appellerai l'hémorrhagie, *pourpre* ou *taches pourprées*.

Les PÉTÉCHIES peuvent être considérées comme le symptôme le plus habituel du typhus nosocomial, et des affections analogues. Au rapport de Thucydide, elles se montrèrent fréquemment à Athènes, sur les sujets atteints de la peste qui, dit-il, avaient le corps rougeâtre et tacheté de marques livides; σῶμα.. ὑπέρυθρον πελιδνόν. Elles ne furent pas moins communes dans les maladies épidémiques, désignées à cause de cela sous le nom de fièvres pétéchiales, *febres punticulæ*, qui, durant le seizième siècle, exercèrent de si grands ravages en Italie (Fracastor, *de Contagione*). Les mêmes phénomènes s'observèrent à peu près en même temps en Espagne, où l'on vit régner une maladie épidémique appelée *fiebre punticular*, par les médecins contemporains (Villalba, *epid. espang.*). Enfin, de nos jours, la France, et surtout l'Italie, ont vu les calamités de la guerre ramener le typhus, et les pétéchies reparaître avec lui. De là, le nom de *typhus pétéchial*, par lequel les médecins italiens l'ont généralement désigné.

Pour montrer combien cette dénomination est convenablement appliquée, je me contenterai de citer les observations de MM. A. Raikem et Bianchi, analogues à celles que le docteur Boin a faites à l'armée du nord, en 1793. Sur cent quatre-vingt-quatorze sujets atteints du typhus à Volterra, en 1817, cent cinquante-six, au rapport des deux premiers médecins, ont eu des pétéchies, soit simples, soit compliquées de taches pourprées; et trente-huit ont seulement présenté des taches de pourpre. N'est-il pas à croire que l'abondance des taches a pu empêcher de distinguer, chez ces derniers, l'éruption pétéchiale? On ne sera donc pas surpris de m'entendre dire que quelques médecins français, dont l'opinon est d'un grand prix à mes yeux, regardent les pétéchies comme se montrant toujours en plus ou moins grand nombre dans le typhus nosocomial.

Elles se manifestent ordinairement du second au septième jour de la maladie, et ne se développent guère qu'une seule fois durant tout son cours. Cependant on les voit quelquefois paraître à deux reprises successives, dans les typhus de longue durée, comme C. Fred. Lœw l'a observé à Presbourg, pendant l'épidémie de 1683. Elles se montrent aussi de temps à autre, chez des sujets qui n'éprouvent pas de fièvre, ainsi que Béclard l'a observé à l'hôpital S.-Louis en 1814, et m'a dit en avoir lui-même offert un exemple. Elles occupent surtout le cou, le devant de la poitrine, le dos, moins fréquemment les membres, et peut-être jamais le visage, suivant la remarque de Pringle.

Sous le rapport de la forme, les pétéchies ont quelques rapports avec la rougeole. Elles en diffèrent, en ce qu'au lieu de former de petits groupes agminés sur des portions de peau rouges en totalité, elles sont ordinairement discrètes, quoique souvent très-nombreuses, et laissent à la peau sa couleur ordinaire dans leurs intervalles. Du reste, la ressemblance avec la rougeole est telle, que quelques médecins ont appelé *morbilliforme* l'exanthème qui nous occupe. Quant aux caractères propres à le faire distinguer de la miliaire, ils sont trop faciles à saisir, pour qu'il soit nécessaire de s'arrêter à les décrire. *Voy.* MILIAIRE.

Aucune sensation portée sur la peau n'avertit, dit-on, les malades, du développement de l'éruption pétéchiale. Cependant, je crois que, si dans ce cas, ils paraissent ne rien éprouver de particulier, il faut attribuer leur insensibilité apparente au nombre et à la gravité des accidens qui les assaillent en même temps. C'est au moins ce qui m'est arrivé, lorsque j'ai eu le typhus en 1812. Une éruption assez forte ne me fut révélée que le matin, en changeant de linge, et seulement alors je me rappelai qu'un sentiment de cuisson incommode m'avait fatigué toute la nuit. On ne remarque pas non plus que la marche de l'affection générale soit influencée, d'une manière quelconque, par la sortie des pétéchies, qui ne forment jamais de vésicules, se terminent en vingt-quatre ou quarante-huit heures, par la desquammation, ou plutôt l'efflorescence de l'épiderme, sans jamais produire ni croûtes, ni ulcérations.

Plusieurs médecins ont prétendu que le développement de cet exanthème était dû à l'abus des échauffans. Autant vaudrait dire que l'éruption variolique dépend de la même cause. Je ne m'arrêterai pas à combattre une opinion encore moins fondée, celle qui place le principe contagieux du typhus dans l'éruption pétéchiale. Je dirai seulement, à l'égard de cette dernière façon de penser, que les miasmes contagieux s'exhalent de toute la surface du corps, et de la membrane interne des bronches, d'une manière à peu près égale, pendant toute la durée des maladies typhoïdes, quoique peut-être en plus grande quantité, lors de l'apparition des pétéchies, parce que c'est ordinairement l'époque de la plus grande intensité de autres symptômes. Si donc, dans cette période, le typhus est plus facilement communicable, l'éruption pétéchiale n'en est nullement la cause et n'en doit pas moins être considérée, abstraction faite de son importance diagnostique, comme un accident par lui-même peu important, incapable d'avoir une influence appréciable sur la terminaison du mal, et n'exigeant dès lors aucun traitement particulier.

POURPRE OU TACHES POURPRÉES Le pourpre se montre habituellement sous la forme de marques ou taches, assez régulièrement arrondies, plus ou moins nombreuses, d'une demi-ligne à deux lignes de diamètre, mais souvent aussi beaucoup plus grandes; quelquefois d'un rouge assez vif, le plus ordinairement obscur, d'autrefois brunâtre et même noirâtre. Dans beaucoup de cas, on prendrait facilement ces taches pour des piqûres de puces, si, en les examinant avec attention, on ne s'apercevait qu'elles n'ont pas, comme ces dernières, un point central plus foncé que le reste de leur surface. C'est au reste cette ressemblance superficielle qui leur a fait donner le nom italien de *pedechio*, et par suite, celui de *pétéchies*, par un très-grand nombre de médecins, qui n'ont pas su les distinguer de la véritable éruption pétéchiale.

Le pourpre ne détermine aucune saillie de l'épiderme, et par conséquent n'amène pas immédiatement de desquammation. Quand on l'examine par la dissection, on s'aperçoit qu'il consiste, pour les plus petites taches, dans de légères extravasations de sang, situées à la superficie du réseau muqueux, immédiatement sous l'épiderme. Plus les taches qu'il forme sont étendues, plus elles pénètrent profondément dans le corps muqueux.

Celles qui ont deux ou trois lignes de diamètre arrivent souvent jusqu'au derme. Enfin, plus larges encore, elles se confondent avec les ecchymoses, qui, comme on sait, s'étendent souvent au tissu cellulaire sous-cutané, et dans quelques cas assez rares, à toute l'épaisseur des parties molles, jusqu'aux os (Voy. *mes Recherches sur la Fièvre jaune*, p. 35). On voit d'après cela qu'il n'y a aucun rapport de caractère entre le pourpre et les pétéchies. Cependant il s'en faut de beaucoup que tous les médecins sachent établir entre ces deux affections la distinction que C. Fred. Lœw a signalée assez précisément, dès 1683, qui n'a point échappé à Chisholm, que Frank et Hildanbrand ont manifestement admise, et que Rasori a tout-à-fait méconnue.

C'est probablement le pourpre que l'auteur des *prénotions coaques* a voulu désigner lorsqu'il a dit, « Dans la fièvre, les taches livides annoncent une mort prochaine » (*Coacæ*, nº 66). Mais il ne reste pas de doute à l'égard d'Hérodote, médecin contemporain de Trajan, qui passe pour avoir le premier décrit les pétéchies, ou plutôt les taches pourprées, et qui a confirmé la vérité d'un jugement justifié par l'observation de tous les jours. Pour ma part, je n'ai pas connaissance d'un seul sujet échappé à l'apparition du pourpre survenant dans le cours d'une maladie aiguë; d'où je suis porté à croire que les médecins auxquels ce symptôme n'a pas paru des plus graves l'ont confondu avec les pétéchies. Quoi qu'il en soit, il se montre principalement dans les affections aiguës, telles que les fièvres putrides, le typhus des camps, qui souvent le présente réuni avec des pétéchies et même une véritable miliaire; dans la peste, le typhus-amaril, la fièvre jaune, etc. On le voit aussi, quoique beaucoup plus rarement, dans les affections chroniques, et quelquefois il est le premier symptôme qui annonce le scorbut. On l'observe encore, vers la fin de certaines phthisies pulmonaires. Dans tous les cas, il paraît dû à une cause analogue; savoir, une altération de composition quelconque, qui fait transsuder le sang à travers ses vaisseaux.

Cette manière d'envisager la production de l'hémorrhagie pourprée me semble bien préférable à l'opinion qui l'attribue aux efforts mécaniques exercés par le sang, contre les parois de ses vaisseaux, lorsque des remèdes échauffans prodigués sans mesure ont de beaucoup augmenté la vitesse de la circulation. Sans nier, en pareil cas, l'influence d'une cause que j'ai regardée comme entièrement étrangère au développement des pétéchies, à raison de leur caractère vraiment spécifique, je ne m'en crois pas moins autorisé à attribuer le pourpre à la gravité même de la maladie dont il est le symptôme, et cela presque indépendamment de l'usage des moyens thérapeutiques quels qu'ils soient. Je le regarderai aussi, comme établissant, au moins à l'époque où il paraît, un certain caractère d'analogie entre les diverses affections susceptibles de le présenter, sans même en excepter les maladies chroniques. Et à cet égard, je me contenterai de rappeler les rapprochemens judicieux que plusieurs médecins, notamment M. Alibert, ont établi entre le scorbut et les fièvres putrides.

Le pourpre se montre à toutes les époques des maladies susceptibles de lui donner naissance. Son apparition n'est précédée ni accompagnée d'aucun symptôme appréciable, et il semble lui-même n'être pas aperçu par les malades. On l'observe sur tous les points du corps : rarement à la figure, quoiqu'assez souvent sur le front. En supposant vraie la cause dont je le fais dépendre, il s'ensuit que, comme affection locale, il est sans importance et n'exige aucune médication particulière. Comme signe pronostique, je répéterai qu'à ma connaissance il n'en existe pas de plus fâcheux dans les maladies aiguës, lors même qu'à d'autres égards elles paraissent peu graves. J'ai eu plusieurs occasions de m'en convaincre, principalement dans un cas que je crois assez remarquable pour le rappeler ici (Voyez *Bull. de la Fac. de méd.*, an 1814, n. 11, p. 33). L'apparition du pourpre ne me paraît pas autant à redouter dans les maladies chroniques.

On doit, ce me semble, considérer comme analogue, ou plutôt comme identique avec le pourpre, les hémorrhagies interstitielles, consistant en des taches rougeâtres, brunes ou noires, plus ou moins profondes et étendues en surface, que présente quelquefois la membrane muqueuse des voies intestinales, bien que Stoll, le premier à ma connaissance qui les ait décrites avec exactitude, leur donne le nom de pétéchies. Les observations de M. Billard, celles plus récentes de M. Fourneaux ne laissent aucun doute sur la vérité de cette manière de voir. Elles apprennent en même temps, que le pourpre des intestins se montre dans des cas absolument semblables à ceux qui font naître le pourpre de la peau, et n'est, durant la vie, annoncé par aucun symptôme connu. (ROCHOUX.)

PETIT-CHÊNE, s. m. *Teucrium chamædrys.* L. Espèce du genre Germandrée. *V.* ce mot. (A. R.)

PETIT HOUX, s. m. *Ruscus aculeatus* L. *Voy.* FRAGON.

PETIT-LAIT, s. m., *serum lactis.* On donne ce nom à la partie séreuse du lait, séparée des parties caséeuse et butireuse, mais tenant en solution le sucre et tous les sels contenus dans le lait. Pour préparer le petit-lait, on place sur le feu une pinte, par exemple, de lait de vache dont on a extrait la crême rassemblée à la surface, à l'aide du repos. Lorsque le lait commence à monter, on ajoute une cuillerée de vinaigre; aussitôt il se forme une masse solide, c'est le coagulum. On en sépare la liqueur en mettant le tout sur un tamis, et on laisse égoutter. On peut également faire cailler le lait en y mêlant un peu de présure de veau délayée dans de l'eau. Mais quelque procédé qu'on ait suivi, le liquide obtenu est trouble, blanchâtre, chargé de particules caséeuses; il faut le clarifier. Pour cela on y ajoute peu à peu un blanc d'œuf battu avec un peu de sérum, et on le place sur un feu très-vif; dès que l'ébulition commence, on mêle peu à peu six à douze grains de tartrate de potasse, et l'on agite. On retire du feu le liquide, lorsqu'il s'éclaircit, puis on le filtre. On peut, suivant MM. Chevallier et Idt, se dispenser d'employer le tartrate de potasse. Lorsque le petit-lait mêlé à l'albumine bien divisée monte, il suffit de le précipiter en versant d'un peu haut un filet d'eau froide dans l'endroit où le bouillonnement est le plus fort.

Le petit-lait ainsi préparé est clair, limpide, d'une couleur jaune verdâtre, d'une saveur douce. On pourrait l'obtenir également en se servant du lait d'autres mammifères; mais celui de vache est communément usité. Le petit-lait doit se préparer instantanément. Il est sujet à s'aigrir promptement à cause des particules caséeuses dont on ne peut guères le débarrasser parfaitement. Il faut prendre garde d'employer une trop grande proportion de vinaigre et de crême de tartrate, de peur qu'il ne soit acidule.

Le petit-lait possède une propriété émolliente et légèrement laxative, qui le rend propre à être administré dans toutes les maladies inflammatoires pendant lesquelles il est utile d'entretenir la liberté du ventre. On le donne par verrées de deux heures en deux heures, ou plus fréquemment. On peut l'édulcérer avec du sucre ou avec quelque sirop ; mais chez certaines personnes, dont les organes digestifs ont une susceptibilité particulière, cette boisson, n'étant pas digérée convenablement, cause des coliques et de la diarrhée. Le petit-lait est souvent employé comme véhicule de substances médicamenteuses, surtout de sels purgatifs.

On l'administre surtout pour disposer à la médication purgative ou pour favoriser l'action d'autres purgatifs.—*Le remède anti-laiteux*, ou *petit-lait de weiss*, est du petit-lait rendu médicamenteux par des substances cathartiques. Dans une livre de ce liquide on fait infuser un gros de follicules de séné, autant de sulfate de soude, et un scrupule de caille-lait, de fleurs de sureau, de mille-pertuis et de tilleul. Cet apozême, que l'on prend pendant un certain nombre de jours, était particulièrement usité pour faire cesser la sécrétion laiteuse. C'est un léger purgatif qui n'a pas de propriété spécifique pour suspendre la lactation. Mais il peut, comme tant d'autres laxatifs, produire cet effet par la dérivation qui est opérée sur le conduit intestinal.

PETITE CENTAURÉE, s. m., *Erythræa centaurium*. Rich. *Voy.* CENTAURÉE (petite). (A. RICH.)

PETITE CIGUE, s. f. *Æthusa cynapium*, L. Rich., *Bot. méd.* t. 2, p. 470. Cette plante annuelle, connue sous les noms d'*Ethuse*, *faux persil*, *ciguë des jardins*, etc., appartient à la famille des Ombellifères et à la Pentandrie digynie. Elle vient en abondance dans les lieux cultivés et surtout dans les jardins, où l'on peut la confondre avec le persil. Sa racine est grêle, alongée, pivotante, blanche. Sa tige, d'environ un pied et demi à deux pieds de hauteur, est cylindrique, glabre, à peine striée, très-glauque, fistuleuse, d'un rouge purpurin à sa partie inférieure. Ses feuilles sont décomposées et tripinnées, à folioles étroites, alongées, aiguës, incisées en lanières très-nombreuses, et comme vernissées. Les fleurs sont très-petites, blanches, disposées en ombelles, sans involucre; mais à la base de chaque ombellule on trouve un involucelle de quatre à cinq folioles linéaires, rabattues et unilatérales. Les fruits sont globuleux, un peu comprimés, offrant cinq stries longitudinales sur chacune de leurs deux moitiés. La petite ciguë fleurit et fructifie pendant la plus grande partie de la belle saison.

Cette plante jouit des mêmes propriétés que la grande ciguë (*conium maculatum*, L.); comme elle, elle est très-vénéneuse, et l'on trouve assez fréquemment dans les auteurs des exemples d'accidens très-graves survenus à la suite de l'emploi de cette plante, que l'on avait prise pour du persil. Il est donc fort important de les bien distinguer l'une de l'autre; et pour cela nous allons les comparer entre elles. C'est surtout par son port en général et ses feuilles que la petite ciguë ressemble au persil. La tige du persil est verte, fortement striée; celle de la petite ciguë est glauque, rougeâtre dans sa partie inférieure et presque lisse. Les feuilles dans le premier sont deux fois divisées, à folioles subcunéiformes, élargies, partagées en lobes dentés; celles de la petite ciguë sont trois fois divisées, ses folioles sont plus nombreuses, plus étroites, plus aiguës et très-luisantes. Si la petite ciguë était en fleurs et à plus forte raison en fruits, la distinction serait encore plus facile. Car 1° la petite ciguë a ses fleurs blanches, et le persil les a jaunes. 2° La petite ciguë n'a pas d'involucre, et il en existe un dans le persil. 3° Ses involucelles sont unilatéraux et pendans; ceux du persil sont disposés circulairement. 4° Les fruits de la petite ciguë sont globuleux, didymes et striés; ceux du persil sont ovoïdes et alongés. Il est encore un autre caractère qu'il ne faut pas négliger pour distinguer ces deux plantes, c'est l'odeur qui leur est propre. Celle de la petite ciguë est fade, herbacée, nauséabonde; celle du persil au contraire est assez forte, aromatique et agréable. On voit qu'avec un peu d'attention on ne peut confondre ces deux plantes l'une avec l'autre. (A. RICHARD.)

PETITE VALÉRIANE, s. f. *Voyez* VALÉRIANE.

PETITE VÉROLE. *Voyez* VARIOLE.

PÉTRÉ ou PÉTREUX, adj. *petrosus;* qui est analogue à la pierre par sa dureté.

PÉTREUX (os). Nom donné par quelques anatomistes à la portion dure de l'os TEMPORAL, qu'on nomme le *rocher*.

PÉTREUX (sinus). On appelle ainsi quatre sinus veineux de la dure-mère qui correspondent au rocher. *Voyez* MÉNINGE.

(MARJOLIN.)

PÉTROLE, s. m., *petrolæum*, du grec πέτρος, pierre, et d'ἔλαιον, huile, parce qu'il découle des pierres comme une huile.

Ce bitume paraît être un mélange de naphte et d'un bitume brun; en effet, lorsqu'on le distille on en retire du naphte, et il reste une matière grasse, visqueuse, épaisse. (*Voyez* NAPHTE.) Le pétrole se trouve abondamment dans la nature; il existe en France à Bégrède, à Gabian, près de Clermont en Auvergne, près de Dax, en Italie, en Sicile, en Angleterre, en Transylvanie, dans l'Inde, etc. Il est sous la forme d'un liquide onctueux, presque opaque, d'un brun noirâtre ou rougeâtre, d'une odeur bitumineuse forte et très-tenace, plus léger que l'eau; sa pesanteur spécifique varie de 0,854 à 0,878. Il est inflammable, et répand en brûlant une fumée noire très-épaisse; il laisse à peine un résidu; exposé au contact de l'air, il s'épaissit. Pour obtenir le pétrole, tantôt on le retire avec des seaux du fond des puits où il a coulé, et qui ont été creusés à cet effet; tantôt on distille les sables bitumineux avec lesquels il est mêlé. Ce bitume peut servir dans l'éclairage, quand il a été purifié; on peut l'employer aussi comme combustible; enfin il peut remplacer le goudron. Il est peu usité en médecine : autrefois on l'administrait aux mêmes doses et dans les mêmes circonstances que le naphte. *Voyez* ce mot. (ORFILA.)

PÉTRO-OCCIPITAL, adj., *petro-occipitalis*, qui appartient à la fois au rocher et à l'os temporal. On donne ce nom à la suture résultant de la réunion du rocher avec l'os occipital : elle forme une rainure profonde au fond de laquelle on trouve une couche mince de cartilage intermédiaire à ces deux os.

PÉTRO-SALPINGO-PHARYNGIEN, s. m. Sabatier a donné ce nom à un faisceau charnu qui s'étend du sphénoïde, du rocher, et de la trompe d'eustachi, à la partie supérieure du PHARYNX.

PÉTRO-SALPINGO-STAPHYLIN, s. et adj. Nom donné au muscle PÉRISTAPHYLIN interne.

PÉTRO-SPHÉNOIDAL, adj. On nomme ainsi la suture peu étendue qui est formée par le bord antérieur du rocher et le bord postérieur du sphénoïde.

PÉTRO-STAPHYLIN, s. m. Autre qualification employée par M. Chaussier pour désigner le muscle PÉRISTAPHYLIN interne. (MARJOLIN.)

PEUPLIER, s. m., *populus nigra*. L. Rich., *Bot. méd.*, t. I, p. 150. C'est un grand et bel arbre indigène, qui se plaît de préférence dans les lieux bas, humides, et au voisinage des eaux. Il fait partie de la nouvelle famille des Salicées et de la Diœcie polyandrie. Son tronc est droit, et peut acquérir une hauteur de soixante à quatre-vingts pieds; ses feuilles sont alternes, pétiolées, trapézoïdales presque triangulaires, inégalement crénelées sur leurs bords, glabres et luisantes sur leurs deux faces. Les fleurs sont dioïques, disposées en longs chatons cylindriques. Les fruits sont de petites capsules alongées, bivalves, dont les bords rentrans simulent un fruit à deux loges. Ces capsules renferment plusieurs graines recouvertes de longs poils soyeux.

Ce sont les bourgeons des feuilles seulement que l'on emploie en médecine. Ils sont alongés, pointus, composés d'écailles étroitement imbriquées les unes sur les autres, et recouvertes d'un enduit brunâtre, d'une matière visqueuse et résineuse. Outre cette substance balsamique d'une odeur forte et d'une saveur chaude et aromatique, les bourgeons de peuplier noir contiennent aussi une autre matière mucilagineuse plus ou moins abondante. Ce médicament a été employé en médecine dès la plus haute antiquité. Hippocrate dit qu'il est propre à favoriser l'écoulement des menstrues. C'est en effet un remède excitant et tonique, qui ne manque pas d'une certaine énergie, et dont l'usage peut être avantageux, toutes les fois qu'on a besoin de médicamens excitans. Ainsi, on l'a administré tour à tour comme sudorifique dans les maladies de la peau et le rhumatisme chronique, comme diurétique dans certaines affections chroniques des reins ou de la vessie. Quelques auteurs ont parlé des bons effets des bourgeons de peuplier, dans la phthisie pulmonaire : mais il est plus que probable que toutes les fois qu'ils ont réussi dans ce cas, c'est qu'on avait eu affaire à un catarrhe pulmonaire chronique, qui dans quelques circonstances peut facilement simuler une phthisie.

Les bourgeons de peuplier sont aussi administrés à l'extérieur, sous la forme de liniment ou d'onguent. On en frotte les parties affectées de douleurs rhumatismales, ou d'éruptions chroniques. L'onguent populeum, que l'on prépare par la macération des bourgeons de peuplier dans l'axonge, doit toutes ses propriétés calmantes aux feuilles de pavot, de belladone, de jusquiame et de morelle, qui entrent dans sa composition. Les bourgeons de peuplier s'administrent à la dose de deux à quatre gros, en infusion dans une livre d'eau, ou macérés dans une égale quantité de vin. On en prépare également une teinture alcoholique, dont la dose est d'un demi-gros à un gros.

(A. RICHARD.)

PHAGÉDÉNIQUE, adj., *phagedænicus*, de φαγέδαινα, faim dévorante. On a désigné ainsi certains ulcères qui font des progrès destructeurs extrêmement difficiles à arrêter. — On a aussi appelé de ce nom les substances employées pour ronger les chaires exubérantes. *Voyez* ULCÈRES et CATHÉRÉTIQUE.

PHALANGE, s. f., *phalanx*. Nom donné aux petits os qui forment les doigts et les orteils : le nombre des phalanges est le même à la main et au pied, chacun des doigts en ayant trois, et le pouce, deux. Ces os, placés au-dessous les uns des autres, et réunis par des articulations ginglymoïdales, sont distingués par leur nom numérique en comptant de la base vers l'extrémité de chaque doigt. M. Chaussier les a nommés, en suivant le même ordre, *phalanges*, *phalangines* et *phalangettes*. Ceux des orteils sont plus petits et d'une forme un peu différente de celle des doigts qu'on a décrits dans un autre article. *Voyez* MAIN.

PHALANGIEN, adj., *phalangianus;* qui a rapport aux phalanges : ainsi, on dit *articulations phalangienne* et *métacarpo-phalangienne*.

(MARJOLIN.)

PHALLORRHAGIE, s. f., *phallorrhagia*, de φαλλός, verge, et de ῥήγνυμι, faire irruption. Quelques auteurs ont désigné sous ce nom la blennorrhagie. Mais dans ce sens il est tout-à-fait inusité maintenant. On se sert aujourd'hui plus particulièrement de ce mot pour exprimer l'hémorrhagie qui a lieu à la surface du gland.

PHARMACEUTIQUE, adj., *pharmaceuticus*, qui a rapport à la pharmacie, à l'emploi et à la préparation des médicamens.

PHARMACIE, s. f., *pharmacia*, de φάρμακον, remède, médicament. Ce mot a deux acceptions : dans la première, synonyme d'*officine*, d'*apothicairerie*, il désigne un lieu où l'on conserve et débite les médicamens simples et composés. Chaque pharmacie a en outre son laboratoire consacré aux opérations chimiques relatives à la préparation des médicamens. Dans la seconde acception, le mot pharmacie signifie l'art de connaître, de recueillir, de diriger, de conserver les drogues simples, et de préparer les médicamens composés. *Voyez* l'article suivant.

(MARC.)

PHARMACIEN, s. m., *pharmacopola*, celui qui possède et exerce l'art de préparer, de conserver et de distribuer les médicamens dont on fait usage en médecine. Pharmacien et apothicaire seraient donc à peu près synonymes, si ce dernier mot n'était en quelque sorte frappé de mépris par ceux même dont pendant des siècles il avait désigné la profession. Ils se fondent sur l'étymologie, en ce que ἀποθήκη signifie une boîte ou boutique, et que par conséquent un apothicaire ne serait qu'un boutiquier détaillant des drogues, tandis que l'opinion a déjà attaché au mot pharmacien l'idée d'une profession libérale, utile et noble, qui suppose une instruction au-dessus de la routine mercantile. En effet, les connaissances que le véritable pharmacien est obligé d'acquérir sont si étendues que celui qui les possède appartient à la classe des savans plutôt qu'à celle des marchands. L'histoire naturelle, surtout la botanique, la physique, et principalement la chimie, doivent lui être assez familières pour qu'il puisse en appliquer les spécialités non seulement à l'exercice, mais encore au perfectionnement de son art, et celui qui ne sait que débiter, tant bien que mal, les compositions du Codex, et tout au plus exécuter une formule magistrale, n'est qu'un apothicaire; il ne formera dans sa boutique que des apprentis, des garçons apothicaires; tandis que le pharmacien dans son officine formera des élèves. Celui-ci pourra occuper un rang distingué dans le monde savant, l'autre restera digne de manier le pilon et la spatule.

La pharmacie est donc un art fort important, et comme l'ignorance, la négligence ou la mauvaise foi du pharmacien peuvent avoir les conséquences les plus dangereuses pour la sûreté publique, les gouvernemens ont soumis l'exercice de cet art à des mesures législatives et administratives dont le but est partout le même, mais dont les dispositions ne sont pas toujours suffisantes pour l'atteindre, ou bien ne sont pas constamment exécutées comme elles devraient l'être. Les lois du 21 germinal (11 avril) et du 25 thermidor an XI (13 août 1803) renferment notre législation actuelle à cet égard.

L'instruction est une des premières garanties que le pharmacien doit offrir à la société. Elle est d'autant plus nécessaire aujourd'hui que les progrès constans de la chimie tendent à améliorer chaque jour les procédés pharmaceutiques et à produire de nouveaux moyens thérapeutiques qui, bien que beaucoup moins compliqués que ceux d'autrefois, exigent pour leur préparation une aptitude infiniment supérieure à celle que réclamait la composition des confections et autres mélanges nombreux de l'ancienne polypharmacie. Il serait donc important que la réception des pharmaciens n'eût lieu que dans les écoles de pharmacie et non dans les jurys. Outre que par leur organisation les derniers ont moins d'indépendance que les premières, celles-ci offrent en général une réunion d'hommes plus capables d'apprécier le mérite des candidats.

Outre l'instruction scientifique et pratique, le pharmacien doit être doué d'une probité sévère; car, plus qu'à toute autre profession, il lui est facile d'abuser impunément de la confiance du public. On me dispensera, je pense, de commenter cette dernière assertion, dont les preuves ne sont malheureusement pas rares. Toutefois je dois faire observer que cet abus de confiance ne consiste pas seulement à sophistiquer les médicamens, à substituer à des substances médicamenteuses d'un prix élevé des substances analogues d'une valeur moindre, ou enfin à ne pas mettre dans les compositions pharmaceutiques les quantités indiquées dans la formule; mais encore à contracter, avec des médecins assez vils pour les provoquer ou pour y consentir, des associations dont la crédulité des pauvres malades alimente les bénéfices. Ces exemples déplorables sont à la vérité assez rares parmi les médecins et pharmaciens estimés de la capitale; mais quelques faits bien connus de ce genre suffisent pour produire une impression fâcheuse sur l'esprit de beaucoup de personnes, qui, toutes les fois que le médecin croit devoir recommander spécialement un pharmacien, en tirent la conclusion humiliante que cette recommandation n'est fondée que sur un motif d'intérêt pécuniaire.

Le manque de probité du pharmacien se fait encore remarquer par ces annonces mensongères de prétendus remèdes utiles à l'humanité, et dont il se dit l'inventeur. Mais comment le pharmacien serait-il plus apte que le médecin à de semblables inventions? Elles ne sont en effet que le fruit d'une audace scandaleuse parvenue aujourd'hui au comble. Toujours est-il vrai que la fraction la plus nombreuse de la société, celle des sots, est devenue complètement la dupe de ce charlatanisme du plus grand nombre des pharmaciens, et voici comment elle argumente : « *Pour composer des médicamens il faut être chimiste, or, comme le pharmacien doit être meilleur chimiste que le médecin, il doit aussi savoir mieux que lui inventer des compositions contre toute sorte de maux.* » Que des ignorans fassent un semblable raisonnement et en deviennent les victimes, on le conçoit ; mais que des pharmaciens qui doivent toujours en savoir assez pour être convaincus des difficultés extrêmes de la thérapeutique, s'arrogent le droit d'inventer et de recommander des remèdes qui, lors même qu'ils ne nuisent pas, ne font du bien qu'à ceux qui les vendent ; voilà ce qui est impardonnable et mérite la vindicte des lois.

Mais d'où peut naître cet avilissement de la pharmacie, remarquable surtout dans la capitale, si ce n'est du nombre trop considérable de pharmacies relativement aux besoins de la population, et dans un temps où la médecine a singulièrement simplifié les moyens curatifs ? Dans cet état de choses le pharmacien auquel l'exercice légitime de sa profession ne promet plus une existence honorable, abandonne le chemin de l'honneur et donne dans tous les travers d'un charlatanisme cupide.

Parmi ces travers il en est un que nous ne pouvons nous dispenser de signaler spécialement ; mais il ne découle pas exclusivement de la source que nous venons d'indiquer, puisque quelquefois l'amour-propre y a autant de part que la cupidité. On prévoit qu'il s'agit ici de la médecine exercée par des pharmaciens. En effet, le plus grand nombre d'entre eux se permet de donner des consultations, et lorsqu'on leur en fait le reproche, ils s'excusent en disant qu'ils ne peuvent refuser leurs conseils aux malheureux malades qui n'ont pas les moyens ou le temps d'appeler ou de consulter un médecin : d'ailleurs, ajoutent-ils, ils ne donnent leur avis que lorsqu'il s'agit de cas peu graves. Mais comment le pharmacien a-t-il appris à distinguer ces cas peu graves de ceux qui le sont ou qui peuvent le devenir, et combien de fois de semblables conseils n'ont-ils pas eu les conséquences les plus funestes ?

D'autres pharmaciens portent encore plus loin l'oubli de leurs devoirs, puisqu'ils quittent et négligent leurs officines pour visiter des malades à domicile. La capitale abonde en exemples de ce genre qu'une bonne police soutenue par des lois énergiques devrait réprimer par des peines sévères.

Afin de s'assurer de la bonne tenue des pharmacies, on a dans presque tous les pays civilisés adopté une mesure qui consiste à faire visiter les officines et laboratoires des pharmaciens au moins une fois par an. (*Voyez* l'art. 42, du titre IV de l'arrêté du 24 thermidor an XI.) Cette mesure, si elle était exécutée convenablement, atteindrait sans contredit le but de son institution; mais ordinairement les visites se font à des époques régulières, elles sont prévues, de sorte que le pharmacien qui connaît d'avance le jour où on viendra examiner ses médicamens peut prendre les précautions nécessaires pour qu'on ne le trouve pas en défaut; enfin, ces visites se font souvent avec une légèreté et une indulgence qui leur impriment une déplorable nullité.

Arrivés aux moyens de remédier aux abus qui viennent d'être signalés, nous les découvrirons dans la nature même et dans l'origine de ces abus. Ainsi que nous l'avons dit plus haut, le nombre des pharmacies dans une cité devrait être proportionné à sa population. On objectera peut-être qu'une semblable restriction serait contraire à nos libertés civiles; mais alors il faudra aussi respecter ce principe à l'égard d'autres professions; et puisque, par exemple, on croit pouvoir limiter le nombre des avoués, des agens de change, etc., on peut tout aussi bien borner celui des pharmaciens, attendu que leur trop grande concurrence me semble entraîner sous le rapport du danger de la santé publique des conséquences beaucoup plus graves que s'il s'agissait de tout autre genre d'industrie. Mais en laissant même cette question de côté, et en admettant que dans notre législation actuelle on ne puisse pas fixer le nombre des pharmaciens tenant officine, au moins peut-on empêcher que d'autres professions, parmi lesquelles il suffira de citer les droguistes, les épiciers, les parfumeurs et les confiseurs, s'arrogent le droit de préparer et de débiter un grand nombre de préparations officinales qui appartiennent exclusivement au commerce du pharmacien. L'espace auquel je suis restreint m'empêche d'examiner cette usurpation dans ses détails; mais je dois dire qu'elle est aujourd'hui une des principales causes de l'état de pénurie dans lequel végète le plus grand nombre des pharmaciens et des ressources inexcusables d'ailleurs auxquelles il a souvent recours pour compenser les bénéfices légitimes que cette spoliation d'industrie lui enlève.

Dans quelques états on a cru pouvoir prévenir, au moyen d'une taxe des médicamens, la cupidité de certains pharmaciens; mais je ne pense pas qu'une semblable mesure présente des avantages bien réels, et je crois même qu'elle deviendrait pour le pharmacien sans probité un motif puissant d'altérer ses préparations. D'ailleurs comment établir cette taxe et en faire exécuter les articles toutes les fois qu'il s'agirait de compositions magistrales? Les différences que l'on remarque dans les prix des divers pharmaciens sont, il est vrai, quelquefois considérables; mais elle ne sont pas à beaucoup près une preuve que celui dont les médicamens sont plus chers est le moins consciencieux; souvent même j'ai pu me convaincre du contraire.

J'ai parlé plus haut de la visite des pharmacies, et j'ai fait entrevoir que ce mode d'inspection laissait beaucoup à désirer; rien n'est pourtant plus facile que de lui donner toute l'utilité qu'il peut comporter. A cet effet, il suffira de faire les visites d'une manière imprévue; et dans les grandes villes, de ne visiter le même jour qu'un petit nombre d'officines; car il est impossible que la fatigue qu'une semblable inspection trop prolongée entraîne, laisse aux experts l'activité et l'attention nécessaires pour s'acquitter convenablement de leur mission.

Puisque nous en sommes à l'inspection des pharmacies, il est nécessaire de faire encore remarquer qu'elle ne doit pas seulement se borner à l'examen de la qualité des drogues simples et composées, mais plus encore à leur coordination, et surtout à la manière dont elles sont étiquetées. En effet, il règne à cet égard dans la capitale entre autres un arbitraire bien dangereux, puisque dans plusieurs pharmacies on remarque toutes les nomenclatures chimiques, anciennes, et modernes employées à la fois et à côté les unes des autres; or on conçoit combien il est important de s'en tenir à des dénominations fixes et uniformes pour toutes les pharmacies. Enfin, les précautions prises par les pharmaciens pour la conservation et la vente des substances vénéneuses, pour la conservation des formules, pour le maintien de la propreté dans les officines et laboratoires, constituent autant d'objets dignes de l'examen des inspecteurs et de la surveillance de l'autorité.

Il est encore un grand nombre de considérations d'hygiène publique auxquelles j'aurais pu me livrer; mais elles eussent donné à mon travail une étendue hors de rapport avec le plan et les dimensions de cet ouvrage. Je me suis donc borné à des indications principales et sous lesquelles il sera facile de ranger les spécialités qu'elles comportent. (MARC.)

PHARMACOLOGIE, s. f., *pharmacologia*, de φάρμακον, médicament, et λόγος, discours. Les Grecs désignaient sous le nom de φάρμακον, non-seulement les médicamens simples et toutes les préparations pharmaceutiques composées, mais même les poisons et les matières colorantes. Les auteurs qui ont écrit sur la pharmacologie ont, en général, donné une acception très-différente à ce mot, et se sont plus ou moins éloignés de son acception primitive. Samuël Dale, qui un des premiers a publié un traité sur ce sujet, imprimé à Londres en 1663, définit la pharmacologie la description des médicamens. Il donne en effet dans son ouvrage une description de toutes les substances médicamenteuses simples connues à l'époque à laquelle il écrivait, et les divise à la manière des naturalistes du temps. Ses descriptions sont accompagnées de quelques détails sur les médicamens qui sont le produit de l'art, et de considérations générales sur les propriétés des médicamens. Les auteurs qui, après Samuël Dale, ont principalement traité de la pharmacologie, sous divers points de vue, tels que Cartheuser, Geoffroy, Chomel, Linnée, Bergius, Murray, quoique ne considérant que les médicamens seulement, ont donné à leurs ouvrages des titres différens, le plus souvent celui de matière médicale, ou plus improprement encore celui d'histoire naturelle médicale; c'est ainsi que Peyrilhe n'a fait que changer le titre de la matière médicale de Linnée. Sprengel renvoie à la pharmacie proprement dite tout ce qui appartient à l'histoire naturelle et aux caractères physiques des médicamens; il les considère, dans sa pharmacologie, sous les rapports de leurs propriétés chimiques et médicales en général, et traite dans la thérapeutique de tous les détails relatifs aux effets des médicamens dans les maladies. Comme les propriétés chimiques des médicamens sont principalement celles sur lesquelles Sprengel insiste dans sa pharmacologie, il a pris ces propriétés pour base de sa classification. Il distingue en conséquence les médicamens en mucilagineux, amylacés, gommeux, gélatineux, sucrés, huileux, éthérés, acides, etc. Cependant il a introduit dans ce système de classification mixte quelques chapitres fondés sur les propriétés médicales : telles sont ceux des narcotiques et des astringens.

Schwilgué, qui, avec raison, à ce qu'il nous semble, n'a considéré la pharmacologie que comme une partie de la matière médicale, a adopté d'abord pour base de sa classification les divisions des naturalistes, et a subdivisé ensuite chacune de ces grandes classes en sections particulières d'après les caractères chimiques que présentent les diverses substances médicamenteuses. M. Barbier a publié sous le titre de *Pharmacologie* un ouvrage dans lequel il traite des médicamens sous tous leurs rapports, et principalement sous celui de leurs effets; de sorte qu'ils nous a réellement donné sous ce nom un excellent ouvrage de thérapeutique médicamenteuse : aussi dans sa seconde édition a-t-il cru devoir changer le titre de son premier ouvrage, en celui de *Matière médicale*, qui à notre avis lui convient encore moins. M. le professeur Alibert, réunissant à la fois dans son ouvrage la matière médicale et la thérapeutique, qu'il embrasse d'une manière générale, n'a pas dû faire un traité spécial pour la pharmacologie, qui rentre nécessairement dans son travail comme partie secondaire de la matière médicale.

Il résulte des rapprochemens que nous venons de faire entre les principaux auteurs qui se sont occupés de pharmacologie, qu'ils n'attachent point la même valeur à cette dénomination, et qu'ils se font même des idées différentes de cette branche des sciences médicales. Les uns la confondent avec la matière médicale elle-même, et regardent presque ces deux mots comme synonymes, les autres la rattachent, tantôt à la pharmacie proprement dite, tantôt à l'histoire naturelle des médicamens; quelques-uns enfin la distinguent comme une partie importante de la matière médicale. En adoptant cette dernière manière de voir, nous définirons la pharmacologie partie essentielle de la matière médicale, qui a pour objet de faire connaître les médicamens sous tous les rapports qui peuvent éclairer l'emploi de ces moyens thérapeutiques, sans entrer dans les détails des applications générales ou particulières. Cette branche, la plus étendue de la matière médicale, n'est point, il est vrai, une science à part et indépendante, qui repose sur des bases qui lui soient propres ; elle n'est que le résultat et le complément de toutes les connaissances que le naturaliste, le physicien, le chimiste, le physiologiste et le praticien lui-même peuvent recueillir sur les caractères et les propriétés physiques et médicales des médicamens. Le pharmacologiste emprunte à toutes les sciences accessoires les connaissances dont il a besoin lui-même, et se les approprie en quelque sorte, afin de mieux apprécier la nature et les effets des agens qu'il emploie; mais il ne faut pas confondre la pharmacologie avec l'histoire naturelle et la chimie médicale ou avec la pharmacie, qui sont des parties entièrement distinctes, et qui ont chacune un but très-différent : celui du pharmacologiste est de faire connaître le médicament sous tous ses rapports physiques, chimiques, pharmaceutiques, physiologiques et surtout sous celui de ses effets principaux sur l'économie animale; c'est ainsi que cette science sert d'introduction à la thérapeutique et à l'art de formuler, en indiquant sous quelles formes et à quelles doses convenables les médicamens doivent être employés. D'après l'objet et le but de la pharmacologie, il n'est pas possible d'adopter dans l'étude de cette partie de la matière médicale, les méthodes de la classification dont se servent les naturalistes ou les chimistes : les premières ne sont applicables qu'aux différens corps, tels qu'ils se présentent dans la nature, et le pharmacologiste n'emploie ordinairement que les substances naturelles altérées par l'art. Les méthodes des chimistes ne peuvent pas être employées avec plus davantage pour classer les substances médicamenteuses; une foule de combinaisons pharmaceutiques, plus ou moins composées, s'écartent des cadres chimiques ordinaires, et les substances les plus disparâtes dans leurs effets sur l'économie animale se rapprochent par des propriétés chimiques analogues. Un bon système de classification pharmacologique ne peut être fondé que sur les propriétés générales des médicamens. Ces propriétés générales des médicamens, comme toutes celles des autres agens thérapeutiques, consistent dans des effets immédiats ou primitifs, ou dans des effets secondaires ou consécutifs.

Les effets primitifs ou immédiats sont la conséquence de l'action directe des médicamens sur nos organes sains ou malades, indépendamment de toutes les causes qui peuvent la modifier : ainsi, qu'on donne un purgatif dans un état déterminé des organes de la digestion à un homme bien portant ou malade, on aura presque constamment pour résultat les mêmes effets sur le canal intestinal, à quelques variations individuelles près, qui ne dépendront en aucune manière de l'état sain ou malade, mais de l'idiosyncrasie du sujet. L'effet immédiat du médicament ne se borne pas cependant à l'action locale qu'il produit sur l'organe avec lequel il est en contact, il s'étend plus ou moins rapidement vers les autres systèmes d'organes : ainsi, une certaine quantité de décoction de quinquina ou de vin introduit dans l'estomac modifie d'abord les propriétés de cet organe, mais se propage bientôt dans toute l'économie. Les effets immédiats des médicamens ne sont pas toujours aussi prompts que ceux que nous venons d'indiquer; quelquefois ils sont presque imperceptibles et ne se manifestent que lentement par les changemens qu'ils impriment graduellement à l'organisation; tels sont les effets des décoctions de salsepareille, des bois sudorifique, et de certaines préparations mercurielles. Dans ce cas, on ne remarque souvent pas d'effet local, mais la propriété immédiate du médicament consiste dans un effet général. Lorsqu'on observe des effets locaux et généraux évidens dans l'action de quelques médicamens, ce qui se rencontre le plus ordinairement, ils ne sont pas toujours de la même nature. Les purgatifs, par exemple, irritent plus ou moins les organes digestifs, et cependant relâchent ou débilitent les autres appareils; les excitans stimulent l'action de l'estomac et du canal intestinal, et souvent, au contraire, diminuent la sécheresse de la peau et favorisent une douce diaphorèse, etc.—On donne le nom d'effets secondaires des médicamens aux changemens généraux que l'agent médicamenteux imprime aux phénomènes physiologiques insolites que présente l'individu malade. Les effets secondaires du médicament sont donc entièrement relatifs à l'état morbide. Quoique ces effets dépendent toujours primitivement de l'action immédiate du médicament, ils ne se reproduisent pas constamment comme les propriétés immédiates à peu près de la même manière, ils varient nécessairement suivant les différentes maladies et les circonstances très-variables dans lesquelles le malade se trouve placé. Un émétique, par exemple, aura déterminé dans deux cas les mêmes effets immédiats, et il donnera lieu ensuite à des effets secondaires tout différens. Dans le premier cas, c'était une affection bilieuse franche, les vomissemens abondans produits par l'émétique ont diminué le sentiment de plénitude de la région épigastrique, et fait cesser les nausées et les regurgitations de matières bilieuses; dans l'autre cas, au contraire, le vomitif avait été administré dans une gastrite, il aura accru les douleurs épigastriques, réveillé de nouveaux vomissemens, et augmenté l'état fébrile.

Les effets immédiats des médicamens sont les seuls qu'il importe au pharmacologiste de connaître; ils se bornent, en général, à un petit nombre de phénomènes qu'il est facile d'apprécier, et sur lesquels toutes les observations sont à peu près d'accord. Ces effets immédiats de presque tous les médicamens peuvent se rapporter à douze classes désignées sous les noms de relâchans, rafraîchissans, astringens, toniques, excitans, diffusibles, vomitifs, laxatifs, purgatifs, diurétiques, sudorifiques et narcotiques. *Voyez* ces mots.

Plusieurs substances médicamenteuses participent à la fois des propriétés de deux de ces divisions, et forment ainsi des composés dont l'action immédiate est mixte, telle que celle du camphre, de la ciguë, de la digitale, etc.; mais elles se rattachent néanmoins, quoique plus faiblement, aux divisions indiquées.

Quant aux effets secondaires plus composés dans leurs élémens, ils peuvent être modifiés à l'infini, suivant le genre et les variétés de maladies, l'âge des malades et les circonstances dans lesquelles ils se trouvent; mais ces effets appartiennent à la thérapeutique générale ou spéciale. *Voyez* THÉRAPEUTIQUE.

(GUERSENT.)

PHARMACOPÉE, s. f., *pharmacopœa*, de φάρμακον, médicament, et de ποίεω, faire. On donne ce nom à l'ouvrage qui renferme la collection des formules des médicamens, ainsi que des procédés suivis pour les préparer. C'est un synonyme du mot latin francisé *codex*. *Voyez* ce mot.

PHARYNGÉ ou PHARYNGIEN, adj. *pharyngæus*. On désigne ainsi les diverses parties qui ont rapport au PHARYNX.

PHARYNGIENNES (artères). Elles sont au nombre de deux : l'une, *supérieure*, nommée encore *ptérygo-palatine*, est une branche de l'artère MAXILLAIRE interne; l'autre, nommée *inférieure* par opposition à celle-ci, naît de la CAROTIDE au niveau de l'artère faciale.

PHARYNGIEN (le nerf) est une branche du nerf PNEUMO-GASTRIQUE, qui se distribue au pharynx.

PHARYNGIEN (plexus). Réunion de filets assez nombreux, fournis par les deux nerfs pharyngiens. *Voy.* PNEUMO-GASTRIQUE.

PHARYNGITE, s. f., *pharyngitis*, inflammation du pharynx. *Voyez* ANGINE PHARYNGÉE.

PHARYNGO-GLOSSIEN. Adjectif pris substantivement, et employé par M. Chaussier comme synonyme de GLOSSO-PHARYNGIEN pour désigner le nerf de ce nom.

PHARYNGO-STAPHYLIN. *Voyez* PALAT-PHARYNGIEN.

PHARYNGOTOME, s. m., *pharyngotomus*, de φάρυγξ, le pharynx, et de τέμνω, couper. Nom donné à un instrument inventé par J. L. Petit, pour ouvrir les abcès qui se forment dans le tissu des amygdales et les parois du pharynx. Il est composé d'une lame longue, étroite, taillée en lancette à son extrémité, et renfermée dans une gaine ou canule d'argent légérement recourbée. On porte cet instrument sur le lieu que l'on veut inciser, puis on fait sortir la lame hors de la gaine, en poussant sur le bouton qui termine le pharyngotome. Un ressort à boudin fait rentrer la lame dans sa gaine dès qu'on cesse la pression. Le pharyngotome peut être employé à divers autres usages, tels que ceux de faire une contre-ouverture dans un lieu éloigné et à travers des parties qu'il faut ménager, ou d'établir un séton.

PHARYNGOTOMIE, s. f., *pharyngotomia*, incision du pharynx. Qulques auteurs ont employé mal à propos ce mot comme synonyme d'*œsophagotomie* et même de *laryngotomie*. On pourrait tout au plus s'en servir pour désigner l'ouverture des abcès du pharynx à l'aide du pharyngotome.

PHARYNX, s. m., *pharynx*, de φαρυγξ, arrière-bouche, ou gosier. Canal musculo-membraneux, symétrique, irrégulièrement infundibuliforme, qui fait partie des voies alimentaires. Il est situé au-dessous de la partie moyenne de la base du crâne, au-dessus de l'œsophage, derrière les fosses nasales, le voile du du palais, l'isthme du gosier et le larynx; au-devant du rachis, des muscles longs du cou, grands et petits droits antérieurs de la tête; entre les principaux tronc nerveux et vasculaires du cou. Un tissu cellulaire filamenteux, très-extensible, sans tissu adipeux, l'unit aux parties qui correspondent à ses parois postérieures et latérales. Quant à sa paroi antérieure, elle manque au niveau des ouvertures postérieures des fosses nasales et de la bouche; plus bas, elle est contiguë à la partie postérieure du larynx. La cavité du pharynx présente, en haut et en devant, les narines postérieures, et vers le milieu du bord externe de chacune d'elles, les orifices des trompes gutturales du tympan;

un peu plus bas, la face postérieure du voile du palais; au dessous de lui, l'ouverture postérieure de la bouche, la base de la langue, l'épiglotte, l'ouverture supérieure du larynx, enfin, au niveau de la partie supérieure de la trachée-artère, l'orifice supérieur de l'œsophage, au-dessus duquel la cavité pharyngienne présente toujours une coarctation brusque.

Les parties qui entrent dans la composition du pharynx sont des muscles, une membrane, des vaisseaux nombreux et des nerfs. Les muscles du pharynx ont été considérés par M. Chaussier comme n'en formant qu'un seul, tandis que d'autres anatomistes, tels que Santorini et Winslow, en ont distingué et décrit treize. Néanmoins, la plupart des anatomistes modernes, à l'exemple d'Albinus, ont réduit à quatre de chaque côté, les muscles intrinsèques du pharynx : ce sont les constricteurs inférieur, moyen et supérieur, et le stylo-pharyngien.

Le muscle *constricteur inférieur*, large, mince, quadrilatère, s'étend des cartilages cricoïde et thyroïde à la partie moyenne et postérieure du pharynx. Les fibres charnues qui le composent, partagées en plusieurs faisceaux plus ou moins distincts, se dirigent des cartilages cricoïde et thyroïde vers la ligne médiane du pharynx, de telle sorte que les plus inférieures sont presque transversales, et que les autres devenant d'autant plus obliques en haut qu'elles sont plus supérieures, se réunissent avec celles du côté opposé sous des angles de plus en plus aigus, de manière que l'angle supérieur de ce muscle n'est qu'à un pouce environ de la partie supérieure du pharynx; il est couvert antérieurement par le sterno-thyroïdien, la glande thyroïde et l'artère carotide primitive; postérieurement, il est contigu par l'intermédiaire d'un tissu cellulaire lâche, aux muscles grand droit antérieur de la tête et long du cou. Il est appliqué sur les cartilages cricoïde et thyroïde sur la membrane du pharynx, sur les muscles pharyngo-staphylin, stylo-pharyngien, et sur une partie du constricteur moyen auquel il adhère intimement. Ce muscle, qui est entièrement charnu, resserre la partie inférieure du pharynx, et peut aussi élever le larynx.

Le *constricteur moyen*, moins large que le précédent qui le recouvre partiellement en arrière, et placé au-dessus de lui, s'étend de l'intervalle qui sépare les deux cornes de l'os hyoïde, à la partie moyenne et postérieure du pharynx. Ses fibres inférieures sont transversales, et quelques unes même convexes en bas, tandis que les supérieures sont très-obliques en haut, et forment un angle très-aigu qui se confond souvent avec les fibres du constricteur inférieur. Quelquefois elles se prolongent jusqu'à l'apophyse basilaire de l'os occipital, partie où répond le sommet de la cavité pharyngienne. Ce muscle est couvert par l'hyo-glosse, l'artère linguale, le constricteur inférieur, et offre les autres rapports du pharynx en général; il est appliqué sur la membrane du pharynx, sur le muscle stylo-pharyngien, le pharyngo-staphilin, et le constricteur supérieur auquel il est fortement uni. Ce muscle resserre le pharynx, et porte l'os hyoïde en haut et en arrière.

Le *constricteur supérieur* occupe la partie supérieure du pharynx, et s'étend depuis l'apophyse basilaire de l'occipital, l'apophyse ptérygoïde, l'aponévrose ptérygo-maxillaire, la ligne oblique interne de la mâchoire et les côtés de la langue, jusqu'au milieu du pharynx, dans l'épaisseur duquel il est en partie recouvert par le constricteur moyen. Ses fibres inférieures sont transversales, tandis que les supérieures décrivent une arcade dont la convexité est tournée en haut. Ce muscle est couvert par le stylo-glosse, le stylo-pharyngien, le ptérygoïdien interne, la carotide interne, la veine jugulaire interne, et le constricteur moyen. Il est appliqué sur le pharyngo-staphylin, le péristaphilin interne et la membrane du pharynx. Une aponévrose mince, nommée *céphalo-pharyngienne*, couverte antérieurement par la membrane muqueuse, et attachée à l'apophyse basilaire de l'occipital, contribue à affermir l'adhérence du pharynx à cette partie de la base du crâne, en même temps qu'elle fournit des points d'insertion à ce muscle. Il resserre la partie supérieure du pharynx.

Enfin, le dernier muscle est le *stylo-pharyngien*, qui s'étend de l'apophyse styloïde du temporal au bord postérieur du cartilage thyroïde. Ce muscle, recouvert par le stylo-hyoïdien, la carotide externe, et le constricteur moyen, est appliqué sur l'artère carotide interne, la veine jugulaire interne, le constricteur supérieur, la membrane du pharynx, et le pharyngo-staphylin. Il est fixé à l'apophyse styloïde par un tendon large et court qui fait suite aux fibres charnues, dont les supérieures se recourbent de bas en haut, en s'entrelaçant avec celles du constricteur supérieur, tandis que les inférieures deviennent divergentes, en s'insérant au bord postérieur du cartilage thyroïde. Ce muscle élève le pharynx, et rapproche sa partie inférieure de la supérieure; il élève aussi le larynx.

La face interne du pharynx est tapissée par une membrane muqueuse, continue avec celle de la bouche et des fosses nasales, et dans laquelle on trouve un grand nombre de follicules muqueux : les villosités y sont peu apparentes. Elle adhère aux muscles par une couche de tissu cellulaire assez serré. Le pharynx reçoit des artères multipliées, fournies par la carotide externe, la thyroïdienne supérieure, la labiale, la linguale et la maxillaire interne. Les veines dont le trajet est analogue aux artères, se rendent dans la jugulaire interne. Les vaisseaux lymphatiques aboutissent dans les ganglions placés près de la bifurcation de la veine jugulaire interne. Les nerfs proviennent du glosso-pharyngien, du pneumo-gastrique et du trifacial.

Dans certains cas de monstruosité, on trouve quelquefois le pharynx se terminant en un cul-de-sac à sa partie inférieure. Presque toujours alors la cavité de la bouche et les parties qui la forment, sont plus ou moins incomplétement développées. Le pharynx acquiert aussi parfois une ampleur très-grande, par suite d'un rétrécissement progressivement augmenté de l'œsophage. Ce sac musculo-membraneux est sujet d'ailleurs aux diverses altérations qu'on rencontre dans les organes dont la structure est analogue à la sienne. (MARJOLIN.)

PHELLANDRE, s. m., *phellandrium aquaticum*. L. *Œnanthe phellandrium*. DC. Rich., *Bot. méd.*, t. II, p. 460. Grande plante vivace, de la famille des Ombellifères et de la pentandrie digynie, croissant au milieu des marres et sur le bords des ruisseaux. Sa tige, qui s'élève quelquefois à une hauteur de six pieds, est cylindrique, striée, creuse, quelquefois de plus d'un pouce de diamètre, ramifiée vers sa partie supérieure, simple inférieurement, où elle est comme noueuse. Les feuilles sont extrêmement grandes, décomposées en un nombre prodigieux de folioles ou lobes incisés et découpés finement; elles sont d'un vert foncé et glabres. Les fleurs sont petites, blanches, disposées en ombelles terminales, sans involucres; les involucelles sont composés de six à huit folioles étalées, plus courtes que les pédoncules. Les fruits sont ovoïdes, alongés, et comme prismatiques, striés, couronnés par les cinq petites dents du calice et les deux styles qui sont persistans.

Le phellandre est désigné sous les noms de *ciguë aquatique*, et de *millefeuille aquatique*. C'est une plante vénéneuse, comme toutes les autres espèces de ciguë. Ses feuilles, quand on les froisse entre les doigts, répandent une odeur forte, aromatique, qui a quelqu'analogie avec celle du cerfeuil : il en est de même de ses fruits. En France, on ne fait pas usage de cette plante, que l'on regarde avec juste raison comme très-suspecte; mais en Allemagne, plusieurs médecins l'ont employée avec une sorte de succès. Kramer, et surtout Ernstringius, qui a publié une dissertation ex professo sur ce sujet, regardent ses fruits comme un des fébrifuges les plus puissans, puisque ce dernier, d'après un très-grand nombre d'expériences, les préfère au quinquina dans le traitement des fièvres intermittentes de tous les types. Il les prescrivait à la dose d'un, de deux, ou même de quatre gros donnés avant le paroxysme, et continuait la moitié de cette dose pendant quelque temps dans les jours d'apyrexie. Ce médicament a surtout l'avantage, suivant ce praticien, de ne jamais causer ces engorgemens des viscères abdominaux, qui suivent assez fréquemment l'usage du quinquina prolongé pendant quelque temps. Les fruits de phellandre sont aussi un des mille remèdes qu'on a osé présenter comme un spécifique de la phthisie pulmonaire. Mais aujourd'hui, on sait à quoi s'en tenir sur ces prétendus spécifiques. (A. RICHARD.)

PHÉNOMÈNE, s. m., *phænomenon*, de φαινόμαι, apparaître; tout effet qui tombe sous les sens. En médecine, il exprime tout changement perceptible aux sens survenu dans un organe ou dans une fonction, chez l'homme sain comme chez l'homme malade; de là, la distinction des phénomènes physiologiques et des phénomènes morbides ou symptômes.

PHIMOSIS, s. m., *capistratio*; en grec, φίμωσις, du verbe φίμοω, museler, serrer avec un ficelle. On nomme ainsi l'état dans lequel le prépuce, naturellement ou accidentellement resserré à son orifice, ne peut être ramené en arrière de la couronne du gland. Quelquefois cependant on en trouve la cause unique dans la tuméfaction de ce dernier organe, comme lorsqu'il est lui-même affecté de chancres, où qu'étant gonflé à l'occasion d'une blennorrhagie bâtarde très-inflammatoire, il ne se trouve plus dans de justes proportions avec le prépuce qui conserve ses dimensions ordinaires.

Je pense que c'est à tort que beaucoup d'auteurs, d'après Galien, ont employé cette dénomination pour indiquer l'espèce de strangulation, par gonflement des parties, qui survient au pudendum chez les femmes affectées de chancres inflammatoires ou de blennorrhagies très-aiguës, ainsi qu'aux individus atteints d'ophthalmie assez violente pour déterminer momentanément l'occlusion de l'œil, par la tuméfaction excessive de la conjonctive et le boursouflement du tissu cellulaire des paupières. Aujourd'hui elle est exclusivement consacrée par l'usage à désigner la disposition dans laquelle le prépuce ne peut être porté en arrière du gland.

Il y a deux sortes de phimosis : celui qu'on apporte en naissant, et celui qui se manifeste accidentellement.

Le phimosis congénial est assez fréquent. Les Juifs du temps de Moïse en étaient probablement presque tous affectés, puisque ce législateur leur avait imposé, comme précepte religieux, la pratique de la circoncision, opération dont l'utilité, sous le rapport de l'hygiène, ne peut être contestée dans un pays chaud comme la Palestine et chez un peuple où les soins de la propreté étaient généralement négligés. Les individus affectés de phimosis naturel en éprouvent communément de la gêne dans l'émission des urines et du sperme, soit par le défaut de parallélisme entre l'ouverture du prépuce et celle du canal, soit par la disproportion que présentent entre eux les diamètres de ces deux ouvertures. Ainsi on voit quelquefois des enfans dont l'extrémité du prépuce est resserrée au point de retenir les urines qui, arrivant avec abondance du canal, s'amassent autour du gland comme dans un réservoir, d'où elles ne sortent ensuite que goutte à goutte; circonstance qui occasione souvent de la douleur et de la rougeur à cette partie de la verge, et qui donne quelquefois lieu à la formation de calculs entre le gland et son enveloppe, ou au développement de blennorrhagies bâtardes, par l'âcreté et les propriétés irritantes que contracte l'humeur sébacée qui lubrifie ces parties, états auxquels on ne remédie complétement que par l'opération.

Cette dernière peut, règle générale, être différée, lorsque l'occlusion de l'orifice préputial n'est pas complète, jusqu'au moment où le sujet aura plus de force et de développement. C'est encore à cette époque, qui peut être fixée à l'âge de puberté, qu'il faudra renvoyer la circoncision qu'exige la conformation naturelle dans laquelle l'ouverture du prépuce, assez large pour permettre une issue facile aux urines, est cependant assez rétrécie pour ne pouvoir livrer passage au gland. On voit pourtant des hommes qui conservent toujours cette espèce de phimosis congénial, quoique l'acte du coït soit pour eux l'occasion de sensations moins vives que pour les hommes mieux conformés; mais il faut en convenir, c'est surtout parmi ceux qui arrivent à un âge avancé avec cette disposition qu'on voit se manifester des irritations, de petits ulcères au limbe du prépuce, par suite des tiraillemens éprouvés pendant la cohabitation, ou produits par l'âcreté des urines qu'on remarque chez presque tous les vieillards, chez lesquels il s'établit parfois un engorgement habituel de cette partie, que les irritations répétées rendent de plus en plus sensible et font dégénérer en un vrai cancer qui envahit toute la verge. J'ai deux fois pratiqué la circoncision à des hommes âgés qui étaient menacés d'une semblable dégénérescence, terminaison que Petit Radel paraît avoir pressentie, mais qui a été clairement annoncée par M. le professeur Roux, dont les prévisions à cet égard ont été pleinement justifiées par les observations publiées en Angleterre par MM. Hey et Wad.

Le phimosis peut encore se former spontanément chez les vieillards d'un grand embonpoint, lorsque, ce qu'on voit en général plutôt chez ces individus que chez les hommes maigres, leurs facultés viriles sont tout-à-fait éteintes : alors le gland et les corps caverneux, cessant de se développer par les érections, perdent une habitude de stimulation qui en facilitait la nutrition, et dont la privation les laisse pour ainsi dire dans une sorte d'atrophie. Il en résulte que ces parties rentrant pour ainsi dire dans l'espèce de foureau que représente la peau de la verge, le prépuce s'alonge d'autant et dépasse de beaucoup le sommet du gland. Cette disposition est assez ordinairement la cause de démangeaisons, de rougeurs, d'éruptions herpétiformes, de blennorrhagies bâtardes, et d'engorgemens plus ou moins douloureux, qui passent aisément à l'état cancéreux, si, comme il a été dit pour le cas précédent, on ne s'y oppose à temps par le retranchement de la portion du prépuce devenue exubérante.

Le phimosis accidentel peut être déterminé par tout ce qui est capable de porter de l'irritation sur la verge. Cependant sa cause la plus fréquente est le virus vénérien, par l'influence duquel il se manifeste même quelquefois d'une manière essentielle, c'est-à-dire sans être accompagné d'autres signes d'infection; mais sa cause immédiate la plus commune est l'existence de chancres sous le prépuce ou sur le gland. La tuméfaction de ce dernier organe, sans qu'il y ait aucun ulcère, suffit aussi quelquefois pour le produire dans les simples blennorrhagies bâtardes, et je l'ai vu dans plusieurs cas être la conséquence d'une urétrite très-inflammatoire; enfin il est d'autres fois occasioné par des végétations vénériennes primitives ou consécutives, quand elles sont le siége d'une certaine inflammation, ou que, par leur seul volume, elles distendent fortement le prépuce. Cet accident peut aussi être provoqué par de simples piqûres de sangsues, et par des blessures plus graves, comme je l'ai vu à la suite de coup de feu atteignant le penis; par la manifestation d'abcès ou de tumeurs plus ou moins indolentes du tissu cellulaire du prépuce; il peut être la conséquence d'une infiltration urineuse, d'une éruption dartreuse ou psorique, ou d'un érysipèle de cette partie. Enfin il est parfois dû aux froissemens que sont susceptibles d'occasioner l'équitation prolongée, ou des attouchemens rudes et trop fréquemment répétés.

On reconnaît deux espèces de phimosis : les uns sont inflammatoires; les autres sont indolens. Le phimosis très-inflammatoire est ordinairement occasioné par des chancres douloureux, accompagnés d'une grande exaltation des propriétés vitales des organes où ils se sont développés. Il se présente sous un aspect et avec des caractères différens, suivant le point de départ de cette irritation. Ainsi, lorque les ulcères affectent le limbe d'un prépuce naturellement alongé, l'engorgement donne souvent à cette partie la forme d'un champignon, rouge, douloureux, quelquefois fort large, sur lequel siégent les chancres, et l'inflammation ne s'étend guère au-delà. Quand les parties plus profondes de la face interne du prépuce sont affectées, ce repli membraneux se tuméfie, devient d'un rouge plus ou moins foncé, et très-douloureux, tandis que le gland, qu'il recouvre, conserve à peu de chose près sa couleur et son volume ordinaires. Si, au contraire, les chancres sont exclusivement sur le gland, ce qui est du reste infiniment rare, le prépuce reste à peu près dans son état normal, à cela près seulement qu'il se laisse distendre passivement par l'organe qu'il contient, lequel s'étrangle lui-même par le seul fait de son gonflement. Quelquefois le phimosis résulte de la tuméfaction simultanée du gland et du prépuce, et c'est spécialement dans le cas où les deux parties sont en même temps affectées d'ulcères. D'autres fois enfin ces derniers se développant sur le filet ou sur ses côtés, le phimosis commence et se borne plus ou moins long-temps à la partie du prépuce qui en est la plus voisine, tandis que celle qui couvre la face supérieure ou dorsale du gland est à peu près exempte d'engorgement.

Le phimosis indolent n'est accompagné d'aucun symptôme inflammatoire. Une très-légère irritation, et parfois une simple gène dans la circulation lymphatique de l'extrémité antérieure de la verge, en sont les seules causes. Il est toujours alors sans changement de couleur bien marqué de la peau; quelquefois il est dur et rénitent; dans d'autre cas on le trouve mou, compressible, œdémateux, et paraît formé par une infiltration séreuse dans le tissu cellulaire sous-jacent.

Le plus ordinairement le phimosis accidentel se termine par résolution; ce qu'on obtient souvent en fort peu de jours, et à mesure que les symptômes vénériens qui l'ont occasioné perdent de leur violence. Assez souvent encore il se termine par induration, et c'est surtout chez les personnes faibles, quand la tumeur était indolente et qu'elle s'est manifestée à l'occasion de chancres consécutifs peu irrités. Le prépuce, dans cette circonstance, reste dur et tout-à-fait insensible, ce qui en rend le traitement long et fastidieux, quoiqu'en général on obtienne constamment la guérison quand ce traitement est dirigé avec prudence.

Lorsque cette induration a lieu chez les vieillards sujets à des excoriations et à des phlogoses presque habituelles de l'orifice du prépuce, le cas est plus grave; car l'engorgement peut passer à l'état carcinomateux, et nécessiter plus tard l'amputation de toute la verge, si l'on ne prévient cette fâcheuse terminaison par une circoncision plus ou moins complète.

On a vu quelquefois des phimosis très-inflammatoires et comme phlegmoneux donner naissance à de petits abcès dans le tissu cellulaire du prépuce. Rien de mieux à faire alors que de procurer l'issue prompte du pus par le moyen de la lancette. Ordinairement les accidens cessent aussitôt. Quand, au contraire, on laisse le foyer s'ouvrir spontanément, ce qui s'opère extérieurement ou bien à la face interne du prépuce, la guérison se fait beaucoup plus attendre, et il n'est pas sans exemple de voir ce repli cutané perforé plus ou moins largement dans toute son épaisseur.

La gangrène est parfois la suite d'un phimosis causé ou accompagné par une inflammation portée au plus haut degré. Elle peut se borner à quelques points du prépuce, qu'on a cependant vu quelquefois, à la chute des escarres, être assez étendue pour laisser passer le gland à travers la perte de substance qui en résulte. Dans d'autres circonstances, la mortification détruit tout ce repli membraneux, ainsi qu'une partie plus ou moins considérable du gland. Enfin, dans certains cas encore bien plus rares, le pénis en entier se trouve frappé de sidération, et la nature fait elle-même l'amputation du membre viril, accident fâcheux, qui n'est pas toujours dû à l'excès de l'irritation, mais qui, bien souvent, est le résultat du déplacement subit du stimulus insolite qui accompagne l'inflammation locale, même chez les sujets débiles, pour se porter sur un ou plusieurs viscères attaqués après coup d'une phlegmasie sur-aiguë, comme on l'observe si fréquemment quand il survient une maladie interne grave pendant l'existence d'une irritation syphilitique quelconque aux parties génitales.

Le traitement du phimosis doit varier suivant les diverses circonstances dont il vient d'être parlé. S'il n'existe que des symptômes inflammatoires modérés, on pourra se dispenser de découvrir les chancres, s'il y en a de cachés, et se contenter de faire des injections émollientes entre le prépuce et le gland, des applications de même nature autour de la verge, de prescrire des bains locaux, des grands bains, des boissons délayantes, et un régime approprié. Si les accidens sont plus violens, on pratique une saignée du bras, ou tout au moins on applique des sangsues au périnée, et même vis-à-vis la portion du canal qui est immédiatement en avant des bourses. On doit d'ailleurs avoir l'attention de relever le pénis contre le ventre, afin de favoriser le retour du sang, et, par conséquent, aider à la résolution de la phlegmasie. Mais si l'inflammation s'accroît d'une manière progressive malgré les traitemens les mieux appropriés, et qu'elle menace de se terminer par gangrène, il ne faut pas hésiter à faire cesser l'extrême distension du prépuce, en le débridant, ce qui constitue l'opération du phimosis.

Cette opération s'exécute en introduisant jusqu'à la base du gland, et à sa face supérieure, une sonde cannelée sans cul-de-sac, sur laquelle on glisse un bistouri étroit. Quand ce dernier est arrivé jusqu'en arrière de la couronne, on s'en sert, le tranchant étant dirigé en haut, pour traverser le prépuce, et y faire une incision longitudinale en le ramenant d'arrière en avant, jusqu'à son orifice.

Quand le phimosis n'existe qu'à l'extrémité antérieure du prépuce, comme il arrive souvent aux individus qui l'apportent en naissant, ou à ceux chez lesquels il est produit par la présence de chancres placés à son limbe, l'incision peut ne pas se prolonger plus de deux ou trois lignes au-delà du point rétréci. Ce procédé suffit ordinairement. Un de nos confrères, M. Jules Cloquet, a proposé, et plusieurs fois pratiqué avec succès, une opération fort simple, qui consiste à diviser le prépuce à sa partie inférieure, parallèlement au filet, qu'on coupe ensuite avec des ciseaux, s'il est trop court. On introduit d'abord une sonde cannelée sur l'un des côtés de ce frein de la verge, la rainure en dessous, et l'on s'en sert pour diriger un bistouri, au moyen duquel on fait une incision d'arrière en avant. La plaie longitudinale qui en résulte devient transversale dès qu'on a reporté le prépuce en arrière, et se cicatrise sans aucune difformité. Ce procédé paraît mériter l'attention des praticiens, et je me propose de le mettre en usage aussitôt que l'occasion s'en présentera. Le cas dans lequel le phimosis dépend de la seule brièveté du filet, exige qu'on y remédie par la section de ce repli membraneux.

On doit encore pratiquer l'opération du phimosis lorsque des chancres du gland ou du prépuce, trop profondément cachés, font des progrès que l'impossibilité où l'on est de les panser convenablement rend encore plus rapides, et parfois très-dangereux.

Une simple incision ne suffit pas toujours pour remédier au phimosis. On est quelquefois forcé de pratiquer l'excision totale du prépuce. C'est principalement dans les cas d'induration de ce repli cutané, par suite de chancres ou d'inflammation chronique, dans ceux où il a contracté des adhérences avec le gland, ou bien lorsqu'il est couvert de masses trop considérables de végétations. On y procède en coupant, après l'incision longitudinale, chacun des lambaux latéraux vers sa base, avec de bons ciseaux ou le bistouri. J'ai vu des malades chez lesquels, cette excision, qui constitue le second temps de l'opération, n'ayant pas été pratiquée d'abord, on a été obligé d'y revenir subséquemment, parce que les lambeaux de prépuce qu'on avait laissés formaient des bourrelets difformes et gênans dans plusieurs circonstances. La même ablation devient encore souvent nécessaire chez les hommes qui ont perdu une partie du prépuce par la gangrène, et auxquels il ne reste plus que quelques tubercules irréguliers, durs, et disposés à la dégénérescence carcinomateuse.

Lorsque des chancres rebelles sont placés sur le bord du prépuce, ou que cette enveloppe cutanée dépasse de beaucoup le sommet du gland, son orifice étant très-rétrécie, on se contente d'un procédé opératoire beaucoup plus expéditif; c'est la circoncision exécutée à la manière des Israélites. Pour la pratiquer, on alonge fortement le prépuce, tandis qu'un aide retient le gland en arrière par une pression suffisante, et l'on coupe circulairement, d'un seul coup de bistouri, toute la peau excédante.

Après ces diverses opérations, le pansement se fait avec de la charpie maintenue par une croix de malte, présentant vers son milieu, correspondant au méat urinaire, un trou qui puisse permettre l'émission des urines; le tout est soutenu par une bande circulaire. Le premier appareil ne doit se lever que lorsque la suppuration est bien établie, c'est-à-dire au bout de trois ou quatre jours. Pendant tout le temps où il existe de l'irritation, il faut que le malade reste couché sur le dos, et maintienne la verge de manière à ce qu'elle forme un angle droit avec l'axe du corps, en l'entourant mollement d'un bourrelet fait avec une serviette roulée. Si l'inflammation est vive, on mouille la charpie et les linges à pansement dans une décoction de racine de guimauve; on prescrit des bains locaux; et si des ulcères existent en même temps à la face muqueuse du prépuce et sur un point correspondant du gland, on place un linge fin entre les deux organes, afin de s'opposer aux adhérences qu'ils pourraient contracter au moment de la cicatrisation.

Les phimosis indolens sont souvent livrés à eux-mêmes, et pourtant la résolution s'en opère, quoique toujours avec lenteur. Néanmoins, s'ils restent trop long-temps stationnaires, on doit favoriser cette terminaison par des applications résolutives, telles que l'oxycrat, l'eau de Goulard, l'eau de chaux, la solution de sulfate acide d'alumine, et autres moyens de cette nature, aidés par une compression méthodique, exercée avec le bandage roulé, qu'on serrera graduellement un peu plus chaque jour. J'ai remarqué des cas de cette espèce dans lesquels la résolution m'a paru évidemment favorisée par des pressions répétées entre les doigts, par une espèce de malaxation. Cette méthode ainsi que celle de la compression circulaire réussissent même souvent, quoiqu'employées chacune isolément et sans le secours d'autres moyens, lorsque l'engorgement du prépuce est de nature cristalline ou œdémateuse. Mais quand la tumeur est au contraire dure, d'apparence squirreuse, tout-à-fait sans douleur, on doit agir plus fortement, et la fomenter avec la solution d'hydrochlorate d'ammoniaque dans le vinaigre, ou faire des onctions avec l'onguent napolitain, la pommade d'hydriodate de potasse ou d'iodure de mercure, remèdes dont on suspend pour quelques jours l'emploi, dès qu'ils causent de l'irritation à la peau. Enfin, dans certaines circonstances assez rares, où ces engorgemens indolens du prépuce résistent aux diverses médications ci-dessus indiquées, on abrége manifestement leur durée en y pratiquant quelques mouchetures. (L. V. LAGNEAU.)

PHLÉBECTASIE, s. f, de φλέψ, veine, et de ἔκτασις, dilatation. Mot récemment introduit dans le langage médical, et peu usité pour désigner l'état variqueux des veines. *Voyez* VARICE.

PHLÉBITE, s. f., *phlebitis*, de φλέψ, gén. φλεβὸς, veine, et de la terminaison *ite*, par laquelle on désigne toujours une phlegmasie.

Considérations générales.—L'inflammation des vaisseaux, et particulièrement celle des veines, avait été signalée par les médecins de l'antiquité et surtout par Arêtée de Cappadoce; cependant nous n'avions point encore d'histoire générale de cette maladie, lorsque je cherchai à la faire en réunissant les principaux faits connus, et en déduisant de ces observations l'histoire de la phlébite. Mon travail, quoique fort imparfait, fut accueilli avec indulgence, servit la science en appelant sur ce point de pathologie l'attention des observateurs. Aussi, depuis cette époque, on a publié en Allemagne, en Italie, en Angleterre et en France, un grand nombre de travaux importans. J'ai moi-même recueilli beaucoup de faits, et c'est d'après tous ces matériaux que nous composerons cet article dans lequel nous ne pouvons donner que des sommaires sans entrer dans les détails.

§ I. John Hunter, Abernethy, avaient vu qu'après la saignée, les accidens qui arrivaient et que communément, on attribuait à la piqûre d'un nerf, d'un tendon ou d'une aponévrose, dépendaient de l'inflammation de la veine.

Plusieurs médecins vétérinaires avaient reconnu l'inflammation des veines et la formation de pus et de fausses membranes dans ces vaisseaux après la phlébotomie. L'on conçoit que le mode opératoire dans la médecine vétérinaire doit favoriser le développement de cette maladie. La plaie est souvent contuse, et en réunissant les bords de la division faite à la veine avec une aiguille et du fil pour obtenir une suture entortillée, on laisse dans le tissu de la veine une cause puissante d'irritation. L'habitude de placer du suif ou tout autre corps gras entre les lèvres de la plaie de la veine, ou de ne pas réunir immédiatement afin de pouvoir, le même jour ou le lendemain, tirer du sang par la même ouverture; l'imprudence des malades qui meuvent leur membre après la phlébotomie, sont autant de causes d'inflammation de la veine.

§ II. Les plaies par piqûre, surtout lorsque l'instrument est chargé de quelque principe putride ou irritant, sont fréquemment accompagnées de phlébite, et j'attribue la plus grande fréquence des inflammations des veines du bras à la suite de la saignée, à ce que beaucoup de personnes se servent indistinctement de leurs lancettes, et pour vacciner et pour saigner. Quelquefois l'instrument, n'étant pas convenablement nétoyé, conserve des parcelles de virus qui suffisent pour produire l'inflammation du vaisseau.

§ III. Les excoriations aux doigts, aux orteils; les ulcères à la jambe, s'ils sont irrités, comprimés avec frottement par des chaussures ou d'autres parties de l'habillement; la malpropreté des plaies et des ulcères, entraînent assez souvent l'inflammation des veines des membres. Une cause puissante de phlébite, mais moins commune que la phlébotomie, est l'innoculation d'un principe délétère sous la peau ou dans une veine. Dans des expériences nombreuses que j'ai faites sur la rage, je produisais des accidens différens, suivant le mode d'innoculation employé. Le virus était-il inséré sous la peau, en ayant soin de ne pas le mettre en rapport avec l'orifice béant d'une veine d'un certain calibre, on voyait le plus souvent, après une incubation de trois à six semaines, tous les accidens de la rage se développer, et à la mort, je trouvais des traces non équivoques d'inflammation, tantôt sur un viscère, tantôt sur un autre, mais le plus fréquemment dans les poumons, soit les bronches, soit les vaisseaux sanguins; le cerveau et ses enveloppes, la moelle épinière ou la membrane muqueuse gastro-intestinale. Il est à remarquer que, dans la phlébite par simple irritant mécanique ou par un principe virulent, délétère, etc., il arrive ce que j'ai vu dans la rage, le siége de la lésion organique produite par la maladie nouvelle dépend de la disposition de l'organe, de son mode de vitalité et de susceptibilité, et surtout de son état maladif. Dans la phlébite, comme dans la rage, le typhus, et enfin comme dans toutes les maladies résultant de l'action d'un miasme ou d'un principe délétère sur l'économie animale, les lésions organiques recherchées après la mort n'ont pas toujours été découvertes dans le même tissu, ou mieux dans le même organe, et cette différence tient à la circonstance physiologique dont je viens de parler. Lorsque j'indique une différence de siége pour le tissu, je me trompe peut-être, car je suis porté à croire que dans tous les cas, le système veineux était constamment le siége de la maladie, quel que soit l'organe principal où la lésion avait exercé ses ravages. Le foie, le cœur, le poumon, le cerveau, le canal intestinal, avaient-ils été enflammés, c'est dans l'élément veineux de ces organes que l'inflammation avait primitivement résidé, et où elle avait produit les altérations les plus remarquables.

Si j'instillais ou si j'injectais dans les vaisseaux veineux un peu de bave provenant d'un animal enragé, alors je provoquais le développement d'une phlébite, les accidens étaient primitifs, et à la mort de l'animal, je trouvais du pus, des fausses membranes dans les veines par lesquelles l'inoculation avait été faite.

§ IV. C'est sans doute de la même manière qu'est produite la phlébite lorsqu'on se blesse avec un instrument portant quelque principe irritant plus ou moins délétère. Lorsqu'on irrite une plaie ou un ulcère en suppuration, ou lorsqu'on met une partie excoriée en contact avec des matières irritantes ou des matières putrides, morbides. La dissection de portions de cadavres putréfiés, l'immersion des mains dans le liquide des macérations, dans les liqueurs animales plus ou moins âcres, comme, par exemple, la sérosité d'une péritonite, le pus de quelques

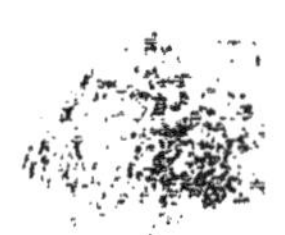

ulcères et même de certains vésicatoires, sont des causes de phlébite. J'ai vu plusieurs fois des étudians en médecine affectés de phlébite pour s'être piqués en disséquant. Un jeune médecin des plus distingués, le docteur Serin, a succombé à une phlébite avec abcès et suppurations du tissu cellulaire du bras, du creux de l'aisselle et décollement de la peau à la suite d'une piqûre faite par une épingle qui avait servi à panser un vésicatoire. M. Duncan jeune a publié une observation des plus curieuses sur un jeune médecin mort d'une phlébite, pour s'être ouvert un petit phlegmon à la main, avec un bistouri qui, un mois auparavant, avait servi à inciser un anthrax, et, au dire du malade, l'instrument avait été essuyé avec soin. Cette circonstance prouve, comme l'a dit avec raison M. Duncan, 1° que les sécrétions morbides d'un ulcère peuvent agir comme un poison mortel sur les systèmes organiques d'un individu auquel on a inoculé de la matière provenant de ces sécrétions produites par un autre individu qui n'a pas succombé à son mal; 2° que les matières provenant de sécrétions morbides peuvent agir, quoiqu'en très-petite quantité, et conserver long-temps leurs propriétés délétères, puisque l'instrument n'avait pas servi depuis un mois.

Un jeune professeur de médecine vétérinaire, dont les talens donnaient beaucoup à espérer pour le perfectionnement de son art, est mort d'une phlébite, suite d'une piqûre faite pendant l'ouverture du corps d'un jeune homme mort d'une affection gangréneuse.

J'ai vu plusieurs garçons d'amphithéâtre, de la faculté de médecine, être atteints de phlébite pour avoir plongé dans de l'eau contenant des portions de cadavre en putréfaction, leurs mains gercées ou excoriées.

Dans un grand nombre de cas observés par moi, j'ai pu constater, comme l'ont fait également M. Duncan et d'autres pathologistes, que l'affection qui résulte le plus souvent de l'application d'une matière animale morbide à une surface dénudée, n'est pas toujours une inflammation qui borne ses ravages au système veineux, mais qu'elle étend son action au tissu cellulaire, et y produit des altérations sur l'histoire desquelles nous nous arrêterons dans cet article.

En lisant l'important mémoire du docteur Duncan, j'ai été étonné de voir que dans le plus grand nombre de cas de phlébite, suite d'une piqûre faite avec un scalpel ou un instrument chargé d'une matière putride ou d'un principe délétère, c'est presque toujours le poumon qui devient le théâtre de tous les accidens primitifs et consécutifs. En me rappelant les expériences de M. Magendie, celles du docteur Barry, et en faisant dernièrement, avec M. Milne Edwards, des expériences sur l'exhalation pulmonaire, j'ai pu me rendre aisément raison de cette fréquence de l'inflammation du poumon dans les lésions d'un point éloigné du système veineux. En effet, on peut considérer chaque cellule du poumon comme une espèce de pompe aspirante; cet organe exerce une sorte de mouvement de succion qui favorise l'absorption sur les surfaces ou dans la substance des autres tissus, mais encore appelle vers lui la majeure partie des principes absorbés, sans doute, pour les expulser au dehors ou pour leur faire éprouver une élaboration particulière. (Voyez *Mémoire sur l'Exhalation pulmonaire*, par MM. Breschet et Milne Edwards, *Répert. général d'Anat. et de physiol.*, n. 3; 1826.)

§ V. Parmi le très-grand nombre d'ouvertures de cadavres d'enfans qui avaient succombé après peu de jours d'existence, j'ai assez souvent noté parmi les lésions organiques, l'inflammation de la veine ombilicale, depuis le nombril jusqu'au foie, dans le tissu de cet organe, et enfin dans la veine cave inférieure. Cette phlébite, qui, dans quelques cas, paraissait avoir été la seule cause de la mort, dépendait-elle de l'inflammation et de la suppuration du cordon ombilical à son insertion à l'abdomen, et du mode de ligature de ce cordon, ou de toute autre cause? c'est ce que je ne puis dire. Je puis assurer avoir observé l'inflammation et la suppuration du nombril résulter fréquemment de la constriction du cordon trop près du ventre. On sait qu'à une petite distance de l'abdomen le cordon a une apparence distincte de celle qu'il offre au-delà de deux ou trois pouces de son insertion. Lié trop près, la compression porte sur une surface cutanée, sensible, et conséquemment susceptible d'être enflammée, tandis que plus loin de ce lieu, le cordon est transparent, mollasse, et d'une structure en apparence différente de celle qu'il présente près de l'abdomen. Cette inflammation avec rougeur, suppuration, formation de fausses membranes dans la veine ombilicale, la veine cave, la veine porte, le foie, le péritoine, avait été signalée avant moi par plusieurs observateurs; mais ils n'avaient vu qu'un petit nombre de fois ces accidens dont j'ai été témoin très-fréquemment. Meckel avait vu survenir chez un enfant, peu après sa naissance, des vomissemens, des coliques, la diarrhée, l'ictère, de la fièvre et des phénomènes nerveux variés. Il mourut le dixième jour après la naissance, et à l'examen du corps on trouva le péritoine enflammé, recouvert d'une fausse membrane, et un épanchement puriforme dans la cavité abdominale. Les branches de la veine porte, et surtout celles de la veine ombilicale, étaient très-tuméfiées, elles avaient leurs parois très-épaisses; celles de la veine ombilicale et ses premières branches dans le foie étaient recouvertes d'une fausse membrane très-adhérente. Osiander a fait connaître un fait analogue : la veine ombilicale était, depuis le nombril jusqu'au foie, remplie d'un pus jaune; et sur le corps d'un autre enfant, âgé de sept jours, Meckel a découvert des traces de péritonite, la veine ombilicale très-enflammée, et ses parois tapissées intérieurement de pus et perforées par de petites ulcérations.

§ V. Sasse a inséré dans sa dissertation plusieurs faits appartenant à Meckel, sur l'inflammation des veines crurales à la suite des couches. Wilson, Clarke, etc. ont vu l'inflammation des veines utérines, des veines iliaques, et même de la veine cave à la suite des couches, et Schwilgué, à la suite d'un avortement. M. Chaussier a souvent rencontré de la suppuration sanieuse dans les viscères abdominaux de femmes mortes à la suite de leurs couches, de l'inflammation du péritoine. M. le docteur Ribes a observé sur une femme morte d'une inflammation du bas-ventre, quelques jours après son accouchement, toutes les veines remplies d'une sanie purulente. Ne pourrait-on pas penser que, dans beaucoup de cas, la péritonite puerpérale succède à une métrite, et que la phlegmasie de la membrane séreuse et du tissu de l'utérus lui-même dépend de l'inflammation du tissu veineux de ce dernier organe après l'accouchement? Ce que j'énonçais comme une probabilité dans un autre travail sur la phlébite (*Dict. des Sciences médicales*), je puis le donner aujourd'hui comme une certitude d'après les nouvelles observations de M. Dance et de M. Louis.

§ VI. Plusieurs chirurgiens anglais ont cherché, il y a un petit nombre d'années, à traiter les varices par l'incision, l'excision ou la ligature. De nombreux accidens, la mort de presque tous les malades soumis à ces opérations, ont fait reconnaître le danger de ce genre de traitement, et aujourd'hui ces opérations ne sont faites que par les personnes qui attachent plus de gloire à opérer qu'à guérir. L'histoire moderne de la chirurgie contient des observations multipliées d'accidens mortels produits par l'incision, l'excision ou la ligature des varices. Dans tous les cas, c'est la phlébite qui survient et qui fait le danger de la maladie. Peut-être qu'on diminuerait les chances défavorables à ces opérations, et qu'on préviendrait le développement de la phlegmasie des veines, si l'on appliquait un bandage compressif, méthodiquement fait, sur le membre dont les varices ont été excisées ou embrassées par une ligature.

§ VII. Faut il compter au nombre des causes de la phlébite les injections de substances âcres, irritantes, qui exercent sur la surface interne des veines une action mécanique ou chimique? La raison suffirait pour admettre ce genre de causes, si les expériences de Sasse n'avaient pas depuis long-temps éclairé les pathologistes à cet égard.

§ VIII. Enfin, nous devons admettre dans l'étiologie de la phlébite certains états cachés des humeurs, certaines conditions du sang, dont nous ne pouvons encore faire connaître l'existence, mais que beaucoup de circonstances portent à reconnaître, et sur lesquels nous aurons des idées plus précises et plus rigoureuses lorsque la science possédera une histoire des humeurs animales aussi complète que celle qu'elle a des solides organiques. Beaucoup de liqueurs animales sont, suivant moi, organisées, et ne diffèrent des solides que par leur densité. On peut donc penser que ces humeurs peuvent être affectées primitivement, et jouer un rôle important dans beaucoup de maladies. C'est ce que je chercherai à démontrer dans une autre circonstance, et déjà je possède des faits incontestables sur plusieurs points de la pathologie humorale.

Après cet aperçu sur les causes les plus communes de la phlébite, nous allons décrire les symptômes et la marche de l'inflammation des veines des membres, et nous consacrerions un article particulier pour chaque espèce de phlébite, si l'espace nous le permettait.

§ IX. *Symptômes locaux.*—Les circonstances commémoratives; la douleur qui se fait sentir dans le trajet d'une veine avec tension de la peau, quelquefois rougeur et augmentation de sensibilité, lorsqu'on comprime avec le doigt la partie affectée, font déjà présumer l'existence de la maladie.

Linflammation est-elle produite par la saignée? la douleur, le gonflement de la petite plaie, la formation d'un peu de sérosité roussâtre ou de véritable pus, la rénitence des parties molles environnantes, indiqueraient le début de la maladie, si dans le plus grand nombre des cas les malades faisaient attention à ces petits accidens et s'ils s'en plaignaient à leur médecin. Très-souvent c'est lorsque le membre est gonflé, tendu, douloureux, que les veines enflammées font paraître sur la peau, si elles sont superficielles, des lignes rouges, inégales, et dans leur largeur, leur direction, et dans l'intensité de la coloration. Ces vaisseaux sont-ils plus profonds, on ne les distingue plus par la teinte rouge extérieure, mais seulement à une tension et une résistance plus grandes sur tout le trajet des veines affectées.

§ X. Une circonstance bien étonnante, c'est que l'inflammation ne se développe pas toujours en suivant le cours du sang dans le vaisseau. J'ai vu plusieurs fois la phlegmasie aller dans une direction opposée à celle de la circulation sanguine dans les veines. J'ai observé les veines dessiner sous la peau des espaces irréguliers, parfois des espèces de lozanges par lesquels les communications des veines entre elles étaient indiquées. J'ai senti ces vaisseaux formant des nodosités de distance en distance, et dans quelques cas, on n'apercevoit que çà et là des plaques érythémateuses ou érysipélateuses, qui bientôt, en se réunissant, constituaient un érysipèle général du membre, avec tension, douleur et coloration plus marquées dans les points correspondans aux trajets des vaisseaux. Les symptômes précédens doivent surtout être rapportés à la phlébite produite par la saignée. Si la maladie reconnaît pour cause une piqûre faite par un instrument très-aigu, chargé d'un principe délétère, si ce principe a été inoculé par une petite excoriation, par un ulcère, etc., alors le siége de la maladie est presque toujours dans les veines profondes du membre; la difficulté des mouvemens, la raideur, la sensibilité des parties, sont les principaux phénomènes locaux, et la maladie paraît se déclarer par une horripilation générale, des frissons, de la céphalalgie, un malaise inexprimable, quelquefois des nausées et des vomissemens.

§ XI. Le trouble général appelle alors l'attention du malade et du médecin, heureux s'ils découvrent à ce début de la maladie et son véritable siége et sa cause! Le malade devient agité, inquiet, il a de la somnolence, et parfois il offre des symptômes tout-à-fait analogues à ceux du typhus. Le pouls est dur, fort, fréquent, la face rouge, la peau chaude, la pesanteur de tête augmente, et il paraît, soit un délire réel, soit simplement de la rêvasserie ou un peu d'incohérence dans les idées. Les malades sont irritables, des idées plus ou moins tristes et sinistres les tourmentent sans cesse. J'ai été un des premiers à signaler ces symptômes de typhus dans la phlébite; mais je crois qu'ils ne se manifestent que lorsque l'irritation phlegmasique étend son siége sur le système veineux encéphalique. M. le professeur Récamier, auquel nous devons des renseignemens importans, et sur la marche et sur le traitement de la phlébite, a toujours observé les symptômes généraux les plus graves dans l'inflammation des veines, le caractère inflammatoire d'abord marqué presque exclusivement, puis une grande prostration s'y joindre, et prédominer avec une chaleur très-forte de la peau et la sécheresse de la langue.

§ XII. Une circonstance particulière à la phlébite, c'est qu'elle peut varier dans ses symptômes généraux, suivant que la cause d'irritation a pris telle ou telle direction. Ainsi, suivant la veine affectée, suivant que tel ou tel organe a une susceptibilité prédominante qui dépend d'un état maladif antérieur, l'irritation apportée par la veine primitivement atteinte prendra une direction différente, et l'on verra les symptômes d'irritation du cœur, des poumons, du foie, des intestins ou du cerveau paraître et prédominer. J'ai déjà dit avoir observé des phénomènes semblables, et pour le typhus et pour la rage. On pourrait donc donner, parmi les symptômes propres à la phlébite, des symptômes appartenant, soit au typhus ou à l'arachnite, soit à la pneumonie, à la gastro-entérite, à la cardite, à l'hépatite, etc.

§ XIII. Un phénomène qui m'a étonné et embarrassé plusieurs fois est l'intensité de la douleur dont se plaignent les malades, douleur qu'ils rapportent parfois au trajet des veines, mais plus souvent encore dans les articulations, et alors la maladie pourrait être confondue avec une affection rhumatismale ou avec une affection goutteuse. Cependant les articulations ne sont ni rouges, ni gonflées, mais la pression y développe une sensibilité vive.

§ XIV. Le diagnostic de la phlébite serait donc difficile à établir si l'on ne tenait pas compte de toutes les circonstances commémoratives, et si l'on ne faisait pas un examen très-attentif des symptômes locaux et généraux. L'inflammation des veines diffère de celle de la plupart des tissus animaux, parce que, quoique résidant dans un système distinct, elle peut cependant amener le trouble dans les fonctions de tous les organes, le tissu veineux entrant dans la composition de ces organes et y conduisant un fluide qui le plus souvent est le véhicule de la cause irritante : sous ce rapport la phlébite diffère des autres phlegmasies qui dans leur siége comme dans leurs symptômes sont plus isolées et plus circonscrites et n'amènent que sympathiquement le trouble de certaines fonctions, tandis que dans la phlébite la maladie elle-même établit son siége dans les organes.

Si la phlébite est superficielle et si la saignée est cause de la maladie, on ne peut pas la confondre avec l'inflammation des vaisseaux lymphatiques, parce que la phlegmasie est toujours moins intense, plus superficielle, les vaisseaux se dessinent au-dehors par deux ou trois petites traînées étroites et rougeâtres, et parce que les ganglions lymphatiques ne tardent pas à s'enflammer et à se tuméfier ; sous la ligne rouge on ne sent ni tension, ni corde inégale et noueuse. Un nerf est-il le siége de la maladie, la douleur arrive à l'instant même de la piqûre, et se propage le long du bout supérieur et du bout inférieur, si ce nerf a été imparfaitement coupé ; ou cette douleur est légère, momentanée, si le cordon a été coupé dans toute son épaisseur, et elle se propage du cordon vers les rameaux.

§ XV. La terminaison de l'inflammation des veines des membres peut se faire, 1° par la *résolution* si l'irritation a été peu vive et si les secours ont été administrés dès le début de la maladie ; 2° par l'*oblitération* des veines malades et l'adhérence de leurs parois, lorsque l'irritation a été locale, l'inflammation légère, et qu'une compression douce a été exercée sur tout le membre. J'ai obtenu plusieurs fois la guérison de varices aux jambes, lorsque, par une cause accidentelle, une inflammation érysipélateuse ou phlegmoneuse s'emparait du membre, et qu'on la combattait par les réfrigérans ou par une compression médiocre, exercée par un bandage roulé. 3° La *suppuration* a été observée trop souvent pour qu'on puisse élever le moindre doute sur ce mode de terminaison. C'est sans doute au pus mêlé avec le sang et circulant avec lui qu'il faut attribuer la propagation de la phlegmasie vers le cœur, le cerveau, etc. Alors les phénomènes généraux prennent une grande intensité, et le danger devient des plus graves, surtout si le pus sanieux, ichoreux, provient d'un ulcère de mauvaise nature, d'une affection gangréneuse, etc.

4° L'*ulcération* survient quelquefois dans la phlébite, ainsi que le démontrent les observations de Morgagni, Portal, Hodgson, B. Travers, etc.; j'ai moi-même découvert de petites ulcérations sur la membrane interne des veines dans plusieurs cas de phlébite. Cependant en général l'oblitération de la veine précède son ulcération et prévient ainsi l'hémorrhagie, ou s'il se fait un écoulement de sang, c'est que l'ulcération s'est opérée de dehors en dedans, avant l'oblitération du vaisseau, par une inflammation adhésive.

5° La *gangrène* des veines comme terminaison de l'inflammation est admise plutôt d'après la possibilité de son existence que d'après l'observation. Cette mortification arrive cependant lorsque tous les tissus enflammés se ramollissent et tombent dans une espèce de deliquium. Ainsi dans le sphacèle, dans la pourriture d'hôpital, etc. le tissu veineux peut être frappé de mort et se désorganiser comme tous les autres systèmes organiques et se séparer des parties douées de vie, par l'inflammation éliminatoire. 6° Je rangerai parmi les terminaisons de la phlébite l'ossification de ses parois et surtout la formation de noyaux osseux dans l'intérieur des veines, ainsi que J. F. Meckel, et après lui Béclard, en ont rapporté de nombreux exemples. Ces concrétions se rencontrent principalement dans les veines des membres et surtout dans celles qui ont pendant long-temps été variqueuses. J'en ai trouvé dans les veines du cordon testiculaire, dans les veines du bassin et surtout dans les veines iliaques, hypogastriques, et enfin dans la veine cave. Ces ossifications produites par la phlébite chronique se présentent sous deux états : ou bien les parois veineuses sont réellement ossifiées dans une certaine étendue, ce qui est assez rare, ou bien des granulations osseuses ou de petits noyaux se forment au milieu du canal vasculaire et ne tiennent au vaisseau par aucun point, ou seulement par un filament très-délié. Au-dessus et au-dessous de ces ossifications existe ou un caillot sanguin, dur, résistant, interceptant toute circulation dans la veine, ou une adhérence des parois veineuses.

§ XVI. Je tracerais ici le tableau des différentes espèces de phlébite, c'est-à-dire que je considérerais l'inflammation des veines suivant les régions du corps où cette phlegmasie peut se montrer sous des caractères particuliers, ainsi je ferais rapidement l'histoire de la phlébite des meninges, du poumon, de la rate, du foie, des intestins, de l'utérus, des corps caverneux, du tissu vasculaire qui enveloppe les ongles, je chercherais à démontrer que l'iritis, que certains exanthèmes cutanés aigus ou chroniques ne sont que des inflammations du tissu veineux, si l'espace ne me manquait point. Je dois donc me borner à cette simple indication.

§ XVII. *Prognostic.* Le danger de l'inflammation des veines est en rapport avec le développement de la maladie, son siége dans un organe plus ou moins important à la vie, et à la cause de la maladie. Ainsi un principe délétère, un irritant porté dans le torrent de la circulation est une circonstance grave et contre laquelle le médecin est souvent impuissant. L'inflammation des veines superficielles des membres, produite par une cause externe et sans inoculation d'un principe morbide, est communément peu grave, et on la voit ordinairement se borner à la veine qui a été piquée et au tissu cellulaire sous-jacent.

§ XVIII. *Traitement.* On préviendra la phlébite en évitant de piquer plusieurs fois la même veine, de tenir la petite plaie béante, en ne plaçant entre ses lèvres aucun corps mou ou solide, et en n'exerçant sur la piqûre qu'une compression modérée. On évitera d'ouvrir les veines placées dans des tissus enflammés, et on s'opposera le plus possible au développement d'une inflammation dans des parties où des veines auraient été ouvertes accidentellement. Enfin les lancettes destinées à la phlébotomie ne devront jamais être employées à tout autre usage, soit pour ouvrir des abcès, soit pour vacciner, etc.

Si une piqûre a été faite par un instrument chargé d'un venin, d'un virus ou d'un principe délétère, comme, par exemple, par un scalpel ou un bistouri qui aurait servi à diviser des parties animales putréfiées ou gangrenées, on lavera long-temps la piqûre, on la fera saigner, et soit par la succion avec la bouche, soit avec une ventouse à pompe, dont la grandeur sera proportionnée à la surface sur laquelle elle devra être appliquée, on s'opposera à l'absorption, puis on cautérisera avec du muriate d'antimoine, du nitrate de mercure liquide, des acides minéraux, ou enfin simplement avec du nitrate d'argent. Dans les cas de piqûre avec un scalpel chargé de matière putride, M. Barry se borne à conseiller les lotions aqueuses, l'application de la ventouse à pompe, puis celle d'un morceau de taffetas gommé. L'immersion long-temps continuée dans l'eau froide, les applications de linges imbibés d'eau à la glace, ou celle de glace pilée, ont aussi été conseillées dans la première période de l'inflammation, lorsqu'elle ne fait que débuter, et que la maladie est locale. La phlébite prend-elle du développement, et l'inflammation se propage-t-elle le long du trajet du vaisseau, c'est alors qu'il faut recourir aux saignées générales, aux applications de sangsues, aux bains émolliens locaux et généraux, aux boissons délayantes. J'ai vu dans plusieurs circonstances, lorsque la maladie était arrivée à ce degré, les sédatifs tels que la solution d'acétate de plomb dans de l'eau très-froide faire cesser l'inflammation. Une compression légère méthodiquement faite sur tout le membre a souvent réussi, et plusieurs praticiens ont retiré de bons effets de l'emploi local des opiacés, des narcotiques, etc. Il est plusieurs exemples de guérison obtenue par une compression exercée seulement sur le trajet de la veine malade, et quelques praticiens ont recommandé de faire la section totale de la veine à quelque distance au-dessus de la veine piquée et enflammée. Si la phlegmasie tire son origine d'un ulcère irrité, d'une plaie en suppuration, il faut détruire l'irritation existante sur les surfaces traumatiques par tous les moyens connus.

Les symptômes généraux seront combattus par tous les agens thérapeutiques recommandés dans les phlegmasies, la fièvre angioténique, etc. Cependant, malgré l'emploi rationnel et bien dirigé de tous ces moyens, souvent la maladie résiste, fait des progrès, et l'on voit un trouble grave survenir dans les fonctions de l'encéphale, du cœur, du poumon ou du canal alimentaire, des douleurs atroces se faire sentir soit dans les articulations, soit le long de la colonne épinière et profondément. En vain on a opposé à ces accidens les antiphlogistiques généraux, la maladie n'en prenait pas moins le caractère d'une encéphalite, d'une arachnite, d'une pneumonie, d'une cardite ou d'une péricardite. Les émissions sanguines réitérées affaiblissent alors le malade sans diminuer la maladie, et le praticien ne sait plus à quel moyen recourir. Il semble que c'est dans la circulation des humeurs, dans le sang lui-même qu'existe la maladie, et que c'est sur ce point qu'il faudrait diriger des médicamens qui, en agissant sur la composition du sang, pourraient détruire l'effet du principe délétère qui a altéré cette humeur. Ces idées paraîtront peut-être trop hypothétiques et trop loin des opinions reçues, c'est pourquoi nous ne nous y arrêterons pas davantage ici. Cependant qu'opposer aux guérisons produites par des mercuriaux administrés soit à l'intérieur, soit en frictions par M. le professeur Récamier, lorsque les moyens connus sous le nom d'antiphlogistiques étaient restés sans aucune action efficace; qu'opposer à l'administration heureuse des préparations antimoniées dans ces mêmes circonstances; quels raisonnemens faire sur plusieurs guérisons de phlébite obtenues à l'hôpital de la Charité par M. Laennec, en donnant à haute dose le tartre stibié ? — L'expérience doit faire taire tous les raisonnemens, et en médecine il est un empirisme supérieur à tous les systèmes, à toutes les théories. Ne voit-on pas dans ces faits de puissans argumens contre un solidisme trop exclusif, et une nouvelle ère médicale ne va-t-elle pas commencer, dans laquelle on reconnaîtra le rôle important que jouent les humeurs dans l'économie animale considérées dans l'état sain et dans l'état de maladie?

Nous n'avons prétendu, dans cet aperçu sur la phlébite, donner que des idées générales sur la maladie, les bornes de ce dictionnaire ne permettant pas de faire la description de l'inflammation des veines dans le cerveau, les meninges, le cœur, le poumon, la rate, le foie, le canal intestinal, l'utérus, etc. Nous renvoyons, pour cette partie de l'histoire de la phlébite, à l'inflammation de tous ces organes. (G. BRESCHET.)

PHLÉBOTOME, s. m., *phlebotomus* de φλέψ, veine, et de τεμνω, je coupe. On donne ce nom à un instrument destiné à pratiquer l'ouverture des veines. La forme de cet instrument, que Celse et Paul d'Égine appellent *scalpellus*, et que plus tard on a nommé *fossorium*, a singulièrement varié. Les phlébotomes d'Albucasis sont tantôt myrtiformes, tantôt olivaires, quelquefois cultellaires. De son temps on pratiquait le plus ordinairement la saignée de la manière suivante : on posait la pointe du phlébotome sur la veine; puis, en frappant avec un petit bâton sur l'instrument, on faisait tout à la fois la section de la peau et du vaisseau sanguin. On sait que les vétérinaires emploient ce procédé pour saigner les chevaux.

La flammette allemande peut être regardée comme le *fossorium* des anciens, mais corrigé et ajusté de manière que la lame est poussée dans la veine au moyen d'un ressort. Cet instrument, qui a subi beaucoup de changemens, se compose d'une boîte en métal. Cette boîte porte d'un côté une bascule sur laquelle on appuie lorsqu'on veut lâcher le grand ressort. A la partie supérieure de la bascule est adaptée une traverse à angle droit qui passe par un trou fait à la boîte. Cette traverse sert à retenir le ressort qui doit pousser la lame; le ressort est logé dans l'intérieur de la boîte au bas de laquelle il est fixé; son extrémité supérieure est libre et déborde la boîte d'environ deux lignes; elle a la forme d'un petit crochet. La lame est placée au devant du ressort; sa tige est percée d'un trou taraudé pour recevoir la vis qui la retient dans le bas de la boîte. Il y a encore dans l'intérieur de cette boîte un petit ressort placé au devant de la lame pour l'empêcher de retomber lorsqu'elle est couchée sur le ressort principal que l'on a tendu.

Pour saigner avec la flammette, on tend le ressort et on place la lame obliquement au-dessus de la veine que l'on veut ouvrir. Le doigt du milieu de la main qui tient ce petit instrument, lâche la détente en appuyant sur la bascule. Cette espèce de phlébotome très-usité en Allemagne exige une très-grande habitude de la part de celui qui s'en sert, et n'est pas, à beaucoup près, aussi commode que la lancette, instrument qu'on a la faculté de diriger à volonté; on lui reproche de faire au vaisseau une ouverture qui est constamment la même, tandis qu'en se servant de la lancette, on peut donner plus ou moins d'étendue à cette ouverture. La lame tranchante de la flammette, poussée par le ressort, pénètre toujours aussi avant que sa longueur le lui permet, de sorte que, si une artère est située derrière la veine, on peut la blesser; enfin, chez les personnes qui ont beaucoup d'embonpoint, on est exposé quelquefois à manquer la veine, parce que l'instrument ne peut pas atteindre le vaisseau qui est situé trop profondément. (MURAT.)

PHLÉBOTOMIE, s. f., *phlebotomia*, de φλέψ, veine, et de

τεμνω, je coupe. Opération qui consiste à pratiquer une ouverture à une veine quelconque pour en tirer du sang. La phlébotomie fournit des secours très-importans à la médecine et à la chirurgie. L'origine de ce grand moyen thérapeutique, que l'on désigne le plus ordinairement sous le nom de *saignée*, se perd dans la nuit des temps. Si l'on en croit la tradition vulgaire, les animaux nous en ont d'abord fait connaître l'efficacité. La phlébotomie était une opération familière avant Hippocrate qui en faisait un usage très-fréquent : connue en Égypte depuis un temps immémorial, familière aux Scythes, les relations des voyageurs nous apprennent qu'elle est employée chez les peuples les moins policés comme chez ceux dont la civilisation est la plus avancée.

La quantité de sang qu'on extrait des organes de la circulation au moyen de la phlébotomie varie suivant l'âge, la constitution du malade et la nature de la maladie qui en réclame l'emploi. Les moindres saignées sont en général de trois onces; mais on peut les faire, si les circonstances l'exigent, de six, de neuf, de douze onces et plus. Ce n'est guère que dans la saignée du bras que l'on peut mesurer d'une manière exacte la quantité de sang que l'on retire. (*Voyez* PALETTE.) Lorsqu'on ouvre la veine jugulaire externe il est rare, quelque précaution que l'on prenne, qu'une partie du sang ne coule pas le long du cou. On ne peut alors apprécier la quantité de ce liquide tiré de la veine que par la force du jet, la durée de l'écoulement et le nombre des linges traversés. On sait que dans la saignée du pied le sang ne sort ordinairement bien et pendant long-temps que lorsque le pied reste plongé dans de l'eau chaude. Il faut ici une assez grande habitude pour juger la quantité de sang que l'on a retiré. La longueur du temps pendant lequel le sang s'est écoulé, la rapidité avec laquelle il s'est échappé et la teinte plus ou moins foncée communiquée à l'eau du bain de pied fournissent les moyens de la déterminer, mais seulement d'une manière approximative.

Au moyen de la phlébotomie, on diminue le masse du liquide contenu dans les vaisseaux sanguins. De cette moindre plénitude dans les vaisseaux doit résulter plus de liberté dans la circulation, un ralentissement plus ou moins marqué dans les mouvemens organiques et une certaine débilitation. *Voyez* SAIGNÉE.

Les anciens ouvraient un grand nombre de veines que l'on respecte aujourd'hui; ainsi ils faisaient tirer du sang des veines occipitales, des auriculaires antérieures et postérieures, des veines situées sur le front, au grand angle de l'œil. Hippocrate, Celse, Galien, Aretée, Soranus parlent des bons effets de l'ouverture des veines nazales internes. On pratique encore quelquefois l'incision des veines de la langue, recommandée par Hippocrate, Rhazés, Avicenne, Paul d'Égine, etc.

Je ne m'occuperai dans cet article que de la saignée du pli du bras, du bas de la jambe, du cou, de la langue et de la face dorsale du pénis. Après avoir décrit la manière de pratiquer l'opération de la phlébotomie sur ces différentes régions, j'examinerai les difficultés, les imperfections que présente quelquefois cette opération, et les accidens plus ou moins graves qui peuvent se manifester pendant et après son exécution.

Cette opération en apparence très-facile, pratiquée journellement par de bonnes sœurs hospitalières, par des sages-femmes et par les officiers de santé les moins instruits, exige néanmoins beaucoup d'attention, quelquefois une certaine habileté, et présente, dans quelques cas, d'assez grandes difficultés dans son exécution. Pour bien faire la phlébotomie, il faut être nécessairement ambidextre : aussi les élèves doivent s'exercer de bonne heure à saigner avec les deux mains.

Saignée du bras. — De toutes les espèces de saignées, c'est incontestablement celle que l'on pratique le plus fréquemment; elle se fait au pli du bras parce que quatre veines principales ordinairement très-apparentes, formées par la réunion de toutes les veines superficielles des doigts, de la main et de l'avant-bras se trouvent placées immédiatement sous la peau de cette région. Les veines sont, en allant du radius vers le cubitus, la céphalique, la médiane, la basilique et la cubitale. La première, située en dehors, est souvent cachée par le tissu cellulaire graisseux au milieu duquel elle est plongée. La seconde, placée plus bas et sur la partie moyenne du pli du bras, correspond au tendon du muscle biceps et vers sa partie inférieure à la division de l'artère brachiale. On évite l'artère en piquant la veine un peu haut ou dans sa partie moyenne; la lancette ne peut pas atteindre le tendon du biceps si on a la précaution d'enfoncer profondément cet organe fibreux en faisant exécuter un mouvement de pronation à l'avant-bras. La troisième veine, qui se dirige obliquement en dedans et en haut, est située dans presque toute sa longueur au devant de l'artère brachiale dont elle n'est séparée que par l'aponévrose détachée du muscle biceps. Chez les personnes qui ont beaucoup d'embonpoint la veine est presque immédiatement collée à l'artère. C'est ordinairement le plus gros, le plus apparent des vaisseaux du pli du bras et celui d'où le sang sort avec le plus d'abondance; mais il faut, en général, ne pas l'ouvrir à cause de ses rapports avec l'artère brachiale, surtout lorsque les battemens de cette artère se font sentir immédiatement au-dessous de la veine. Cependant, lorsque la saignée est pressante et qu'il n'y a que ce vaisseau qui soit apparent, il faut bien se décider à en faire l'ouverture. Je dirai plus bas les précautions qu'il faut prendre alors. La quatrième veine, placée tout-à-fait à la partie interne de l'avant-bras, est celle que l'on peut piquer avec le plus de facilité et le moins de danger lorsqu'elle a un développement convenable. Toutes ces veines, spécialement la céphalique et la médiane, sont enveloppées par des filets du nerf cutané interne et du musculo-cutané, dont il n'est guère possible d'éviter la lésion. Ces vaisseaux sont facilement apercevables chez les individus pléthoriques et dans les cas où l'embonpoint n'est pas excessif.

Avant de pratiquer la saignée on doit préparer tout ce dont on peut avoir besoin pour cette petite opération; elle exige, un étui garni de plusieurs lancettes de formes différentes et fraîchement repassées, une bande, pour suspendre le cours du sang dans le vaisseau avant l'opération, elle est ordinairement en laine rouge; une bande roulée, deux petites compresses carrées pour comprimer la veine après la saignée; un vase d'une capacité connue pour recevoir le sang et apprécier la quantité de celui qui s'écoule; quelques linges à essuyer, une petite éponge, de l'eau tiède, de l'eau froide, du vinaigre, enfin deux aides; un pour présenter le vaisseau dans lequel le sang doit être recueilli, et l'autre pour tenir une bougie de cire flexible qui peut devenir nécessaire si la saignée se fait pendant la nuit ou bien dans un lieu mal éclairé.

L'appareil disposé, le malade doit être assis sur une chaise ou couché dans son lit. Il importe beaucoup de pratiquer la phlébotomie dans une chambre bien éclairée et de faire tomber le jour directement sur le vaisseau qu'on veut ouvrir. On garnit le malade avec une ou plusieurs serviettes afin qu'il ne soit pas sali par le premier jet du sang. Ces précautions prises, on découvre le bras qu'on se propose de saigner; on le tend et on examine les veines. Après avoir déterminé celle que l'on se propose de piquer, on la force à devenir plus saillante en exerçant une compression au-dessus; à cet effet, on applique la partie moyenne d'une ligature sur la partie inférieure du bras à trois travers de doigts au-dessus de l'endroit où on veut plonger la lancette; on fait quelques circulaires; on termine par un nœud simple pratiqué en dehors; on a soin de diriger l'anse en haut afin de pouvoir défaire le nœud plus facilement. Cette ligature ne doit agir que sur les vaisseaux superficiels. Si ce mode de compression ne rend pas les veines assez apparentes, on seconde ses effets en faisant exécuter des mouvemens aux parties ou en les immergeant dans de l'eau chaude. Lorsqu'elles ont été amenées à un état d'évidence et de distension qui permette de les piquer, on choisit une bonne lancette qu'on ouvre à angle droit; l'extrémité de la chasse est placée entre les dents et la pointe de l'instrument dirigée du côté de la veine qu'on veut piquer; reprenant ensuite le bras du malade on l'étend contre sa poitrine; on le soutient avec une main pendant que quelques doigts de l'autre exercent de légères frictions de bas en haut sur la face interne de l'avant-bras pour pousser doucement le sang vers le coude. Lorsqu'on sent que le vaisseau dont on a fait choix est assez gonflé et qu'il sera facile de l'atteindre, on presse sur ce vaisseau avec le pouce de la main qui soutient le bras afin que le sang ne puisse point refluer ni la veine vaciller. Le chirurgien prend alors le talon de la lancette avec le pouce et l'indicateur de la main droite s'il saigne le bras droit, et avec les mêmes doigts de la main gauche s'il opère du côté gauche; la pulpe de ces deux doigts s'avance jusque vers le milieu de la lame. Lorsque les trois derniers doigts appuyés sur l'avant-bras ont pris un point d'appui vis-à-vis la veine, on fléchit le pouce et l'index, on ramène la lancette en arrière, on en présente la pointe au vaisseau dans lequel on l'enfonce doucement et perpendiculairement en étendant les deux premiers doigts. Lorsque l'instrument à pénétré à travers les tégumens jusque dans la veine, ce qu'on reconnaît à une petite résistance vaincue et à une gouttelette de sang qui paraît sur l'une des faces de la lancette, on exécute un mouvement d'élévation au moyen duquel on agrandit l'ouverture de dedans en dehors à l'aide du bord antérieur de la lancette. Il faut donner à l'incision de la veine autant d'étendue qu'à celle des tégumens. En général il vaut mieux que l'ouverture soit trop grande que trop petite; le sang sort avec plus de facilité, et les accidens dépendans de la section imparfaite des filets nerveux sont moins à craindre. Au reste la grandeur de l'incision est souvent subordonnée aux indications de la saignée. On doit piquer la veine le plus haut possible en se tenant néanmoins toujours au-dessous des petites cicatrices provenant des saignées précédentes. La direction qu'on donne à l'incision est ordinairement oblique. Quand la veine est très-grosse ou lorsqu'il est utile que le sang coule lentement, on donne le conseil d'inciser le vaisseau parallèlement à sa longueur; on le coupe en travers si les circonstances opposées se rencontrent. Si le vaisseau qu'on doit piquer est très-profond, il faut diriger la lancette bien perpendiculairement et à une assez grande profondeur. Il y a peu de danger à enfoncer profondément cet instrument dans les tégumens d'individus gras, pourvu toutefois que la situation anatomique de la veine n'inspire aucune crainte sur le voisinage d'une artère ou d'un nerf. Quelques chirurgiens, pour éviter que le sang tombe sur le lit ou sur les assistans, recommmandent de l'arrêter en appliquant un doigt sur la plaie immédiatement après la piqûre. La veine ouverte, le sang jaillit ou coule le long du bras dans le vase destiné à le recevoir. On quitte la lancette qu'on referme sans abandonner le bras du malade qu'on soutient près du coude. On veille à la sortie du sang. Pour que ce liquide ne cesse pas de sortir avec facilité, il est essentiel de faire conserver au membre la position qu'il avait au moment où la lancette a percé la veine; les contractions musculaires rendant la circulation veineuse très-active, on place ordinairement dans la main du malade un étui ou tout autre corps cylindrique, et on l'engage à le faire tourner entre ses doigts; on écarte les flocons graisseux qui peuvent mettre obstacle à l'écoulement du sang, on enlève les grumeaux qui se forment avec une éponge imbibée d'eau chaude; mais, si pour une raison quelconque, on veut ralentir cet écoulement, il faut relâcher la ligature, laisser les muscles de l'avant-bras dans l'inaction, laver la petite plaie de temps en temps pour empêcher que des caillots ne la bouchent, ou bien faire des percussions légères sur la veine pour les faire sauter. De cette manière le sang coule lentement et épuise moins le malade.

La saignée terminée, on engage le malade à cesser tout mouvement; on enlève la ligature, on rapproche les lèvres de la plaie, et on applique le pouce dessus jusqu'à ce qu'on ait nettoyé avec une éponge ou avec un linge le sang répandu sur la peau de l'avant-bras; on substitue ensuite au pouce deux petites compresses carrées qu'on soutient par plusieurs tours de bande. On ramène la chemise sur l'avant-bras qu'on met dans un état de demi-flexion, la main tournée contre l'estomac; on prescrit le repos. Lorsqu'après la saignée les forces du malade sont diminuées sensiblement, il faut le mettre dans son lit; il est quelquefois nécessaire de donner des cordiaux. La petite plaie qui résulte de la saignée se cicatrise ordinairement en vingt-quatre heures. Si durant cet intervalle on veut répéter la saignée, on peut se dispenser de pratiquer une seconde piqûre; il suffit de lever le petit appareil, de replacer la ligature et d'exercer une légère traction sur les bords de la plaie pour les écarter et provoquer une nouvelle émission sanguine. On est quelquefois obligé de donner un petit coup au-dessous de la plaie pour faire jaillir le sang.

Difficultés de la saignée du bras. — Les principales difficultés de cette petite opération se trouvent dans l'étroitesse, la mobilité, le rétrécissement des veines et leur situation sur une artère; dans l'embonpoint du malade, dans les mouvemens involontaires auxquels il se livre, dans l'interposition des paquets graisseux aux lèvres de la plaie, enfin dans la syncope. On remédie autant que possible à l'étroitesse des veines par l'immersion long-temps continuée de l'avant-bras et de la partie inférieure du bras dans de l'eau chaude; par une ligature très-serrée; en faisant contracter à plusieurs reprises les muscles de l'avant-bras; en exerçant des frictions à la surface du membre. On sait que la mobilité des veines les fait fuir en quelque sorte au-devant de la pointe de la lancette; on cherche à prévenir les effets de la mobilité en appliquant le doigt sur le vaisseau près du lieu qu'on veut piquer, ou en le divisant en travers au lieu de l'ouvrir en long. Le rétrécissement des veines est causé ordinairement par des cicatrices qui sont le résultat des saignées antécédentes ou de petites plaies accidentelles. On peut prévenir cette difficulté en ouvrant la veine au-dessous ou mieux encore en choisissant un autre vaisseau. Le rapport des veines avec les artères se reconnaît à la vue ou au toucher; la prudence exige, dans ce cas, de pratiquer la saignée sur une autre veine. Si on n'a pas le choix, il faut chercher à changer les rapports des deux vaisseaux en imprimant un mouvement au membre; mais si on est obligé de piquer une veine qui adhère à l'artère, on doit enfoncer la lancette avec circonspection et à une médiocre profondeur. Chez les personnes qui ont beaucoup d'embonpoint, les veines sont presque toujours situées profondément. On peut les piquer lorsqu'elles se manifestent sous la forme de lignes bleuâtres empreintes à la surface de la peau, ou sous celle de cordons cylindriques, rénitens, sensibles au toucher, placés sur le trajet connu des veines, donnant la sensation plus ou moins distincte d'une colonne de liquide qui se gonfle lorsqu'on ramène le sang des branches vers le tronc. Il faut alors avoir l'attention de plonger la lancette bien perpendiculairement et à une certaine profondeur. L'embonpoint est tel chez quelques individus, spécialement chez les femmes, qu'on ne peut quelquefois découvrir aucune veine au pli du bras malgré l'effet de la ligature et l'immersion du membre dans de l'eau chaude. Il faut alors saigner ailleurs; car il n'est jamais permis de plonger la lancette que lorsqu'on voit la veine ou lorsqu'on la reconnaît par le toucher, alors même que des cicatrices indiqueraient des phlébotomies antérieures. Si les veines du pli du bras ne sont pas apparentes, il faut remplacer leur saignée, si cela est possible par celle des veines du poignet ou de l'avant-bras. On place une ligature au-dessus et on plonge la partie pendant quelque temps dans de l'eau chaude. Si le malade s'abandonne à des mouvemens involontaires pour se soustraire à la piqûre, il faut chercher à lui inspirer du calme et de la tranquillité. Lorsque des paquets graisseux s'engagent entre les lèvres de la plaie et que leur présence gêne ou suspend l'écoulement du sang, on doit les repousser avec un stylet ou les extirper avec des ciseaux. Quelquefois il faut agrandir l'ouverture de la veine; d'autrefois on est obligé de faire une nouvelle piqûre à quelque distance de la première. Quelques personnes ont une telle aversion pour la saignée qu'elles tombent en syncope aussitôt que la veine est ouverte. Il faut employer, dans ce cas, les moyens propres à réveiller l'influence des nerfs sur le cœur.

Imperfections de la saignée du bras. — L'opération de la phlébotomie, qui paraît simple et d'une exécution facile, est rarement bien faite ; elle est susceptible d'un grand nombre d'imperfections; je me bornerai à signaler ici les principales: Quelquefois on n'ouvre pas la veine; cela peut arriver lorsqu'on s'est trompé sur sa situation, qu'on n'a pas bien jugé sa profondeur; lorsque, la veine étant mobile et roulante, on a négligé la précaution de la fixer. On peut manquer la veine si le malade retire son bras au moment où la lancette pique la peau. Ce petit désagrément peut arriver aussi si la lancette coupe mal ; alors, en effet, la pointe de l'instrument arrive sur la veine, mais ne l'ouvre pas; on la reconnait à sa couleur bleuâtre au fond de la petite plaie; on doit l'ouvrir par une seconde incision. Lorsqu'on ne fait pas une ponction assez profonde, ou lorsqu'on dirige la lancette trop obliquement, on n'ouvre pas la veine; on doit remédier à cette imperfection en plongeant de nouveau la lancette, soit dans la même veine, soit dans une autre.

Quelquefois le sang ne coule pas, ou bien il cesse de couler après quelques instans, malgré que la veine soit ouverte; cela peut tenir à la constriction trop forte exercée par la ligature qui agit sur le système artériel ; au défaut de mouvement du membre, à une syncope. Dans le premier cas, on oblige le sang à couler en relâchant la ligature; dans le second, en faisant exécuter des mouvemens aux muscles de l'avant-bras, et dans le troisième en faisant cesser l'état de syncope.

Lorsqu'on pratique à la veine une ouverture trop étroite, le jet du sang d'abord très-mince diminue de volume à mesure que le liquide qui se concrète à l'orifice de la plaie en augmente l'étroitesse, et cesse bientôt de couler. Il faut, dans ce cas, agrandir la plaie en portant de nouveau la lancette dans cette solution de continuité et en relevant la pointe de cet instrument pour couper les parties de dedans en dehors. Si l'ouverture de la veine n'est pas parallèle à celle de la peau, le sang s'infiltre alors le plus souvent dans le tissu cellulaire; on remédie à cette imperfection en ramenant l'ouverture de la plaie des tégumens vis-à-vis celle de la veine.

Accidens qui peuvent se manifester pendant et après la saignée du bras. — On doit ranger parmi ces accidens la douleur, l'inflammation du membre, la phlébite, l'ecchymose, la lésion de l'artère brachiale, l'hémorrhagie veineuse, la syncope.

Douleurs. — La solution de continuité de la peau détermine chez quelques personnes une douleur vive et instantanée qui ne doit pas ordinairement fixer l'attention du chirurgien; il n'en est pas de même de la douleur quelquefois intolérable que le malade ressent à l'instant de la piqûre, et qui se prolonge long-temps après la saignée. Cette dernière est presque toujours le résultat de la lésion de quelques-uns des filets nerveux qui embrassent les veines. De tous les accidens qui peuvent être l'effet de la phlébotomie, c'est quelquefois le plus terrible. En effet, la piqûre d'un nerf peut développer non-seulement une douleur très-vive, mais encore une inflammation excessive, des convulsions, le sphacèle et même la mort. Le plus ordinairement il n'en résulte qu'un phlegmon. La petitesse des nerfs, l'irrégularité de leur distribution, l'insuffisance des signes qui indiquent leur présence ne permettent pas de connaître qu'une veine qu'on va piquer est placée sous un filet nerveux ou couvre l'un de ces organes : aussi il est bien difficile d'éviter leur lésion. Cependant on peut diminuer les probabilités de cette blessure en conduisant la lancette dans une direction bien perpendiculaire, et en ne la portant pas trop profondément. Il importe aussi de ne pas diviser, autant que possible, la veine en travers; car des filets nerveux marchent souvent sur les côtés des veines.

Lorsqu'on s'aperçoit qu'un nerf a été piqué, il faut affaiblir le malade et diminuer par-là le danger de l'inflammation. On tire un assez grande quantité de sang; on prescrit la diète, des boissons délayantes, l'immobilité du membre. Si ces moyens ne modèrent pas la douleur et l'inflammation, si le membre s'engorge, on applique des sangsues le plus près possible de la petite plaie; on couvre le membre avec des compresses imbibées dans une liqueur astringente : les émolliens réussissent rarement; on donne quelques légers laxatifs. Rarement on a besoin de recourir aux narcotiques, et plus rarement encore on est obligé de rendre complète la section du nerf qu'on suppose divisé incomplétement.

Les anciens attribuaient à la piqûre des parties fibreuses les accidens que nous rapportons maintenant à la lésion des nerfs; ils pensaient surtout que la piqûre du tendon du muscle biceps était très-dangereuse. Depuis que les expériences de Haller ont démontré que le système fibreux jouit de propriétés vitales peu développées, on redoute moins de semblables blessures. Il existe cependant des contractures du bras, suite de certaines saignées où le tendon du biceps a été blessé, soit que la lésion de ce tendon qui s'enflamme le prive de sa faculté extensible, soit qu'en conservant long-temps l'avant-bras à demi fléchi toutes les parties contractent l'habitude de cette position à laquelle la douleur oblige les malades. Les bains, les douches thermales, l'exercice grâdué de l'articulation huméro-cubitale dissipent à la longue ces contractures.

Inflammation, abcès. — Je viens de m'occuper de l'inflammation provoquée par la lésion des nerfs. D'autres causes peuvent déterminer l'engorgement phlegmoneux du bras; ainsi, lorsqu'on se sert d'une lancette mal propre ou qui coupe mal, l'irritation causée par l'action de l'instrument peut être suivie d'une fluxion érysipélateuse, d'un abcès : ces sortes d'abcès sont très-douloureux. L'inflammation phlegmoneuse du bras, qui peut reconnaître pour cause éloignée la mauvaise disposition dans laquelle se trouve l'individu, rend les mouvemens de l'articulation du bras avec l'avant-bras très-incommodes. L'application des sangsues autour de la partie enflammée, les émolliens, le régime, le repos, conviennent dans ce cas.

Quelquefois l'ouverture faite par la lancette suppure, s'agrandit même. Cet accident se manifeste lorsqu'on s'est servi trop tôt du bras, lorsqu'on a saigné avec une lancette à large pointe, ou lorsqu'on a levé trop tôt le petit appareil qui couvrait la piqûre, et que du gros linge a irrité la petite plaie non encore cicatrisée. On doit couvrir cet ulcère avec un linge fin enduit de cérat.

Phlébite. — L'inflammation de la membrane interne des veines a été observée plusieurs fois après la phlébotomie. Ce mode d'inflammation devant faire l'objet d'un article spécial, j'y renvoie le lecteur. *Voyez* PHLÉBITE.

Ecchymose. — Lorsque l'incision de la veine n'est pas parallèle à celle de la peau, ou lorsque l'ouverture de celle-ci est plus étroite que celle de la première, le sang, ne trouvant pas une issue facile, s'épanche et s'infiltre dans le tissu cellulaire qui avoisine le vaisseau ouvert. L'ecchymose prend le nom de trombus lorsque le sang infiltré fait tumeur. On doit agrandir avec la lancette l'ouverture faite à la peau, ou chercher à la mettre en rapport avec celle de la veine. Si l'infiltration du sang est assez considérable pour s'opposer à son écoulement, il faut ouvrir une autre veine. La simple ecchymose se dissipe d'elle-même, ou bien on aide l'absorption du sang épanché par l'emploi des résolutifs. Si le sang épanché n'est pas résorbé, il peut agir comme corps étranger, exciter de l'irritation, de l'inflammation, et donner lieu à la formation d'un petit abcès à l'ouverture duquel s'écoule du pus mêlé avec du sang.

Lésion de l'artère brachiale. — Lorsque la lancette, enfoncée à une profondeur trop considérable, a atteint l'artère brachiale, après avoir transpercé la veine placée au-dessus d'elle, on reconnaît cet accident à l'issue, par la plaie, d'un mélange de sang vermeil et noir; aux jets de ce liquide alternativement plus forts et plus faibles; à la concordance de ces mouvemens avec ceux de contraction et de relâchement des ventricules du cœur; à la suspension de ces mouvemens et de l'hémorrhagie, lorsqu'on exerce une forte compression sur l'artère brachiale au-dessus de la plaie; à l'accroissement de force du jet du sang, lorsqu'on comprime au-dessous de la plaie. Dès que cet accident est reconnu, il faut comprimer l'artère, appliquer sur l'ouverture de la peau, de la veine et de l'artère, de petites compresses carrées et graduées, qui affectent une forme pyramidale, dont le sommet appuie sur le vaisseau, et dont la base est soutenue par un bandage serré. Ce mode de compression donne le temps d'en préparer un plus efficace, ou de disposer ce qui est nécessaire pour faire la ligature de l'artère ouverte. *Voyez* ANÉVRYSME, LIGATURE, PLAIE DES ARTÈRES.

Hémorrhagie veineuse. — Le sang coule quelquefois par la plaie faite à la veine, malgré l'application du petit appareil dont j'ai parlé plus haut. Si cette accident dépend de l'écartement des lèvres de la plaie, causé par l'état d'extension du membre, on y remédie en le mettant dans une demi-flexion; s'il est occasioné par la bande qui n'est pas assez serrée, on le fait cesser, en l'appliquant d'une manière plus exacte. Lorsque l'hémorrhagie tient au contraire à la trop forte compression exercée par la ligature, compression qui empêche le retour du sang vers le centre de la circulation, il faut relâcher la bande.

Syncope — Cet accident arrive fréquemment aux personnes qui craignent la douleur, la vue et l'odeur du sang; à celles qui ont été affaiblies par des maladies ou par des évacuations abondantes. On cherche à prévenir la syncope chez les premières, en leur inspirant de la confiance, en portant leur attention sur d'autres idées, en éloignant de la vue tout ce qui peut blesser leur délicatesse. On s'efforce d'en garantir les autres, en ne faisant la saignée qu'après les avoir placées dans une situation horizontale, en ralentissant l'écoulement du sang, en les excitant au moyen de quelques spiritueux. Lorsque la syncope se manifeste, le sang cesse de couler : souvent il suffit, pour ranimer le malade, de jeter quelques gouttes d'eau fraîche sur son visage, de lui faire respirer un air frais, de placer sous son nez du vinaigre très-fort, de l'ammoniaque, etc. Si ces moyens ne suffisent pas, on fait coucher le malade horizontalement.

Saignée du pied. — La saignée du pied est après celle du bras celle que l'on pratique le plus fréquemment; elle offre l'avantage de ramener énergiquement le sang vers les parties inférieures, et d'opérer par conséquent une révulsion rapide dans les affections de la tête et du cou. L'expérience apprend que la même quantité de sang, tirée par la saignée du pied, amène plus promptement la défaillance, qu'évacuée par les veines du bras.

On peut pratiquer cette opération sur deux veines principales, la saphène interne et la saphène externe; on choisit presque toujours la première de ces deux veines. Formée par des rameaux nombreux qui viennent des faces dorsale, plantaire, et du bord interne du pied, cette veine se dirige vers la malléole interne, et se place entre son bord antérieur et le tendon du muscle jambier antérieur. Parvenue à ce point, la saphène interne, dégagée du tissu cellulaire graisseux, peut être aperçue et piquée plus aisément que partout ailleurs. Cette veine, environnée des divisions du nerf saphène et de beaucoup de vaisseaux lymphatiques, est recouverte par la peau et par une aponévrose très-mince; elle est appuyée sur une membrane fibreuse. La saphène externe est ordinairement beaucoup plus petite, et il est rare qu'on puisse l'ouvrir lorsque l'interne n'est pas apparente. Une disposition contraire se fait remarquer cependant chez quelques individus; on doit alors la préférer; elle naît des côtés supérieur, inférieur et externe du pied; ses branches, réunies à d'autres qui viennent du talon, forment entre le tendon d'Achille et la malléole externe, un tronc environné d'une certaine quantité de tissu cellulaire et de filets nerveux. Cette veine est placée sous la peau et sur l'aponévrose tibiale. C'est à quelques travers de doigt, au-dessus de cet endroit, que ce vaisseau peut être ouvert lorsqu'il est assez apparent pour cela.

Lorsqu'on veut pratiquer la saignée du pied, il faut, outre l'appareil dont j'ai déjà parlé à l'occasion de la saignée du bras, disposer un vase d'eau chaude. Le malade étant assis, on fait plonger les deux pieds dans le vase qui doit être assez grand pour que le liquide monte un peu au-dessus des malléoles. Après une immersion plus ou moins longue, les veines se gonflent. On choisit le pied où la saphène offre la plus grande dilatation; on place une ligature, un pouce au-dessus de l'endroit où l'on se propose de piquer la veine; les extrémités de cette ligature sont nouées au côté externe de la jambe. Le chirurgien, assis audevant du malade, après avoir couvert ses genoux d'un drap, prend le pied, l'essuie, appuie le talon sur son genou, s'il veut ouvrir la saphène interne, saisit ensuite la malléole avec une main, et applique fortement le pouce au-dessous du point où il se propose de piquer. Lorsqu'il a l'intention d'ouvrir la saphène externe, il appuie le coude-pied sur le genou, et non pas le talon, afin que le côté postérieur de la jambe, sur lequel rampe la saphène externe, soit en évidence. La manière de conduire la lancette est ici la même que pour le bras. La veine ouverte, on remet le pied dans l'eau, afin de faciliter l'écoulement du sang. Lorsque l'eau du pédiluve est fortement colorée, on retire le pied du bain; on place le pouce sur l'ouverture de la veine, on défait la ligature; et, après avoir essuyé le pied et le bas de la jambe, on applique sur la piqûre une compresse qu'on soutient avec un bandage en étrier.

On obtient difficilement autant de sang de l'incision de la veine saphène que de celle du pli du bras. La saignée du pied a ses difficultés comme celle du bras. Les veines se gonflent en général moins bien, sont quelquefois peu apparentes, aplaties, très-petites, et roulent sous le doigt. Il faut, dans ce cas, piquer l'une des veines qui rampent sur la face dorsale du pied.

On est exposé, dans la saignée du pied, à piquer les filets du nerf saphène. Des symptômes quelquefois assez graves succèdent à cette lésion; le malade éprouve une douleur très-vive; le pied et la jambe se tuméfient; l'engorgement atteint la cuisse, et accroît beaucoup le volume des glandes de l'aine; il se manifeste, dans quelques cas, des mouvemens convulsifs, du délire. Le traitement prescrit à l'occasion de la blessure des nerfs du bras est applicable à la piqûre des filets nerveux qui accompagnent la veine saphène. Si la lancette est enfoncée trop profondément, la pointe de cet instrument peut se briser, rester enfoncée dans le périoste du tibia, et donner lieu à la formation d'un petit abcès. Le repos de la partie, et l'emploi des cataplasmes émolliens suffisent ordinairement pour remédier à cet accident.

Saignée du cou. — Cette saignée est très-efficace dans les maladies de la tête et de la gorge; elle dégorge directement les vaisseaux des parties supérieures : aussi, on convient généralement de ses avantages dans l'apoplexie, dans l'inflammation du cerveau et de ses membranes, dans les ophthalmies violentes, dans les angines, etc., etc.

Les pièces qui doivent composer l'appareil nécessaire pour pratiquer cette opération, ne sont pas très-nombreuses. On a besoin d'une lancette un peu forte, de deux petites compresses graduées, d'une bandelette agglutinative, d'une carte, de trois bandes, d'un vase pour recevoir le sang, et enfin de quelques serviettes pour envelopper les épaules du malade.

On pratique la saignée du cou sur les veines jugulaires externes; ces veines, qui naissent des côtés de la tête et de la face, et ont, dans ce dernier point, des communications avec les jugulaires internes, descendent en se portant obliquement en arrière sur les côtés du cou; parvenues à la hauteur des clavicules, elles plongent derrière elles, pour se jeter dans les veines sous-clavières : placées sous le muscle peaucier, elles sont environnées par des filets du plexus cervical superficiel. On peut ouvrir indifféremment la veine jugulaire droite ou gauche; mais, si la maladie pour laquelle on saigne a son siége sur l'un des côtés de la tête ou du cou, on ouvre la veine jugulaire correspondante.

La veine jugulaire est très-large, mais peu ou point saillante à l'extérieur. Pour pouvoir l'ouvrir, il faut donc forcer le sang à la dilater dans un point; on obtient cet effet, en plaçant sur la partie inférieure de la veine que l'on veut piquer, deux compresses graduées, qu'on soutient au moyen de deux circulaires un peu serrés, faits avec une bande que l'on fixe vers la nuque, par deux nœuds. On éloigne la compression de la trachée-artère, et on la concentre sur les deux tubes veineux, en engageant sous les circulaires une autre bande dont les deux chefs pendent au-devant de la poitrine et sont tirés par un aide. Si on ne veut intercepter la circulation veineuse que d'un seul côté, on passe, sur une compresse qui est placée au-dessus de la veine que l'on veut ouvrir, le milieu d'une bande dont les deux chefs sont noués solidement sous l'aisselle opposée. On pourrait parvenir au même but en comprimant la veine avec un cathéter. Ce moyen de compression, aidé des mouvemens de la mâchoire inférieure, qu'on provoque en donnant au malade quelque chose à mâcher, rend ordinairement les veines jugulaires assez apparentes pour qu'on puisse les ouvrir sans difficulté.

Le malade doit être assis et placé de manière à faire tomber le jour sur les parties latérales du cou. Un aide, situé derrière lui, soutient convenablement sa tête, et la fait pencher du côté opposé à celui sur lequel on pratique la phlébotomie. Les épaules et la poitrine sont garnies de larges serviettes. Le chirurgien, assis ou debout, place le pouce de la main qui ne tient pas la lancette, un peu au-dessous du point de la veine qu'il a l'intention d'ouvrir, et plonge ensuite son instrument dans le vaisseau, qui doit être ouvert dans une direction oblique de bas en haut et d'avant en arrière, afin de tomber perpendiculairement sur les fibres du muscle peaucier, obliques en sens contraire. Il faut piquer la veine le plus bas possible; d'abord parce que son calibre est plus considérable vers sa partie inférieure, et ensuite parce que l'on court moins risque de blesser les filets nerveux du plexus cervical. Il est nécessaire d'enfoncer la lancette plus profondément qu'au bras. Le sang coule rarement en jet; on le détermine néanmoins à couler quelquefois ainsi, en faisant exécuter au malade des mouvemens de mastication. Lorsqu'il s'échappe de la veine en bavant, on place sous l'ouverture de la veine, une carte disposée en gouttière. Lorsqu'on a retiré la quantité de sang jugée nécessaire, on cesse la compression, on essuie les lèvres de la petite plaie, on les recouvre ensuite à la faveur d'une bandelette agglutinative, par dessus laquelle on place une compresse que l'on assujétit par des tours de bande médiocrement serrés. Si l'application d'un petit emplâtre agglutinatif ne paraissait pas un moyen suffisant pour prévenir l'hémorrhagie, on aurait recours à un bandage compressif.

Quelques accidens peuvent se manifester à la suite de la saignée de la jugulaire. Aucun n'est plus terrible que celui sur lequel Bosquillon a fixé l'attention des praticiens; je veux parler de la lésion des branches nerveuses de la troisième paire cervicale. Deux fois ce médecin a vu la mort succéder à la saignée du cou. Dans les deux cas, le nerf avoit été piqué.

Saignée des veines ranines. — Cette saignée est encore employée quelquefois. Placées sous la membrane muqueuse de la bouche, les veines ranines sont faciles à apercevoir et à inciser. Il suffit, pour les mettre en évidence, de faire ouvrir la bouche, et de faire relever la langue; on les découvre aussitôt sur les côtés du filet. Lorsqu'on veut les ouvrir, on écarte les mâchoires avec un bouchon de liége qu'on place entre les grosses dents molaires; on fait relever la langue, on la fixe, et on l'empêche de s'abaisser, en la tenant au moyen de la main gauche; on incise les veines ranines avec la pointe d'une lancette; lorsqu'elles sont ouvertes, on facilite l'écoulement du sang, en faisant incliner un peu la tête en bas. Ces vaisseaux cèssent presque toujours de donner du sang aussitôt que la tête est relevée; s'il continuait à couler, il faudrait exercer sur l'ouverture de ces veines une compression légère avec un tampon de charpie, sur lequel on coucherait la langue.

Saignée de la veine dorsale du pénis. — Cette veine peut être ouverte avec avantage dans les inflammations violentes de la verge; elle est alors très-gonflée : aussi est-il inutile d'entourer le membre viril avec une ligature; il suffit qu'un aide la comprime avec les doigts vers sa racine. On recommande d'ouvrir la veine en long, afin de ne point blesser les nerfs honteux qui marchent à côté d'elle. Lorsqu'on a obtenu l'effet désiré, on rapproche les lèvres de la petite plaie à l'aide d'un emplâtre agglutinatif. (MURAT.)

PHLEGMAGOGUE, adj., *phlegmagogue;* de φλέγμα, phlegme, pituite, et de ἄγω, chasser. On donnait ce nom aux médicamens purgatifs que l'on supposait jadis, d'après la théorie humorale, propres à expulser la pituite, à la présence de la quelle certaines maladies étaient attribuées.

PHLEGMASIE, s. f., de φλέγω, je brûle. Ce mot est employé en médecine comme synonyme d'inflammation; il a toutefois une acception un peu moins étendue : on l'emploie pour désigner telle ou telle inflammation en particulier, mais on ne l'applique pas à l'idée abstraite de l'inflammation en général; ainsi, dans le langage consacré, on dira les causes, la nature de l'inflammation, on ne dira pas les causes, la nature de la phlegmasie. A cela près, ces deux mots ne diffèrent que par leur origine; celle de l'un est latine, celle de l'autre est grecque. *Voyez* INFLAMMATION. (CHOMEL).

PHLEGMATIE, s. f., *phlegmatia*, de φλέγμα, phlegme, maladie produite par le phlegme. C'est de ce nom que quelques auteurs ont appelé l'anasarque, l'œdème.

PHLEGMATIQUE, adj., *phlegmaticus*, synonyme de pituiteux, séreux, lymphatique.

PHLEGME ou PITUITE, s. m. *phlegma*, *pituita*, de φλέγω, descendre. C'était une des quatre humeurs des anciens, laquelle était réputée froide et aqueuse. Cette humeur était tout-à-fait imaginaire, comme l'atrabile. Plus tard on a donné ces noms à toutes les humeurs séreuses fournies par les différentes sécrétions. Le vulgaire se sert du mot *phlegme* pour désigner les mucosités filantes que l'on rend par l'expectoration et le vomissement.

PHLEGMON, s. m., *phlegmone*, en grec, φλεγμονὴ, inflammation, du verbe φλέγω, je brûle. Phlegmasie du tissu cellulaire. Comme on trouve ce tissu dans tous nos organes, et qu'il contribue surtout à la formation du parenchyme des viscères et des glandes, on a donné le nom de phlegmon, non-seulement à l'inflammation du tissu cellulaire extérieur, mais encore à la phlegmasie des organes parenchymateux; ainsi, on a rangé la péripneumonie, l'hépatite, la néphrite, parmi les phlegmons : persuadé, avec quelques modernes, qu'on a donné trop d'extension à une semblable dénomination, je ne m'occuperai dans cet article que de la phlogose du tissu cellulaire sous-cutané, et des lames celluleuses qui servent de gaîne aux muscles, lient ces organes aux vaisseaux, ou entrent dans la structure des diverses parties constituantes de nos membres.

Le phlegmon se manifeste sous la forme d'une tumeur plus ou moins élevée et circonscrite, accompagnée de chaleur, de rougeur, de douleur, d'un sentiment de pulsation, et se terminant le plus souvent par suppuration. Cette tumeur, qui a son siége dans le tissu cellulaire, s'étend plus ou moins profondément dans la partie qu'elle occupe. Tantôt le tissu cellulaire sous-cutané est affecté seul, tantôt, au contraire, c'est le tissu cellulaire sous-aponévrotique. Enfin, dans quelques circonstances, le phlegmon a son siége tout à la fois dans le tissu cellulaire qui est sous la peau, et dans celui qui est sous les aponévroses. Cette maladie occupe spécialement les régions du corps qui contiennent beaucoup de tissu cellulaire; ainsi, le cou, les aisselles, les mamelles chez les femmes, les membres thorachiques et abdominaux, la marge de l'anus, etc., deviennent très-fréquemment le siége du phlegmon. L'inflammation du tissu cellulaire se présente parfois avec certaines modifications qui lui ont fait donner les noms de phlegmon érésypélateux, de phlegmon œdémateux; mais ces modifications ne changent rien au véritable caractère de cette espèce de phlegmasie, dont je vais exposer successivement les causes, les symptômes, les terminaisons, le pronostic et le traitement.

Causes du phlegmon.—Les conditions qui disposent au phlegmon, ou favorisent son développement, se trouvent dans tout ce qui augmente la force et l'activité du système circulatoire, dans tout ce qui tend à faire prédominer l'action des vaisseaux sanguins : ainsi, le printemps, la jeunesse, l'époque de la puberté, la pléthore générale ou locale, etc. etc.

Le phlegmon est dans quelques cas le résultat de l'influence qu'exerce un viscère enflammé sur une région plus ou moins éloignée de lui. On le voit se développer quelquefois sur le trajet des vaisseaux lymphatiques et des cordons nerveux qui se distribuent aux parties irritées ou qui naissent de ces mêmes parties. Cette maladie, qui est produite le plus souvent par un agent extérieur, tel qu'une contusion profonde, une plaie, une piqure, une brûlure, une forte compression des vaisseaux et des nerfs, reconnaît quelquefois pour cause, l'introduction ou la présence d'un corps étranger, des matières fécales ou des urines, s'échappant de leurs réservoirs déchirés, s'infiltrant dans le tissu cellulaire environnant, etc. etc.

Quelques sujets sont tellement disposés aux maladies phlegmoneuses, qu'elles se manifestent chez eux avec une extrême facilité, et se développent sous l'influence des causes les plus légères.

Symptômes du phlegmon.—Cette maladie s'annonce par des symptômes qui varient suivant le siége de l'inflammation. Lorsqu'elle occupe le tissu cellulaire sous-cutané, il se manifeste une tumeur plus ou moins volumineuse, dure, élastique, à large base, et assez exactement circonscrite; sa surface est chaude au toucher; une rougeur vive, qui ne disparaît point par la pression du doigt, se fait remarquer dans le centre de la tumeur, et s'étend par degrés vers la circonférence où elle se confond, par nuances insensibles, avec la couleur de la peau. Cette tumeur est douloureuse; la douleur, qui est plus ou moins vive, s'accompagne d'élancement, de distension, d'un sentiment de brûlûre; ces phénomènes s'accroissent par degrés. Si le phlegmon a peu d'étendue, et si les douleurs sont modérées, la scène des dérangemens se borne à la partie malade; il se manifeste à peine un léger mouvement fébrile.

Lorsque le phlegmon est profond, c'est-à-dire, lorsqu'il a son siége dans le tissu cellulaire sous-aponévrotique, on reconnaît la maladie au gonflement, à la tension, à la douleur, à la difficulté des mouvemens. Les parties extérieures ne se colorent que lorsque l'irritation se propage jusqu'à elles, ou lorsque le pus tend à se porter au-dehors; mais ici l'affection locale se généralise en quelque sorte; le pouls s'accélère beaucoup, la soif devient vive, la céphalalgie intense, l'agitation quelquefois extrême; le visage se colore, le malade éprouve une insomnie pénible. L'intensité de ces symptômes est toujours proportionnée à celle de l'engorgement inflammatoire, et au degré de sensibilité de la partie affectée. Chez les jeunes sujets, les phlegmons sous-aponévrotiques se compliquent assez souvent de symptômes d'étranglement, qui peuvent devenir mortels. Les vieillards affaiblis, et les individus qui ont éprouvé des inflammations intenses de quelques viscères, sont affectés quelquefois, vers la fin de ces sortes de phlegmasies, de phlegmons sous-aponévrotiques très-graves. Cette maladie envahit, presque instantanément, tout le tissu cellulaire d'un membre, dissèque ses muscles, et donne lieu à de vastes collections purulentes. La suppuration très-abondante et colliquative qui succède à l'ouverture des abcès entraîne le plus souvent la mort des malades.

Dans le phlegmon de cause externe, la fièvre ne se manifeste que lorsque l'inflammation est déjà parvenue à un certain degré, tandis que dans le phlegmon de cause interne elle précède ordinairement l'inflammation.

Terminaisons du phlegmon. — L'inflammation du tissu cellulaire peut se terminer par délitescence, par suppuration, par gangrène, et enfin par induration.

La première de ces terminaisons est rare; elle peut cependant avoir lieu dans le phlegmon de cause interne, et lorsque cette cause est peu énergique; elle est à craindre si les symptômes de l'inflammation diminuent avant d'avoir acquis un certain degré d'intensité.

La résolution est la terminaison la plus avantageuse du phlegmon. On peut espérer qu'elle aura lieu dans les cas où l'inflammation n'est pas très-intense, si elle affecte des parties dont le tissu ne contient que peu de graisse, ou lorsque des méthodes perturbatrices de traitement ont mis des entraves à la marche ordinaire de la maladie. Cette terminaison s'annonce par la diminution, et bientôt par la cessation lente et graduée de l'irritation locale. On voit alors la rougeur s'effacer de la circonférence au centre, la douleur et la chaleur diminuer d'intensité, la tension, l'engorgement cesser peu à peu, et disparaître enfin entièrement. Si l'inflammation a son siége dans le tissu cellulaire sous-cutané, il se fait une sorte de desquammation. Souvent les tissus affectés conservent pendant un certain temps un état de rigidité et d'endurcissement, qui s'oppose au libre exercice de leurs fonctions.

La suppuration est la terminaison la plus fréquente du phlegmon; elle est presque inévitable lorsque le tissu cellulaire affecté contient une grande quantité de graisse. Le temps où elle se manifeste varie selon l'intensité de l'inflammation et la disposition du tissu cellulaire où elle a son siége. La suppuration s'annonce par la violence de l'inflammation, la rapidité de sa marche, et la persistance des accidens à une époque où ils commencent à décroître, dans le cas de résolution. On connaît qu'elle se fait par l'augmentation de tous les symptômes, par un sentiment de pulsation, et par les frissons irréguliers; la tumeur augmente successivement de volume. Lorsque le pus est formé, la fièvre, la chaleur, la tension de la tumeur, diminuent; la douleur, d'abord pungitive, devient gravative; la partie centrale du phlegmon s'élève en pointe et prend une teinte violacée, la rougeur disparaît de ses bords; le malade éprouve un sentiment de plénitude et de pesanteur; enfin la fluctuation se manifeste : d'abord obscure et circonscrite au centre de la tumeur, elle ne tarde pas à s'étendre à la circonférence. Si on ne donne pas issue au pus, la peau du sommet du plegmon devient blanche, s'amincit, se déchire, et la matière s'écoule. Lorsque l'inflammation a son siége dans le tissu cellulaire sous-aponévrotique, le pus fuse dans les interstices des muscles; la tension de l'aponévrose ne permet pas de reconnaître la fluctuation. L'excès de volume du membre, et un empâtement particulier du tissu cellulaire sous-cutané, annoncent la suppuration. Les phlegmons des membres, qui occupent une large surface, sont suivis quelquefois du décollement de la peau dans une grande étendue.

La terminaison du phlegmon par gangrène, en général fâcheuse, se fait observer assez rarement. Elle peut dépendre de la violence de l'inflammation, de la présence de quelques principes délétères, qui hâtent la mortification du tissu cellulaire enflammé (*charbon*, *pustule maligne*, *etc.*, *etc.*); elle peut être la suite d'une forte contusion, d'une phlegmasie qui a dénudé la peau, dépouillé les muscles, et déterminé la destruction de quelques troncs vasculaires considérales. La gangrène peut se manifester enfin dans les phlegmons qui se compliquent d'étranglement. Cette terminaison s'annonce par la diminution de la douleur, de la chaleur, de la tension; par le changement de couleur de la région malade, qui devient livide et noire; par des phlyctènes remplies d'une sérosité noirâtre qui s'élèvent sur la peau, etc. etc. Lorsque le phlegmon occupe toute l'épaisseur d'un membre, la violence de l'engorgement, et l'étranglement déterminé par la résistance qu'oppose l'aponévrose commune des muscles, peuvent donner lieu à la mortification de la totalité du membre; il n'en est pas de même lorsque le phlegmon est circonscrit et n'intéresse que le tissu cellulaire sous-cutané; la gangrène se borne alors aux tégumens, et n'attaque même ordinairement que le sommet de la tumeur.

Le phlegmon peut se terminer par induration. Quelques chirurgiens pensent que, sous le nom d'induration, il faut entendre, non une terminaison du phlegmon, mais sa continuité à l'état chronique; ils croient que l'irritation, après avoir perdu sa première intensité, persiste dans une nuance plus obscure. L'emploi prématuré des répercussifs et des résolutifs, la lenteur de l'inflammation, le peu de sensibilité de la partie affectée, la durée de la maladie, sont autant de causes qui peuvent produire cet état.

Pronostic du phlegmon. — Ce que j'ai déjà dit en exposant le siége, les symptômes et les terminaisons du phlegmon, rend ce paragraphe presque inutile : aussi je me bornerai à dire, ou plutôt à rappeler que le praticien, pour établir son jugement, doit avoir égard à la violence, à l'étendue et à la profondeur de l'engorgement inflammatoire, à la nature du tissu cellulaire affecté, aux relations de ce tissu avec les parties qui l'avoisinent, à l'état général du malade, à sa susceptibilité plus ou moins grande, à la présence ou à l'absence des complications, etc. etc.

Favorable dans le plus grand nombre des phlegmons simples, le pronostic peut devenir très-grave lorsque l'inflammation occupe la totalité d'un membre, lorsque la suppuration est très-abondante, que les sujets sont épuisés par d'autres maladies ou par des excès antérieurs.

Traitement du phlegmon. — Dans cette maladie, comme dans les inflammations en général, on doit chercher à diminuer la quantité de sang et avec elle les forces vitales, à prévenir la violence de l'engorgement, à ralentir la marche de l'inflammation et la tenir, pour ainsi dire, au degré favorable à la résolution. On peut espérer d'obtenir ce triple résultat en ayant recours à des émissions sanguines, en prescrivant des boissons délayantes, un régime plus ou moins sévère, le repos le plus parfait de corps et d'esprit; en enveloppant la partie malade avec des topiques convenables; en favorisant les sécrétions et les excrétions. La saignée générale tient, à juste titre, le premier rang; mais il faut la pratiquer au commencement de la maladie; les saignées locales produisent aussi de bons effets, spécialement dans les phlegmons très-étendus et profonds. Des débridemens étendus et méthodiques doivent être employés dans les phlegmons compliqués d'étranglement.

Il est nécessaire d'entretenir la liberté du ventre, au moyen des lavemens. Les vomitifs sont quelquefois indiqués au commencement de la maladie, lorsqu'il se manifeste un embarras gastrique; mais la saignée doit presque toujours précéder ce moyen. Les purgatifs ne conviennent guère que vers la fin de cette affection.

La prescription des topiques doit varier selon l'intensité et l'époque de la maladie, et suivant son mode de terminaison. Lorsque le phlegmon commence, qu'il est peu considérable, et produit par une cause externe, on peut avoir recours aux répercussifs; dans toute autre circonstance, on emploie les émolliens, auxquels on associe les calmans, si la douleur est très-vive. Lorsque le phlegmon prend la voie de la résolution, on combine les émolliens avec les résolutifs; on augmente ces derniers, à mesure que l'inflammation diminue. Quand le phlegmon passe à l'état de suppuration, on doit s'en tenir aux émolliens, si l'inflammation est très-vive; on mêle, au contraire, des topiques actifs avec les émolliens, lorsque l'inflammation est languissante, et que l'engorgement est situé profondément. Ces moyens sont insuffisans, si le phlegmon occupe le tissu cellulaire sous-aponévrotique: il faut, dans ce cas, se hâter de débrider la peau et l'aponévrose, avant même que le pus soit rassemblé en foyer. En pratiquant alors de grandes et de profondes incisions, non-seulement on fait cesser les accidens de l'étranglement, mais on empêche encore le pus de fuser entre les muscles, et de former des clapiers dans les parties malades.

Lorsque l'abcès est formé, on peut en confier l'ouverture à la nature, si la tumeur phlegmoneuse, peu considérable d'ailleurs, s'est élevée en pointe rapidement, et s'il n'y a point à craindre un trop grand décollement de la peau : dans les cas contraires, on l'ouvre avec l'instrument tranchant. *Voyez* ABCÈS. (MURAT.)

PHLEGMONEUX, adj. qui est de la nature du phlegmon, qui en provient, qui en est compliqué : *inflammation phlegmoneuse, abcès, érysipèle phlegmoneux.*

PHLOGOSE, s. f., *phlogosis*, synonyme de phlegmasie, d'inflammation. Quelques auteurs donnent exclusivement le nom de *phlogose* aux inflammations externes, d'autres à celles qui sont superficielles ou érysipélateuses. Ces distinctions inutiles sont aujourd'hui bannies de la science.

PHLYCTÈNES, s. f., *phlyctænæ*, φλυκταίναι, de φλύζω, je bous. On lit, dans plusieurs passages de la collection hippocratique, que des *phlyctènes* apparurent à la surface du corps de quelques malades; mais ce simple énoncé n'est pas propre à fixer le sens de cette expression. Toutefois, il paraît que les médecins grecs enployaient les mots φλυκταίναι, φλυκταινίδες, pour désigner de petites tumeurs séreuses, transparentes, *semblables à celles que produit la brûlure* (Epid., lib. II). Or, comme les petites tumeurs observées dans la brûlure sont le plus ordinairement des *bulles*, et plus rarement des *vésicules*, il est probable que les médecins grecs appliquaient indistinctement le nom de *phlyctènes* à ces deux formes phlegmasiques, et plus particulièrement à la première. Depuis cette époque, quelques pathologistes ont employé le mot *phlyctène* dans le même sens que le mot *bulle;* d'autres ont désigné les *bulles* sous les noms de *larges* phlyctènes, de phlyctènes *volumineuses;* et les *vésicules*, sous celui de *petites* phlyctènes.

Quelques traducteurs des Grecs ont latinisé le mot grec φλυκταίναι, *phlyctænæ;* d'autres l'ont rendu par le mot *bullæ;* d'autres enfin l'on mal interprété, en se servant du mot *pustulæ*, et ont faussé des descriptions que leur laconisme rendait déjà fort obscures. *Voy.* BULLE, VÉSICULE. (P. RAYER.)

PHLYCTÉNOIDE, adj., *phlyctænoïdes;* qui ressemble à une phlyctène, ou qui est caractérisé par des phlyctènes, c'est-à-dire, par des *vésicules* ou par des *bulles*. Ainsi, l'herpes *phlycténoïde* de Bâteman est une inflammation vésiculeuse; le zona, ou la *dartre phlycténoïde en zone*, de M. Alibert, est caractérisé par des vésicules et par des bulles; l'érysipèle *phlycténoïde*, la brûlure *phlycténoïde*, le pemphigus ou *dartre phlycténoïde confluente*, de M. Alibert, sont des inflammations bulleuses. (P. RAYER.)

PHLYZACIUM, et au pluriel PHLYZACIA, φλυζάκιον, dérivé de φλύζω, fermenter, bouillonner. Ce mot a été conservé dans la classification de Willan et de Bateman pour désigner une espèce particulière de *pustule*. Hippocrate s'est servi du mot φλυζάκιον (*Coac. prœn.*, lib. 1, 120). Les phlyzacia, d'après Galien et le commentateur Duret, seraient la même chose que les bulles ou phlyctènes. Ils sont considérés par l'auteur des *Coaques*, comme un signe mortel dans le cours de certaines fièvres. Celse, que les pathologistes anglais ont imité en cela, a donné une acception différente au même mot. L'auteur latin décrit ainsi le genre de pustule auquel il donne le nom de φλυζάκιον : « Paulò durior pustula est, subalbida, acuta, ex quâ ipsâ quod exprimitur, humidum est. Ex pustulis verò nonnumquàm ulcuscula sunt aut aridiora, aut humidiora : et modò tantùm cum prurigine, modò etiam cum inflammatione aut dolore; exitque aut pus, aut sanies, aut utrumque : maximeque id evenit in ætate puerili, rarò in medio corpore, sæpe in eminentibus partibus ». Liv. V, sect. XXVIII, § 15. Willan et Bateman, comme nous l'avons dit ci-dessus, ont donné le nom de *phlyzacia* à des pustules ordinairement larges, élevées sur une base rude, circulaire, d'un rouge très-animé, et remplacées par une croute épaisse, dure et d'une couleur foncée. Les *phlyzacia* forment le caractère de l'éruption pustuleuse que Willan et Bateman ont décrite sous la dénomination d'*Ecthyma*. *Voyez* ce mot et PUSTULE.

PHOCÉNINE, s. f. (de *phocæna*, marsouin). Principe immédiat gras, contenu dans l'huile de marsouin commun. Il est fluide à $17^{\circ}+0$, légèrement odorant, très-soluble dans l'alcool bouillant; la potasse le transforme en acide phocénique sec, en glycérine, et en acide oléique hydraté. Il a été découvert par M. Chevreul.

PHOCÉNIQUE (acide), s. m. Acide décrit d'abord par M. Chevreul sous le nom de *delphinique*, et qui existe dans l'huile des dauphins et des marsouins, et dans les baies de *viburnum opulus*. Il est liquide, semblable à une huile volatile, incolore, doué d'une odeur très-forte et d'une saveur très-piquante, à peine soluble dans l'eau, très-soluble dans l'alcool et dans l'acide sulfurique concentré à froid. On l'obtient en saponifiant l'huile de marsouin par la potasse, et en décomposant le savon par l'acide tartarique. Il n'a point d'usages. (ORFILA.)

PHOSPHATE, s. m., genre de sels formés d'une base et d'acide phosphorique. Excepté les phosphates de soude, de potasse et d'ammoniaque, les autres sont insolubles ou peu solubles dans l'eau, à moins qu'ils ne soient avec excès d'acide. Les phosphates insolubles se dissolvent tous dans l'acide nitrique pur : si on les fait bouillir pendant une heure avec de l'eau distillée et du sous-carbonate de potasse ou de soude, ils sont décomposés, au moins en partie, et il en résulte du phosphate de potasse ou de soude soluble et un sous-carbonate insoluble. Les phosphates dissous précipitent en blanc par les sels de chaux; le précipité est du phosphate de chaux; le nitrate d'argent les décompose également, et il en résulte du phosphate d'argent *jaune* insoluble. Presque tous les acides forts ont la propriété de transformer les phosphates en phosphates acides, en se combinant avec une portion de leur base : quelques-uns de ces acides peuvent même enlever toute la base à certains phosphates : dans tous les cas l'acide phosphorique ou le phosphate acide, mis à nu, étant chauffés jusqu'au rouge avec le charbon, fournissent du *phosphore*.

PHOSPHATIQUE (acide), s. m. M. Dulong a désigné ainsi l'acide examiné d'abord par Sage et décrit par la plupart des chimistes sous le nom d'acide phosphoreux. On peut le considérer comme un composé d'acide phosphorique et d'acide phosphoreux. Il n'existe pas dans la nature. On l'obtient en faisant agir pendant long-temps l'air atmosphérique sur des cylindres de phosphore à la température ordinaire; l'oxygène se porte sur ce corps et le transforme en acide phosphatique qui s'empare de l'humidité contenue dans l'atmosphère et coule dans un flacon vide disposé pour le recueillir. Liquide, incolore, visqueux, inodore et doué d'une forte saveur, l'acide phosphatique rougit fortement le tournesol; chauffé dans une petite fiole, il s'épaissit, *s'enflamme*, répand une odeur alliacée, et passe à l'état d'acide phosphorique solide. Combiné avec les bases salifiables il les transforme à la fois en phosphates et en phosphites. Il n'a point d'usages.

PHOSPHITE, s. m., genre de sels composés d'une base et d'acide phosphoreux. *Voyez* ce mot. Aucun phosphite n'est employé.

PHOSPHORE, s. m., de φῶς, lumière, et de φορος, qui porte, c'est-à-dire *porte-lumière*. Corps simple qui n'existe jamais pur dans la nature, mais que l'on trouve souvent combiné avec l'oxygène et des bases à l'état de phosphate; quelquefois aussi il entre comme partie constituante de certaines molécules animales : telles sont la matière cérébrale, la laitance de carpe, etc. Il est solide, transparent ou demi-transparent, incolore ou légèrement jaunâtre et brillant, flexible, très-mou quand il est pur, insipide, doué d'une odeur d'ail très-marquée. Sa pesanteur spécifique est de 1, 770. Il fond à 43° th. centigr. Si on le chauffe davantage il se volatilise; si au contraire on le laisse refroidir lentement il peut être obtenu cristallisé, tandis que si on l'agite après l'avoir fait fondre dans de l'eau chaude il se réduit en poudre : ces expériences doivent être faites à l'abri du contact de l'air pour éviter l'inflammation du phosphore. La lumière solaire le fait passer au rouge, lors même qu'il est placé sous une cloche vide. M. Vogel pense qu'il s'oxyde dans ce cas; mais comment concevoir cette oxydation à l'abri du contact de l'air? Le gaz oxygène n'agit sur lui à la pression ordinaire de l'atmosphère qu'autant qu'on le chauffe au-dessus de 27° th. centigr.; il peut au contraire se combiner avec lui pour former de l'acide phosphatique à 6°+0° du même thermomètre si on diminue la pression. Si au lieu d'opérer à cette température on fait fondre le phosphore dans une petite coupelle, et qu'on l'introduise dans une éprouvette remplie de ce gaz, il brûle avec le plus grand éclat, et donne naissance à de l'acide phosphorique blanc, nuageux, qui se répand dans l'éprouvette, et à de l'oxyde rouge de phosphore qui reste dans la coupelle. On obtient les mêmes résultats si au lieu d'oxygène l'éprouvette se trouve contenir de *l'air atmosphérique* : toutefois la flamme est beaucoup moins éclatante. A froid, l'air atmosphérique transforme le phosphore en acide phosphatique, quelle que soit la pression qu'il exerce; il se dégage de la lumière sensible dans l'obscurité. Le gaz *hydrogène* peut dissoudre le phosphore et former deux gaz que l'on ne prépare jamais cependant en faisant agir directement les deux corps qui les constituent (*Voyez* HYDROGÈNE PERPHOSPHORÉ). Le phosphore peut s'unir au *soufre* en plusieurs proportions et former des phosphures inusités qui sont plus fusibles que le phosphore. Il existe aussi plusieurs composés de phosphore et d'*iode*, que l'on obtient directement. Le *chlore* gazeux attaque le phosphore avec énergie et avec dégagement de calorique et de lumière; il y a production de vapeurs blanches, épaisses, *acides*, formées par du chlorure de phosphore; si l'on a employé moins de chlore on peut obtenir un autre chlorure liquide, non acide, s'il n'a pas attiré l'humidité de l'air. Le gaz *azote* peut dissoudre une petite quantité de phosphore. La plupart des *métaux* se combinent directement avec le phosphore à une température élevée et se transforment en phosphures qui sont tous solides, inodores, fragiles, et plus ou moins fusibles. L'*eau* ne dissout point le phosphore; cependant elle lui fait subir une altération marquée : si elle est distillée et privée d'air, il suffit de la laisser au soleil pendant une heure pour que le phosphore passe à l'état d'oxyde rouge; dans ce cas le liquide est évidemment décomposé, et il se forme de l'hydrogène phosphoré. Si l'eau distillée contient de l'air, on obtient en outre un acide composé de phosphore et d'oxygène. Si le flacon qui contient l'eau distillée non aérée et le phosphore est conservé dans l'obscurité, l'eau se décompose lentement et il se produit du gaz hydrogène phosphoré et un acide à base de phosphore; le phosphore conserve sa couleur et sa transparence. Si au contraire l'eau est aérée et que le flacon soit exposé à la lumière diffuse, le phosphore devient d'un blanc terreux, passe suivant quelques chimistes à l'état d'oxyde blanc, et il paraît se former un peu de gaz hydrogène phosphoré. Les *oxydes métalliques* qui agissent sur le phosphore ne se combinent avec lui qu'après avoir perdu leur oxygène, en sorte que l'on obtient un composé de phosphore et de métal; il se forme aussi une certaine quantité de phosphate : les phosphures de chaux, de baryte et de strontiane ne sont en effet que des phosphures de calcium, de baryum et de strontium mêlés d'un peu de phosphate de ces oxydes. Le *phosphore* décompose un certain nombre de sels métalliques : tels sont, par exemple, les sels d'argent, d'or, l'acétate de cuivre, etc.; le métal est mis à nu, et le phosphore s'oxyde. Le phosphore se dissout dans l'*alcool*, l'*éther*, les *huiles fixes* et *volatiles*. On reconnaîtra l'*alcool* et l'*éther phosphorés* à l'odeur, qui est à la fois alliacée et alcoolique ou éthérée, à la propriété qu'ils ont de brûler lorsqu'on les approche d'un corps en combustion, et de fournir de l'acide phosphorique qui peut se dégager en partie sous forme de vapeurs blanches, mais qui se trouve toujours en assez grande quantité dans la capsule où l'on a fait l'expérience pour rougir fortement le tournesol; quelquefois aussi il y a un résidu d'oxyde rouge de phosphore. L'eau précipite de l'alcool et de l'éther phosphorés une poudre blanche; enfin le nitrate d'argent est précipité en noir par ces liquides.

Préparation du phosphore.—On décompose dans des vaisseaux clos, et à une température élevée, le phosphate acide de chaux par le charbon, qui s'empare de l'oxygène de l'acide phosphorique, et met le phosphore à nu; celui-ci distille et se condense dans un bocal contenant une assez grande quantité d'eau : on le laisse refroidir, on le retire du bocal, on le remet dans une peau de chamois, on en fait un nouet bien solide, et on le comprime au moyen de pinces en le tenant toujours dans l'eau presque bouillante; il fond et passe à travers la peau; alors on lui donne la forme de cylindres en l'aspirant dans un tube de verre cylindrique.

Usages du phosphore.—On emploie le phosphore pour faire l'analyse de l'air, pour construire les briquets phosphoriques, et pour préparer les acides phosphatique, phosphorique, etc. Les médecins en font rarement usage, parce que son administration est accompagnée de beaucoup de danger, et qu'il n'est pas regardé comme un médicament très-utile : toutefois il paraît avoir été employé avec quelque succès dans certains cas où il fallait déterminer une excitation prompte, intense, et peu durable, comme dans les fièvres *dites* ataxiques et adynamiques avec prostration extrême des forces, dans les différentes complications de ces mêmes fièvres, dans les fièvres intermittentes opiniâtres, les rhumatismes simples et goutteux, la chlorose, la syncope, la paralysie, l'épilepsie, l'amaurose, la cardialgie, etc. La dose est d'un grain dans les vingt-quatre heures; on l'administre dissous dans l'éther sulfurique. Il est très-vénéneux (*voyez* POISON), et il faut en suspendre l'usage s'il fait éprouver une ardeur à l'estomac, des nausées, des vomissemens. La plupart des médecins qui s'en sont servis s'accordent à dire qu'il irrite les organes de la génération et qu'il éveille singulièrement l'appétit vénérien.

PHOSPHOREUX (acide), s. m., acide composé de phosphore et d'oxygène, découvert par M. Davy, et différent de celui qui portait autrefois ce nom, et que l'on a appelé *phosphatique*. Il est le produit de l'art, incolore, inodore, très-sapide; il s'enflamme lorsqu'on le chauffe et se transforme en acide phosphorique; il forme, avec les bases, des phosphites qui sont solubles ou insolubles dans l'eau. On l'obtient en décomposant le protochlorure de phosphore par l'eau. Il n'a point d'usages.

PHOSPHORIQUE (acide), s. m., composé de phosphore et d'oxygène, le plus oxygéné des acides que forme le phosphore. On ne le trouve dans la nature que combiné avec des bases. Il est solide, incolore, inodore, très-sapide, et plus pesant que l'eau; chauffé dans un creuset de platine, il fond, se vitrifie, et finit par se volatiliser; soumis à l'action de la pile électrique, il est décomposé, l'oxygène se rend au pôle vitré et le phosphore au pôle résineux; le charbon le décompose à une température élevée, s'empare de son oxygène avec lequel il forme du gaz oxyde de carbone, et le phosphore est mis à nu. Exposé à l'air atmosphérique, s'il est floconneux ou vitrifié, il attire rapidement l'humidité; il est très-soluble dans l'eau; il précipite l'eau de chaux en blanc, et le précipité se dissout facilement dans un excès d'acide; il ne trouble point le nitrate d'argent, mais, si on ajoute quelques gouttes d'une dissolution de soude, de potasse ou d'ammoniaque, il se produit sur-le-champ un précipité de phosphate d'argent jaune. On l'obtient soit en décomposant le phosphate d'ammoniaque à une température élevée pour en dégager l'alkali, soit en traitant le phosphore par l'acide nitrique étendu d'eau, soit enfin en décomposant les os calcinés (dans lesquels il y a beaucoup de phosphate de chaux) par l'acide sulfurique : on obtient du sulfate de chaux et de l'acide phosphorique que l'on sépare par l'alcool : ce procédé nous paraît préférable aux deux autres. L'acide phosphorique est quelquefois employé dans l'analyse des pierres gemmes. On en fait rarement usage en médecine; cependant on l'a administré dans la carie vénérienne, dans certains cas d'épuisement, dans quelques affections dartreuses; mais il est important de recueillir de nouveaux faits avant d'accorder à cet acide les propriétés médicamenteuses que lui ont attribuées plusieurs praticiens, et notamment Lentin. On le donne dans un verre d'eau sucrée, à la dose de 20 à 25 gouttes dans la journée. Il est très-vénéneux. *Voyez* POISON. (ORFILA.)

PHRÉNÉSIE, s. f., *phrenitis*, de φρὴν, φρηνῖτις, esprit. Terme sous lequel les auteurs ont confondu l'inflammation du cerveau et de ses membranes, et le délire furieux qui en est symptomatique. *Voyez* ENCÉPHALITE, MÉNINGITE et DÉLIRE.

PHRÉNÉTIQUE, adj., *phréniticus*, qui tient à la phrénésie, qui en est atteint.

PHRÉNIQUE, adj., *phrenicus*, de φρενες, diaphragme; on nomme cette phrénique l'expansion tendineuse à laquelle s'insèrent les fibres musculaires du DIAPHRAGME.—Divers anatomistes ont décrit sous le nom de *phréniques* les vaisseaux et les nerfs DIAPHRAGMATIQUES.

PHRÉNITE, s. f., *phrenitis*, de φρενες, le diaphragme. Quelques auteurs ont désigné sous ce nom l'inflammation du diaphragme. *Voyez* DIAPHRAGMITE.

PHTHIRIASE, s. f., *phthiriasis*, φθειρίασις, de φθείρ, pou; nom sous lequel on désigne l'existence d'une très-grande quantité de poux, sur une région, ou sur toute la surface du corps de l'homme.

§ I. 1. Les *poux* (*pediculi*), sont des insectes *parasites*, aptères, dont le corps aplati, revêtu d'une peau coriace sur ses bords, est transparent dans son centre. Ils ont une tête distincte, petite, ovale ou triangulaire, munie à sa partie antérieure d'un mamelon charnu, renfermant un petit suçoir qui paraît simple; ils ont deux antennes, filiformes, courtes, de cinq articles, et deux petits yeux ronds; leur corselet, presque carré, est un peu plus étroit en avant. Ils ont six pattes, courtes, mais grosses, et d'une égale longueur; elles sont composées d'une hanche de deux pièces, d'une cuisse et d'une jambe cylindriques, et d'un fort crochet écailleux, conique, arqué. L'abdomen est rond, ovale ou oblong, lobé ou incisé, de huit anneaux sur les côtés; il est pourvu de seize stygmates sensibles, et d'une pointe écailleuse, à son extrémité postérieure, chez les mâles.

2. Swammerdam n'ayant pu découvrir d'organes mâles sur les poux qu'il avoit disséqués, et ayant constamment rencontré un ovaire, pensa que ces insectes étaient hermaphrodites. Leeuwenhoeck parvint plus tard à distinguer des mâles et des femelles parmi les *pediculi*, et donna des figures exactes des organes qui caractérisent le sexe masculin. Selon lui, les mâles ont un aiguillon recourbé, qu'ils portent dans l'abdomen, et avec lequel ils peuvent piquer la peau; il croit même que la plus grande démangeaison qu'ils causent, provient de la piqûre de cet aiguillon, et que l'introduction de la trompe ne produit presque aucune sensation. De Géer dit avoir vu un semblable aiguillon, placé à l'extrémité de l'abdomen de plusieurs poux. Les mâles ont, suivant De Géer, le bout de l'abdomen arrondi, tandis qu'il est échancré chez les femelles, qui n'ont pas d'aiguillon.

3. Les poux sont ovipares; et les femelles, après l'accouplement qui les rend fécondes, déposent leurs œufs, connus sous le nom de *lentes*, sur les poils et les vêtemens. Les petits ne tardent pas long-temps à sortir des œufs; ils changent plusieurs fois de peau, et après ces mues, ils sont en état de se reproduire. Pour déterminer le temps de la propagation et de l'accroissement de ces insectes, Leeuwenhoeck prit deux femelles, et les plaça dans un bas de soie noire qu'il porta jour et nuit. Au bout de six jours, chacune d'elles, sans avoir diminué de volume, avait déposé 50 œufs; au bout de 24 jours, les petits en produisirent d'autres; de sorte que la génération de deux femelles pourrait s'élever à 18,000 individus, en deux mois.

4. Les trois espèces de poux, observées chez l'homme, sont connues sous les noms de *pediculus humanus capitis*, De Géer; *pediculus humanus corporis*, De Géer; *pediculus pubis*, Linnæus. Toutes vivent du sang qu'elles sucent avec leur trompe, qu'on n'aperçoit que lorsqu'elle est en action.

§ II. 1. *Pediculus capitis*. Son corps est gris-brun; les lobes de l'abdomen sont arrondis. Linnæus regarde le *pediculus capitis* comme une variété du *pediculus corporis*, dont il diffère en ce qu'il a la peau plus dure et plus colorée; et en ce que le corselet et l'abdomen sont bordés de chaque côté par une raye d'un brun noirâtre. M. Latreille pense qu'on en peut faire une espèce.

Le *pediculus capitis* vit sur la tête; et suivant Willan, il ne quitte pas spontanément le cuir chevelu.

2. Les *pediculi capitis* se transmettent constamment d'un individu à un autre. La malpropreté et les maladies du cuir chevelu ne les produisent pas; elles prouvent plutôt le peu de soin que l'on a pris de les détruire, lorsqu'ils ont été accidentellement contractés. Cette circonstance, vu leur prodigieuse fécondité, suffit seule pour expliquer leur développement et leur propagation. Si on les observe souvent chez les enfans pauvres, dont la tête n'est pas tenue proprement, ou dont la tête est ornée de longs cheveux blonds; si les personnes qui n'ont pas soin d'enlever la crasse formée par la transpiration et par l'usage de la poudre, ou qui sont atteintes d'inflammations chroniques du cuir chevelu, de l'eczèma ulcéré, de la teigne muqueuse, de la teigne annulaire, de la teigne faveuse, etc., sont fréquemment attaquées par ces insectes; si on les observe chez les convalescens de maladies aiguës ou chroniques; c'est uniquement, dis-je, parce que l'incurie assure leur propagation, et que la malpropreté rend leur destruction plus difficile. Quelques idées fausses, répandues dans le peuple, sont aussi très-favorables à la propagation des *pediculi;* il suppose que les individus, affectés de poux, sont ordinairement sains du reste du corps; que ces insectes sucent le *mauvais sang;* enfin, que l'existence d'un grand nombre de *pediculi*, sur le cuir chevelu, constitue une sorte d'exutoire qu'il ne faut supprimer qu'avec les plus grandes précautions.

3. L'existence des *pediculi capitis* est annoncée par des démangeaisons plus ou moins vives. Lorsque ces insectes sont nombreux, les personnes qui en sont atteintes, portent constamment les doigts dans les cheveux, et se grattent fortement avec les ongles. Chez les enfans, le prurit qui suit cette première démangeaison, est quelquefois accompagné d'insomnie, et d'un agacement nerveux très-prononcé. Les poux pullulent d'une manière dégoûtante, sous les croûtes du favus, de la teigne annulaire, et dans le voisinage du suintement ichoreux de l'eczéma du cuir chevelu et de la teigne muqueuse; mais alors même qu'ils sont nombreux, jamais ils ne peuvent causer le marasme, et encore moins la mort. Les exemples de *morts produites par des poux,* consignés ou indiqués dans la dissertation de Georges Frank, de Franckenau, et reproduits, sans observations critiques, dans le *Dictionnaire des Sciences Médicales* et dans

son *Abrégé*, sont tout au plus bons, aujourd'hui, à effrayer les enfans peu soigneux de leur chevelure.

Je regarde également comme apocryphe, l'observation suivante de Rust, rapportée par Bremser, et citée par une foule d'auteurs qui l'ont copiée. Ce médecin fut appelé en consultation, auprès d'un enfant mâle, âgé de treize ans, qui portait sur sa tête *une très-grosse tumeur*, pour laquelle on avait déjà employé inutilement beaucoup de remèdes. Cette tumeur très-élevée, mollasse et sans fluctuation, n'offrait aucune trace, ni d'inflammation actuelle ou passée, ni de lésion des tégumens du crâne. Le malade, qui semblait cachectique, se plaignait seulement d'une démangeaison insupportable, dans l'intérieur de la tumeur. Cette dernière s'était développée à la suite d'une fièvre nerveuse, et dans l'espace de huit mois, elle avait acquis un volume considérable. On y pratiqua une incision, et il en sortit une immense quantité de petits poux blancs. Elle ne contenait rien autre, et le malade ne tarda pas à guérir.

4. On parvient constamment à détruire les *pediculi capitis*, en peignant souvent les individus qui en sont atteints, ou en rasant les cheveux lorsqu'ils sont couverts de lentes. On obtient plus rapidement le même but, en lavant la tête avec des solutions alcalines, dans lesquelles on fait infuser une certaine quantité de semences de staphysaigre. On a aussi recommandé de laver le cuir chevelu avec de l'huile de lavande, ou une décoction de petite centaurée; de le saupoudrer avec de la graine de persil pulvérisée, ou avec de la poudre de *bayes des indes;* enfin, de frictionner légèrement la tête avec une petite quantité d'onguent mercuriel. Mais on assure que ce dernier moyen a produit, chez plusieurs enfans, des accidens très-graves, tels qu'un état comateux, et un affaissement auquel ont succédé des mouvemens convulsifs.

§ III. *Pediculus corporis.* (*Pou commun, pou des vêtemens*); Linnæus, Geoffroy, Fabricius. Corps blanc, large et plat, sans taches, avec les yeux noirs. Les découpures ou lobes de son abdomen, sont moins alongées et moins marquées que dans le *pediculus capitis*. Cette espèce habite sur les parties couvertes du corps, sur le tronc et les membres; rarement sur la tête. Ses lentes sont agglomérées et déposées, en général, dans les plis du linge et des autres parties des vêtemens. Chez les personnes malpropres, spécialement chez celles qui se couvrent de laine, et qui ne changent pas assez souvent de linge; chez les prisonniers, les galériens, les matelots et les viellards, qui vivent au sein de la misère, cet insecte multiplie d'une manière dégoûtante.

Le nom de *phthiriasis* a été spécialement donné au développement d'un grand nombre d'individus de cette espèce. La maladie *pédiculaire* est toujours le résultat des pontes successives et multipliées d'un ou plusieurs de ces insectes, contractés accidentellement.

2. Les lentes ou œufs du *pediculus corporis* sont déposés sur les poils. On trouve cet insecte à la surface de la peau, sur les membres, sur le tronc, et en particulier, sur la poitrine et les aisselles, dans le linge de corps et sur les vêtemens. La peau n'est point altérée, à moins que les *pediculi* ne soient très-nombreux, et anciennement développés. Dans ce cas, on observe souvent de petites élevures papuleuses, coniques et rougeâtres, et plus rarement de larges tuberculés. On remarque aussi des égratignures et des excoriations de dimensions variées. Enfin, il peut exister d'autres lésions concomitantes ou accidentelles, telles que le prurigo, des ecchymoses, etc.

3. Telle est la maladie pédiculaire dégagée des hypothèses et des faits inexacts ou incomplets, dont son histoire est surchargée. Je me serais abstenu de les soumettre à un nouvel examen, s'ils n'avaient été reproduits avec la plus aveugle confiance dans les ouvrages le plus récemment publiés. Cette circonstance exigeait surtout quelques explications sur la prétendue génération spontanée de ces insectes. Aristote, Théophraste, Avicenne, l'avaient admise, et ils l'attribuaient à une chair corrompue, à la chaleur et à la putréfaction du sang; mais du moins c'était à une époque où la prodigieuse fécondité de ces animaux n'était point connue. Cependant quelques modernes ont adopté cette hypothèse, sans scrupule, et ont cité les observations suivantes à l'appui; 1° on voit quelquefois, dit Bremser, se développer très-rapidement sur la tête d'un enfant en bas âge, une quantité innombrable de poux, sans qu'on observe d'œufs sur le cuir chevelu, et sans que la mère ou la nourrice soient atteintes de *pediculi*; 2° M. Moronval assure que plusieurs malades affectés du prurigo *pedicularis*, étant venus successivement réclamer des secours à l'hôpital S.-Louis, on leur administra d'abord des bains simples pour nétoyer la peau; qu'à leur sortie du bain, on

leur donna du linge blanc, et qu'on les fit coucher dans un lit très-propre; et que, quelques instans après, la chemise de ces malades fut couverte de petits poux que la peau seule avait pu fournir; 3° Bernard Valentin rapporte l'histoire d'un homme, âgé de 40 ans, qui avait des démangeaisons insupportables sur tout le corps, et dont la peau était pleine de tubercules. Ces petites tumeurs furent incisées; il n'en sortit ni sang, ni sérosité, ni pus; mais elles contenaient une si grande quantité de poux de différentes dimensions, que le malade *faillit en mourir de frayeur;* 4° enfin les poux, dans cette étrange maladie (phthiriase), dit Lieutaud, apparaissent, non-seulement au-dehors, et en prodigieuse quantité, mais ils *s'engendrent* encore sous les tégumens, et même sous le péricrâne. Ce qu'il y a de plus surprenant, c'est qu'on en a trouvé, par l'ouverture des cadavres, qui après avoir *percé le crâne* et les deux enveloppes du cerveau, *s'étaient logés dans la propre substance de ce viscère* ». J'oppose à ces diverses assertions, que les observations de Bernard Valentin et de Lieutaud sont fausses ou inexactes; que le fait cité par M. Moronval ne serait concluant qu'autant qu'on aurait constaté, qu'après l'administration des bains, il n'existait plus ni poux, ni lentes dans les poils; ce qui n'a pas été fait; enfin, que la remarque de M. Bremser n'acquerrait quelque importance que dans le cas où il serait prouvé que l'enfant n'a pu contracter de lentes ou de poux dans ses rapports avec d'autres personnes, et que ses vêtemens n'ont pu en être accidentellement infectés; circonstances qui exigent un examen minutieux, et d'une exécution très-difficile.

Le développement des *pediculi corporis* a été aussi présenté comme une maladie très-grave. Quelques modernes ont répété, d'après des traditions vulgaires, qu'Hérode, Sylla, Ennius, Philippe II, roi d'Espagne, etc., étaient morts de la *maladie pédiculaire.* Pour mon compte, je suis persuadé que l'examen des viscères de ces illustres personnages aurait conduit à une toute autre conclusion. Une observation rapportée par Franckenau me paraît plus exacte : c'est celle d'un vieillard qui mourut, le treizième jour, d'une *fièvre maligne,* et sur le corps duquel il était apparu, depuis trois jours, un grand nombre de poux.

Par compensation, si l'on en croit d'autres observateurs, le développement spontané des *pediculi* peut guérir la goutte et la sciatique. Manget dit qu'un célèbre chirurgien de Genève, qui ressentait depuis plusieurs années, un violent rhumatisme à la cuisse gauche, vit se développer *sur cette partie*, une quantité considérable de poux, dont il fut guéri, ainsi que de sa douleur sciatique, par l'usage des eaux thermales d'Aix en Savoie. M. Serrurier cite, dans le *Dictionnaire des Sciences Médicales*, le cas d'un vieillard, atteint de rhumatisme goutteux du côté droit, et chez lequel il se développa un grand nombre de *pediculi corporis*, bien que les soins de propreté n'eussent pas été négligés pendant tout le temps que ces insectes occupèrent le membre; les douleurs cessèrent, et elles se déclarèrent de nouveau après la disparition des *pediculi*. Je cite ces observations; mais je les crois inexactes.

4. On détruit facilement les *Pediculi corporis*, à l'aide des bains sulfureux, des frictions sulfuro-alcalines, et des fumigations sulfureuses, ou des bains de deuto-chlorure de mercure. On emploie aussi, avec succès, une pommade composée de trois parties de sulfure de mercure, d'une partie d'hydrochlorate d'ammoniaque, sur trente-deux d'axonge. Les vêtemens doivent être fumigés à la vapeur du soufre ou du mercure.

On a préconisé une foule d'autres préparations, dans lesquelles on fait entrer les semences de staphysaigre, le pied d'alouette, la coque du levant, le tabac, divers sels ou oxydes mercuriels. Les effets de quelques-uns de ces médicamens doivent être soigneusement surveillés; les frictions avec l'onguent de nicotiane ont quelquefois occasioné des convulsions et des vomissemens; et les frictions mercurielles peuvent produire la salivation, des coliques, et d'autres accidens plus ou moins graves.

5. Les auteurs qui croient à la génération spontanée des *pediculi*, ont récommandé, pour détruire la cause occulte qui donne lieu au développement de ces insectes, la saignée, les purgatifs, les amers, les antiscorbutiques, les pilules de protochlorure de mercure, etc., et une foule d'autres remèdes qui peuvent être nuisibles ou utiles, suivant la nature des maladies dont sont atteints les individus chez lesquels les *pediculi corporis* se sont développés.

§ IV. 1. *Pediculus pubis.*—Linnæus, Fabricius, Geoffroy. Il est un peu plus petit que les précédens; son corps est plus arrondi, plus plat et plus large; son corselet très-court se confond presque avec l'abdomen qui offre postérieurement deux crénelures en forme de cornes. Les pattes sont recourbées en dessous; il reste fixe dans la même situation, et s'attache très-fortement à la peau, dont il dépasse à peine le niveau. On le trouve à la base des poils des parties génitales, de la barbe, des sourcils, des paupières, des aisselles; il se propage quelquefois aussi sur le tronc et les membres, lorsqu'ils sont couverts de poils. Mais il est à remarquer qu'il ne se fixe jamais sur le cuir chevelu. Sa piqûre, qui est très-forte, l'a fait nommer par quelques naturalistes, *pediculus ferox;* il est connu, en France, sous le nom de *morpion*.

2. Les *pediculi pubis* provoquent une démangeaison insupportable; lorsqu'ils sont très-nombreux, la peau est parsemée de petites taches rouges, semblables à de petites gouttelettes de sang, et qu'on dit produites par les excrémens de ces insectes. Les personnes qui en sont affectées, les détachent quelquefois de la peau avec leurs ongles. Enfin, des élevures papuleuses naissent souvent sur les points que ces insectes ont occupés. Cette espèce se propage comme les précédentes, et pullule avec une extrême rapidité.

3. Quelques frictions faites avec l'onguent mercuriel sur les parties où les *pediculi pubis* se sont développés suffisent ordinairement pour les détruire, sans qu'on soit obligé de raser les poils sur lesquels les lentes de ces insectes sont attachées.

Le calomel en poudre dont on saupoudre les poils, les bains de deuto-chlorure de mercure, les bains sulfureux, et les fumigations sulfureuses, sont des moyens plus dispendieux et moins efficaces.

§ V. Avant de terminer cet article, je crois devoir remarquer que des accidens analogues à ceux produits par les *pediculi* peuvent être occasionés par des acarides, insectes fort voisins des ixodes, mais susceptibles, suivant M. Bory S.-Vincent, de former un genre nouveau que caractériserait un petit suçoir accompagné de deux palpes composées de quatre articles. M. Bory S.-Vincent a observé ces insectes sur une femme âgée d'environ quarante ans, qui après avoir éprouvé des démangeaisons violentes sur toute la surface du corps, fut fort étonnée d'apercevoir des milliers d'acarides sur toutes les parties où elle s'était grattée. Dans un cas de prurigo *senilis*, Willan avait aussi observé un insecte qu'on ne pouvait classer, dit-il, ni dans le genre *pediculus*, ni dans le genre *pulex*. Il appartenait probablement au genre *sarcopte*, autant qu'on en peut juger d'après la description incomplète et la mauvaise figure que cet auteur en a données. (P. RAYER.)

PHTHISIE, s. f., *phthisis*, de *φθίω*, sécher; pris dans le sens de son étymologie ce mot désigne tout état de consomption, quelle qu'en soit d'ailleurs la cause. De là, les nombreuses variétés de phthisies, admises par les auteurs : les unes n'étant liées à l'altération d'aucun organe en particulier, et désignées sous le terme générique de phthisies nerveuses; les autres dépendant de la lésion de quelque organe, et appelées du nom de celui-ci, telles que les phthisies dites *hépatique*, *splénique*, *laryngée*, *intestinale*, *pulmonaire*, *etc.* Aujourd'hui l'on désigne plus particulièrement sous le nom de *phthisie* l'état de dépérissement qui résulte d'une affection chronique de l'appareil respiratoire. Mais ici les auteurs modernes sont encore loin d'être d'accord. Les uns, en effet, veulent qu'on appelle phthisie toute maladie des voies respiratoires qui entraîne le marasme et la fièvre hectique ; c'est ce que produisent quelquefois de simples bronchites chroniques, qui, d'après ces auteurs, doivent constituer alors une espèce particulière de phthisie pulmonaire; c'est la phthisie muqueuse de quelques-uns. D'autres, restreignant davantage le sens de ce mot, appellent seulement phthisie pulmonaire toute lésion du poumon qui tend à produire une désorganisation progressive de ce viscère, à la suite de laquelle survient son ulcération. Telle est la définition donnée par Bayle, qui admet en conséquence six espèces de phthisies pulmonaires, savoir, la tuberculeuse, la granuleuse, la phthisie avec mélanose, l'ulcéreuse, la calculeuse, et la cancéreuse. Enfin, M. Laennec, donnant encore à l'expression de phthisie pulmonaire une signification plus restreinte, réserve uniquement ce nom pour la maladie qui résulte du développement de tubercules dans le poumon. On peut effectivement établir que dans la très-grande majorité des cas, les symptômes rationnels de la phthisie pulmonaire sont dus à des tubercules; d'un autre côté, il n'est pas bien certain que plusieurs des lésions, signalées par Bayle, telles que la mélanose et les concrétions calculeuses, ayent jamais seules produit ces symptômes. Nous suivrons donc dans cet article la définition de M. Laennec, qui a été aussi adoptée par M. Louis, dans les savantes et utiles recherches qu'il vient de publier sur la phthisie. Quant aux symptômes produits par les autres lésions que Bayle regardait comme autant d'espèces de phthisie, on les trouvera indiqués aux articles granulations, mélanoses, calculs, cancer, gangrène.

§ 1. *Lésions de l'appareil respiratoire dans les diverses phases de la phthisie pulmonaire.*—Ces lésions sont de deux sortes : les unes, constantes, sont constituées par les tubercules développés dans le poumon ; les autres, variables, consistent en altérations diverses de l'appareil respiratoire, altérations qui jouent dans la production de certains symptômes un rôle au moins aussi important que les tubercules eux-mêmes.

Les tubercules du poumon ne restent point identiques dans les diverses périodes de leur existence ; relativement aux changemens qu'ils subissent, changemens d'autant plus importans à connaître, qu'ils sont annoncés pendant la vie par des modifications correspondantes dans les symptômes, on peut considérer dans ces tubercules une première période pendant laquelle ils sont durs ou à l'état de crudité, une seconde période où ils se ramollissent, et une troisième enfin où ils sont évacués.

M. Laennec regarde les granulations du poumon, décrites par Bayle, comme étant l'état rudimentaire des tubercules pulmonaires, et constituant la première forme sous laquelle ils se montrent. M. Louis s'est rangé de cette opinion, qui ne me semble pas exacte. Soit que l'on considère les granulations pulmonaires comme un tissu accidentel *sui generis*, soit qu'on les regarde, ainsi que j'ai essayé de le démontrer ailleurs (*Clinique méd.*, tom. 3), comme une simple forme de pneumonie, l'observation me semble conduire à admettre que de la matière tuberculeuse peut se former au sein de ces granulations, mais que, là où elle existe, elle n'a pas été nécessairement précédée par une granulation ; il n'y a ici que simple coïncidence. Si les granulations pulmonaires étaient un premier degré du tubercule, on devrait les retrouver partout où l'on observe celui-ci ; or, ce n'est pas ce qui a lieu, et il est bien évident que dans tous les autres organes, le tubercule à l'état naissant ne se présente pas du tout comme une granulation pulmonaire. De plus, tandis que les granulations se développent avec une fréquence à peu près égale dans tous les points du poumon, les tubercules s'observent au contraire bien plus souvent vers le sommet ; enfin, je crois pouvoir affirmer contre la savante autorité de MM. Laennec et

Louis, que, lorsque les granulations commencent à devenir blanches et opaques, ou en d'autres termes, lorsqu'elles se changent en tubercule, cette métamorphose ne commence pas toujours par le centre de la granulation, mais souvent s'effectue d'abord en un point quelconque de sa périphérie.

Le tubercule, dans son état de crudité, peut se présenter sous deux formes, ou infiltré dans le parenchyme pulmonaire, ou déposé en masse au milieu de ce même parenchyme refoulé autour de lui. Ces deux formes ne sont pas d'ailleurs essentiellement différentes l'une de l'autre; dans le premier cas seulement les diverses molécules de la matière tuberculeuse, au lieu d'être agrégées et réunies en tumeurs comme dans le second cas, sont isolées les unes des autres par des fractions de parenchyme interposées entre elles. Le tubercule infiltré est ici au tubercule en masses ce qu'est dans le poumon ou ailleurs le pus infiltré au pus réuni en foyer. Mais il faut prendre garde de confondre, ainsi qu'on l'a fait trop souvent, l'infiltration tuberculeuse du poumon avec son inflammation chronique; dans celle-ci, le poumon est dur, lisse ou grenu, et d'une teinte grise, brune ou noire. Dans celle-là, il y a même dureté, même aspect lisse, mais on observe une teinte d'un blanc mat ou légèrement jaunâtre, et le tissu est beaucoup plus friable.

Ce n'est point ainsi que l'infiltration tuberculeuse a été décrite par M. Laennec, qui en reconnaît deux espèces, une grise et une gélatiniforme. Mais ce qu'il appelle infiltration grise n'est, selon moi, qu'un état de pneumonie chronique, et rien ne prouve que la matière semblable à de la gelée que l'on trouve quelquefois éparse dans le parenchyme pulmonaire, soit du tubercule; c'est là, selon moi, une sécrétion morbide *sui generis*, comme on en trouve tant d'autres dans l'économie (*Voy.* PRODUCTIONS ACCIDENTELLES). C'est parce qu'on a regardé ces divers états comme de l'infiltration tuberculeuse, que celle-ci a été regardée comme très-commune entre les tubercules ou crus ou ramollis, tandis que, selon moi, elle est très-rare, et que ce qu'on a pris pour elle n'est que de la pneumonie chronique. Ce que je viens de dire a principalement rapport aux adultes; car, chez les enfans, l'infiltration tuberculeuse m'a paru être plus commune, et surtout plus étendue; ce n'est guère que chez eux, par exemple, que j'ai vu une pareille infiltration envahir tout un lobe, d'où résultait pour celui-ci un aspect à peu près semblable à celui que présentent certaines masses tuberculeuses amorphes que l'on trouve quelquefois déposées entre les masses des épiplons.

Plus ou moins long-temps après qu'ils ont été formés, et par un mécanisme qui sera exposé ailleurs (*Voyez* TUBERCULES), les tubercules pulmonaires se ramollissent de leur centre à leur circonférence; puis le parenchyme pulmonaire s'enflamme autour d'eux, quelques bronches se perforent et deviennent la voie par laquelle la matière tuberculeuse ramollie est évacuée. A sa place existe une cavité qui est connue sous le nom d'excavation tuberculeuse ou de caverne. Si le tubercule est situé dans une portion de parenchyme en contact immédiat avec la plèvre, l'inflammation ulcérative peut s'emparer de celle-ci au lieu des bronches, et c'est dans la cavité de la plèvre perforée que s'épanche la matière tuberculeuse. Les cavernes qui succèdent à l'évacuation de celle-ci sont souvent beaucoup plus grandes que le tubercule qu'elles remplacent; on voit quelquefois un lobe entier transformé en une seule et vaste cavité dont les parois, constituées par ce qui reste du parenchyme pulmonaire, n'ont que quelques lignes d'épaisseur. Ces grandes excavations résultent de la réunion de plusieurs plus petites, et en même temps d'une véritable destruction du parenchyme du poumon, qui, dans ces cas, n'est pas seulement refoulé, comme on l'a prétendu. Il y a véritablement alors, ainsi que le disaient les anciens, ulcération du poumon. La surface des parois des cavernes est le plus ordinairement d'un rouge vif, excepté dans quelques circonstances où elles tendent à la cicatrisation. Elle est presque toujours tapissée par une matière blanchâtre, concrète, inorganique, disposée en une sorte de pseudo-membrane que l'on peut souvent diviser en plusieurs couches, et qui ne semble être que la portion spontanément coagulable du liquide contenu dans l'intérieur de la cavité. Sur cette même surface on voit ramper des vaisseaux considérables dont plusieurs offrent une diminution notable de calibre, et sont même oblitérés. On y voit aussi des bronches qui s'y ouvrent, et dont les parois sont ordinairement coupées net au moment où elles entrent dans l'excavation. Enfin, d'un plus ou moins grand nombre de points des parois de celle-ci se détachent des espèces de prolongemens ou de brides qui traversent la caverne en différens sens, la séparent en plusieurs loges, et vont se terminer à un autre point des parois; quelquefois on les trouve rompues, et elles offrent alors une extrémité libre qui pend au milieu de la caverne. Ces brides sont constituées par des portions de parenchyme pulmonaire; on y trouve souvent de gros vaisseaux qui présentent trois principales espèces d'altérations : 1° un épaississement considérable de leurs parois avec diminution de leur cavité, qui ne contient plus qu'un petit filet de sang coagulé; 2° une oblitération complète; 3° beaucoup plus rarement, une érosion, une déchirure, d'où résulte un épanchement de sang dans la caverne. On trouve quelquefois frappées de gangrène, soit ces brides, soit les parois mêmes de la caverne; elles sont alors transformées en une sorte de détritus noirâtre ou grisâtre, d'où s'exhale une odeur caractéristique. La matière que contiennent les cavernes est le plus ordinairement un liquide blanchâtre ou jaunâtre, et quelquefois d'un gris cendré, n'ayant qu'une odeur fade, sans être repoussante, au milieu duquel sont suspendus de petits grumeaux de même couleur, solides et friables. Ce liquide, qui offre la plus grande ressemblance avec le pus qui s'écoule de certains abcès froids scrofuleux, est évidemment sécrété par les parois de la caverne. On a regardé les grumeaux, comme étant formés par un reste de matière tuberculeuse, non encore évacuée; cela peut être dans plusieurs cas; mais, comme on en trouve également dans des cavernes qui depuis très-long-temps communiquent largement avec les bronches, on doit en conclure, ce me semble, que ces grumeaux, comme le liquide dans lequel ils nagent, sont sécrétés par les parois de la caverne; circonstance qui n'est pas sans importance pour l'étiologie des tubercules. On trouve quelquefois ce liquide teint par du sang, ou même remplacé par lui en totalité. J'ai rencontré, dans certaines cavernes, des concrétions calculeuses, dans d'autres, de véritables fragmens de parenchyme pulmonaire, libres de toutes parts, et qui auraient pu être rendus par l'expectoration. Quelquefois enfin, on trouve plusieurs de ces cavernes complétement vides. Une fois que les excavations tuberculeuses ont pris naissance, trois cas peuvent se présenter : elles peuvent tendre continuellement à s'agrandir, ou rester stationnaires, ou enfin se cicatriser. La première condition, pour que ce dernier cas ait lieu, c'est qu'au lieu de pus, les parois de la caverne sécrètent une matière susceptible de se transformer, soit en un tissu fibreux ou cartilagineux, soit en une membrane d'apparence séreuse, comme cela arrive dans la cicatrisation des cavernes apoplectiques. Voici les différentes périodes de cette cicatrisation : première période; formation graduelle d'une membrane fibreuse ou cartilagineuse autour de la caverne, et dès lors, cessation de la sécrétion du pus, qui est remplacé par une petite quantité de sérosité limpide, exhalée par une sorte de toile cellulo-séreuse. Deuxième période; rétrécissement progressif de la cavité, à laquelle on voit aboutir une ou plusieurs bronches d'un diamètre beaucoup plus considérable que celui de la cavité à laquelle elles se terminent. Troisième période; effacement complet de la cavité, qui est remplacée, soit par des masses fibreuses ou cartilagineuses amorphes, soit par de simples lignes ou intersections blanches de même nature; vers ces masses et ces lignes se dirigent plusieurs bronches considérables qui s'y terminent brusquement et s'y perdent. Pour démontrer que ces lésions diverses sont le résultat réel de la cicatrisation d'excavations tuberculeuses, on peut citer les faits suivants : 1° l'existence, à une certaine époque de la vie des individus chez lesquels on trouve ces lésions, de tous les symptômes rationnels de la phthisie pulmonaire; puis la disparition de ces symptômes; 2° le lieu où elles existent, qui est ordinairement celui où l'on trouve des cavernes; 3° la forme de la cavité, anfractueuse comme celle des cavernes; 4° l'affaissement notable du lobe supérieur du poumon, avec dépression de la portion correspondante du thorax, fausses membranes, brides celluleuses au sommet de l'organe. Il faut d'ailleurs distinguer ce cas d'un autre cas beaucoup plus fréquent, dans lequel il y a froncement manifeste du sommet du poumon. Ce froncement, commun surtout chez les vieillards, coïncide ordinairement avec un épaississement considérable de la plèvre au-dessus de lui; c'est sous l'influence de cette cause, que le poumon paraît s'être déprimé. Il ne serait pas impossible non plus que, chez les vieillards, cet organe subît une véritable atrophie, qui serait surtout manifeste par l'espèce de retrait qu'il subirait à son sommet. 5° Enfin, le mode de distribution des bronches, précédemment indiqué, me semble prouver, plus que toute autre chose, la cicatrisation des cavernes. Le défaut de proportion entre les bronches et les petites cavités où elles se terminent n'indique-t-il pas que celles-ci ont dû être jadis plus étendues? Ne peut-on pas encore tirer la même preuve de leur terminaison brusque aux masses et lignes cartilagineuses? Lorsque celles-ci existent sans bronches qui s'y terminent, rien ne prouve plus qu'elles soient un indice de cavernes cicatrisées; car, dans le poumon comme ailleurs, peuvent naître spontanément des productions fibreuses ou cartilagineuses.

La partie des poumons qui est le plus souvent envahie par les tubercules, est leur lobe supérieur; on les y trouve ordinairement en grand nombre, et à divers degrés de développement; il y a cependant quelques cas où l'on ne trouve qu'une seule masse tuberculeuse isolée, dans toute l'étendue du parenchyme pulmonaire. Presque toujours, on en rencontre à la fois dans les deux poumons, mais souvent moins nombreux, ou moins développés d'un côté. Toutefois, les cas dans lesquels on a trouvé un poumon parfaitement sain, l'autre étant déjà rempli de cavernes, sont réels, mais très-rares. Cet état tuberculeux d'un seul poumon a été observé par M. Louis, cinq fois à gauche, et deux fois seulement à droite.

Le parenchyme pulmonaire situé entre les tubercules peut présenter différens états. Tantôt il reste sain, c'est ce qui a lieu le plus souvent autour des tubercules encore crus, c'est ce qui est au contraire le plus rare autour des cavernes. Tantôt ce même parenchyme présente un état de pneumonie, soit aiguë, soit surtout chronique, avec induration jaune, grise, ou noire (*Voyez* MÉLANOSES). Cette pneumonie n'existe souvent que dans un espace très-peu étendu autour des tubercules, et alors elle peut être facilement méconnue pendant la vie. Il n'est pas très-rare de trouver à côté des tubercules des concrétions calculeuses; et ce qu'il y a de remarquable, c'est que plusieurs de ces concrétions semblent avoir été naguère des tubercules. Il y a effectivement des cas où l'on peut voir ceux-ci se transformer graduellement en calculs. Les tubercules qui sont susceptibles de subir cette transformation sont composés de molécules solides qui semblent être dans une sorte d'état de dissociation par un liquide interposé entre elles. Ces molécules sont dures, et assez semblables à des fragmens de craie saturés d'eau; à côté d'elles, il y en a d'autres qui ont la résistance de grains de sable; soumettez un pareil corps à la dessiccation, et vous le transformez en un véritable calcul; or, si dans le poumon on le voit peu à peu devenir tel, c'est vraisemblablement parce qu'il y a eu résorption graduelle de la partie la plus liquide; il faut aussi admettre que le tubercule qui devient calcul a reçu, par voie de sécrétion, une quantité insolite de phosphate de chaux; c'est celui-ci qui en devient l'élément chimique prédominant. La transformation calculeuse des tubercules semble plus particulièrement survenir dans les cas où le travail de tuberculisation qui s'était emparé des poumons vient à s'arrêter. J'ai trouvé de ces concrétions calculeuses entourées d'une induration noire peu étendue, vers le sommet du poumon d'individus qui, long-temps auparavant, avaient eu des symptômes de phthisie pulmonaire, lesquels s'étaient parfaitement dissipés. On en trouve encore dans les environs des cicatrices des cavernes.

Le larynx, la trachée artère et les bronches sont le plus souvent altérés chez les phthisiques. Il est quelques cas cependant où dans toute l'étendue des voies aériennes l'on ne trouve aucune trace de lésion, bien qu'autour d'elles existent de nombreux tubercules. Ces altérations, qui sont surtout diverses nuances de colorations inflammatoires, des ulcérations, des épaississemens de la muqueuse, des tubercules développés au-dessous d'elle, ont été surtout bien étudiées dans le larynx; l'on a cru que seules et sans altération co-existante du poumon, elles pouvaient produire des symptômes de consomption; mais cela est au moins très-rare, et il est maintenant démontré que dans la plupart des cas où des symptômes de phthisie accompagnent une affection du larynx, ces symptômes doivent être rapportés à des tubercules développés dans le poumon, soit d'ailleurs que ces tubercules pulmonaires aient suivi ou précédé la laryngite. Il suit de là que la phthisie laryngée idiopathique est une affection infiniment rare.

§ 2. *Causes de la phthisie.*—L'étiologie des tubercules pulmonaires est une des parties les plus importantes, et malheureusement les plus obscures de leur histoire. L'inflammation me semble jouer dans leur production un rôle plus important, plus étendu que celui qui lui a été accordé par l'école de Bayle; mais d'un autre côté, cette inflammation ne suffit certainement pas pour en expliquer la formation; il y a à celle-ci d'autres causes dont l'étude a été beaucoup trop négligée par ceux qui, avec M. Broussais, se sont surtout occupés de faire ressortir la grande part que peut avoir l'inflammation dans le développement des tubercules.

Je crois pouvoir établir en principe contre l'opinion de MM. Bayle et Laennec, récemment soutenue par M. Louis (*ouvr. cit.*), que dans la très-grande majorité des cas où des tubercules ont envahi le parenchyme pulmonaire, leur développement y a été précédé par des signes d'une congestion sanguine qui peut disparaître ou persister. Voici en effet les différens cas au milieu desquels ils apparaissent. 1° A la suite d'un certain nombre de pneumonies, on voit apparaître des symptômes de phthisie chez des individus qui, avant cette pneumonie, jouissaient d'une très-bonne santé. Or, comme rien ne prouve que dans ce cas des tubercules existassent déjà dans le poumon avant l'inflammation aiguë de celui-ci, et que d'un autre côté nous voyons dans une foule de circonstances des tubercules naître dans des tissus enflammés, et y être comme sécrétés à la place de pus, ainsi que cela arrive dans les fausses membranes des séreuses, ainsi que je l'ai vu au milieu de portions de tissu cellulaire enflammé, on n'a pas, ce me semble, de raison pour se refuser à admettre que, dans ce cas, la pneumonie a produit les tubercules; déjà, guidé par l'observation des symptômes, Morton avait reconnu ce fait, et, divisant la phthisie d'après ses causes, il en admettait une variété sous le nom de *phthisis à peripneumoniâ*. Plus d'une fois j'ai vu des cas bien remarquables sous ce rapport; dans un poumon complétement hépatisé, étaient disséminés, en petit nombre, des grains comme tuberculeux qui semblaient à l'état naissant. Certe, on n'admettra pas que ces tubercules, si petits, si peu nombreux, étaient la cause de l'inflammation chronique qui s'était emparée de la totalité du poumon; remarquez d'ailleurs que dans le poumon non enflammé, il n'y avait aucune trace de tubercule. J'ai montré cette année, dans mes leçons, plusieurs cas de ce genre. Ce cas est d'ailleurs le moins commun de tous, et il ne faut pas le confondre avec celui dans lequel la pneumonie ne se manifeste plus que comme simple complication des tubercules pulmonaires. Qu'on n'objecte pas que beaucoup de pneumonies, et même le plus grand nombre, ne sont pas suivies du développement de tubercules, et que par conséquent il n'y a entre ces deux affections que simple coïncidence; car, en pressant ce raisonnement, il conduirait à ne plus ranger l'impression même du froid au nombre des causes de la pneumonie.

2° Jusqu'à ces derniers temps, il avait été aussi généralement admis que la phthisie pulmonaire est la suite fréquente des crachemens de sang : *phthisis ab hemoptoe* (Morton). L'école de Bayle a encore renversé cette idée, et a établi que toute hémoptysie qui survient chez un individu qui présentera plus tard des signes de tubercules, est produite par ceux-ci, mais n'en détermine jamais la formation. Nul doute que beaucoup de crachemens de sang ne soient que purement symptomatiques de tubercules déjà existant dans le poumon. Cependant, s'il existe des cas dans lesquels, des congestions sanguines existant en divers points des poumons, de manière à constituer l'apoplexie pulmonaire de M. Laennec, on a trouvé des tubercules développés au centre de quelques-uns de ces foyers apoplectiques, tandis que les autres foyers n'en contenaient pas, et qu'il n'y en avait aucun dans leurs intervalles, ne faudra-t-il pas en conclure que les tubercules ont ici suivi et non précédé l'apoplexie pulmonaire; car, dans ce dernier cas, celle-ci ne devrait exister que là où l'on trouve des tubercules. J'ai cité ailleurs avec détail des faits de ce genre (*Cliniq. méd.*, tom. 3). La simple observation des symptômes est souvent ici tout-à-fait d'accord avec les renseignemens fournis par l'anatomie pathologique. N'est-ce pas faire, en effet, une supposition tout-à-fait gratuite, que d'admettre l'existence antécédente de tubercules pulmonaires chez certains individus qui, pleins de force et de santé, et n'ayant jamais toussé avant leur premier crachement de sang, offrent ensuite tous les symptômes de la phthisie. Ne répugne-t-il pas à admettre que des tubercules, que l'on suppose pouvoir exister, sans déterminer même une toux légère, acquièrent tout-à-coup le pouvoir d'irriter assez le poumon pour produire d'abondantes hémoptysies. Reconnaissons donc que celles-ci sont le point de départ, la cause d'un certain nombre de phthisies pulmonaires.

3° La phthisie, disaient encore les anciens, est souvent la suite d'un catarrhe pulmonaire négligé. Bayle a combattu cette opinion comme les précédentes, se fondant principalement sur ce que d'une part il a trouvé des tubercules dans des poumons d'individus qui ne toussaient pas à l'époque de leur mort, et qui même n'avaient jamais eu de rhume, et sur ce que d'autre part, un très-grand nombre de bronchites ne sont pas suivies de la tuberculisation des poumons. Le premier fait, en le supposant bien exact, ce dont il est peut-être permis de douter, en raison de l'insuffisance presque constante des renseignemens donnés par les malades des hôpitaux; ce fait, dis-je, ne prouverait rien autre chose que la possibilité du développement des tubercules, sans existence de toux; quant au second fait, il n'est pas plus probant en faveur de l'opinion de Bayle, que celui des pneumonies que ne suit pas le développement des tubercules; la même réfutation est ici applicable. M. Louis vient d'étayer l'opinion de Bayle par de nouveaux argumens tirés de l'anatomie. Ainsi, il a trouvé les bronches sans rougeur, exemptes de toute altération appréciable, dans des poumons pleins de tubercules. Ce fait intéressant prouve-t-il que ceux-ci se sont formés sans bronchite antécédente? en aucune façon, selon moi; car cette bronchite peut avoir disparu, comme disparaît l'entérite qui a été le point de départ de l'engorgement tuberculeux des ganglions du mésentère, etc.

M. Louis fait encore remarquer que les bronches les plus rouges, les plus enflammées, ne sont pas celles qui sont dans le voisinage des tubercules crus, mais des cavernes; il en conclut que le contact du pus, sorti des excavations, avec la muqueuse bronchique, est la principale cause de l'inflammation de celle-ci, et il voit dans ces faits une nouvelle preuve que la bronchite suit le développement des tubercules, bien plus souvent qu'elle ne les précède. Sans nier l'action irritante de la matière contenue dans les cavernes, je crois que l'inflammation très-intense des bronches qui les entourent, dépend beaucoup moins de cette cause, qu'elle n'est la conséquence nécessaire du travail actif de phlegmasie qui a lieu aux environs d'une excavation tuberculeuse, travail dont un des résultats constans est l'ulcération perforative de plusieurs tuyaux bronchiques. Dira-t-on que cette ulcération est aussi le produit de l'action irritante de la matière tuberculeuse ramollie? La plupart des phthisies pulmonaires débutent par un rhume, qui n'a d'abord rien d'alarmant, et qui ne revêt un caractère grave qu'au bout d'un temps plus ou moins long. Or, avant ce rhume, quel était l'état du poumon? Rien, selon-moi, ne prouve qu'il était malade chez des individus qui jusque-là avaient joui, sous tous les rapports, de la santé la plus florissante, rien, dis-je, ne le prouve, si ce n'est les cas rares dans lesquels, chez de pareils individus morts d'une maladie étrangère à l'appareil respiratoire, des tubercules en petit nombre ont été trouvés dans le poumon. Mais comment, en bonne logique, peut-on établir une règle générale sur de simples faits exceptionnels? Quoi! chez quelques individus, dont l'histoire antécédente a été presque toujours ignorée, on trouve des tubercules sans symptôme actuel de maladie de poitrine, et, généralisant ces cas particuliers, on en conclut que toute bronchite est symptomatique de ces tubercules latens, lorsque l'étude des symptômes conduit à une conclusion opposée, lorsque, partout ailleurs, la symptomatologie et l'anatomie pathologique nous montrent l'inflammation aiguë ou chronique des membranes muqueuses, être le point de départ, l'origine d'un grand nombre d'affections ayant leur siége dans les tissus voisins de ces membranes? En concluant au contraire du général au particulier, en nous guidant par l'analogie, il faudrait, ce me semble, regarder ces tubercules, actuellement latens, comme s'étant développés à l'occasion d'une ancienne bronchite; celle-ci a disparu, le travail de tuberculisation a été arrêté, et l'individu a recouvré la santé. D'un autre côté, il y a des individus dont le premier rhume *grave* a été précédé par un état valétudinaire habituel, qui étaient maigres, sujets à tousser, qui avaient la respiration courte, etc. Nul doute que ces individus ne doivent être distingués des précédens; leur poumon contient depuis long-temps des tubercules.

4° Enfin, il est un état du poumon qui précède souvent le développement des tubercules, et qu'on n'a pas suffisamment fait ressortir jusqu'à présent, bien qu'il me paraisse avoir une part très-importante dans leur production. Cet état consiste dans l'inflammation isolée, soit d'une fraction de lobule, soit d'un lobule entier. Dans ces parties enflammées à divers degrés, j'ai vu souvent disséminés des tubercules, et ce n'étaient point ceux-ci qui avaient produit l'inflammation du tissu qui les entourait, puisqu'en d'autres points je trouvais d'autres lobules également enflammés, sans trace de tubercules. Or, des pneumonies ainsi limitées, si elles sont en même temps peu multipliées, ne peuvent guère donner lieu qu'aux symptômes d'une simple bronchite aiguë ou chronique, comme la pneumonie elle-même; cette bronchite peut être très-légère, et même nulle dans quelques cas; d'où il suit qu'il est impossible d'affirmer que, dans les cas mêmes où les tubercules n'ont été précédés, ni d'hémoptysie, ni des symptômes de pneumonie, ou d'une bronchite un peu grave, il n'y a pas eu cependant un état antécédant de phlegmasie ou de congestion, consistant dans les pneumonies partielles, vésiculaires ou lobulaires, dont je viens de parler.

En résumé, l'observation des symptômes, les ouvertures de cadavres, les raisonnemens fondés sur l'analogie, qui ont bien aussi leur force, me semblent concourir à démontrer que, dans la très-grande majorité des cas, le développement des tubercules pulmonaires est précédé par des congestions sanguines à divers degrés, de telle sorte que les cas où ces congestions ne peuvent être appréciées, sont véritablement exceptionnels. C'est d'ailleurs ce qui aurait pu être, en quelque sorte, admis à priori : si en effet, le tubercule est un produit de sécrétion (*Voyez* PRODUCTION ACCIDENTELLE et TUBERCULE), il s'ensuit, qu'à l'instar de toute sécrétion, soit morbide, soit physiologique, une congestion sanguine active doit en précéder l'existence.

Que si maintenant nous jetons un coup d'œil sur les différentes causes que l'on regarde le plus généralement comme favorisant le développement de la phthisie, nous les verrons agir d'abord en déterminant des congestions sanguinés pulmonaires. Tel est le défaut de proportion entre le développement du poumon et celui des parois thoraciques; chez les individus placés dans ce cas, on observe assez souvent des hémoptysies, qui, chez les uns, sont le prélude du développement de la phthisie, tandis que chez d'autres, doués d'une constitution différente, elles se renouvellent un grand nombre de fois, sans être suivies d'aucun accident fâcheux. Les variétés d'air et de température, sous l'influence desquelles la phthisie semble le plus souvent apparaître, sont précisément celles qui, en diminuant l'activité des fonctions de la peau, et portant souvent en même temps une impression irritante sur la membrane muqueuse des voies respiratoires, déterminent dans celles-ci des congestions variables en intensité et en durée. Qui niera que ces mêmes congestions pulmonaires ne soient encore le résultat d'excès en tout genre, et surtout des plaisirs vénériens, des fatigues intellectuelles, des fortes émotions morales. Pour s'en convaincre, il n'y a qu'à observer combien, dans ces différens cas, la respiration devient souvent gênée, et les hémoptysies qu'il n'est pas rare de voir alors survenir. Sans doute, en pareil cas, il n'y a d'abord que simple névrose; mais c'est aussi une névrose dans le principe que la dyspepsie qui se manifeste à la suite de beaucoup d'émotions morales; et cependant, ce qui n'était d'abord qu'une simple lésion des fonctions, devient plus tard un cancer d'estomac. L'absence de l'établissement des règles à l'époque de la puberté, la cessation de ces mêmes règles vers l'âge critique, le travail qui ne se fait plus sur l'utérus après l'accouchement, la disparition brusque d'exanthêmes cutanés chroniques, ou d'anciens ulcères, sont autant de causes qui peuvent favoriser les congestions pulmonaires : aussi, dans de pareilles circonstances, voit-on souvent la phthisie survenir. Il ne faut pas d'ailleurs oublier que, dans plusieurs de ces cas, le travail pathologique qui s'établit sur le poumon est la cause, et non l'effet du travail physiologique ou morbide qui cesse d'avoir lieu dans un autre point. Les maladies à la suite desquelles on voit le plus souvent survenir la phthisie, sont précisément celles qui sont accompagnées pendant leur cours de congestions sanguines vers le poumon. Telles sont en particulier les exanthêmes cutanés aigus, et surtout la rougeole, diverses fièvres continues où l'inflammation gastro-intestinale est presque toujours accompagnée d'une phlegmasie bronchique. On a encore placé au nombre des causes de la phthisie pulmonaire l'introduction dans l'économie d'une grande quantité de mercure : or, ouvrez les cadavres d'animaux empoisonnés par le sublimé corrosif, et vous trouverez qu'une des principales lésions produites par ce sel est l'inflammation disséminée d'un certain nombre de lobules pulmonaires.

L'influence de la congestion sanguine sur la formation des tubercules pulmonaires étant déterminée, est-il nécessaire, pour les produire, que cette congestion ait lieu dans tel élément anatomique en particulier? Je ne le pense pas, et, d'après des recherches publiées ailleurs (*Cliniq. médic.*), je crois pouvoir établir qu'il n'est aucun tissu du poumon dans lequel ne puissent se former des tubercules; toutefois, ils se déposent le plus souvent dans le tissu cellulaire ; on en trouve sécrétés à la surface interne des bronches, contenus dans des vaisseaux lymphatiques. M. Broussais n'a donc fait qu'une pure hypothèse, lorsqu'il a dit que les tubercules pulmonaires étaient le produit d'une inflammation des vaisseaux blancs. Cela n'a lieu tout au plus que dans quelques cas.

Il suit des considérations précédentes, qu'à l'instar de toute sécrétion normale, la sécrétion du tubercule est précédée, dans le poumon comme ailleurs, d'un travail de congestion sanguine active, variable par son siége et par les désordres fonctionnels auxquels elle donne lieu. Mais cette congestion ne suffit pas pour produire les tubercules. Seule, elle ne peut pas plus rendre compte de leur formation, que de celle des nombreuses altérations qui peuvent frapper un organe enflammé; pour que, sous l'influence d'une congestion sanguine, des tubercules se développent dans le poumon, il faut qu'il y ait une prédisposition spéciale. Souvent même on peut dire que ce n'est pas parce que la congestion survient, que des tubercules se forment, mais que c'est parce qu'il y a tendance à la production de ceux-ci, que, sous l'influence d'une cause qui nous échappe, la congestion s'établit; de là les fréquens retours de celle-ci; de là, la fréquente inutilité des émissions sanguines, qui sont bien aptes à la diminuer momentanément, mais qui ne combattent pas la cause sous l'influence de laquelle elle revient sans cesse, jusqu'à ce que des tubercules soient produits. Quant à la nature même de de cette cause prédisposante, nous ne pouvons en saisir que quelques traits. Ainsi, nous savons que chez des individus doués de la constitution dite scrofuleuse, soit innée, soit acquise (*voyez* ce mot), les tubercules pulmonaires se développent plus facilement; mais d'un autre côté, ils se manifestent assez souvent chez des individus d'une constitution tout-à-fait opposée, forts, pléthoriques, à cheveux noirs et à peau brune, à poitrine large et bien conformée; les anciens disaient que, dans ce cas, la phthisie était accidentelle, tandis qu'ils l'appelaient constitutionnelle dans le premier. On sait encore, qu'à une certaine époque de la vie, signalée par Hippocrate, depuis 18 jusque vers 35 ans, il y a surtout tendance au développement de la phthisie. Mais il n'en est pas moins vrai qu'aucun âge n'en est exempt. Des tubercules pulmonaires ont été observés chez le fœtus, dans toutes les périodes de l'enfance, et jusque dans la vieillesse la plus avancée. M. Laennec a vu succomber à la phthisie pulmonaire un individu âgé de 99 ans et quelques mois. Trop d'exemples ont démontré l'hérédité de cette maladie, pour qu'elle puisse être maintenant révoquée en doute. Voilà donc encore une cause prédisposante; cependant, on voit d'une part, des parens phthisiques donner naissance à des enfans qui ne le deviennent pas, et d'autre part, des enfans phthisiques naître de parens qui ne le sont point. Il ne faut pas croire d'ailleurs que les enfans qui proviennent de parens phthisiques apportent en naissant un germe matériel de tubercules, comme quelques personnes semblent le croire; mais il y a chez eux une simple disposition à la tuberculisation des poumons, disposition qui tantôt est annoncée dès la naissance par les qualités de la constitution, et qui tantôt ne se révèle qu'à une époque plus ou moins avancée de la vie. Au nombre des causes prédisposantes de la phthisie, on a encore placé la syphilis, le scorbut, le rachitisme, la goutte, les dartres; de là les phthisies syphilitique, scorbutique, etc., admises par plusieurs auteurs. Mais entre ces maladies et la phthisie, il paraît n'y avoir d'autres rapports qu'une simple corrélation d'existence; les mêmes causes occasionelles qui produisent plusieurs d'entre elles, telles que le scorbut, peuvent aussi favoriser le développement des tubercules pulmonaires. Si parmi les individus qui deviennent phthisiques, beaucoup ont eu autrefois des maladies vénériennes. Il faut, avant d'en accuser le virus syphilitique, mettre en ligne de compte la grande fréquence de ces maladies, les excès auxquels se sont souvent livrés les individus qui en ont été atteints, et enfin, le traitement qu'ils ont subi. On a cependant cité quelques cas qui paraissent bien authentiques, d'individus, atteints d'ancienne syphilis, chez lesquels tous les symptômes rationnels de la phthisie pulmonaire ont cédé à un traitement mercuriel. C'est un point important de médecine pratique à éclaircir.

§ 3. *Symptômes de la phthisie pulmonaire.* — Pour les décrire, on établit ordinairement trois degrés dans la phthisie, et l'on caractérise chacun de ces degrés par un groupe bien déterminé de symptômes. Mais cette méthode me semble vicieuse; elle n'est pas l'expression de ce qui a réellement lieu; en effet, chez beaucoup de malades, on trouve réunis à certains symptômes du dernier degré de la phthisie, d'autres symptômes qui n'appartiennent qu'au premier. Ainsi, chez les uns, il y a déjà marasme, fièvre continuelle, frissons, expectoration puriforme, et cependant l'auscultation ne découvre pas de caverne. Chez d'autres, l'existence de celle-ci est révélée par le stéthoscope, bien qu'il n'y ait encore aucun signe de dépérissement. Aussi, me semble-t-il tout à la fois plus scientifique, et d'une utilité plus pratique, de retracer exactement l'histoire de chacun des symptômes de la phthisie.

La toux est un des accidens qui accompagnent le plus constamment la présence des tubercules dans le poumon. Due à l'irritation des bronches, elle diminue ou s'exaspère avec celle-ci; dans les premiers temps de la maladie surtout, on la voit assez souvent n'exister que par intervalles; il y a des cas où, après s'être montrée plus ou moins intense au début, la toux cesse complétement d'exister, de telle sorte que certains phthisiques succombent, sans être véritablement ce qu'on appelle enrhumés. J'ai trouvé, en pareil cas, des tubercules crus et même ramollis, disséminés dans le poumon, et la membrane muqueuse des bronches blanche dans toute son étendue. De pareils faits ont été vus aussi par M. Louis. On a signalé, comme caractéristique de la phthisie à son début, une toux petite et sèche; cette espèce de toux est effectivement fréquente dans ce cas, elle peut même rester telle jusqu'à la mort des malades, ce qui peut résulter, ou du défaut de ramollissement des tubercules, ou du peu d'activité de la sécrétion de la muqueuse bronchique. Mais chez plusieurs individus, la toux, dès le début, est humide, et se manifeste par quintes; je l'ai vue, chez des enfans phthisiques, se montrer avec la forme de la coqueluche. Assez souvent, la toux devient moins pénible, à mesure que des cavernes se forment; circonstance heureuse pour les malades, mais qui ne doit pas faire illusion aux médecins, et qui semble surtout dépendre de la diminution de viscosité des crachats, qui sont alors plus facilement expectorés. On peut voir, par ce qui vient d'être dit, que les caractères de la toux, dans la phthisie, n'ont rien d'assez spécial pour en éclairer beaucoup le diagnostic.

On a dans tous les temps attaché un grande importance à l'étude de l'expectoration chez les phthisiques; on a cherché à découvrir dans les crachats, soit des traces de pus, soit des débris de matière tuberculeuse. Sans doute, dans plus d'un cas, ce genre de recherches n'est pas sans utilité pour éclairer le diagnostic; il peut conduire à des probabilités plus ou moins fortes sur l'existence de la phthisie, mais bien rarement à une entière certitude. D'abord, au début de la maladie, et tant que les tubercules sont encore à l'état de crudité, la matière de l'expectoration est uniquement formée par la membrane muqueuse des bronches, et peut présenter toutes les nuances qu'offrent les crachats dans le catarrhe pulmonaire aigu ou chronique. Plus tard, lorsque les tubercules commencent à se ramollir, on trouve mêlée au mucus des bronches une matière qui semble appartenir à ces tubercules ramollis, et qui se présente, tantôt sous forme de petits grumeaux, blancs et friables, tantôt sous forme de stries qui sillonnent la mucosité. Mais ces grumeaux peuvent n'être qu'un produit de la sécrétion des amygdales, et ces stries peuvent uniquement provenir de petites ramifications bronchiques. Ainsi donc, tant qu'il n'y a pas encore de cavernes formées dans le poumon, les signes fournis par les crachats sont nuls ou très-douteux. Sont-ils plus caractéristiques dans ce dernier cas? Alors la matière tuberculeuse et le pus, qui est sécrété dans la caverne, après son expulsion, doivent se retrouver dans les crachats, mêlés au mucus bronchique, et il ne s'agit plus que de distinguer les caractères physiques qui en annoncent la présence. Mais ces caractères sont rendus très-variables; 1° par la manière dont les bronches communiquent avec l'excavation tuberculeuse; 2° par le nombre, la longueur, la largeur et le mode de division des tuyaux bronchiques que le liquide doit traverser avant de parvenir dans la trachée-artère; 3° par la quantité et la qualité du mucus bronchique auquel il se mêle; 4° par son séjour plus ou moins long dans les bronches. Tantôt ces crachats restent suspendus, comme des espèces de flocons, au fond d'une sérosité trouble; tantôt, comme des plaques arrondies, et isolées les unes des autres, ils surnagent à cette même sérosité; tantôt celle-ci n'existe pas, et ils sont formés par des masses opaques, verdâtres, grisâtres, cendrées, ou d'un rouge sale. Nul doute que ces différens crachats ne soient constitués, en partie, par le liquide même des cavernes, nul doute que ces flocons et ces plaques nummulaires ne se rencontrent spécialement chez les individus dont les poumons sont ulcérés. Mais il suffit que des crachats pareils ayent été observés quelquefois dans des cas de simple bronchite chronique, pour qu'ils ne puissent plus être regardés comme annonçant la phthisie d'une manière certaine. Or, c'est ce qui a effectivement lieu, et je puis affirmer que, de toutes les variétés que présentent dans leur aspect les crachats des phthisiques, il n'y en a aucune que je n'aie retrouvée dans la bronchite chronique; seulement il faut reconnaître que, parmi ces variétés, il y en a quelques-unes qui existent bien plus fréquemment dans le cas d'excavations tuberculeuses, que dans toute autre circonstance. Tels sont surtout les crachats en plaques arrondies et isolées, surnageant à un liquide qui ressemble à une solution épaisse d'eau de gomme. D'un autre côté, il y a des cas où, des cavernes existant dans le poumon, l'expectoration peu abondante n'est constituée que par des mucosités semblables à celles qui existent dans la bronchite la plus légère. Je ne parlerai point ici des tentatives qu'a faites la chimie pour découvrir dans les crachats ou du pus ou de la matière tuberculeuse, parce que jusqu'à présent ces tentatives ont été infructueuses. Il arrive quelquefois qu'un gros tubercule ramolli est évacué en une seule fois, à travers un tuyau bronchique; il en résulte l'expectoration subite d'une grande quantité de pus, au milieu duquel nagent de nombreux grumeaux; c'est là ce qui a été décrit dans ces derniers temps par M. Laennec, sous le nom de *vomique*. Les crachats des phthisiques sont le plus souvent sans odeur, quelquefois cependant ils sont très-fétides, soit seulement dans les derniers temps de la maladie, soit même pendant tout son cours. Cette fétidité peut dépendre d'un état de gangrène qui s'est emparée des parois d'une ou de plusieurs cavernes; elle peut aussi exister à un très-haut degré sans complication gangréneuse; enfin, je l'ai vue très-prononcée dans quelques cas où il n'y avait que simple bronchite.

L'expectoration muqueuse ou purulente des phthisiques est souvent remplacée chez eux par des crachemens de sang plus ou moins considérables. L'hémoptysie se lie si fréquemment à l'existence des tubercules pulmonaires que, dès que l'une paraît, on est porté à soupçonner les autres. Il y a cependant des individus qui, pendant leur vie, ont craché plusieurs fois du sang, et qui ne sont pas devenus phthisiques. D'un autre côté, parmi ces derniers malades, il en est un certain nombre qui succombent sans avoir jamais eu d'hémoptysie. Chez les uns, le crachement de sang survient au début de la maladie; c'est le premier symptôme qui l'annonce; souvent ce n'est qu'après que l'hémoptysie s'est répétée plusieurs fois, que les individus, qui jusqu'alors avaient conservé leur santé dans l'intervalle des hémorrhagies, ne la recouvrent plus lorsqu'elle cesse, continuent à tousser, et présentent divers symptômes de phthisie. Chez d'autres malades, l'hémoptysie ne se manifeste que lorsque d'autres signes ont déjà annoncé l'existence des tubercules pulmonaires; chez d'autres enfin, elle survient pour la première fois très-peu de temps avant la mort. Les symptômes auxquels l'hémoptysie donne lieu dans ces différens cas, ont été décrits ailleurs (*voyez* HÉMOPTYSIE). Quant à la source du sang expectoré chez les phthisiques, il provient de trois points principaux; 1° du parenchyme même du poumon; 2° de la membrane muqueuse des bronches; 3° des parois d'une excavation tuberculeuse; et dans celle-ci il peut être, ou simplement exhalé, ou fourni par un vaisseau rompu.

La respiration n'est que médiocrement gênée chez beaucoup de phthisiques, chez ceux même dont les tubercules crus, ramollis, ou transformés en cavernes, sont entourés d'un parenchyme dur, imperméable à l'air. Mais, si la phthisie se développe d'une manière aiguë, alors la dyspnée est considérable, elle peut être même le symptôme prédominant, et faire croire à l'existence d'une maladie du cœur, plutôt qu'au développement des tubercules pulmonaires. Outre cette rapidité de développement, leur nombre plus ou moins grand, les inflammations aiguës du poumon et des plèvres, le travail de la digestion, le retour périodique des règles, les émotions morales augmentent notablement la gêne de la respiration. Il est des phthisiques qui, long-temps avant l'apparition des symptômes de leur maladie, ont la respiration courte; ils ont été, dès leur enfance, un peu asthmatiques; il est difficile de dire, si en pareil cas, cette dyspnée habituelle dépendait déjà de l'existence d'un certain nombre de tubercules, ou si elle n'était pas seulement liée à de simples congestions sanguines, qui, s'opérant fréquemment sur les poumons, y préparaient la formation des tubercules.

Aucune douleur vive ne paraît accompagner le développement des tubercules pulmonaires; et celles que ressentent la plupart des phthisiques, à diverses époques de leur maladie, soit sur les parties latérales du thorax, soit dans le dos, soit sous les clavicules, appartiennent à la plèvre sympathiquement irritée. Toutefois, dans un cas de phthisie aiguë, cité par M. Louis, cet habile observateur n'a trouvé dans la plèvre aucune trace d'inflammation récente qui pût expliquer la douleur vive qui avait eu lieu pendant la vie.

La fièvre n'existe pas dans toutes les périodes de l'affection: pendant long-temps elle est nulle; puis, à mesure que la désorganisation du poumon fait des progrès, on observe des accès de fièvre, qui d'abord sont rares et erratiques, se rapprochent de plus en plus, et ont enfin lieu chaque nuit. Ces accès sont surtout caractérisés par une forte chaleur; il y a rarement un frisson bien prononcé, et la sueur qui succède à la chaleur est encore nulle ou peu abondante. Plus tard, dans la dernière période de la maladie, la fièvre est continue, avec un redoublement qui survient chaque soir, et qui se termine le matin par des sueurs tantôt partielles, et bornées à la poitrine, au cou, et à la tête, tantôt générales, et plus abondantes qu'on ne les observe dans la fièvre qui accompagne toute autre lésion organique. Il ne faut pas d'ailleurs oublier que plusieurs phthisiques succombent sans avoir jamais eu de sueur. C'est surtout à cette époque de la maladie que survient ce marasme squélettique dont tous les auteurs ont tracé l'effrayant tableau. Il y a des cas où, sans qu'il y ait ni toux, ni expectoration, ni autre dyspnée que celle qui est liée à toute accélération du pouls, le développement des tubercules, ou leur ramollissement, s'ils existaient déjà, ne donne lieu qu'à une simple fièvre continue, dont la cause peut rester long-temps cachée.

La percussion de la poitrine fournit, chez les phthisiques, les renseignemens suivans : 1° la sonoréité des parois thoraciques peut être restée celle de l'état normal; c'est ce qui a lieu lorsqu'un parenchyme sain, ou du moins encore perméable à l'air, entoure les tubercules, soit que ceux-ci soient ou crus, ou ramollis, ou que des cavernes même les aient remplacés; 2° la sonoréité naturelle des parois thoraciques peut être augmentée; ce qui dépend, ou de la présence d'une vaste caverne à parois minces et contenant peu de liquides, ou d'un emphysème pulmonaire, ou d'un pneumo-thorax qui succède à l'ouverture d'une excavation dans la plèvre. Il ne faut pas d'ailleurs oublier, que chez les individus très-maigres, comme sont les phthisiques, la résonnance de la poitrine doit être très-forte. Concurremment avec l'augmentation de sonoréité des parois thoraciques, la percussion fait entendre quelquefois une sorte de frémissement, que M. Laennec compare à celui que donne un pot fêlé que l'on frappe légèrement, ou bien un bruit particulier assez semblable à un tintement métallique. Ce phénomène, qui a été surtout bien décrit par M. Martinet, reconnaît pour cause l'existence d'une excavation superficielle que recouvrent des parois thoraciques minces; je l'ai trouvé deux fois très-marqué chez des phthisiques qui présentaient de plus une ossification complète des cartilages costaux; 3° enfin, il peut y avoir diminution de la résonnance de la poitrine, existence d'un son mat en divers points. Cela annonce, ou que des tubercules sont agglomérés en grande quantité, ou qu'autour d'eux le parenchyme pulmonaire est hépatisé, circonstance qui, plus souvent que la première, produit un son mat, ou enfin qu'un épanchement de liquide existe dans la plèvre. Lorsque le son mat qui existe, par exemple, au-dessous de l'une des clavicules, est produit dans ce point par la présence d'une grosse masse tuberculeuse, il peut arriver qu'après son évacuation le son redevienne clair. Souvent autour d'un point circonscrit où existe une sonoréité extraordinaire, on trouve un son très-mat; c'est l'indice d'une caverne en partie vide, qu'environne une portion de poumon indurée.

L'auscultation de la poitrine des phthisiques présente à étudier; 1° diverses modifications du bruit respiratoire; 2° plusieurs râles qui remplacent celui-ci; 3° la résonnance particulière de la voix décrite par M. Laennec sous le nom de pectoriloquie. Le bruit respiratoire reste naturel, lorsqu'il n'y a d'autre lésion dans les poumons que des tubercules encore crus. Dans cette même circonstance, il peut se montrer beaucoup plus intense que dans l'état de santé, comme si une sorte de respiration supplémentaire s'établissait alors dans les vésicules restées saines; enfin, il peut être plus faible ou même nul, si les tubercules, toujours à l'état de crudité, sont très-multipliés. Dans ces différens cas, d'ailleurs, il est clair que les renseignemens fournis par l'auscultation ne sauraient, en aucune manière, caractériser la présence des tubercules. Si une grande portion de parenchyme pulmonaire est indurée, l'air inspiré s'arrête dans les grosses bronches, et le bruit respiratoire, plus intense, devient *bronchique;* il est *caverneux,* là où l'air entre librement par de larges tuyaux dans une caverne. Quelquefois alors, à chaque inspiration, l'observateur croirait qu'un individu lui souffle dans l'oreille, ou bien il lui semble qu'on souffle de l'air avec force dans une bouteille vide; c'est ce que M. Laennec a récemment appelé respiration amphorique.

Le bruit respiratoire est le plus ordinairement obscurci, chez les phthisiques, par différens râles qui souvent même le masquent entièrement. Ces râles existent ou dans les bronches, ou dans les cavernes; leurs nombreuses variétés dépendent principalement de la quantité et des qualités de la matière contenue dans ces bronches ou dans ces cavernes, du diamètre des cavités, de leur mode de communication avec les bronches, et de l'état de leurs parois. Tant qu'il n'existe pas d'excavations considérables, on n'entend d'autres râles que ceux qui ont lieu dans les diverses bronchites aiguës ou chroniques. Mais, lorsqu'en un point du poumon est creusée une caverne qui contient habituellement des matières liquides, et dans laquelle l'air pénètre librement, il se manifeste une espèce de râle humide, qui, en raison de la sensation qu'il produit, est assez bien désigné sous le nom de *gargouillement;* on peut encore le comparer au bruit que l'on produit en soufflant avec un chalumeau dans de l'eau de savon. Mais il ne faut pas oublier que, d'une part, un semblable râle peut se produire dans de simples bronches, en raison des qualités du liquide qu'elles contiennent, et que, d'autre part, là où existent de grandes cavernes, il peut arriver qu'on n'entende d'autres râles que ceux qui ont lieu le plus ordinairement dans des bronches grandes ou petites; cela dépend encore des dispositions physiques de la cavité, et de la nature du liquide qui y est contenu. L'exacte circonscription du gargouillement en un point où le plus souvent après la mort on trouve des cavernes, comme au-dessous des clavicules, est un motif de penser qu'il en dépend.

La pectoriloquie, qui a déjà été décrite dans un autre article (*voyez* AUSCULTATION), ne peut laisser aucun doute, lorsqu'elle est bien prononcée, *parfaite*, sur l'existence d'une caverne, là où elle se fait entendre. Il faut pour cela que la voix, d'une manière continue ou intermittente, semble passer tout entière à travers le cylindre, ce qui est bien différent d'une simple augmentation dans la résonnance de la voix, phénomène qui constitue ce que M. Laennec a appelé la bronchophonie. Il faut avouer toutefois qu'il y a des cas où la pectoriloquie et la bronchophonie se confondent par de telles nuances, qu'il devient bien difficile de les distinguer; je crois même pouvoir affirmer que la pectoriloquie évidente, qui ne laisse aucun doute sur l'existence d'une caverne, est un phénomène assez rare; à sa place, il arrive bien plus souvent de ne trouver que du gargouillement. Les conditions physiques qui semblent le plus favorables à la production de la pectoriloquie, sont la vacuité de la caverne, des dimensions, ni trop grandes, ni trop petites, de sa cavité, pas trop d'anfractuosités dans son intérieur, un certain diamètre dans l'ouverture des bronches qui s'y rendent, l'induration du parenchyme pulmonaire qui l'environne, son voisinage des parois thoraciques. Il ne faut pas oublier, qu'en raison des divers degrés de plénitude d'une caverne, et de l'oblitération momentanée des bronches, la pectoriloquie cesse souvent de se faire entendre par intervalles, de sorte qu'avant de prononcer qu'elle n'existe pas, il est nécessaire d'avoir examiné plusieurs fois le malade.

Il suit des faits précédens, que, pratiquée chez les phthisiques avant la formation des cavernes, l'auscultation ne fournit aucun signe caractéristique de la présence des tubercules; toutefois, les signes qu'elle donne alors, réunis à d'autres, peuvent contribuer à éclairer le diagnostic. Ce n'est donc que lorsqu'il y a des cavernes que, dans beaucoup de cas, et non encore dans tous, des signes réellement caractéristiques sont fournis par l'auscultation; peu utiles, si les autres symptômes, comme c'est le cas le plus ordinaire, annoncent assez la phthisie, ces signes deviennent fort importans dans quelques circonstances: ainsi des excavations tuberculeuses peuvent exister chez des individus qui jouissent d'ailleurs encore d'une assez bonne santé, en raison de l'état sain du reste de leur poumon. Comment soupçonnerait-on chez eux l'existence de ces excavations sans le secours de l'auscultation? Ainsi, une simple bronchite chronique peut produire tous les symptômes de la phthisie: si par le stéthoscope, on trouve une caverne, l'existence de la phthisie sera constatée. Mais, si on n'en trouve pas, on n'en conclura pas qu'il n'y a point de tubercules; ceux-ci peuvent en effet avoir déterminé les symptômes de la phthisie au dernier degré, sans qu'il y ait eu production de cavernes; d'où il suit que des phthisiques peuvent succomber, sans que l'auscultation ait jamais rien appris de positif sur l'état de leurs poumons.

§ 4. *Complications de la phthisie.* — Il est rare que, chez un individu qui succombe à cette maladie, l'ouverture du cadavre ne montre pas d'autre lésion que les tubercules pulmonaires. Parmi ces lésions, les unes ne se rencontrent que rarement, et sont purement accidentelles; les autres beaucoup plus fréquentes, et se rencontrant chez le plus grand nombre de phthisiques, ont leur siége, soit dans le poumon lui-même et ses dépendances, telles sont l'inflammation du parenchyme pulmonaire, les adhérences de la plèvre, divers degrés de phlegmasie du larynx; soit dans des organes étrangers à l'appareil circulatoire. Ainsi, très-souvent existent de graves altérations du tube digestif;

M. Louis a trouvé l'estomac malade, chez les quatre-cinquièmes des phthisiques qu'il a examinés; les lésions de l'intestin grêle et du gros intestin sont encore plus fréquentes. Ces lésions sont celles qui caractérisent les divers degrés de la gastro-entérite aiguë ou chronique; M. Louis regarde même la phthisie comme une prédisposition aux inflammations de l'estomac. De plus, comme lésion spéciale dans les intestins des phthisiques, on trouve très-souvent de nombreux tubercules, dont la description sera donnée ailleurs (*voyez* ce mot). Ces lésions étant connues rendent raison de la grande fréquence du trouble des digestions chez les phthisiques, et de la diarrhée qui existe presque constamment pendant la dernière période de leur maladie. Chez quelques individus, on observe une marche contraire : les premiers symptômes se montrent du côté des intestins; de leur inflammation chronique dépend le dépérissement, et ce n'est que consécutivement que des tubercules se développent dans le poumon. En pareil cas, on en trouve même quelquefois dans ce dernier organe qui n'ont jamais produit ni toux ni expectoration. Une autre affection assez fréquente, chez les phthisiques, et dont on ignore d'ailleurs, et la cause, et la nature, et les symptômes, c'est l'état gras du foie. M. Louis a rencontré cet état sur le tiers des phthisiques dont il a ouvert les corps. On regarde depuis long-temps comme une des lésions les plus communes dans la phthisie, l'engorgement simple ou tuberculeux des diverses glandes lymphatiques du corps. L'affection de ces glandes est surtout commune dans la phthisie des enfans; il n'est même pas très-rare de trouver chez eux beaucoup plus de matière tuberculeuse déposée dans divers ganglions lymphatiques, que dans le poumon. Chez eux, beaucoup plus souvent que chez l'adulte, on observe la transformation tuberculeuse des ganglions mésentériques, cervicaux et bronchiques. Enfin, au nombre des complications de la phthisie, il faut placer celle qui résulte du développement simultané des tubercules dans un grand nombre d'organes : il est des phthisiques chez lesquels il n'y en a presqu'aucun qui n'en contienne; et ce qu'il y a de bien remarquable dans cette diathèse tuberculeuse, encore plus commune chez l'enfant que chez l'adulte, c'est que pendant la vie, aucun symptôme ne révèle souvent d'affection dans ces organes, que l'on trouve, après la mort, farcis de tubercules.

§ 5. *Marche, durée, terminaison de la phthisie.* — La marche de cette maladie est le plus ordinairement continue; quelquefois cependant, elle se manifeste réellement par des symptômes intermittens. Il est des individus qui, après avoir présenté tous les signes de la phthisie, guérissent cependant; puis, au bout d'un temps plus ou moins long, ces signes reparaissent, se dissipent encore, puis se montrent de nouveau. Dans les intervalles qui séparent ces retours, les uns jouissent d'une bonne santé; les autres sont sujets à s'enrhumer, leur respiration est un peu courte; ils sont dans un état valétudinaire habituel. J'ai ouvert des cadavres d'individus chez lesquels la phthisie avait affecté cette sorte de marche intermittente; ils avaient succombé à une maladie étrangère à l'appareil respiratoire, plusieurs mois après que tout symptôme avait cessé du côté de la poitrine; des tubercules crus existaient dans les poumons. Cette suspension des symptômes de la phthisie peut dépendre, ou de l'état stationnaire des tubercules, encore crus et peu nombreux, de l'absence de toute congestion autour d'eux, ou de la cicatrisation d'une caverne, dans le cas où le reste du poumon ne contient que quelques tubercules, qui, en augmentant plus tard, reproduiront de nouveaux symptômes de phthisie. Dans ce cas, toute cause occasionelle, une bronchite, une pneumonie, l'inflammation d'un organe quelconque, le simple dérangement ou la cessation d'une sécrétion habituelle, comme de l'écoulement menstruel, suffisent pour réveiller le travail de tuberculisation, et lui imprimer une funeste activité.

La durée la plus ordinaire de la phthisie pulmonaire peut être estimée de six mois à deux ans. Mais il est des individus chez lesquels la durée en est infiniment plus longue, et qui, pendant un très-grand nombre d'années, présentent, d'une manière continue ou intermittente, tous les signes rationnels des tubercules pulmonaires. Bayle disait que la phthisie pouvait ainsi durer quarante ans; j'ai recueilli l'histoire d'un vieillard, mort de phthisie à l'âge de soixante-seize ans, et qui depuis trente ans en avait tous les symptômes. Il y a, au contraire, d'autres cas où la phthisie pulmonaire affecte véritablement une marche aiguë, où un mois ne s'écoule pas entre l'époque de la première apparition de la maladie et celle de la mort. Tantôt, dans ce court espace de temps, la phthisie se montre avec ses symptômes accoutumés; seulement elle parcourt avec une effroyable rapidité ses diverses périodes; à peine, si je puis ainsi dire, soupçonne-t-on l'existence de la maladie, que déjà on trouve des cavernes. Tantôt ces phthisies aiguës sont accompagnées de symptômes tout-à-fait insolites : elles simulent, par exemple, une pneumonie aiguë; ailleurs on observe, comme principal accident, une suffocation imminente, telle que celle qui appartient aux maladies du cœur. D'autres fois enfin, il n'y a même plus de symptômes locaux du côté de la poitrine; tout ce qu'on observe, c'est une fièvre continue avec dépérissement rapide. Il semblerait résulter des recherches de M. Louis, que la phthisie aiguë serait plus commune chez les femmes que chez les hommes.

La phthisie pulmonaire avait été regardée comme devant se terminer nécessairement par la mort, jusqu'aux récentes recherches de M. Laennec, qui a démontré la possibilité de la cicatrisation des excavations tuberculeuses. Bayle, qui ne connaissait pas ce fait, pensait que dans les cas assez rares où des individus guérissent, après avoir présenté tous les signes rationnels de la phthisie pulmonaire, il n'y avait eu que bronchite chronique. Mais dans plusieurs de ces cas, l'auscultation a démontré que des excavations existaient; d'abord pleines de liquides; elles font entendre du gargouillement; plus tard, celui-ci disparaît, on n'entend plus que de la pectoriloquie et une respiration soufflante; plus tard encore, ces deux phénomènes cessent d'être sensibles, et après la mort on trouve dans le poumon les diverses traces de cicatrisation de cavernes précédemment indiquées. Mais de ce qu'une excavation tuberculeuse se cicatrise, il ne s'ensuit pas nécessairement la guérison de la phthisie; ce cas est au contraire le plus rare; il faudrait, pour que cela eût lieu, qu'il n'y eut dans le poumon d'autre tubercule que celui qui occupait la place de l'excavation qui s'est cicatrisée. Dans ce dernier cas même, il y a, à la vérité, suspension des symptômes, guérison momentanée; mais en raison de la malheureuse disposition qui a déjà une première fois produit des tubercules, il arrive le plus souvent qu'au bout d'un certain temps, il s'en forme de nouveaux. Quant aux tubercules eux-mêmes, rien ne démontre encore qu'ils puissent être absorbés et disparaître, de telle sorte que, s'il y a une chance de guérison dans la phthisie, elle n'existe que lorsque cette maladie est arrivée à son dernier degré, sous le rapport de la lésion organique qui la constitue.

§ 6. *Traitement de la phthisie.*—Il présente deux principales indications à remplir : 1° combattre la congestion sanguine, variable en intensité, qui précède et accompagne la sécrétion des tubercules pulmonaires ; 2° détruire la cause qui, à l'occasion de cette congestion sanguine, leur donne naissance. Pour remplir la première indication, on emploie le traitement dit antiphlogistique et révulsif : mais c'est surtout au commencement de la maladie, lorsqu'on ne fait encore que redouter les tubercules plutôt qu'on n'est assuré de leur existence, que ce traitement peut être réellement utile. A mesure que les tubercules se multiplient, et qu'ils sont remplacés par des cavernes, il faut devenir beaucoup plus avare d'émissions sanguines. Loin d'être utiles alors, elles m'ont paru dans plus d'un cas rendre plus rapide la marche de la maladie. Quant aux différens révulsifs (vésicatoires, sétons, cautères, moxas, etc.) qui ont été employés avec une sorte de profusion chez les phthisiques, ils ne peuvent être non plus de quelque utilité que dans les premières périodes ; et encore ne peut-on pas alors les employer indifféremment chez tous les sujets : car souvent ils augmentent l'irritation pulmonaire, allument la fièvre, et ils sont plus propres à favoriser qu'à prévenir ou à enrayer la formation des tubercules. Les complications de la phthisie méritent, sous le rapport du traitement, une attention particulière. Il faut combattre, par les mêmes moyens qui viennent d'être indiqués, les inflammations intercurrentes du parenchyme pulmonaire et de la plèvre ; le traitement de l'hémoptysie a été indiqué ailleurs (*voyez* ce mot). La diarrhée, complication presque constante à une certaine époque de la maladie, ne réclame qu'une médication émolliente ; le danger des stimulans, en pareil cas, a été encore récemment signalé par MM. Louis et Chomel. Il ne faut jamais perdre de vue, lorsqu'on veut administrer quelque substance tonique à des phthisiques, l'extrême irritabilité de leurs voies digestives. Aussi, la plupart des praticiens ne donnent plus guère maintenant aux phthisiques que des boissons simplement émollientes. Quel but essayerait-on d'ailleurs de remplir en prescrivant les toniques ? serait-ce de donner des forces au malade ? Mais l'efficacité que les toniques pourraient avoir à cet égard est plus que contrebalancée par l'influence qu'exerce sur l'économie l'affection pulmonaire. C'est celle-ci qui ôte les forces, et à une cause aussi puissante, on opposerait vainement quelques préparations de quinquina ou de lichen, qui le plus souvent sont repoussées par l'estomac, et ne servent ainsi qu'à aggraver les symptômes. Parlerai-je du traitement par lequel on a essayé de combattre divers symptômes prédominans? Ce traitement peut avoir souvent quelque avantage. Ainsi, les quintes de toux, qui fatiguent beaucoup les malades, sont diminuées quelquefois par divers narcotiques, par la belladone, par l'acide prussique. Quant aux sueurs, je ne pense pas qu'il soit encore démontré qu'aucune substance ait le pouvoir de les arrêter ou même de les modérer d'une manière notable, à moins que ce ne soit en déterminant un centre d'irritation funeste vers quelque organe intérieur.

On voit, d'après ce qui vient d'être dit, combien est bornée la thérapeutique de la phthisie pulmonaire. On peut, dans quelques cas, en prévenir le développement ou en rallentir la marche. Aucun fait ne démontre qu'on l'ait jamais guérie, car ce n'est pas l'art qui opère la cicatrisation des cavernes, il ne peut tout au plus que la favoriser, en ne contrariant pas le travail de la nature. Depuis bien des siècles, d'ailleurs, on cherche des remèdes qui puissent, soit combattre la disposition aux tubercules, soit les détruire lorsqu'ils sont formés. De là les innombrables spécifiques employés et abandonnés tour à tour, et choisis successivement dans toutes les classes des médicamens. S'il m'est permis d'exprimer ici toute ma pensée, je dirai que le peu de succès obtenu jusqu'à présent de ces nombreux essais n'est pas une raison pour ne plus s'y livrer; que parmi ces médicamens, il en est peut-être qu'il serait bon d'expérimenter de nouveau, et que ce serait là un sujet de recherches bien dignes d'occuper les observateurs. Il y aurait, d'une part, à faire la révision de ce qui a déjà été tenté, et d'autre part, à entrer dans des voies nouvelles. Si l'influence de l'iode sur la nutrition du corps thyroïde est démontrée, il n'est plus possible de nier *à priori* que d'autres substances, convenablement administrées, ne puissent également modifier d'autres nutritions ou sécrétions morbides.

L'air et le régime méritent une grande attention dans le traitement de la phthisie. Mais quel air, quel régime leur conviennent surtout? ici encore on est loin d'être d'accord. On a vanté tour à tour l'air des montagnes, des bois, des bords de la mer, etc. Il me semble qu'une atmosphère tempérée sous tous les rapports est généralement le plus convenable. Il y aurait d'ailleurs deux espèces de qualités à considérer dans l'air au milieu duquel vivent les phthisiques : 1° celles qui le rendent le moins apte possible à la production facile des congestions sanguines pulmonaires aiguës ou chroniques; 2° celles de ces qualités qui pourraient prévenir ou modifier la disposition tuberculeuse. Pour atteindre ce dernier but, on a fait respirer aux phthisiques, soit l'air atmosphérique chargé de vapeurs balsamiques, résineuses, éthérées, sulfureuses, etc., soit, à la place de l'air, différens gaz, comme l'oxygène, l'hydrogène, l'acide carbonique, soit enfin l'air des étables, des boucheries, des mines de charbon de terre. Le régime des phthisiques doit être composé d'alimens doux, de facile digestion, et modérément nutritifs. La diète lactée est généralement employée et avec raison. Quelques praticiens soumettent les phthisiques à une diète rigoureuse; elle ne m'a jamais paru utile, à moins qu'il n'y ait complication de gastrite aiguë ou chronique. Il faut donc nourrir modérément ces malades toutes les fois que leur estomac peut supporter des alimens.

J'ai essayé dans cet article de résumer les nombreux travaux entrepris jusqu'à ce jour sur la phthisie, de discuter les différentes opinions, et enfin de poser les difficultés qui restent à résoudre. Éclairer quelques points encore obscurs de l'étiologie des tubercules pulmonaires, et surtout perfectionner leur thérapeutique, tels sont les objets qui devront, ce me semble, appeler principalement l'attention des nouveaux observateurs. (ANDRAL fils.)

PHTHISIQUE, adj., *phthisicus;* qui est atteint de PHTHISIE.

PHTHISURIE, s. f., *phthisuris;* de φθίσις, phthisie, et de οὖρον, urine; phthisie déterminée par une sécrétion excessive de l'urine. *Voyez* DIABÈTES.

PHTORE ou FLUOR, s. m., de φθόριος, délétère, qui détruit : nom donné à une substance simple, que l'on n'a pas encore isolée, mais dont l'existence, dans l'acide fluorique, est rendue très-probable, puisqu'en soumettant cet acide privé d'eau à l'action de la pile électrique, l'hydrogène se porte vers le pôle résineux, tandis qu'on voit à l'autre pôle le fil de platine corrodé sous forme de poudre couleur de chocolat, composée sans doute de platine et de phtore. Ce corps simple ferait partie de l'acide *hydrophtorique* ou *fluorique;* il jouirait de la propriété de détruire tous les vases où on voudrait le renfermer, de former avec l'hydrogène l'acide fluorique, avec le bore, l'acide *phtoroborique* (fluoborique), avec le *silicium*, l'acide *phtoro-silicique* (fluorique silicé) et avec les métaux divers phtorures. Inusité. (ORFILA.)

PHYMA, s. m., φῦμα, de φύομαι, je nais : « Ab his quæ ex terrâ progerminant, Græci homines *phymata* vocaverunt, hoc est tubercula, eos præter naturam tumores, qui prorsùs sine causâ extrinsecâ proveniunt; sed potissimum eos hoc nomine vocant qui extrà corporis superficiem extuberant (Galen., *lib.* VI. Hipp., *de morb. vulg. Comment.*, 1). » Aussi donnent-ils le nom de *phyma* à des tumeurs de la nature la plus opposée; aux tubercules pulmonaires cruds et solides (φύματα σκληρά) ou en suppuration (φύματα ἐν πνεύμονι), aux tumeurs scrofuleuses qui se développent, chez les enfans, aux aînes et sous les aisselles (χοιράδια φύματα), aux inflammations des glandes lorsqu'elles tendent vers la suppuration, aux abcès superficiels ou profonds, au furoncle, et enfin à *toutes les autres tumeurs indépendantes d'une cause externe*.

Les nosologistes modernes ont restreint le sens de cette dénomination, mais ils l'ont appliquée à des groupes composés d'élémens non moins hétérogènes que ceux qu'elle avait primitivement représentés. L'ordre *phymata* de Sauvages comprend l'érysipèle, l'œdème, l'emphysème, le squirre, le phlegmon, le bubon, la parotide, l'anthrax, le carcinome, le panaris et le phymosis. Le genre *phyma* de Willan est composé de deux descriptions à peu près inintelligibles, transmises par les anciens, (épynictide, therminthe), du furoncle et du charbon.

J'ajouterai que si le mot *phyma* a été appliqué à une foule de maladies différentes, par Hippocrate, Galien, Paul d'Égine; que si, devenu dénomination générique, il a été imposé par Sauvages et Willan à des groupes de tumeurs très-dissemblables, il paraît avoir été placé, dans Celse, à la tête d'une description incomplète et inexacte du phlegmon « φῦμα, verò nominatur tuberculum furunculo simile, *sed rotundius* et *planius, sæpè etiam majus.* Nam furunculus ovi dimidii magnitudinem rarò explet, numquàm excedit; *phyma autem latiùs patere consuevit;* sed inflammatio dolorque sub eo minores sunt. *Ubi divisum est, pus eodem momento apparet; ventriculus, qui in furunculo, non invenitur; verùm omnis corrupta caro in pus vertitur.* Id autem in pueris et sæpiùs nascitur, et faciliùs tollitur; in juvenibus rariùs oritur, et difficiliùs curatur. Ubi ætas induravit, ne nascitur quidem. Quibus verò medicamentis discuteretur, suprà propositum est». (A. Corn. Celsi, *lib.* v, *sect.* XXVIII.) (P. RAYER.)

PHYSIOGNOMONIE, s. f., de φύσις, *natura*, γνώμων, *indicatio*. On appelle ainsi l'art de deviner, par la disposition et l'expression des traits de la face, les qualités de l'esprit et du cœur, le caractère et les aptitudes intellectuelles et morales des hommes. L'art de la physiognomonie existe-t-il? et s'il existe, quelles en sont les règles? Telles sont les questions que nous avons à traiter. D'abord, si l'on consulte le tableau de la société humaine, on est deja disposé à croire que l'art du physionomiste existe : ne fait-on pas, en effet, un emploi journalier de cet art dans le monde? Chacun y juge sur la figure, se sent attiré ou repoussé par l'impression qu'il en reçoit, le caractère qu'il lui trouve : on dit que tel visage est *gai*, tel autre *triste;* que tel individu a l'air *franc*, et que tel autre au contraire paraît *faux, etc.*, et dans ces jugemens, que les hommes portent les uns des autres, d'après l'examen de la physionomie, il ne s'agit pas seulement de dispositions générales, dominantes; souvent il s'agit de nuances fort délicates, de qualités intellectuelles et affectives toutes spéciales.

En second lieu, si l'on en appelle au raisonnement, ce raisonnement viendra confirmer, jusqu'à un certain point, ce que dispose à croire la pratique de la vie. En effet, les facultés de l'esprit et du cœur sont, comme toutes les autres, pendant la vie terrestre de l'homme, dépendantes de l'organisation : c'est la manière d'être de celle-ci qui décide de leur puissance, de leur caractère, et en général de toutes leurs spécialités. Or, cette organisation ne tombe-t-elle pas sous les sens? ne manifeste-t-elle pas ses diverses manières d'être par certains caractères extérieurs? et les principaux de ceux-ci, en ce qui concerne le moral, ne résident-ils pas dans la face? D'abord, la proportion de volume et de développement de la face, comparativement à celle du crâne, indique approximativement quelle est la masse de l'encéphale, et par conséquent, fait apprécier, d'une manière générale, quelle est la puissance de l'être sous le rapport de la psychologie. C'est d'après cette vue fondée sur l'anatomie et la physiologie, qu'ont été établis certains procédés divinatoires du moral des animaux et de l'homme, *l'angle facial* de Camper, *l'angle occipital* de Daubenton; le *parallèle des aires de la face et du crâne* de M. Cuvier, les *lignes* d'Oken et de Spix, etc. C'est ainsi qu'on a vu varier les proportions du crâne et de la face, non-seulement dans les divers animaux selon la mesure de leur intelligence, non-seulement dans les diverses races d'hommes que l'on sait n'être pas égales entr'elles sous le rapport des facultés de l'esprit et du cœur, mais encore dans une même race, selon les âges et selon la constitution particulière de chacun. En un mot, la face, comme partie intégrante de la tête, dans laquelle est situé l'organe des facultés intellectuelles et morales, comme siége de quatre organes des sens, et surtout de ceux du goût et de l'odorat, qui sont généralement en rapport inverse de développement, avec cet organe des facultés intellectuelles et morales, le cerveau; la face, dis-je, peut certainement à tous ces titres accuser, par sa disposition générale, son étendue proportionnelle avec le crâne, la mesure de l'intelligence et des facultés morales. En second lieu, à chaque sentiment intérieur que nous éprouvons, il se produit à la périphérie de notre corps des phénomènes expressifs qui correspondent à ce sentiment; l'homme intérieur, comme on dit, est traduit à l'extérieur; or, la face est surtout la partie du corps qui est le siége de cette expression; elle se modifie et se dispose sans cesse selon l'état intérieur de l'âme, que par conséquent elle révèle; et comme on l'a dit, elle est un miroir où celle-ci se montre à découvert. Qui ne connaît l'étendue des lumières que fournit l'inspection de la face? Supposez la face d'un homme couverte et dérobée aux regards, cet homme n'a plus rien qui le spécifie; *jacet sine nomine corpus, decapitatum.*

Ainsi, à juger d'après la pratique de la vie et d'après le raisonnement, l'art du physionomiste existe; et c'est parce que cet art est d'un usage journalier et fournit d'utiles lumières, qu'on aime à voir directement les personnes avec lesquelles on a à traiter d'importantes affaires; qu'on se plaît à conserver les bustes, les portraits des hommes qui se sont distingués par quelques qualités éminentes.

Mais cet art, comme tout autre, a ses difficultés et ses limites; et c'est parce qu'on a méconnu les unes et les autres, et parce qu'on l'a appuyé sur de fausses bases, qu'il est devenu la source de nombreuses erreurs, et qu'il a paru à quelques esprits sévères, n'être qu'un art mensonger et un moyen d'imposture. D'abord, cet art exige une observation délicate; et comme dans tous les autres cas d'application, cette observation est difficile, et peut conduire à des erreurs : ou bien un signe physiognomonique vous échappe, et vous ne pressentez pas la qualité morale qu'il révèle; ou bien vous assignez à ce signe une autre nature que celle qui lui est propre, et vous en déduisez relativement au caractère de celui qui le présente une conséquence autre que celle qui est la vraie. De même que dans le diagnostic des maladies un médecin peut errer, soit parce qu'il ne fait pas attention à tous les symptômes, soit parce qu'il les interprète mal, de même le physionomiste éprouve les mêmes difficultés, et conséquemment court les mêmes risques d'être en défaut

En second lieu, ce qui, dans l'art de la physiognomonie, tient à la disposition anatomique de la face, à la proportion du volume de cette partie avec celui du crâne, ne peut fournir que des indices généraux; évidemment cette disposition ne peut fournir aucunes lumières spéciales sur chacune des facultés intellectuelles et morales, considérées en particulier. C'est ici la faute qu'ont faite Lavater et Porta; en établissant l'art de la physiognomonie sur des bases fausses, ils ont porté les savans à ne considérer cet art que comme une spirituelle chimère. Ils ont voulu, à chaque trait isolé du visage, rapporter une disposition secrète de l'esprit et du cœur; de même que chaque animal décèle, dans sa psychologie, un instinct prédominant, par exemple, le renard, la finesse; le loup, la férocité; le cochon, la saleté, etc.; de même, selon eux, chaque animal présente dans sa face un trait qui correspond à l'instinct qui prédomine en lui; et dès lors ce trait est devenu pour eux, chez l'homme, comme chez les animaux, l'indice d'une faculté intellectuelle ou affective spéciale. Considérée ainsi, la science de la physiognomonie est une chimère; quel rapport peut-il y avoir, par exemple, entre telle forme de nez, de lèvres, et certaines qualités morales? est-ce en ces parties de la face que se produisent ces facultés? ces parties sont-elles les conditions matérielles nécessaires à la manifestation de celles-ci? il est trop évident que Lavater et Porta ont à tort ici fait dériver de la face ce qui tient au cerveau, et c'est ce qui nous a fait dire, aux mots *encéphale* et *facultés*, que la *cranioscopie* de M. Gall approchait plus du but. Encore une fois, la physiognomonie, considérée sous ce premier point de vue, ne sert qu'à faire préjuger, d'une manière générale, le développement du cerveau proportionnellement à celui de la face; et par conséquent elle ne peut conduire qu'à des inductions générales sur la psychologie; elle ne peut révéler aucunes spécialités.

Considérée comme siége continuel de phénomènes d'expression, la face fournit plus au physionomiste; non-seulement on lit assez bien en elle la pensée actuelle, le sentiment du moment, mais elle peut, jusqu'à un certain point, révéler les dispositions, les habitudes, et voici comment : la face, avons-nous dit, se modifie consécutivement à toute affection intérieure, et toujours une expression spéciale correspond en elle à une affection déterminée : or, qu'on suppose qu'une affection intérieure soit souvent éprouvée, parce qu'elle domine dans le caractère; alors la face présentera souvent l'expression qui se rapporte à cette affection; et par suite, il arrivera que la répétition fréquente de cette expression lui imprimera un type particulier, qu'on pourra reconnaître comme en étant dérivé, et d'après lequel on pourra deviner la prédominance du sentiment dont elle est l'image. L'homme qui a l'habitude de la méditation n'offre-t-il pas dans sa face un caractère qui révèle cet état habituel de son âme? Sous ce point de vue, la physiognomonie paraît plus propre à nous révéler les spécialités; on juge par elle des dispositions de bonté, de franchise, d'envie, de fausseté, de tristesse, de colère, de patience, etc. Cependant, tout ceci est encore renfermé dans de certaines limites, et d'une observation souvent si difficile, que les erreurs doivent être fréquentes. Ici, en effet, on ne juge des sentimens intérieurs, que d'après les phénomènes expressifs qu'ils suscitent; or, nous avons dit que l'homme avait, jusqu'à un certain point, le pouvoir de réprimer ceux-ci; bien plus, d'en produire de contraires à ceux qu'il devrait manifester : ainsi, ou il se fait un front qui ne rougit plus, ou par des larmes feintes il simule une douleur qu'il n'éprouve pas. Quels dangers, de plus, de ne pas saisir une expression que l'on veut dérober? ou de se laisser surprendre par une expression qui est feinte? de là, ces mécomptes d'autant plus cruels, qu'on avait cru avoir plus de motifs de sécurité; de là ces continuelles récriminations contre un art qui vous a si péniblement déçu; *fronti nulla fides... O physionomies trompeuses!* mais tout cela ne prouve pas que la science n'existe pas; cela prouve seulement qu'elle est d'une application fort difficile, et renfermée dans de certaines limites, comme toutes celles où il s'agit d'élémens complexes, et qui réclament une observation fort délicate.

Tels sont en effet les deux élémens sur lesquels repose la science de la physiognomonie; d'une part, ce qui, dans la face, fait préjuger le degré de développement du cerveau; et d'autre part, ce qui, dans la face, tient à sa puissance d'expression. De ces deux élémens, le dernier est celui qui fournit le plus de lumières; mais, comme on voit, il ne nous éclaire qu'indirectement, et en second ordre, sur les facultés de l'esprit et du cœur; il est d'une observation difficile, et il peut manquer, et même induire en erreur, puisque l'homme, à sa volonté, peut le réprimer ou le contrefaire.

Pour prouver que telles sont effectivement les deux bases de l'art de la physiognomonie, nous pouvons faire remarquer que cet art interroge souvent d'autres indices que ceux fournis par la face, et que ces indices sont toujours des deux genres que nous venons de mentionner. Ainsi, pour deviner la puissance intellectuelle et morale d'un individu, on interroge aussi tout ce qui, dans la conformation générale de son corps, annonce la mesure de développement du cerveau; et de même, on tire des inductions de tous les autres phénomènes expressifs que fournit le reste du corps, du caractère de la voix, de celui de la marche, de la pose, des mouvemens, etc. Ce n'est que sous ce dernier point de vue, qu'on peut justifier la prétention de certaines personnes, de reconnaître par l'écriture le caractère des hommes : il y a long-temps qu'on a dit, que chaque homme décelait plus ou moins, par son style, le caractère de son esprit; il en est, jusqu'à un certain point, de même de son écriture, en tant que celle-ci suit les mouvemens de l'esprit, et peut, par ses formes mécaniques, en trahir les efforts et la nature. Mais comme on le conçoit, tout cela n'est vrai que théoriquement, et l'application n'est pas susceptible de démonstration.

Ayant posé les bases de l'art de la physiognomonie, il resterait à présenter des détails; mais le livre dans lequel nous écrivons ne nous les interdit pas moins que la chose en elle-même, qui, selon nous, n'en est pas susceptible; et il doit nous suffire d'avoir développé les généralités, et la partie philosophique de la question. (ADELON.)

PHYSIOLOGIE, s. f., *physiolohia*, de φύσις, nature, et λόγος, discours. En prenant le mot physiologie dans sa véritable signification, on doit entendre par ce mot l'histoire de la nature. Mais, comme un grand nombre de termes scientifiques, celui-ci a été détourné de son acception naturelle, et en médecine, il veut dire, la science qui traite des phénomènes de la vie.

Tous les corps de l'univers peuvent être rapportés à deux classes : les *corps qui ne vivent pas*, ou les minéraux, et les *corps qui vivent*, ou les végétaux et les *animaux*. Ces derniers ont un mode d'existence qui leur est propre, qu'on appelle *vie*, et qui est caractérisé par un certain nombre de phénomènes, qui leur sont exclusifs, et qui, surtout, à la différence de tous ceux qu'offrent les minéraux, ne peuvent être rattachés aux forces physiques et chimiques générales.

En effet, le moindre coup d'œil jeté sur les corps vivans fait reconnaître en eux plusieurs phénomènes qui, évidemment, n'ont pas leurs analogues dans les corps non vivans. Par exemple, tous proviennent d'êtres vivans comme eux, et qui les ont *engendrés*; tous, pendant le cours de leur existence, éprouvent une suite de changemens déterminés, qui s'enchaînent les uns aux autres, et qui sont ce qu'on appelle leurs *âges*; ils sont successivement *jeunes*, *adultes*, et *vieux*. Tous ne se conservent qu'en se *nourrissant*, c'est-à-dire qu'à l'aide d'un mouvement intestin, jamais interrompu, qui les fait toujours, d'un côté, s'approprier une nouvelle matière, et de l'autre, rejeter celle qui les composait préalablement. Tous jouissent de la faculté de se *reproduire*, c'est-à-dire de donner l'existence à des êtres semblables à eux; tous, enfin, cessent d'exister par un phénomène qui leur est exclusif encore, et qu'on appelle la *mort*. Parmi ces êtres vivans, quelques-uns, les animaux, possèdent la merveilleuse faculté de *sentir*, c'est-à-dire ont conscience de leur existence, et de celle d'un plus ou moins grand nombre des autres corps de la nature. Ils ont le pouvoir de *mouvoir* avec volonté, ou tout leur corps en totalité, ou au moins quelques-unes de ses parties. Enfin, ils peuvent manifester par diverses expressions, par un *langage*, leurs pensées et leurs sentimens. De toute certitude, aucun de ces phénomènes, que nous offrent les corps vivans, ne se produit dans les corps non vivans.

D'autre part, tous les phénomènes que présentent ces derniers se rapportent aux lois générales de la matière, aux forces dites physiques et chimiques. Ainsi, c'est la *force de gravitation*, ou bien une impulsion mécanique ou chimique qui leur est imprimée du dehors, qui décide de tous leurs mouvemens de masse. Ce sont les *affinités chimiques* qui président à leur formation, à leur conservation, et leur font subir tous les changemens dont ils sont susceptibles. Ils sont soumis à la *loi d'équilibre du calorique*, et partagent toujours la température du milieu dans lequel ils sont situés. Il n'en est pas de même des corps vivans. Sans doute, ces forces physiques et chimiques conservent encore un peu de leur empire sur eux, et ont tendance continuelle à y produire leurs effets; il se passe dans les êtres vivans beaucoup de phénomènes qui sont vraiment physiques et chimiques; mais le plus grand nombre ne l'est pas; et particulièrement tous ceux que nous avons énumérés comme exclusifs à ces êtres sont indépendans des forces générales, et décèlent dans la matière vivante un mode de motion spécial, et qu'on a rapporté à des forces particulières dites *vitales;* par exemple, il est évident qu'il n'y a rien de chimique dans l'acte de *génération*, qui donne l'existence aux êtres vivans, dans celui de *nutrition*, par lequel ils croissent et se conservent, même dans celui de *mort*, qui marque leur fin. Il est évident aussi, qu'ils ne sont pas soumis à la loi d'équilibre du calorique, puisqu'ils ont une température qui leur est propre, et qui est autre que celle du milieu dans lequel ils sont situés.

Or, ce sont ces phénomènes si intéressans, appelés *génération*, *accroissement*, *nutrition*, *reproduction*, *mort*, *sensibilité*, *locomotilité*, *langage*, *etc.*, qui, d'une part, ne se produisent que dans les êtres vivans, qui, d'autre part, sont étrangers aux forces physiques et chimiques générales; ce sont ces phénomènes, dis-je, qui caractérisent la *vie*, qui sont les *phénomènes de la vie*, et qui sont l'objet spécial de la science appelée *physiologie*. Ce que la physique, la chimie, les sciences dites physiques, sont aux phénomènes étrangers à la vie, la physiologie l'est à ceux qui appartiennent à cet état.

De là résulte, en premier lieu, que la physiologie est une science tout-à-fait distincte des sciences physiques et chimiques, puisqu'elle n'étudie que des phénomènes qui reconnaissent d'autres lois; et, en second lieu, qu'elle doit occuper, dans l'ensemble des connaissances humaines, un rang égal à celui qu'on accorde à ces sciences, puisqu'elle embrasse dans ses considérations une grande moitié de l'histoire de la nature, celle même qui renferme les phénomènes les plus élevés, et qui, parce qu'ils se produisent journellement en nous-mêmes, ont plus de droits à nous intéresser.

Envisagée d'une manière aussi générale, la physiologie offre un champ tellement vaste, qu'on a dû nécessairement y établir des subdivisions; et on l'a fait, tantôt d'après la nature des êtres vivans dans lesquels on étudie la *vie*, tantôt d'après le caractère que présentent les phénomènes vivans eux-mêmes. Ainsi, d'une part, on sait qu'il y a beaucoup d'espèces d'êtres vivans, des végétaux, des animaux; beaucoup de végétaux; un plus grand nombre encore d'animaux; et déjà l'on a subdivisé la physiologie, selon qu'on étudie la *vie* dans tous ces êtres à la fois, ou seulement dans quelques-uns d'entr'eux; on distingue la physiologie en *végétale* et *animale*, selon qu'on étudie la vie des végétaux seulement, ou celle des animaux. On a appelé *physiologie comparée*, une division de cette science, dans laquelle, étudiant la vie dans toute la série des êtres vivans, on signale la diversité des formes, des modes qu'elle présente dans chacun d'eux. Sous ce même point de vue, on a encore partagé la physiologie en *générale* et en *spéciale*; l'une qui, sans faire d'application à aucune espèce vivante déterminée, traite, d'une manière philosophique et abstraite, des phénomènes de la vie; qui, prenant pour sujet d'étude une espèce vivante distincte, décrit le mécanisme de la vie en elle seule. Enfin, on conçoit qu'il doit y avoir autant de physiologies spéciales, qu'il y a d'espèces vivantes particulières; chacune a la sienne; et puisque l'homme est un être vivant, il doit y avoir la *physiologie de l'homme*.

D'autre part, les phénomènes de la vie sont susceptibles de se produire de deux manières : tantôt avec régularité, bien-être, de sorte que l'individu peut exercer toutes les facultés que comporte sa nature, et a tout espoir de parcourir toute sa carrière; c'est ce qui constitue l'*état de santé* : tantôt avec irrégularité, malaise, et de sorte qu'il y a lésion ou même impossibilité de quelques-unes des facultés de l'être, et risque pour lui d'une destruction plus ou moins prochaine : c'est ce qui constitue l'*é-*

tat de maladie. Or, on a fait deux sciences séparées de l'étude des phénomènes de la vie, dans chacun de ces deux états : l'une est la *physiologie* proprement dite, ou *physiologie hygiénique*, qui traite des phénomènes de la vie, dans l'état de santé; l'autre est la *physiologie pathologique*, qui traite de ces phénomènes dans l'état de maladie. On conçoit que toute physiologie spéciale se subdivise en hygiènique et en pathologique, puisque tout être vivant est susceptible de se présenter dans les deux états de santé et de maladie.

Toutefois, et quelque nombreuses que soient d'ailleurs toutes ces divisions, la véritable physiologie les réunit toutes, elle s'éclaire de tous les travaux, et, en dernier résultat, toutes ces parties sont comme autant de branches qui viennent se rendre au tronc commun, et contribuer à la formation de l'ensemble.

La physiologie peut être étudiée dans deux buts distincts, ou pour elle-même, et alors c'est une étude purement spéculative; ou dans ses applications à la médecine, et alors elle n'est qu'une partie de cette science, qu'un moyen d'arriver à des vues pratiques positives. En ce dernier cas, elle restreint le cercle de ses considérations; et au lieu d'être cette vaste science qui recherche l'histoire de la vie dans tous les êtres de la nature, elle n'est plus que la physiologie spéciale de l'homme considéré dans l'état de santé; elle observe toutes les parties qui le composent, et le rôle, et l'enchaînement de toutes ces parties; en un mot, elle scrute l'artifice par lequel l'homme vit, comme espèce particulière et distincte, aussi bien que comme individu.

Considérée sous ce point de vue, qui ne voit combien l'étude de la physiologie est nécessaire à l'étude de la science médicale? Comment se rendre compte du mécanisme des différentes parties du corps dans l'état de maladie, si l'on ignore quel il est dans l'état de santé? La physiologie, dans ses rapports avec la médecine, est vraiment l'histoire de l'ordre qui précède le désordre, et qui seul permet de l'apprécier; et non-seulement elle nous donne l'histoire de chaque organe, de ses liaisons fonctionnelles et sympathiques avec les autres systèmes, mais elle nous fait voir, dans le jeu naturel des organes, la raison de tout ce qui se passe dans les maladies du corps humain en général; elle nous apprend les différences qui, caractérisant les individus en particulier, les exposent à différentes altérations; et elle devient ainsi le fondement indispensable de toute médecine éclairée, de toute pratique rationnelle. Ayant dit ce qu'est la physiologie, quelle est la nature de cette science, et quel but elle se propose; maintenant voyons par quels moyens elle peut arriver à ce but et accomplir sa destination.

Dans toutes les sciences, il n'y a qu'une marche à suivre; car l'esprit humain est un, et il procède toujours dans ses études d'après les mêmes lois; 1° il observe les faits, il les recueille le plus fidèlement, le plus complétement qu'il lui est possible; 2° il en déduit les doctrines, c'est-à-dire, que, lorsque l'observation a réuni des faits bien constatés, vient le raisonnement qui, s'appliquant à leur examen, les coordonne, les rapproche les uns des autres, les généralise, et donne la vie, en quelque sorte, à ces matériaux inanimés.

La physiologie suit la même route, elle se compose de faits, d'abord, puis de doctrines, qui ne sont autre chose que l'expression des faits, envisagés d'une manière générale et d'après leur dépendance réciproque. Voyons premièrement ce qui a rapport aux faits. A cet égard, ce qui nous frappe d'abord, c'est que tous les faits de la physiologie résultent évidemment de l'organisation. La connaissance des organes est donc, avant tout, indispensable; et cette connaissance, c'est l'*anatomie* qui nous la donne. L'anatomie est, pour ainsi dire, une introduction à la physiologie; elle nous démontre la structure des diverses parties du corps humain, elle nous fait pénétrer dans leur texture la plus intime, et expose à nos regards les instrumens merveilleux dont les actions doivent bientôt nous occuper.

Une fois que l'organisation est bien connue, le physiologiste en étudie le jeu; et, pour cela, recueille simplement les faits par l'*observation*, ou bien il les fait naître, et les produit artificiellement par des *expériences*. Dans le premier cas, il peut se livrer à plusieurs sortes d'observations; et son attention se portera sur lui-même ou sur les autres.

Il est certain qu'on peut retirer le plus grand fruit des observations que l'on fait sur soi-même. Un grand nombre d'actes physiologiques dépendent plus ou moins de notre volonté, et ressortent par conséquent de notre attention. Ainsi, il n'est aucun des phénomènes des sens qui ne prête singulièrement à ce genre d'étude. On étudie de même sa digestion, sa respiration, sa circulation; et relativement à cette longue série d'actions qu'on désigne sous le nom d'*actes intellectuels* et *moraux*, qui peut nous en apprendre autant sur nous que nous-mêmes? Les influences réciproques du physique sur le moral, et du moral sur le physique, source éternelle et inépuisable d'études physiologiques, c'est au fond de nous que nous les examinerons, que nous les disséquerons, en quelque sorte, avec le plus de fruit.

En second lieu, on peut étudier sur les autres les phénomènes de la vie; et alors, deux grandes classes d'êtres s'offrent à nous, les végétaux et les animaux; et ils se présentent, tantôt à l'état de santé, tantôt à l'état de maladie. Ces études diverses constituent, comme nous l'avons déjà dit plus haut, diverses espèces de physiologies, que nous avons désignées sous les noms de *physiologie comparée*, *physiologie hygiénique*, *physiologie pathologique*, et qui ont chacune leur degré d'utilité, relativement à la physiologie médicale, comme nous allons le dire.

D'abord, la physiologie comparée peut fournir de grandes lumières à la physiologie de l'homme. A mesure que l'on descend dans l'échelle des êtres, on voit les phénomènes de la vie se simplifier chez eux successivement, et apparaître enfin dans les derniers individus sous des formes rudimentaires. Là, ce n'est plus que le premier élément de chaque fonction; le but en est facilement saisi, il ne se cache plus sous le mécanisme compliqué par lequel il est atteint; et cela seul fait sentir quelle utilité l'on peut retirer d'une comparaison continuelle des fonctions avec elles-mêmes, selon qu'elles sont plus simples ou plus composées; ajoutez que l'on peut, par la dissection des animaux vivans, étudier chez eux ce qui ne peut jamais s'étudier chez l'homme.

D'un autre côté, s'il est utile, comme nous l'avons dit, pour bien connaître les maladies des divers organes, de rechercher avec soin comment s'exécutent leurs fonctions dans l'état régulier, il ne l'est pas moins, sans doute, pour bien juger de cet état régulier, d'examiner les lésions organiques, et de chercher à déterminer, de cette manière, le rapport qui existe entre l'action de l'organe sain et l'action de l'organe malade. La réunion de la chirurgie à la médecine n'a pas été sans influence sur les progrès de la physiologie; les affections externes ont été observées avec attention, et en s'habituant à voir toujours le désordre de la fonction à côté du désordre de l'organe, on a été conduit à des données plus positives sur les phénomènes de la vie. N'est-il pas même arrivé plus d'une fois que des parties profondément situées dans les cavités splanchniques, mises tout à coup à découvert par suite des lésions subites ou progressives, découvrissent à l'œil du chirurgien leurs actions intérieures, et laissassent apercevoir ce que l'on n'avait pu établir jusque-là que d'une manière hypothétique et incertaine! Mais, s'il est une partie de la physiologie qui doive s'enrichir surtout des résultats obtenus par les travaux pathologiques, c'est sans contredit l'étude si obscure des sympathies. Par ce moyen d'observation, on a pu deviner les liaisons mystérieuses qui unissent certaines parties à des parties fort éloignées; ainsi, les rapports des organes sexuels avec ceux de la voix, avec les mamelles, avec le système pileux; la correspondance qui existe quelquefois entre le foie et le cerveau, entre le cœur, l'estomac et un grand nombre de viscères, tous ces phénomènes n'ont pu être indiqués que par la science des phénomènes morbides.

Telles sont les sources diverses dans lesquelles le physiologiste va puiser par l'*observation* les faits de sa science. Mais quelque fécondes que soient ces sources, beaucoup des phénomènes de la vie échapperaient encore à l'investigation, si l'art expérimental ne venait point ajouter des faits nouveaux à ceux que la nature soumet d'elle-même à ses regards? Le physiologiste a appliqué aussi, à l'étude des corps vivans, la méthode expérimentale si souvent et si heureusement employée dans les sciences physiques et chimiques. Il a cherché à faire naître les faits, à susciter des phénomènes, dont le développement a pu dès lors être étudié avec plus ou moins d'exactitude. C'est ainsi que la section de tel ou tel nerf a fait apprécier la nature de ses rapports avec les parties auxquelles il se distribue; c'est ainsi qu'on a étudié les divers degrés de sensibilité des divers tissus, et qu'on a cherché à localiser chacun des phénomènes de la vie, en même temps qu'on en a apprécié l'enchaînement, la dépendance.

Maintenant que nous avons fait connaître les moyens de recueillir les faits en physiologie, arrivons à la seconde partie de cette science, c'est le raisonnement qui y préside. Les vérités auxquelles on a été conduit par l'observation et les expériences, ne sont encore que des vérités, sans lien qui les unisse entr'elles et en forme un corps de doctrine; il faut les coordonner, en déduire des résultats de plus en plus généraux, et s'élever ainsi par degrés à ces derniers faits, qui contiennent tous les autres, et qui, d'autant plus constans qu'ils expriment un plus grand nombre de phénomènes, peuvent être considérés comme des lois fixes et invariables. C'est ici qu'un jugement sain est indispensable! Tant de vaines discussions, qui n'ont servi qu'à entraver les progrès de la physiologie; tant d'hypothèses trompeuses, qui ont long-temps séduit les esprits, et détourné la science de sa voie légitime, ont été les fruits d'un esprit déréglé, ou d'une trop faible raison! On sera toujours sûr d'éviter ces erreurs en ne demandant aux faits que ce qu'ils contiennent réellement, et pour cela, il faut suivre une marche rigoureuse.

Quand on jette les yeux sur cette masse de phénomènes qui nous ont été révélés, soit par l'observation, soit par des expériences artificielles, et qui constituent ce que nous appelons les faits en physiologie; ce qui frappe, avant tout, c'est que ces faits sont d'une nature particulière; qu'ils ne ressemblent point aux faits de la physique et de la chimie, et que, par conséquent, les doctrines en physiologie doivent être tout autres que celles de la physique et de la chimie. Aussi l'application de ces sciences à la physiologie est loin d'être aussi utile qu'on le croirait d'abord. Sans doute on voit, au premier coup d'œil, une foule de rapports existans entre les corps vivans et les corps inorganiques; à beaucoup d'égards les mêmes propriétés s'y retrouvent avec les mêmes élémens; mais ces ressemblances ne doivent pas faire oublier les différences bien plus grandes qui les séparent. Il s'est trouvé, dans tous les temps, des physiologistes dont l'esprit, plus ingénieux que réfléchi, s'empressait d'appliquer indiscrètement à la nature vivante les lois qui régissent la nature inanimée. De là, tant de fausses théories qui ont plus ou moins retardé les progrès de la science, l'hydraulique des uns, la mécanique des autres, l'électricité enfin, et toutes ces hypothèses qui ont eu pour objet d'expliquer physiquement tous les phénomènes de la vie; erreur grave, et qui a donné tant d'avantages aux exagérations non moins absurdes des animistes. D'abord, en tout être vivant il se passe un certain nombre de phénomènes physiques et chimiques, et le physiologiste ne doit pas plus les ignorer que les phénomènes de vie proprement dits. En second lieu, un être vivant n'est pas isolé dans la nature, il entretient des relations continuelles avec tout ce qui l'entoure, et le caractère de ces relations doit être cherché à la fois dans la physique et la chimie, comme dans la physiologie. Enfin, ce n'est que par exclusion que le physiologiste reconnaît les phénomènes vitaux; il n'appelle ainsi que ceux qui se montrent, sinon opposés, au moins différens des phénomènes physiques et chimiques, et dès lors il a besoin de leur faire continuellement l'application de ces deux sciences. Ainsi, le physiologiste ne peut procéder, dans ses travaux, qu'avec tous les secours que peuvent fournir la chimie et la physique : mais qu'il ne demande à ces sciences que ce qu'elles contiennent réellement, des matériaux, des élémens. La chimie, par exemple, est une autre espèce d'anatomie, qui, s'appliquant à l'analyse des parties composantes du corps humain, à la recherche de leurs élémens constituans, ne nous peut donner par conséquent que l'exposition matérielle de ces parties, que leur dissection chimique, si je puis parler ainsi, et non point l'histoire de leurs mouvemens et de leurs actions. Il en est de même de la physique : cette science peut bien nous éclairer sur ceux des phénomènes de l'économie qui ont une nature physique; par exemple, elle nous enseignera bien comment arrivent la lumière jusqu'à la rétine, le son jusqu'au nerf acoustique; mais là, elle s'arrête, et nous laisse en dehors de l'action vitale elle-même. Mais, dira-t-on, peut-être un jour viendra où la physique plus avancée nous révèlera les secrets de la vie elle-même? Qui sait si les travaux des savans sur l'électricité, par exemple, ne nous mèneront point à des résultats positifs sur l'action nerveuse, et si cette partie de la science, complétement obscure pour nous jusqu'à ce moment, ne s'éclairera pas alors d'une lumière toute nouvelle? Sans doute, il n'y a rien que de fort raisonnable à supposer une suite de lois communes à tous les phénomènes de la nature; mais personne ne peut nier que, dans l'état actuel de nos connaissances, ce ne soit encore là qu'une supposition; et bien plus, quand cette supposition serait réalisée, il n'en restera pas moins certain que les corps vivans et non vivans ne sont pas d'un même ordre, et par conséquent, que les lois qui régissent les uns ne peuvent s'appliquer aux autres.

Ce que nous disons des sciences physiques et chimiques, on peut, jusqu'à un certain point, le dire également des autres sciences sur lesquelles s'appuie la physiologie, et dont elle tire ses plus grands secours. On peut bien, à l'aide de ces sciences, recueillir un certain nombre de faits, noter l'ordre dans lequel ils apparaissent, le mécanisme par lequel ils se produisent, mais aucune d'elles n'a pu jusqu'ici nous éclairer sur leur nature intime, ni nous dévoiler les secrets ressorts qui font agir toute la machine humaine. Par exemple, l'*anatomie* nous fait bien voir les instrumens des divers phénomènes de vie ; mais que nous apprend-elle sur ces phénomènes eux-mêmes ? Nous savons quel en est le siège, nous voyons le résultat qui est produit, mais pourquoi, comment est-il produit ? Nous l'ignorons. Indispensable à la physiologie, pour faire connaître les agens des actes de la vie, l'anatomie est sans puissance pour en faire pénétrer la cause et la nature. Nous en dirons presqu'autant des expériences sur les animaux vivans : les avantages et les inconvéniens de ces expériences ont été plus d'une fois discutés ; les uns regardant cette méthode comme un instrument infaillible, comme le seul et unique moyen d'arriver à la vérité ; les autres, au contraire, l'accusant d'infidélité, et s'obstinant à rejeter tous ses témoignages. De part et d'autre, on a été trop loin, sans doute ; les expériences sont un des moyens les plus propres à fournir des faits en abondance, et des faits exacts et en quelque sorte analysés. Par elles, on en obtient qui jamais peut-être ne se fussent offerts à notre exploration. Mais outre que la méthode expérimentale ne fournit encore, comme on voit, que des matériaux ; outre qu'elle exige, dans l'expérimentateur, une grande sagesse, un esprit de réflexion et un jugement excellent ; on peut lui faire encore diverses objections. On a dit avec raison que les animaux inférieurs n'étant point entièrement semblables à l'homme et un grand nombre d'expérimens ne pouvant se tenter que sur les animaux, les données qu'ils fournissent ne peuvent pas toujours s'appliquer à lui avec rigueur. On a fait remarquer qu'un animal souffrant, dont les membres sont enchaînés, dont les entrailles sont ouvertes, ne pouvait être considéré comme jouissant de toute sa santé et comme accomplissant ses fonctions avec toute leur liberté ordinaire. On a parlé beaucoup des difficultés de l'observation dans les expériences ; des préventions involontaires, qui font voir à l'observateur ce qu'il suppose et non ce qui est réellement ; des conclusions hasardées d'un esprit séduit par les apparences ; enfin, on a insisté sur les résultats contradictoires obtenus par les différens expérimentateurs, malgré la bonne foi connue des uns et des autres; résultats tellement opposés, qu'il n'est aucun dogme en physiologie qu'on ne puisse attaquer ou défendre à l'aide d'expériences. La raison de cette dissidence est facile à donner. Il n'en est pas en effet des expériences en physiologie comme des expériences en physique et en chimie. Dans ces dernières, on a toujours le pouvoir de reproduire les mêmes circonstances, et conséquemment d'obtenir les mêmes résultats : les élémens qui président aux phénomènes physiques et chimiques sont non-seulement connus, mais on peut les calculer, et par conséquent les reproduire à volonté et exactement. Il n'en est pas de même dans les expériences de physiologie; les élémens qui président aux phénomènes de la vie sont en partie encore inconnus; on ne peut surtout les évaluer et par conséquent les réunir de nouveau à volonté; et de là, la difficulté que deux expériences physiologiques soient, malgré le désir de l'expérimentateur, complétement identiques l'une à l'autre; ajoutez que les faits sont ici bien plus complexes, et qu'il y a bien plus de difficulté à conclure avec justesse d'un phénomène quelconque à la loi qui a amené sa production.

Si l'on pèse toutes ces considérations, on doit être frappé de la multitude d'obstacles que les physiologistes rencontrent nécessairement dans leurs travaux, et l'on ne doit pas s'étonner de la lenteur des progrès d'une science qui, s'appliquant à des êtres d'une nature spéciale, n'agit jamais qu'avec des instrumens incertains, et, en beaucoup de points, n'offre à ses disciples que des problèmes dont la solution est peut-être impossible.

Cependant, quelles que soient ces difficultés attachées à l'étude de la physiologie et l'immensité de cette science qui embrasse toute la nature, et ne peut analyser la vie qu'en ayant toute notion sur ce qui y est étranger, la physiologie n'en est pas moins une des sciences mères. On a beaucoup insisté dans ces derniers temps, et avec grande raison, sur la nécessité d'établir une alliance intime entre la physiologie et la pathologie. En même temps que l'on proclamait l'importance de la *physiologie pathologique*, d'un autre côté, s'élevait une école nouvelle qui se qualifiait du nom de *médecine physiologique;* nous oserons le dire, cette alliance n'est pas un progrès dû à notre époque, elle a existé de tous temps. Liées étroitement par un commerce mutuel, par un échange continuel de services, la physiologie et la pathologie ont toujours marché de front et dans les mêmes voies. L'alliance qui existe entre elles n'est pas une alliance volontaire, artificielle; elle est obligée, malgré qu'on en ait; il ne dépend pas de tel ou tel homme de l'ordonner; elle existe par elle-même et elle ressort de la nature même des choses. Qui ne sait que telle est la physiologie d'un médecin, telle est forcément sa pathologie? Et, en effet, sans remonter jusqu'à Hippocrate, à Gallien et aux Arabes, Boerhaave ne faisait-il pas sa médecine avec l'*attraction*, l'*impulsion* et toute la physique de son temps; Stahl, avec l'*ame;* Vauhelmont, avec l'*archée;* Barthez, avec le *principe vital?* Ne voyons-nous pas encore tous les jours les *propriétés vitales* occuper autant de place dans les traités de pathologie que dans ceux de physiologie? Enfin, l'auteur lui-même de la nouvelle doctrine ne fait-il pas jouer un rôle aussi grand à son *irritation* et à ses *sympathies*, dans l'état de santé que dans l'état de maladie, etc.? Nous le répétons; la médecine a toujours été et sera toujours physiologique: seulement selon que la physiologie a été plus ou moins éclairée, elle a fourni à la pathologie des notions plus ou moins fécondes. Il n'est pas de mon objet de juger ici de celles qu'on doit à la secte nouvelle.

Ceci me conduit à la *physiologie pathologique*. D'après la définition que nous avons donnée, c'est la partie de la physiologie qui traite de la vie dans l'état de maladie, des phénomènes morbides; or, son importance en médecine en a fait faire une science à part sous le nom de *pathologie*, et c'est à ce mot qu'il en a été traité. (ADELON.)

PHYSIONOMIE, s. f., de φύσις, nature, et νομός, loi. La composition de ce mot ne fait connaître nullement le sens qu'on y attache aujourd'hui, car il désigne l'expression du visage, l'ensemble des phénomènes d'expression que fournit la face.

Nous avons dit au mot *langage*, que les phénomènes expressifs par lesquels l'homme et les animaux transmettent leurs sentimens et leurs idées étaient très-divers, et consistaient, ou en des *sons*, ou en des *gestes*, c'est-à-dire, divers changemens survenus dans l'habitude extérieure de leur corps. Les premiers fondent les fonctions de la *voix* et de la *parole;* et les seconds sont compris sous le titre de *mutéose*. A ce dernier mot, nous avons dit que chez l'homme il était une partie de son corps, la *face*, qui fournissait plus que toute autre des phénomènes expressifs muets, et qui à ce titre, devait être considérée à part. Or, c'est l'ensemble de ces phénomènes expressifs fournis par la face qui fonde ce qu'on appelle la *physionomie* ou la *prosopose*, et dont nous allons traiter ici d'après les mêmes vues que nous avons exposées aux mots *langage* et *mutéose*.

D'abord, nous rappellerons cette grande différence que nous avons déjà accusée entre l'homme et les animaux; que l'expression muette des sentimens et des idées a chez le premier son siége spécial à la face, tandis que chez les seconds cette expression est plus généralement disséminée sur tout leur corps.

L'homme et les animaux se trouvent en effet sous ce rapport dans des conditions anatomiques toutes inverses. La face de ceux-ci a peu d'étendue et presque toujours est couverte de poils; constituée presque en entier par les organes du goût et de l'odorat, elle est peu mobile et peu expressive; il n'y a guère en elle que l'œil et la gueule qui puissent, par leurs états divers, manifester les sentimens intérieurs de l'être : c'est surtout sur le reste du corps que ceux-ci se lisent; la pose générale est variée à l'infini, et le pannicule charnu qui existe au-dessous de la peau est hérissé et en fait mouvoir les parties accessoires, la crinière, les poils, les plumes, etc. D'ailleurs le corps des animaux est disposé de manière à ne pas réclamer de vêtemens étrangers, et conséquemment est en tout temps exposé à la vue. Le corps de l'homme, au contraire, est le plus souvent couvert de vêtemens qui le dérobent aux regards; dépourvu de poils, d'organes accessoires, il ne peut offrir de changemens aussi saillans que le corps des animaux; et chez l'homme, c'est là face qui est constituée de manière à soutenir les principaux phénomènes muets d'expression. En effet, la face de l'homme est plus large que celle des animaux, et dans sa plus grande étendue, est tout-à-fait dépouillée de poils; à cause de la station bipède de cet être, elle est toujours à découvert, et l'on peut sans cesse y lire : sa partie supérieure, le front, qu'on peut dire intellectuelle, est plus grande que sa partie inférieure, qui, formée par les mâchoires et recélant les organes du goût et de l'odorat, est consacrée à des offices plus bruts. L'œil, qui est un si puissant moyen d'expression, la domine. A elle, aboutissent l'excrétion des larmes dont l'augmentation produit le phénomène d'expression qu'on appelle le *pleurer*, et l'excrétion de la perspiration pulmonaire qui la fait participer un peu de la puissance expressive des mouvemens de la respiration. La peau qui la recouvre est très-fine, offre en quelques endroits, comme aux lèvres, aux pommettes, une coloration plus grande, et n'est dans aucune autre région du corps plus susceptible de varier dans la coloration. En elle existent les ouvertures des yeux, du nez et de la bouche; et la mobilité de ces ouvertures la rend sans cesse changeante. La réunion de tant d'organes divers dans la petite surface qu'elle présente, fait qu'elle offre de nombreux reliefs, ce qu'on appelle des *traits;* et enfin, au-dessous de la peau qui la recouvre sont des muscles nombreux, qui par leurs contractions modifient de mille manières ces traits : ces muscles sont au nombre de quarante-cinq; chez aucun animal ils ne sont aussi nombreux ni aussi nettement distincts; aussi la face des animaux, au lieu d'offrir ces nuances délicates et fines qu'offre celle de l'homme, ne présente guère que des convulsions ou des grimaces. Un nerf spécial, le facial de la septième paire, se distribue à ces muscles pour les faire agir dans une vue d'expression, comme l'ont prouvé les expériences de Ch. Bell et les observations de Shaw.

Ainsi tout concourt à faire de la face de l'homme un théâtre parfait de phénomènes muets d'expression; et en effet, elle se modifie dans chaque position de l'ame, depuis l'état de méditation le plus froid en apparence, jusqu'à l'explosion de la passion la plus impétueuse. En ne considérant d'abord qu'en eux-mêmes les phénomènes expressifs qu'elle présente, on voit qu'ils sont de différens ordres. 1° D'abord, les nombreux muscles sous-cutanés qui aboutissent aux traits de la face en changent sans cesse par leurs contractions la position, et leur impriment des mouvemens divers; le front se ride ou s'épanouit; le sourcil s'abaisse sur l'œil ou s'efface; l'œil est caché, ou à découvert, et diversement placé dans son orbite; les ailes du nez s'écartent à des degrés divers; les lèvres font varier le degré d'ouverture de la bouche et engendrent le sourire, etc. 2° Ensuite, la peau de la face change dans sa coloration; elle pâlit ou rougit, et souvent passe subitement à plusieurs reprises d'un de ces états à l'autre, et cela en mille degrés. Certains lieux du visage sont plus susceptibles que d'autres d'offrir cette modification dans leur circulation capillaire, le front, les pommettes, les lèvres; et ce changement dans la coloration, tantôt tient à une affection immédiate du système vasculaire capillaire de la peau, tantôt à un trouble amené par la passion dans la circulation générale : dans ce dernier cas, l'œil peut participer de la rougeur de la face. 3° La peau de la face change aussi dans son action de transpiration et dans sa chaleur. D'une part, elle est sèche, ou ruisselle d'une sueur chaude ou glacée ; et ces deux états opposés peuvent se succéder rapidement à plusieurs reprises ; et il est aussi quelques régions de la face qui sont plus susceptibles de présenter cette sueur d'expression, le front, les tempes. D'autre part, la chaleur de la tête peut aussi se modifier ; et souvent dans les affections de l'ame, une chaleur subite se fait sentir au visage, et peut être appréciée par le toucher. 4° De même que le trouble suscité dans la circulation générale a influé sur la coloration de la face, de même les perturbations si facilement déterminées par les passions dans les mouvemens de la respiration s'étendent à la face ; les ailes du nez par leurs mouvemens accusent une anhélation ; les mâchoires s'écartent dans le bâillement. 5° L'œil est un trop puissant moyen d'expression, pour ne pas mériter d'être mentionné à part. Nous avons déjà dit qu'il peut rester immobile, ou rouler dans l'orbite et y prendre des situations diverses ; mais en outre, il se modifie en lui-même et revêt mille caractères différens ; il est peu d'affections qu'il n'exprime ; il sourit, menace, flatte, appelle ; il imprime à ce qu'on appelle le *regard* mille nuances aussi distinctes que le sont les sentimens qu'il exprime. Enfin, c'est à l'œil que se rapporte la sécrétion des larmes ; et cette sécrétion est une de celles que modifient le plus facilement et le plus promptement nos affctions morales : tout à coup l'œil se remplit de larmes, et même celles-ci coulent en dehors sur les joues, et constituent ce qu'on appelle le *pleurer*. 6° Enfin, pour compléter l'énumération des divers phénomènes expressifs propres à la face, nous en mentionnerons un encore, quoiqu'il soit étranger à la physionomie ; c'est cet attouchement de plusieurs parties du visage, des lèvres particulièrement, constituant le *baiser*, attouchement qui est chez tous les peuples une expression de bienveillance et d'amitié.

Maintenant que nous avons exposé quelles conditions anatomiques rendent la face propre à produire facilement beaucoup de phénomènes muets d'expression, et que nous avons fait l'énumération de ceux-ci, il nous reste à parler des circonstances dans lesquelles ces phénomènes se produisent. Or, nous sommes en ceci ramenés à la distinction que nous avons faite au mot *langage*, et que nous avons rappelée au mot *mutéose*. Tantôt les phénomènes expressifs de la physionomie succèdent irrésistiblement aux sentimens intérieurs dont ils sont la représentation, et se rapportent à ce que nous avons appelé le *langage affectif* ou *instinctif* : tantôt soumis à la volonté, ils sont produits par les facultés de notre esprit qui ont pour but de fonder des expressions, les facultés de langage artificiel et de musique, et se rapportent aux langages *conventionnel* ou *musical*. Dès lors on peut leur appliquer toutes les notions que nous avons dites de ces langages, considérés d'une manière générale, et, pour éviter les répétitions, nous devons nous borner à ce qui leur est spécial.

D'abord, évidemment les phénomènes expressifs de la face sont ceux qui se produisent le plus facilement en nous pour constituer le *langage affectif*. Qui ne sait quelle mobilité existe dans notre visage ? et quel tableau fidèle cette partie offre de l'état intérieur de notre ame ? A chaque sentiment intérieur qui éclate en nous, on la voit se modifier, sa coloration changer, ses traits se placer diversement, etc. Comme on le conçoit, il nous est impossible de décrire toutes les expressions faciales ; il doit nous suffire de dire qu'il en est une qui correspond à chacun des divers sentimens qu'on peut éprouver. Les yeux comme siége du *regard*, et la bouche comme siége du *sourire*, y ont la plus grande part. Il n'est en effet aucune nuance morale que ce regard et ce sourire ne puissent exprimer ; ils peignent tous les mouvemens de l'esprit et du cœur.

En second lieu, les phénomènes expressifs de la face sont aussi fort souvent produits par la volonté, pour constituer le langage *conventionnel*. Que de fois on exprime ses volontés, ses pensées, d'un regard, d'un sourire.

Au contraire, ce ne sont jamais eux qu'emploie la faculté de musique ; dans le chant ou la danse, ils ne sont suscités que secondairement et comme le sont ceux de la mutéose en général. Du reste, si, sous ce rapport, les phénomènes expressifs faciaux se montrent moins universels que ceux de la phonation et de la mutéose, combien ils l'emportent sur eux sous ces deux points de vue, puisqu'il n'est aucune affection de l'ame, aucun acte de l'intelligence qui ne les provoque. Aussi la physionomie est-elle dans chacun, sous le rapport de la mobilité, en raison de la sensibilité de l'ame, de la culture et de la vivacité de l'esprit : toutes choses égales d'ailleurs, elle sera plus variée dans l'homme intelligent que dans l'homme idiot, dans la personne dont le moral est exercé que dans celle dont l'esprit est inculte, dans une personne vive et sensible que dans celle qui est apathique : elle est plus changeante chez la femme que chez l'homme : son expression est même en raison de la délicatesse des sentimens; et elle ne concourt pas moins que le reste de l'habitude du corps à faire distinguer l'homme poli de l'homme grossier.

Il n'est personne qui, dans l'usage ordinaire de la vie, ne consulte et ne doive consulter la physionomie : la face est, comme on l'a dit, un miroir dans lequel on lit assez bien la pensée naturelle, le sentiment du moment. Cependant, ainsi que nous l'avons dit au mot *langage*, l'homme, comme animal supérieur, a jusqu'à un certain point pouvoir sur son langage affectif; il peut conséquemment non-seulement réprimer son expression faciale, mais lui imprimer un caractère contraire à ce qu'il sent, et par conséquent la faire mentir. De là le danger d'être induit en erreur par le tableau que présente la physionomie. Mais c'est à la sagacité de chacun à éviter ces erreurs, et à démêler le vrai et le faux, ce qui est sincère et ce qui est simulé; et ces erreurs ne prouvent pas plus contre l'observation de la physionomie, que ne prouvent toutes celles auxquelles on s'expose dans toutes les autres sciences d'application; ce serait injuste au médecin, qui tire tant de lumière de l'exploration de la face dans les maladies, de contester ce que la physionomie peut révéler à un observateur attentif de l'état physique et moral de chacun. Nous avons traité du reste cette question au mot *physiognomonie*. (ADELON.)

PHYSIQUE, s. f., φύσις, nature. Dans son acception la plus étendue, ce mot comprend toutes les connaissances humaines; puisque en dernier résultat tout est dans la nature; aussi les sciences dites *physiques* s'occupent-elles des corps inorganiques et des corps organisés, c'est-à-dire qu'elles embrassent l'univers.

L'examen des corps inorganiques sous le rapport de leurs masses ou de leurs parties intégrantes et sous celui des actions qu'elles exercent les unes sur les autres en vertu de lois qui les régissent, porte le nom de *physique* proprement dite; on donne le nom *chimie* à l'étude des propriétés des molécules constituantes, sous le rapport des actions réciproques qu'elles exercent les unes sur les autres; de leur composition, de leurs combinaisons et de leur décomposition. On appelle enfin *physiologie* l'étude des corps organisés. *La métaphysique*, qui s'occupe de l'intelligence, n'est qu'une partie de cette dernière branche des sciences physiques. Ce nom, qui lui est resté depuis Aristote, ne lui a été donné par ce philosophe qu'à cause de la position que ce chapitre occupait dans ses écrits.

La physique proprement dite est encore une science immense, on la divise en *physique générale* et en *physique spéciale*. La première expose, d'après des faits nombreux et bien observés, d'après des calculs exacts, les propriétés générales des corps. La seconde entre dans les détails des faits eux-mêmes, et traite des propriétés particulières de chaque branche de la physique. Ainsi l'une décrit les propriétés générales des corps, telle que l'étendue, l'impénétrabilité; la seconde celles de l'air ou de l'eau, par exemple.

De temps immémorial on s'est occupé de l'étude des corps de la nature, mais la saine physique est née dans les temps modernes. Séduits par l'attrait des systèmes, rebutés par les lenteurs de l'observation et de l'expérience, les anciens, dominés par leur imagination active, rêvaient les lois de l'univers. Dépourvus de faits bien observés, ils manquaient nécessairement des seules bases sur lesquelles on peut asseoir les sciences; et leurs travaux ne pouvaient être que des hypothèses plus ou moins ingénieuses. Malgré ce défaut capital, la physique d'Aristote, c'est-à-dire le froid, le chaud, le sec et l'humide, a régné tyranniquement dans les écoles, jusqu'au moment où Descartes ramena par le doute et la méthode les esprits vers une marche plus régulière et plus rigoureuse.

Il paraît cependant que dans l'antiquité, même la plus reculée, quelques génies supérieurs s'étaient illustrés dans les sciences physiques. Nous ne parlerons pas de Méton qui avait fait de nombreuses observations astronomiques, ni d'Euclide qui avait poussé fort loin la géométrie, ni d'Aristothérus, ni de Nicandre tous deux mathématiciens, ni de tant d'autres, mais nous nommerons Archimède, l'un des hommes les plus étonnans qu'ait produits l'antiquité. Si l'on juge de lui par les découvertes que les traditions nous ont laissées, il est impossible de ne pas le considérer comme le physicien le plus extraordinaire qui ait existé. La manière dont il découvrit l'alliage de la couronne de Denis, au moyen de la pesanteur spécifique, est une des découvertes les plus surprenantes de l'esprit humain; l'instrument qui porte son nom (la vis d'Archimède); les miroirs concaves dont il brûlait, dit-on, les vaisseaux romains, rendus probables par ce qui nous reste de lui, doivent le faire considérer comme un génie éminemment physicien; il perdit la vie au moment où il expliquait les propriétés de la sphère..... Archimède était dès lors sur la route de la véritable physique, de la physique expérimentale et mathématique. Il faut arriver jusqu'à Galilée et son disciple Toricelli, pour retrouver cet esprit de méthode sévère qui doit présider à l'étude des sciences exactes. Aussi depuis ces grands hommes, qu'on peut regarder comme les fondateurs de la saine physique, cette science a-t-elle fait des progrès immenses. Dans ces derniers temps, l'Angleterre vit naître Newton qui devait renouveler la face de la physique, et depuis cet illustre physicien, si la science n'est pas fixée, du moins ne lui a-t-on fait faire de nouveaux progrès qu'en suivant ses erremens. Ses travaux, enfans du génie, n'ont pas, à la vérité, posé les bornes de la science; mais ils ont montré la route qu'on devait suivre pour les reculer.

Si nous voulions nommer tous les physiciens célèbres qui se sont élevés du temps de Newton, et depuis lui jusqu'à ce jour, et seulement citer leurs découvertes, nous dépasserions de beaucoup les bornes qui nous sont imposées. Nous nous bornerons à dire que de toutes les nations d'Europe, vers la fin du siècle dernier et le commencement de celui-ci, c'est la France qui a produit le plus grand nombre de grands physiciens. Monge, M. Laplace, Bertholet, Lavoisier, Fourcroy, MM. Arago, Gay-Lussac, Biot, Thénard, Ampère, et beaucoup d'autres très-célèbres, ont porté la physique à un haut point de perfection.

Cependant, malgré les travaux de tant d'hommes distingués, il reste encore beaucoup à faire, principalement sous le rapport de l'application de cette science à l'homme. Ces applications sont néanmoins nombreuses, car l'homme considéré comme corps reçoit nécessairement les influences les plus multipliées des divers agens de la nature. Non-seulement il est soumis aux forces générales, mais le calorique, la lumière, l'eau, l'air, l'électricité, et une multitude d'agens répandus autour de lui, tendent sans cesse à le modifier soit en bien, soit en mal.

Comme tous les corps jetés sur cette terre, l'homme vit sous l'empire des lois physiques, qu'il modifie cependant en vertu de son organisation. La gravitation agit sur lui, et le fait tendre incessamment vers le centre de la terre, il est soumis aux lois du mouvement uniformément accéléré, et s'il tombe, il suit les lois de la chute des graves; comme tous les corps il est doué d'étendue et d'impénétrabilité, de porosité, d'élasticité, etc. Et les degrés de ces propriétés dont sont pourvues ses diverses parties, nous donne leurs caractères distinctifs. Cependant quoique composé comme les corps inertes et jouissant des propriétés générales des corps, la combinaison moléculaire de ses parties est telle qu'il jouit de la faculté de résister jusqu'à un certain point à l'action des agens extérieurs, et qu'il trouve en lui la source, le principe de ses mouvemens. Différent des corps inertes qui ne reçoivent leur mouvement que de l'attraction, du calorique, ou d'une impulsion communiquée, l'homme, ainsi que la plupart des animaux, se meut par lui-même. Cette faculté de résister, à l'action des agens extérieurs, a reçu le nom de *force vitale*, et celles d'être averti de la présence de ces agens, et de se mouvoir pour les éviter ou les poursuivre ont reçu le nom de sensibilité et de contractilité ou de *propriétés vitales*. On les a nommées ainsi, parce que différant essentiellement des propriétés des corps inertes, elles n'appartiennent qu'à la vie. Mais en y réfléchissant un peu, il est évident que ces prétendues *propriétés vitales* ne peuvent être que des résultats de l'organisation, c'est-à-dire de la disposition particulière de nos élémens, et qu'en conséquence elles ne sont pas des propriétés, mais des fonctions, des actions résultantes de cet arrangement moléculaire. Nous avons souvent insisté sur ces idées fondamentales de physique médicale, parce que nous croyons que les conséquences qu'on en peut déduire doivent avoir une immense influence sur les progrès de l'art de guérir. Il est tellement vrai que les partisans des propriétés vitales les ont considérées comme des êtres existans par eux-mêmes, qu'ils ont admis qu'elles pouvaient être malades, indépendamment des tissus qui en sont doués, qu'ils ont créé des maladies vitales, une augmentation, une diminution, une perversion des propriétés vitales : ce qui a jusqu'à ce jour empêché qu'on en cherchât la véritable cause dans les altérations *physiques* des organes qui sont pourvus de ces propriétés; c'est-à-dire, ce qui nous a laissés jusqu'à présent dans une complète ignorance sur la nature des maladies, et conséquemment sur le véritable traitement qui leur convient.

Les auteurs qui admettent encore les propriétés vitales vous disent : il faut bien se garder de confondre ces propriétés avec les fonctions, ainsi que l'a fait Vicq-d'Azir, car la fonction est un effet et la propriété une cause : la contraction est la fonction, c'est le muscle en exercice ; mais, lorsque le muscle ne se contracte pas, il n'en a pas moins la faculté de se contracter, il n'en est pas moins *contractile* ; donc la propriété est autre chose que la fonction. Ils font le même raisonnement pour la sensibilité, l'expansibilité, etc., de ce que les parties ne sentent pas dans le moment, ou ne se gonflent pas, il ne s'ensuit pas qu'elles ne soient pas sensibles et expansibles. Ce raisonnement est pour nous équivalent à celui-ci, de ce que les muscles ne se contractent pas : de ce que la peau ne sent pas, de ce que le mamelon ne se gonfle pas, ce n'est pas une raison de croire que le muscle, la peau ou le mamelon ne sont pas *disposés* pour se contracter, pour sentir ou se gonfler. Nous ne voyons pas pourquoi on n'admettrait pas une *respirabilité*, une *digestibilité*, une *propriété* de sécréter de la bile, de la salive, du lait, de l'urine, etc. ; c'est-à-dire autant de propriétés qu'il y a d'organes et de fonctions, car de ce que l'organe n'agit point, ce n'est pas une raison pour qu'il n'ait pas la faculté d'agir.

Concluons qu'il n'y a pas de propriétés vitales, mais que les corps animaux sont disposés de telle sorte qu'ils sont influencés par les agens physiques un peu différemment que les corps inorganiques, qu'ils ont surtout en eux la source de leurs propres mouvemens.

Bien que la nature ait organisé l'homme de manière à lutter avec avantage contre les agens extérieurs, il n'en est pas moins exposé à être influencé plus ou moins par leur action, lorsque cette action dépasse les moyens de résistance. Ainsi les chutes occasionent chez lui des déchiremens des parties molles, des fractures des os, des plaies, des contusions de toute espèce ; les viscères les plus profondément situés, ne sont pas à l'abri des commotions, en un mot de l'action directe ou indirecte des agens physiques.

Ce serait ici le cas de faire voir les précautions innombrables que la nature a prises pour soustraire l'homme à ces causes de destruction. On sait que les chocs sont communiqués d'autant plus promptement et fortement que les corps sont plus durs; eh bien ! elle a entouré nos organes de parties molles, de tissu cellulaire, de chairs qui amortissent la force des chocs, et neutralisent leurs effets; elle a multiplié les articulations pour remplir le même but; les voûtes si solides ont été choisies par elle pour protéger les organes les plus essentiels à la vie, etc. On voit que sous ces rapports les connaissances physiques peuvent répandre et ont véritablement répandu les plus vives lumières sur l'organisation humaine.

Pour exposer ces divers objets, il est deux méthodes que nous croyons également bonnes : la première consiste à examiner tour à tour les divers agens physiques, et à montrer l'influence qu'ils exercent sur l'homme dans l'état sain et malade, c'est-à-dire relativement à la physiologie, à l'hygiène, à l'étiologie, à la pathologie, et à la thérapeutique, c'est l'ordre que nous avons adopté dans nos différens articles de physique; la seconde consiste à prendre l'homme pour base de la division, à le considérer influencé diversement par les agens dont nous parlons, et cela sous le rapport de la physiologie, de l'hygiène, de la pathologie, de la thérapeutique. C'est la méthode que nous allons suivre dans cet article qui ne doit être considéré que comme un sommaire très-abrégé.

L'étude de l'homme reçoit les plus vives lumières des connaissances physiques, et, bien que cette influence soit très-différente de celle que nous venons de signaler, on ne peut cependant pas la passer sous silence, lorsqu'on parle de la physique médicale.

C'est principalement à l'égard de ses rapports avec l'homme que nous devons considérer ici la physique d'une manière générale. Pour ce qui regarde les détails on peut consulter les articles consacrés à chaque sujet en particulier.

L'anatomie retire-t-elle quelque avantage des connaissances physiques? La physiologie s'éclaire-t-elle de ces mêmes connaissances? L'hygiène, la pathologie proprement dite, la thérapeutique en retirent-elles quelques lumières? Il nous semble impossible de ne pas résoudre toutes ces questions par l'affirmative. Tout le monde est d'accord sur ce point; mais sur quoi l'on est en dissidence, c'est sur le degré d'influence que peuvent exercer en médecine les connaissances physiques. Nous jetterons un coup d'œil rapide sur ce sujet.

S'il est une étude essentiellement physique, c'est bien certainement celle de l'anatomie; en effet, l'on n'étudie guère les organes que par l'impression qu'ils font naturellement sur nos sens, après qu'on les a mis à découvert; ce sont les apparences extérieures, *physiques*, que l'on explore particulièrement. Ainsi l'on examine l'étendue, c'est-à-dire la forme et le volume, la position, les rapports des organes; leur consistance, leur mollesse, leur dureté, leur élasticité, leur couleur, etc.; et cela dans les différens âges et les différens sexes. Telle est l'étude de l'anatomie, qui doit être réellement considérée comme une division de la physique.

La physiologie a des points de contact les plus nombreux et les plus importans avec la science qui nous occupe. Les actes physiologiques de l'organisme sont des actions physiques plus ou moins modifiées par la disposition organique.

Et d'abord, les sens destinés à nous donner connaissance des qualités des corps sont de véritables instrumens de physique admirablement disposés par les mains de la nature. Aussi l'explication des phénomènes de la vision; la manière dont la lumière se comporte hors de l'œil, soit qu'on la considère cheminant directement, se réfléchissant sur les corps opaques, traversant les corps diaphanes, la manière dont elle pénètre dans cet organe en vertu des lois de la dioptrique, ont été calculées avec une précision vraiment extraordinaire, et l'on peut considérer ces points comme le triomphe de la physique, c'est là qu'on voit surtout éclater l'admirable union de la théorie et de l'expérience. Mais cette science ne s'est pas bornée à calculer les phénomènes de la vision, elle a prodigieusement étendu la puissance visuelle : au moyen de verres arrangés avec art, il n'est pas de distance si immense qu'elle soit qui puisse lui dérober les objets perdus pour la vision ordinaire; il n'est pas d'objets si ténus, si invisibles qu'on les suppose à l'œil nu, dont à l'aide de ces intrumens, elle n'ait dévoilé l'existence. Elle rend la vision distincte au myope et au presbyte, elle rapproche et éloigne les distances focales à volonté, au moyen de l'appareil le plus simple et partant le plus ingénieux.

Moins avancée et moins précise, sous le rapport de l'acoustique, elle a trouvé cependant le moyen de se rendre compte de la plupart des phénomènes sonores, elle a mis à profit ses observations et ses découvertes soit pour nos plaisirs, soit pour notre utilité.

La nature des odeurs a été jusqu'ici rebelle à l'investigation des physiciens, cette branche de la physique a principalement attiré l'attention des chimistes, et les physiciens modernes se sont tus sur ces propriétés des corps. Nous pensons cependant que cette partie de la physique n'a pas mérité le mépris qu'ils ont affecté pour elle, qu'elle est digne de toute leur attention, et peut jeter beaucoup de lumière sur l'influence que certaines émanations exercent sur l'homme.

S'il est un objet tout physique, ce sont les propriétés tactiles des corps; c'est par le toucher que nous acquérons la certitude de l'existence de propriétés sur lesquelles la vue ne peut nous donner que des notions douteuses ou probables. Ainsi l'étendue, la consistance des corps, ne sont bien jugées que par ce sens. C'est aussi sur le toucher pris dans sa plus grande extension, qu'agit le calorique à tous les degrés; on en peut dire autant de l'électricité bien plus sensible par l'impression tactile qu'elle détermine, que par les phénomènes lumineux et autres qu'elle présente.

On peut appeler le goût un sens essentiellement chimique, puisqu'il ne peut nous informer des qualités sapides des corps qu'après avoir opéré leur dissolution.

Ainsi nous pouvons conclure que l'anatomie humaine n'est proprement qu'une subdivison de la physique; et que la physiologie des sens est encore une branche de cette science, parce que c'est par leur intermède que nous acquérons les connaissances physiques.

L'extrême complication de la machine humaine, et la faculté intérieure de se mouvoir, dont on ignore le mécanisme d'action, rendront toujours fort difficile l'appréciation précise des forces : il est cependant facile de s'assurer que toutes les ressources de la mécanique ont été prodiguées dans notre organisme. Leviers de tous genres, puissances, points d'appui, résistances, poulies de renvoi, plans de toute espèce, tout se rencontre dans l'appareil locomoteur (*Voyez* LOCOMOTION). Et, si jamais l'application de la physique et des mathématiques devient rigoureuse, ce sera par les organes des mouvemens qu'elle devra commencer. Nous pouvons même dire que cette application est déjà très-avancée ; elle le serait davantage encore, si les médecins étaient plus physiciens et mathématiciens, ou si les physiciens étaient plus médecins.

En outre tout porte à croire que la contraction musculaire est le résultat d'une action électrique ; les expériences de MM. Prévost et Dumas rendent cette assertion au moins très-probable. Il est très-probable aussi qu'il se fait dans le cerveau une véritable sécrétion électrique, phénomène qui entrevu, annoncé depuis long-temps, sera vraisemblablement un jour rendu irrécusable par des preuves évidentes. Ce moment n'est sans doute pas éloigné. Et cette application de la physique à la connaissance de l'homme ne sera pas une des moins admirables.

Les médecins que nous venons de citer pensent aussi que la génération reconnaît pour cause une action électrique ; nous ne connaissons pas encore les faits qui les ont conduits à ces conséquences ; et nous devons avouer qu'il règne encore beaucoup d'obscurité sur ce sujet.

Nul doute que le calorique, l'air, l'eau et les autres agens physiques n'exercent aussi sur l'encéphale une influence physiologique ; les faits sur lesquels on s'appuie peuvent constater cette opinion, mais ne donnent nullement la solution du problème, c'est-à-dire qu'on se borne à reconnaître que la chose existe, mais qu'on ignore complétement comment elle se passe.

Si des fonctions de relation nous jetons un coup d'œil sur celles de la vie organique, nous voyons encore que les agens physiques ou sont la cause principale de leur exercice ou les modifient puissamment. La digestion à la vérité paraît être une fonction purement chimique, puisqu'elle agit sur les molécules intégrantes des alimens et des boissons : cependant nous devons tenir compte de l'influence de l'air introduit dans le ventricule conjointement avec nos matières alimentaires, solides ou fluides ; du calorique, et peut-être aussi de l'électricité qui doit jouer un rôle puissant dans la séparation des alimens, dans la formation du chyme, du chyle, etc. Mais la respiration ne s'exécute que sur l'air, et ses diverses qualités jouissent de la plus grande influence sur l'acte respiratoire. Nous devons faire abstraction ici de la décomposition de ce fluide qui est une action chimique ; mais n'est-ce pas à cause de sa pesanteur, de sa densité, qu'il agit dans la respiration, et la pression qu'il exerce sur toute la surface du corps n'est-elle pas la cause de la persistance des formes, et par conséquent de la conservation de l'individu et de l'exercice de la plupart des fonctions. Ce n'est pas en effet seulement sur la respiration que l'air agit, mais sur la circulation, l'absorption, l'exhalation, etc.; puisque assurément sans atmosphère rien de tout cela ne saurait exister.

L'air, plus ou moins pénétré d'eau, de *vapeurs aqueuses*, de calorique, et même de lumière, doit agir différemment sur les organes respiratoires et sur le reste de l'organisme.

Des instrumens de physique d'une précision admirable nous ont mis à même d'apprécier, d'une manière rigoureuse, ces diverses qualités de l'atmosphère; des baromètres nous apprennent à connaître sa pesanteur; des thermomètres nous découvrent le degré de température; des hygromètres la quantité d'eau qu'elle contient; des électromètres la quantité d'électricité qui la pénètre; des eudiomètres même sa composition plus ou moins pure. L'observation ayant prouvé de quelle manière agissaient sur le corps humain les divers agens physiques, il a été facile de conclure qu'il fallait éviter les influences nuisibles et rechercher les influences salutaires : de là est née l'*hygiène*, c'est-à-dire, l'art de conserver sa santé en faisant un usage raisonnable des modificateurs de l'organisme, en exerçant tour à tour nos organes dans de justes bornes, sans les fatiguer par des excès et sans les condamner à un repos absolu pour lesquels la nature ne les a point faits.

Avoir indiqué que nos fonctions ne s'exerçaient qu'à l'aide des agens physiques, c'est avoir fait connaître quelle immense influence la physique devait avoir en physiologie. Nous devons avouer cependant que bien que les actes de l'organisme s'exercent sur des agens physiques, nous sommes loin d'en connaître précisément le mécanisme; aussi ce que nous savons n'est-il, pour ainsi dire, qu'un simple empirisme. Mais ces notions sont suffisantes pour nous diriger dans l'usage que nous devons faire de ces agens de la nature pour notre propre conservation. Ainsi l'hygiène doit avoir avec la physique les connexions les plus intimes et les plus nombreuses.

La *pathologie* n'étant qu'une modification de l'état physiologique, il est évident qu'elle ne peut être que le résultat de l'action des modificateurs dont nous avons parlé. Aussi l'étiologie est-elle presque entièrement physique. Mais il faut l'avouer, l'action des causes est encore un des points les plus obscurs de la pathologie. On sait bien que la température froide ou chaude, humide ou sèche, détermine plutôt tel ou tel genre de maladies, mais connait-on le mode de cette action? Comment la lumière détermine-t-elle la couleur brune du corps muqueux? Comment le calorique produit-il même la rubéfaction et l'inflammation des parties? Comment agit-il sur le système entier? Et l'électricité, ce principe tout puissant, comment opère-t-il son influence sur l'organisme? Et pourquoi toutes ces causes déterminent-elles tantôt une maladie et tantôt une autre, chez le même individu ou chez des individus différens d'âge, de sexe, de constitution, etc. Heureusement pour l'humanité qu'il n'est pas nécessaire de connaître ces actions intimes pour traiter convenablement les affections qui en résultent.

Si la manière d'agir de ces agens facilement appréciables est si difficile à saisir, comment déterminer celle de certains miasmes délétères répandus dans l'air? Comment déterminer la manière d'agir des exhalaisons marécageuses qui occasionent les fièvres intermittentes? Les matières organiques en décomposition comment produisent-elles des typhus? Comment agit la cause de la peste, celle de la variole, de la rougeole, etc., etc., qui sont bien certainement aussi des agens physiques?

L'étiologie est loin d'être avancée sous ce rapport, bien qu'elle soit évidemment sous la dépendance des lois physiques. Que dirons-nous de la manière d'agir d'une multitude de substances introduites dans notre économie? Que dirons-nous des causes que nous portons en nous-même, résultat de notre organisation?

Quelles causes reconnaîtront les vers, les calculs, les productions accidentelles; sont-ce des irritations; mais pourquoi l'irritation produit-elle telle ou telle désorganisation plutôt que telle autre? Pourquoi produit-elle ici un cancer et là un kyste et plus loin un fongus, un polype, etc. Confessons notre ignorance et sachons nous borner à l'étude des faits qui tombent sous nos sens, qui seuls ne peuvent nous égarer.

On se rend un compte plus satisfaisant de l'action des causes dans la production des maladies dites chirurgicales. On apprécie assez bien comment un coup, une chute, ayant porté un os long, par exemple, au-delà d'un certain point d'extensibilité, la force de cohésion naturelle a été dépassée, les molécules se sont séparées, il y a eu fracture. Une plaie produite par un instrument tranchant ou contondant s'explique aussi de la manière la plus claire. Des contusions, des épanchemens de sang, sont très-susceptibles de s'expliquer facilement, et par l'élasticité et par la force de cohésion de certaines parties, etc., etc.

Les connaissances physiques sont aussi très-utiles au traitement des maladies. La mécanique a fourni à la chirurgie une multitude d'instrumens ingénieux; l'orthopédie en a principalement tiré de grands avantages. La connaissance de la pesanteur de l'air a conduit à expliquer l'action des ventouses, et à l'invention d'un instrument nouveau; le calorique est employé comme agent thérapeutique à tous les degrés et pour toutes les formes. La glace et le fer rouge ont été fréquemment mis en usage. L'eau est un des plus puissans moyens de la matière médicale; l'électricité a été employée dans une multitude de circonstances; enfin, la lumière peut être un agent thérapeutique excellent. Au reste, notre but, dans cet article, n'est que d'indiquer sommairement tous ces objets, on peut consulter, pour les détails, les articles AIR, EAU, CALORIQUE, ÉLECTRICITÉ, GALVANISME, LUMIÈRE, etc.. On peut conclure de ce qu'on vient de lire, que les connaissances physiques sont indispensables au médecin jaloux des progrès de son art. (ROSTAN.)

PHYSOCÈLE, s. f., *physocele;* de φυσάω, insuffler, et de κήλη, tumeur; même signification que PNEUMATOCÈLE.

PHYSOCÉPHALE, s. m., *physocephalus,* de φυσάω, insuffler, et de κεφαλή, tête; gonflement emphysémateux de la tête. *Voyez* EMPHYSÈME et PNEUMATOSE.

PHYSOMÈTRE, s. f., *physometra,* de deux mots grecs, φύσα, gaz, et de μήτρα, matrice; nom donné par quelques auteurs à l'accumulation de gaz dans l'utérus. *Voyez* PNEUMATOSES. (CHOMEL.)

PIAN, s. m. Mot caraïbe consacré par un long usage, pour désigner une maladie de la peau, qu'on observe presqu'exclusivement sous la zone torride, mais surtout au centre de l'Afrique et dans les Antilles, où elle affecte particulièrement les nègres, parmi lesquels elle paraît avoir pris naissance. Les noms de *frambœsia* et de *yaws*, qui signifient framboise, tant en latin qu'en un certain dialecte africain usité dans la contrée où le mal est indigène, lui ont aussi été donnés, à raison de la forme que présente souvent l'éruption qui le caractérise. Cependant, il me semble convenable de signaler les nuances de forme, et quelques autres particularités qui peuvent établir une différence notable entre ce que j'appellerai deux variétés bien tranchées de cette affection.

Le pian, proprement dit, qu'on peut regarder comme une modification de l'affection syphilitique, est particulier aux hommes de couleur, quoiqu'il affecte parfois des blancs; mais alors ce n'est jamais spontanément, et il est même assez rare que ces derniers en soient attaqués malgré des rapports assez habituels avec des nègres ou des mulâtres. Cette maladie se présente, d'après M. Rochoux qui l'a observée depuis peu dans nos colonies d'Amérique, sous la forme de pustules, faisant au-dessus de la peau un relief d'une à trois lignes, et ayant de trois à six lignes de diamètre. Ces pustules sont arrondies, la plupart du temps discrètes, paraissant produites par le développement du tissu vasculaire du derme, laissant constamment exsuder de leur surface un fluide muqueux, ichoreux, assez abondant, et présentant, en général, tous les caractères de celles décrites dans les traités de maladie syphilitique sous le nom de pustules plates ou humides. Cette éruption a son siége le plus ordinaire aux parties extérieures de la génération dans les deux sexes, au pourtour de l'anus, aux aines, sous les aisselles, et chez quelques individus, elle se montre avec une certaine abondance sur tous les membres. La couleur de ces pustules n'est pas toujours la même : ordinairement d'un gris ardoisé chez le nègre, elle est, chez le mulâtre, d'un gris cendré, tandis que chez tous les blancs, elle est d'un rouge sale, entouré d'une légère auréole, d'une teinte également foncée. Du reste, leur forme et leur texture sont les mêmes, quelle que soit la nuance de la peau, et elles fournissent une humeur tout-à-fait semblable.

Le pian est quelquefois primitif, c'est-à-dire, résultant presqu'immédiatement du commerce avec une personne qui en est infectée, et dont les parties génitales présentent des traces de l'éruption. D'autres fois il est consécutif, et se manifeste après la guérison apparente de symptômes vénériens, ou bien même pendant leur durée, quand on les a laissés trop long-temps sans traitement. Quelquefois aussi, il n'est que la récidive d'un pian primitif, qui, comme il a été dit plus haut, se présente constamment sous l'une des formes de la vérole ancienne, je veux dire, celle de pustules plates. Il ne faut, du reste, pas toujours croire à la nécessité du contact de deux membranes muqueuses, pour expliquer la transmission de cette maladie. Souvent il suffit de la seule application de la matière fournie par l'éruption, sur des parties couvertes d'épiderme sec, ainsi qu'on le voit fréquemment chez les enfans confiés aux soins de négresses infectées, auxquels il survient communément des pustules aux fesses, et à la partie externe et supérieure des cuisses, lorsque ces femmes, qui les portent habituellement sur leurs bras nus, ont la face interne de ces membres couverte de pians. Le nombre des pustules pianiques devient quelquefois assez considérable, même dans le cas d'infection récente, et cette circonstance ajoute rarement à la gravité du mal. D'ailleurs, si l'on en croit la plupart des auteurs qui l'ont observé sur les lieux, il existe toujours, pour peu que l'éruption soit abondante, une pustule plus large, plus élevée que toutes les autres, surtout plus difficile à guérir, dont le siége varie chez les différens sujets, et qu'on désigne ordinairement sous le nom de *mère des pians*, ou de *mama-pian*.

Le pian consécutif survient parfois un grand nombre d'années après la première apparition du mal. Alors, il ne se borne pas toujours à de simples pustules cutanées : il s'y joint des douleurs nocturnes des membres, des gonflemens des os, et même, quoique bien plus rarement, la peau environnante s'épaissit, se durcit dans quelques parties du corps, et surtout aux extrémités inférieures, où le tissu cellulaire sous-jacent participe à l'altération morbide, et il en résulte des engorgemens plus ou moins œdémateux, plus ou moins rénitens, sans rougeur inflammatoire, présentant des inégalités, des bosselures, qui laissent entr'elles des sillons profonds et excoriés, d'où s'écoule une matière ichoreuse et gluante. Ce désordre, qui, du reste, paraît être purement accidentel, offre jusqu'à un certain point l'aspect d'une espèce d'éléphantiasis, ou celui de la maladie des Barbades. La seule différence consiste en ce que la région tuméfiée se trouve alors parsemée de pustules pianiques, dont la couleur, d'ailleurs, ne présente plus un contraste aussi frappant avec celle de la peau, puisque cette dernière, en devenant elle-même le siége d'une certaine altération, perd ordinairement sa souplesse, son aspect luisant, et un peu de sa couleur naturelle.

Cette maladie est assez communément traitée, dans l'Amérique méridioniale, par des praticiens connus sous le nom de médecins pianistes. Mais elle l'est plus particulièrement encore par de vieilles négresses, que la routine est les préjugés locaux ont mises en possession d'exploiter cette branche de la médecine des Colonies. Ces dernières commencent par porter, autant qu'elles le peuvent, à la périphérie, en donnant des boissons diaphorétiques, le malade étant confiné, pour peu que le temps soit froid ou variable, dans une case bien close et suffisamment chauffée. Dès que l'éruption est parvenue à son plus grand développement, que la peau est couverte de pustules, lorsqu'enfin, comme on le dit vulgairement dans le pays, le pian est entièrement sorti, elles ajoutent aux sudorifiques le gayac et la salsepareille. Ce second temps du traitement fait pour l'ordinaire disparaître tout ce que le mal à d'extérieur; on croit dès lors à la guérison; mais les malades restent très-exposés à des récidives, qu'on préviendrait sûrement si l'on joignait, plus habituellement qu'on ne le fait, l'emploi des préparations mercurielles aux remèdes ci-dessus. C'est au moins ce que font, avec le plus grand succès, la plupart des médecins instruits qui pratiquent aux Colonies. Ainsi que M. Rochoux, ils pensent que, pour réussir complétement, ces sortes de traitemens doivent être très-prolongés, ce qui, pour le faire remarquer en passant, est encore un trait de ressemblance avec les affections syphilitiques consécutives, qu'à un petit nombre d'exceptions près, il est convenable de combattre encore long-temps après la disparition de tous les symptômes apparens, l'omission de cette précaution étant la cause la plus commune de tous les désordres qu'entraînent les maladies vénériennes dégénérées. On a tellement besoin de croire à l'importance de ce précepte, dans le nouveau monde, qu'on s'y persuade, assez légèrement il est vrai, que le pian dont le traitement a été manqué est devenu par cela seul une maladie incurable. Cette opinion est assurément exagérée; mais il est au moins bien certain que, dans ce cas, le succès d'une nouvelle médication est beaucoup plus douteux qu'il ne l'eût été la première fois, si l'on eût combiné et administré assez long-temps les mercuriaux et le traitement végétal dit sudorifique, en y ajoutant quelquefois les préparations antimoniales. Ce genre de traitement doit d'ailleurs être diversement modifié suivant le tempérament du sujet, son âge, et l'ancienneté de sa maladie. Le deuto-chlorure de mercure a, par-dessus toutes les autres préparations métalliques antivénériennes, l'avantage d'être depuis long-temps reconnu, par les praticiens instruits, comme le plus efficace et le mieux approprié au plus grand nombre des cas qui peuvent se présenter. Les bains et la plus grande propreté sont d'une utilité incontestable pendant l'administration du traitement.

La frambœsia, ou yaws, qui tire son nom de la ressemblance qu'a l'éruption qui la caractérise avec une framboise, doit être regardée comme une espèce de pian bien plus grave. Elle règne sous les mêmes latitudes, et paraît avoir également pris naissance au centre de l'Afrique, parmi des nègres mal nourris, dont la peau est continuellement irritée par un soleil brûlant, la piqûre des insectes, ainsi que par la rancidité que contractent les graisses dont ils ont coutume de l'enduire. Si ce ne sont pas là les seules causes de cette affection, il est tout au moins fort probable qu'en la supposant due à la syphilis communiquée ou spontanément développée, elles ont pu contribuer à en diriger tous les efforts vers la peau, par la constante et extrême stimulation qu'elles y entretiennent inévitablement dans les régions équatoriales. Du reste, la traite a été un puissant moyen de la propager, et elle a été, de cette manière, transplantée dans l'Amérique méridionale, où néanmoins elle n'est pas aussi commune que sur le continent africain; enfin elle n'est pas tout-à-fait inconnue en Arabie ni aux Indes Orientales.

Comme le pian proprement dit, cette maladie se communique difficilement aux Européens. Elle consiste en une éruption de pustules ulcérées, souvent couvertes de croûtes noirâtres, mais de la surface desquelles naît, le plus communément, une excroissance fongueuse, rouge le plus souvent, granulée, lobulaire, de la grosseur et de la forme d'une framboise ou d'une mûre, et de laquelle il s'échappe une humeur ichoreuse, d'un jaune verdâtre. Ces pustules, qui affectent de préférence la peau des aines, des aisselles, du cou, du visage, de la marge de l'anus, et des parties génitales, se développent quelquefois sans dérangement préalable de la santé générale. D'autres fois, elles sont annoncées par un léger mouvement fébrile, de la langueur, de la faiblesse, des douleurs articulaires simulant le rhumatisme, par des maux de tête et des douleurs ostéocopes, plus violentes la nuit que le jour, et privant de tout repos. Elles débutent par des boutons de la grosseur d'une tête d'épingle, mais s'agrandissant graduellement jusqu'à un diamètre de quatre à cinq lignes, et même quelquefois plus. Les poils des parties qu'elles affectent tombent ou deviennent blancs avant l'époque fixée par l'âge. Leurs progrès et leur durée sont variables, selon diverses constitutions, et l'on voit souvent paraître de nouvelles éruptions quand les pustules premièrement développées sont déjà très-avancées vers la guérison. Il arrive parfois que ces pustules ulcérées dégénèrent en de vastes ulcères, livides, rongeans et exhalant une puanteur insupportable. C'est surtout ce qui arrive au bouton principal, qui l'emporte toujours sur les autres par son étendue et la profondeur de l'ulcère qu'il détermine. Il équivaut au *mama-pian*, et à ce qu'on appelle vulgairement en Europe, le *maître grain* de la petite vérole confluente. Il subsiste, pour l'ordinaire, long-temps après la guérison de tous les autres.

Les tubercules fongueux qui naissent de ces ulcérations sont en général doués de peu de sensibilité morbide, excepté quand ils siégent à la plante des pieds. Alors la maladie prend le nom de crabes, parce que les gerçures qui l'accompagnent ordinairement, et d'où s'échappe un suintement ichoreux, présentent des fissures divergentes, à bords calleux, qui ressemblent aux pates de ce crustacé. Dans ce cas, la marche est souvent très-douloureuse, et quelquefois même tout-à-fait impossible. Fréquemment la base des pustules est entourée d'une croûte formée par la dessiccation d'une certaine quantité de pus visqueux, et c'est de son centre que s'élève la végétation fongueuse dont il vient d'être question.

Les enfans, qui contractent avec facilité cette maladie, en souffrent beaucoup moins que les adultes, et en sont en général plutôt débarrassés. Chez eux, sa durée est communément de six à neuf mois, tandis qu'à un âge plus avancé, elle se prolonge au moins un an, et quelquefois pendant deux ou trois.

Il se présente quelques circonstances dans lesquelles cette affection, après avoir paru céder, fait une seconde ou une troisième irruption, par de nouveaux ulcères qui se manifestent sur les cicatrices mêmes des anciens. Souvent alors, ces derniers rongent et corrodent le nez, les yeux, les oreilles, et différentes autres régions du corps où ils pénètrent jusqu'aux os, qu'ils carient profondément, surtout ceux des extrémités, si leurs progrès ne sont pas entravés par un traitement convenable.

Quand les pustules, qu'elles soient ou non ulcérées, ne se multiplient plus, et qu'elles ne prennent plus d'accroissement, on regarde la frambœsia comme ayant atteint son plus haut degré de développement, et c'est le moment où l'on peut le combattre avec le plus de succès, si l'on en croit les historiens, les médecins, et les nègres eux-mêmes.

Comme la syphilis, cette maladie se communique par le coït, ou par l'application de la matière provenant des pustules ou des ulcérations, sur une portion excoriée de la peau. Il paraît que, dans certaines contrées d'Afrique, elle se présente comme un exanthème fébrile particulier à l'enfance, et qu'elle y affecte rarement plus d'une fois le même individu.

Le traitement de cette maladie se compose presqu'exclusivement de l'usage des décoctions de salsepareille antimoniées, et du mercure sous forme saline ou en frictions, moyens auxquels on ajoute, chez les sujets débiles, le quinquina, un régime analeptique, un air pur et sec, des vêtemens chauds, les bains émolliens, des lotions de même nature, la plus grande propreté, et un exercice modéré. On a remarqué que le mercure, aux vertus duquel Winterbottom, Scilling, Bateman, et quelques autres médecins anglais ont peu de confiance, mais que Bell, Bajon, Valentin, et la plupart des Français qui exercent en Amérique ont employé avec un succès constant, réussit d'ailleurs difficilement sans le secours des sudorifiques rapprochés. On y entremêle parfois, quand l'état des organes digestifs ne s'y oppose pas, l'usage de quelques purgatifs. Les fungosités qui naissent des ulcères, et qui subsistent après le traitement général, doivent être attaquées par le escarrotiques, sous l'influence desquels les chairs prennent bientôt une tendance très-marquée à la cicatrisation. (L. V. LAGNEAU.)

PICA, s. m., *pica*, *picaceus appetitus*, *picatio*. Ce mot, qui a passé sans modification de la langue latine dans la française, provient, dit-on, du grec πίσσα, pie, parce que, suivant les uns, cet oiseau avale souvent des substances terreuses, et suivant les autres, parce que les plumes noires et blanches qui le couvrent forment un contraste bizarre, analogue aux symptômes de la maladie à laquelle on a donné le nom de *pica*. Sans garantir autrement une semblable étymologie, il suffit de savoir qu'on a affecté cette dénomination à une dépravation de l'appétit, dans laquelle on éprouve un dégoût presque général, si ce n'est à l'égard d'une substance alimentaire ou de substances nuisibles, ou qui ne servent pas ordinairement à l'alimentation. Dans le premier cas, c'est-à-dire, lorsqu'une substance alimentaire est l'objet exclusif de l'appétit, on a dit qu'il y avait *malacia;* pour le second, où l'on appète des substances inusitées ou nuisibles, quelques auteurs ont réservé le nom de *pica.* D'autres ont confondu sous l'un et l'autre nom, qui sont regardés comme synonymes, l'affection ou plutôt le symptôme dont il est ici question. On trouve dans les livres de médecine un grand nombre d'exemples d'individus qui prenaient plaisir à manger de la craie, du charbon, des araignées ou d'autres substances non moins dégoûtantes. Certaines personnes manifestent un goût exclusif pour le vinaigre, des citrons, des fruits acerbes, de la salade, etc. Il en est même, dit-on, qui assouvirent le désir le plus bizarre, celui de dévorer des épingles. Ces aberrations du goût et de l'appétit, qui n'ont guères été observées que chez des femmes hystériques et quelquefois chez des femmes enceintes, sont symptomatiques d'un état particulier du cerveau. C'est donc du côté de cet organe que doivent être dirigées toutes les ressouces de l'art. *Voyez* HYSTÉRIE, GROSSESSE.

PICROMEL, s. m., de πικρὸς, amer, et de μέλι, miel. Nom donné par M. Thénard à une matière de la bile entrevue par plusieurs chimistes, mais qu'il a réellement décrite le premier. On la trouve dans la bile de bœuf, de l'homme, et de la plupart des animaux : nous l'avons signalée les premiers dans certains calculs biliaires de la vésicule humaine. Enfin, dans ces derniers temps M. Séné dit en avoir retiré de la matière verte de la bile. Le picromel ressemble, par son aspect et par sa consistance, à la térébenthine; il est incolore, doué d'une saveur âcre, amère et sucrée, d'une odeur nauséabonde. Chauffé, il se décompose et fournit à peine du sous-carbonate d'ammoniaque, ce qui prouve qu'il ne contient que très-peu d'azote; il est déliquescent, très-soluble dans l'eau et dans l'alcool. La dissolution aqueuse de picromel est précipitée par le sous-acétate de plomb, par les sels de fer et par le nitrate de mercure; les alcalis, les acides, l'acétate de plomb, l'infusion de noix de galle et la plupart des sels ne la troublent point. Elle dissout la résine de la bile. M. Thomson croit le picromel composé de 54,43 de carbone, de 1,82, d'hydrogène et de 43,65 d'oxygène. Il est sans usages. On l'obtient en versant du sous-acétate de plomb dans la bile de bœuf étendue d'eau et traitée d'abord par l'acide nitrique pour en séparer la matière jaune, puis par de l'acétate de plomb qui en précipite la résine verte : le précipité de picromel et d'oxyde de plomb obtenu avec le sous-acétate de ce métal est dissous dans l'acide acétique et traité par l'acide hydro-sulfurique qui en précipite le plomb; il ne s'agit plus alors que d'évaporer pour chasser les acides acétique et hydrosulfurique.

(ORFILA.)

PICROTOXINE, s. f. de πικρὸς, amer, et de τοξικὸν, poison : principe immédiat des végétaux composé d'oxygène, d'hydrogène et de carbone, découvert par M. Boullay dans la coque du levant, qui lui doit ses propriétés vénéneuses. La picrotoxine est solide, en prismes quadrangulaires blancs, brillans, demi-transparens et très-amers : la chaleur agit sur elle à peu près comme sur les résines. Elles se dissout dans trois parties d'alcohol, dans 25 parties d'eau bouillante et dans 50 parties d'eau froide. Elle est également soluble dans les acides sulfurique et nitrique affaiblis, et surtout dans les acides végétaux. Les huiles ne la dissolvent point. Elle est très-vénéneuse et sans usages. *Voyez* POISON. (ORFILA.)

PIED, s. m., *Pes*. Extrémité inférieure du membre abdominal, qui appuie sur le sol dans la progression et la station. La grandeur du pied, variable suivant les individus, est généralement moindre chez la femme : elle est aussi proportionnée à la hauteur du corps, quoiqu'il arrive assez souvent de voir un pied très-petit chez des personnes d'une taille élevée, et réciproquement un pied très-long chez des individus de petite stature. Cette partie du membre inférieur est articulée à angle droit avec la jambe de manière que dans la station verticale sa face supérieure reçoit le poids du corps à peu près dans le point qui correspond à l'union de ses trois quarts antérieurs avec le quart postérieur. La face supérieure ou dorsale du pied est plus ou moins convexe suivant les individus, surtout en arrière près de son articulation avec la jambe, où cette partie plus saillante a reçu le nom de *coude-pied*. Sa face inférieure ou *plantaire* est concave d'avant en arrière et transversalement, disposition qui résulte dans le premier sens, de ce que la tubérosité postérieure du calcanéum et l'extrémité des orteils sont au-dessous du niveau des autres parties du pied qui s'élève surtout dans sa partie moyenne; la concavité existe aussi transversalement par suite de la configuration des os cunéiformes et de l'extrémité tarsienne des os du métatarse qui est plus large en haut qu'en bas, surtout dans les trois os moyens. Cette face présente en outre, au-dessous des orteils, une rainure profonde, demi-circulaire, résultant du renflement que forme le tissu sous-cutané qui répond aux phalanges unguinales, et celui qui correspond au-dessous des articulations métatarso-phalangiennes. Les deux faces du pied sont bornées latéralement par deux bords épais, arrondis, distingués en externe et interne : le premier est le plus court, se dirige d'abord un peu en dedans, puis en dehors, de sorte qu'il offre une légère concavité dans une partie de son étendue. Le bord interne, plus long, plus épais, présente aussi une concavité assez marquée suivant sa longueur, et une convexité souvent très-prononcée dans le point correspondant à l'articulation métatarso-phalangienne du gros orteil. L'extrémité postérieure du pied ou le talon, est arrondie, aplatie transversalement, formée par la saillie du calcanéum; l'extrémité antérieure est formée par les orteils qui sont rangés sur une ligne oblique d'avant en arrière et de dedans en dehors; cette partie du pied est d'ailleurs fréquemment déformée par les chaussures. Le pied est composé d'un grand nombre de parties dont nous allons donner successivement la description : ce sont des os, des ligamens, des muscles, des vaisseaux, des nerfs, du tissu cellulaire, du tissu adipeux et de la peau.

Les os qui entrent dans la composition du pied en déterminent particulièrement la forme : ils constituent par leur réunion, trois régions distinctes : le tarse, le métatarse et les orteils.

Le *tarse* est la partie la plus postérieure du pied : il est plus épais et plus étroit en arrière qu'en avant et composé de sept os; l'*astragale*, le *calcanéum*, le *scaphoïde*, le *cuboïde* et les trois *cunéiformes* (*voy.* ces mots), qui sont articulés entre eux de la manière suivante. Le calcanéum est uni avec l'astragale par deux facettes encroûtées de cartilages, revêtues d'une membrane synoviale et maintenues en contact par deux ligamens : l'un, interosseux, formé par un faisceau épais de fibres denses et serrées qui sont fixées d'une part à la rainure qui sépare les deux facettes de l'astragale, et, de l'autre part, à celle qui est intermédiaire aux facettes du calcanéum; l'autre ligament est postérieur, composé de fibres parallèles peu nombreuses, et s'attache à la partie postérieure de l'astragale et à la partie voisine du calcanéum. Ce dernier os est joint aussi au scaphoïde, sans lui être contigu, par deux ligamens dont l'un est inférieur, aplati, très-épais, oblique de dehors en dedans, fixé d'un côté à la partie antérieure de la petite tubérosité du calcanéum, et de l'autre à la partie inférieure du scaphoïde. Le second ligament est externe, très-court, étendu de la partie antérieure et interne du calcanéum à la partie externe et inférieure du scaphoïde. Enfin, la tête de l'astragale est reçue dans une cavité formée par le scaphoïde et par une facette du calcanéum : cette articulation est maintenue par un ligament large, mince, attaché au bord et au-dessus de la surface articulaire de l'astragale et à la partie supérieure du scaphoïde. Ces trois os, ainsi réunis, s'articulent à leur tour avec la rangée formée par le cuboïde et les trois cunéiformes.

Les surfaces articulaires du calcanéum et du cuboïde, contiguës, recouvertes de cartilage et d'une membrane synoviale adhérente en dehors à la gaîne du long péronier, sont maintenues par deux ligamens : l'un est supérieur, mince, large, quadrilatère, étendu de la partie supérieure et antérieure du calcanéum à la partie supérieure du cuboïde; l'autre est inférieur, très-épais, composé de deux faisceaux dont l'un est superficiel, attaché en arrière à la partie postérieure et inférieure du calcanéum, et en avant à la tubérosité de la face inférieure du cuboïde ainsi qu'à l'extrémité des troisième et quatrième os métatarsiens; le faisceau profond est attaché au calcanéum au-devant du faisceau superficiel, et à la partie inférieure du cuboïde. Le scaphoïde est uni au cuboïde à peu près de la même manière, et de plus par un tissu ligamenteux intermédiaire aux deux os. En outre, le scaphoïde porte en avant une triple facette cartilagineuse qui s'articule avec chacun des trois cunéiformes. Une membrane synoviale, des ligamens supérieurs et inférieurs ainsi que des fibres ligamenteuses intermédiaires, affermissent cette articulation. Enfin, quant aux os de cette seconde rangée, ils sont articulés entre eux par leurs faces latérales, et réunis par des ligamens placés au-dessus et au-dessous d'eux, ainsi que par quelques fibres ligamenteuses intermédiaires.

Le *métatarse* placé entre le tarse et les orteils, est composé de cinq os longs, placés parallèlement les uns à côté des autres. Celui qui correspond au gros orteil est le plus gros et le plus court après celui du petit orteil. Le second est le plus long; les trois suivans sont peu différens entre eux. Les cinq os métatarsiens ont tous une épaisseur plus grande à leurs extrémités qu'à leur corps, et surtout à celle qui s'articule avec le tarse.

Des extrémités tarsiennes de ces cinq os, celle du premier est la plus grosse, s'articule avec le premier cunéiforme, et offre en bas une tubérosité à laquelle s'attache le tendon du muscle long péronier; celle du second, placée plus en arrière que les autres, s'articule postérieurement avec le deuxième os cunéiforme, et latéralement avec le premier et le troisième métatarsien par autant de facettes articulaires : en haut et en bas elle donne attache à des ligamens; celle du troisième présente une conformation analogue à celle de la précédente, s'articule avec le troisième cunéiforme, et sur les côtés avec le second et le quatrième métatarsiens; celle du quatrième est cubique, s'articule en arrière avec le cuboïde, et latéralement avec les troisième et cinquième métatarsiens. Enfin, celle de ce dernier os est aplatie de haut en bas, plus grosse que la précédente, s'articule en arrière avec le cuboïde, en dedans avec le quatrième os métatarsien, et est surmonté en dehors par un tubercule saillant qui donne attache aux tendons des muscles courts péronier latéral et abducteur du petit orteil. L'extrémité phalangienne des os métatarsiens est uniforme dans chacun d'eux; elle est grosse et arrondie dans le premier, plus petite et ovalaire dans les quatre autres, rétrécie transversalement et plus alongée dans le sens de la flexion que dans celui de l'extension. Elle est supportée par une partie plus rétrécie qui donne attache de chaque côté aux ligamens latéraux, et qui présente deux petites facettes, assez larges au premier métatarsien où elles sont contiguës à deux os sésamoïdes. Le corps ou la partie moyenne des os métatarsiens présente une face dorsale, une face plantaire et deux faces latérales. La première correspond aux tendons des muscles extenseurs et à ceux du pédieux, aux vaisseaux et aux nerfs interosseux dorsaux. Elle est bornée en dehors dans le premier, par une ligne saillante; dans le cinquième, elle est inclinée en dehors et bornée en dedans par une ligne analogue. On voit également des saillies linéaires sur les autres, à peu près au milieu de cette face, et qui séparent les attaches des muscles interosseux. La face plantaire est en rapport avec les muscles profonds du pied, et donne attache dans plusieurs, aux interosseux. Les faces latérales qui sont interne et externe, correspondent aux espaces interosseux, et donnent attache aux muscles de ce nom. Les os métatarsiens se développent par trois points d'ossification, un pour chaque extrémité et pour le corps; quelquefois les derniers n'en ont que deux. L'articulation métatarso-tarsienne formée par le rapprochement des surfaces articulaires qui viennent d'être décrites, est maintenue par des ligamens très-résistans qui entourent chaque extrémité articulaire en recouvrant la membrane synoviale correspondante. Ces ligamens sont situés aux faces dorsale et plantaire du pied, et plusieurs fibres ligamenteuses intermédiaires aux os contribuent encore à affermir ces articulations. Quant aux extrémités phalangiennes des os métatarsiens, elles sont un peu écartées les unes des autres, mais il existe au-dessous d'elles une bande fibreuse transversale qui les maintient solidement.

Les ORTEILS terminent le pied, et sont formés chacun de trois phalanges, à l'exception du gros orteil qui n'en a que deux. Les phalanges sont distinguées en métatarsiennes, moyennes et unguinales. Leur conformation extérieure et leurs rapports musculaires étant à peu de différence près les mêmes que ceux des phalanges des doigts, nous ne les décrirons pas de nouveau ici avec détail (*Voyez* MAIN). Nous nous bornerons seulement à dire, que la phalange métatarsienne du gros orteil est grosse et élargie à son extrémité postérieure ou métatarsienne; que les phalanges moyennes sont notablement moins alongées que celles qui leur correspondent aux doigts; de là, la longueur moindre des orteils : le premier en est dépourvu, comme le pouce. Les phalanges unguinales sont très-petites à l'exception de celle du gros orteil qui est très-grosse. Les articulations métatarso-phalangiennes, et celles des phalanges entr'elles, comprennent indépendamment de la membrane synoviale de chacune d'elles deux ligamens latéraux et un ligament antérieur semblables à ceux des articulations métacarpo-phalangiennes (*Voyez* MAIN). La disposition des articulations phalangiennes des orteils est aussi la même que celle des doigts (*Voy.* MAIN). Quant à l'articulation de la jambe avec le pied, elle est formée par le rapprochement de l'astragale avec le tibia et le péroné.

Telle est la disposition des pièces osseuses du pied : cette partie du squelette présente dans tous les points de son étendue une mobilité plus ou moins prononcée qui résulte de la multiplicité des os qui la forme, d'où il suit que le pied peut jusqu'à un certain point, par l'action de ses muscles nombreux, embrasser les corps sur lesquels il appuie, se mouler en quelque sorte sur les inégalités du sol, et assurer ainsi davantage la station et la progression.

Parmi les muscles du pied, les uns le meuvent en totalité, et les autres en partie. Les premiers appartiennent à la jambe, ce sont les muscles jumeaux au gastrocnémiens, le soléaire, le jambier postérieur, le long péronier latéral, le court péronier latéral et le jambier antérieur. Indépendamment de ces muscles, ceux qui meuvent particulièrement les orteils, et qui se fixent également à la jambe déterminent aussi dans le pied des mouvemens de totalité; tels sont le long extenseur commun des orteils et le plantaire grêle, le long fléchisseur commun des orteils, le long fléchisseur propre du gros orteil et son extenseur propre, le péronier antérieur. Quant aux muscles propres du pied, ils occupent ses faces dorsale et plantaire. A la première se rencontrent les tendons des muscles extenseurs qui viennent d'être énumérés, et de plus le pédieux et les interosseux dorsaux. A la seconde, on trouve en dedans l'abducteur du gros orteil et son court fléchisseur qui forment un relief assez sensible; en dehors, l'abducteur et le court fléchisseur du petit orteil, et au milieu, le court fléchisseur commun des orteils, l'abducteur du gros orteil, l'accessoire du long fléchisseur, les lombricaux, le transversal des orteils et les interosseux plantaires.

Les vaisseaux qui se distribuent à la face dorsale du pied sont fournis par l'artère pédieuse qui est la continuation du tronc de la TIBIALE. Ses veines sont nombreuses, forment un réseau sous-cutané dont les branches se terminent dans les veines saphènes interne et externe; les vaisseaux lymphatiques se réunissent à ceux de la partie interne de la jambe. Les nerfs viennent des saphènes, du musculo-cutané de la jambe et du nerf tibial antérieur. Les muscles sont recouverts par une aponévrose très-mince qui vient du ligament annulaire du tarse. La peau qui revêt la partie supérieure du pied est soulevée chez la femme et les enfans par une couche celluleuse assez épaisse; son épaisseur peu considérable en général est très-variable suivant les individus; elle est plus prononcée au coude-pied, où elle est quelquefois épaissie et calleuse par l'effet de la pression et du frottement de certaines chaussures; cette partie présente aussi des poils plus ou moins longs chez l'homme ; dans le reste de son étendue, elle est mince et très-mobile.

Les muscles de la région plantaire sont recouverts par une aponévrose très-forte, épaisse, qui fournit des points d'insertion aux fibres charnues, et se prolonge en forme de cloison entre ces différens muscles (*Voyez* PLANTAIRE). Les artères, fournies par la tibiale postérieure, sont distinguées en plantaires interne et externe : elles sont accompagnées par des veines qui suivent le même trajet qu'elles. Quant aux lymphatiques, ils communiquent avec ceux de la face dorsale et se rendent dans ceux de la jambe en passant derrière les malléoles. Les nerfs sont tous fournis par le nerf tibial postérieur qui se divise aussi en nerfs plantaires interne et externe. La peau de la plante du pied est fort épaisse, à l'exception de celle qui revêt la face correspondante des premières et secondes phalanges des quatre derniers orteils. Elle est lisse, dépourvue de poils, sillonnée de quelques plis, et revêtue d'un épiderme qui est assez souvent transformé en tissu corné dans quelques points de son étendue. Cette membrane est doublée par un tissu cellulo-fibreux très-résistant, élastique, creusé de cellules remplies de vésicules adipeuses qui pénètrent dans les alvéoles profondes que présente la face correspondante du derme. L'élasticité très-prononcée de cette couche cellulo-fibreuse et adipeuse, est très-nécessaire à la station et à la progression en ce qu'elle amortit les effets que déterminerait nécessairement la pression répétée du poids du corps sur la peau et les autres parties molles du pied. *Voyez* MEMBRE.

Le pied présente assez fréquemment des vices de conformation qui gênent plus ou moins, ou même qui rendent impossibles la station et la progression : on les désigne collectivement sous le nom de *pied-bot*, genre de difformité qui a été examiné dans un autre article. *Voyez* ORTHOPÉDIE.

(C. P. OLLIVIER.)

PIED-BOT, s. m. Vice de conformation qui consiste en une torsion des pieds, soit en dedans, soit en dehors. *Voyez* ORTHOPÉDIE.

PIED D'ALOUETTE, s. m., *delphinium consolida*. L. Rich. *Bot. méd.*, t. II, p. 630. On donne vulgairement ce nom à une plante annuelle, très-commune dans nos moissons, appartenant au même genre que la staphysaigre, et faisant partie de la famille des Renonculacées et de la polyandrie digynie. Sa tige, d'un pied à un pied et demi d'élévation, est divisée supérieurement en un petit nombre de ramifications écartées et divariquées; elle est cylindrique et pubescente, portant des feuilles sessiles, découpées en un très-grand nombre de segmens linéaires, bifurqués à leur sommet. Les fleurs sont bleues, roses ou quelquefois blanches, suivant les variétés; elles sont pédonculées et forment, à la partie supérieure des rameaux, des épis pauciflores. Le fruit est une capsule velue, cylindrique, uniloculaire, s'ouvrant d'un seul côté par une suture longitudinale.

Presque toutes les parties du pied d'alouette sont âcres, comme au reste cela s'observe pour toutes les autres plantes de la famille des renonculacées; ses fleurs ont une saveur amère. Leur eau distillée était employée autrefois à faire des collyres résolutifs. On faisait aussi des cataplasmes avec ces fleurs bouillies dans l'eau de roses, et qu'on appliquait sur les yeux affectés d'ophthalmie chronique. Ces fleurs passaient également comme vermifuges. Quant aux graines, elles sont très-âcres, et leurs propriétés paraissent être les mêmes que celles de la staphysaigre, c'est-à-dire qu'on les emploie pour détruire la vermine.

On a récemment annoncé dans les journaux de médecine, qu'en Amérique septentrionale, le docteur Blanchart avait employé, avec beaucoup de succès, les graines d'une espèce de pied d'alouette (*delphinium exaltatum*), au traitement de l'asthme spasmodique. On y a substitué, en Angleterre, celles de notre pied d'alouette commun. On fait, avec une once de ces graines contuses et une peinte d'alcohol à 22°, une teinture que l'on administre par gouttes et dont on augmente graduellement la dose. Nous manquons d'expériences propres à nous éclairer et à fixer notre opinion à cet égard. (A. RICHARD.)

PIED DE CHAT, s. m., *gnaphalium dioïcum* L. Petite plante vivace et dioïque, de la famille des Synanthérées et de la syngénésie égale, qui croît sur les pelouses sèches, aux environs de Paris. Ses capitules, qui sont petits, globuleux, d'une couleur blanche ou purpurine, réunis au nombre de quatre à huit au sommet de la tige, sont légèrement amers. On les trouve mélangés fréquemment dans les espèces pectorales; mais aujourd'hui on ne les prescrit jamais isolément. (A. RICHARD.)

PIEDS D'HIPPOCAMPE, *pedes hippocampi*; parties saillantes du cerveau, qui se trouvent dans les ventricules latéraux. On les appelle aussi cornes d'Ammon. *Voyez* ENCÉPHALE.

PIED DE LION, s. m. Nom vulgaire de l'alchimille. *Voyez* ce mot. (A. RICHARD.)

PIED DE VEAU, s. m. L'un des noms vulgaires du gouet ou arum. *Voyez* ARUM. (A. RICHARD.)

PIE-MÈRE, s. f., *Pia-mater*. Membrane mince, celluleuse dans une grande partie de son étendue, et cellulo-fibreuse dans quelques points, recevant des vaisseaux nombreux et gros qui pénètrent dans le cerveau et la moëlle rachidienne ou qui sortent de ces organes; présentant à sa face interne une multitude de plis, de prolongemens celluleux et de ramifications vasculaires qui la font adhérer plus ou moins intimement à la substance nerveuse qu'elle recouvre, tandis que sa face externe est libre, contiguë à l'arachnoïde à laquelle elle est unie par des filamens vasculaires et celluleux. Des trois enveloppes membraneuses de la portion centrale du système nerveux, la pie-mère est la plus profonde puisqu'elle revêt cette masse immédiatement; elle n'en tapisse pas seulement l'extérieur, elle pénètre aussi en plusieurs points dans son intérieur, en accompagnant les vaisseaux qui y apportent le sang, ou en soutenant ceux qui en sortent : delà une pie-mère *externe* et une pie-mère *interne*. Celle qui appartient à la MOELLE épinière faisant essentiellement partie de la composition anatomique de cette partie de l'axe cérébro-spinal, a été décrite avec elle. Je ne m'occuperai donc ici que de la pie-mère de l'encéphale et du cervelet qui est distinguée par sa situation, en externe et interne.

La pie-mère qui recouvre l'extérieur du cerveau et du cervelet s'insinue dans tous les plis et excavations que ces organes présentent à leur surface, d'où il suit qu'elle en offre partout exactement la forme, à l'exception d'un petit nombre de points où elle s'écarte un peu de cette surface, comme au *calamus scriptorius* où elle passe d'un corps restiforme à l'autre formant ainsi un pont transversal qui se continue en haut, sous un angle aigu avec la pie-mère qui recouvre la face postérieure du cervelet; on observe encore une disposition analogue dans la cloison qui ferme le troisième ventricule inférieurement et antérieurement au-devant de la jonction des nerfs optiques, cloison qui est souvent formée par la pie-mère seulement qui s'étend d'un lobe cérébral à l'autre. Les prolongemens de cette membrane qui pénètrent dans les anfractuosités cérébrales et cérébelleuses, sont de véritables plis composés de deux lames plus intimement unies à l'entrée de ces excavations que dans le reste de leur profondeur, union résultant en partie des gros vaisseaux qui rampent dans leur épaisseur à la surface du cerveau. Je n'indiquerai pas ici tout le trajet de la pie-mère à la surface des lobes encéphaliques et cérébelleux, des pédoncules cérébraux, de la protubérance annulaire, etc. : il est facile à concevoir ; ce serait d'ailleurs répéter la description de la face extérieure de l'ENCÉPHALE. Comme la pie-mère externe est immédiatement adhérente à la substance cérébrale, il en résulte qu'elle se continue sans interruption avec la pie-mère interne dans tous les points où la face extérieure du cerveau se continue elle-même avec celle qui forme la paroi des ventricules intérieurs; ainsi, dans le quatrième ventricule, la pie-mère externe s'unit avec l'interne par la fente cérébrale postérieure, tandis qu'on remarque une jonction semblable dans l'aqueduc de Sylvius et dans les ventricules latéraux par la fente cérébrale antérieure.

C'est à la face externe de la pie-mère qu'existent fréquemment de petits corps arrondis, d'un blanc jaunâtre, peu consistans, agglomérés et rarement isolés, désignés à tort sous le nom de *glandes de Pacchioni*, car ils n'ont point de conduits excréteurs comme le pensait cet anatomiste. Ces granulations occupent plus particulièrement la portion de la pie-mère qui revêt l'angle arrondi formé par la réunion des faces interne et externe de chaque lobe cérébral; elles sont placées à la surface de cette membrane, correspondant au sinus longitudinal supérieur, surtout à l'orifice des veines qui s'y ouvrent, et pénétrant même quelquefois à travers la duremère dans la cavité du sinus dont elles soulèvent la membrane interne. Les granulations de chaque agglomération reposent sur une base commune, quels que soient leur nombre et leur volume qui sont d'ailleurs très-variables; leur structure paraît être homogène. Wenzel et Meckel les considèrent comme des produits morbides dus à la fréquence des congestions de sang vers l'encéphale.

La pie-mère interne est beaucoup plus mince et d'une texture bien plus délicate que la pie-mère externe. Son adhérence avec les parties qu'elle revêt est bien plus grande, elle semble même se confondre avec elles. Elle forme la *toile choroïdienne* et les *plexus choroïdes*. — La formation de ces prolongemens intérieurs résulte, suivant M. Desmoulins, de ce que la pie-mère interne se rétracte sur elle-même après avoir sécrété des couches concentriques de substance nerveuse ; telle est la cause de l'adhérence des surfaces intérieures concaves de la membrane ondulée et fibreuse qui constitue les lobes cérébraux, et celle de la formation du centre oval de Vieussens. Une opinion à peu près analogue avait été déjà émise par Tiedemann ; elle est partagée par Meckel.

Le prolongement que Vicq-d'Azyr a nommé *toile choroïdienne*, est formé spécialement par la pie-mère qui pénètre par l'ouverture cérébrale placée sous le corps calleux, et ensuite sous la partie postérieure de la voûte à trois piliers dont il revêt la face inférieure. Il a la forme d'un triangle tronqué dont la base est très-large, tournée en arrière, et se continue avec la pie-mère externe par un prolongement dans lequel se trouve le canal arachnoïdien décrit par Bichat. Ce n'est pas, ainsi que le pensait ce célèbre anatomiste, un canal complet par lequel s'engage l'arachnoïde pour pénétrer dans le cerveau ; il n'y a véritablement qu'un cul-de-sac conique qu'on trouve même quelquefois retourné sur lui-même et saillant en arrière dans certains cas d'hydrocéphale où la sérosité épanchée dans les ventricules, le remplit et le distend. Béclard avait admis l'opinion de Bichat (*Voyez* ARACHNOÏDE), mais un examen ultérieur lui en ayant démontré le peu de fondement, il professait dans ses dernières leçons que la pie-mère est soudée avec elle-même dans tous les points où elle pénètre dans l'intérieur de l'encéphale, de sorte qu'elle ne laisse point là entre ses feuillets d'intervalle dans lequel l'arachnoïde puisse ainsi s'enfoncer.

La toile choroïdienne, membrane cellulo-vasculaire, revêt en s'épanouissant toutes les parois des ventricules, réunit toutes les parties qui y sont contenues, adhère intimement à leur surface, à l'exception d'une certaine étendue dans laquelle elle n'y est fixée que lâchement, et produit à la manière du péritoine dans chaque ventricule latéral une duplicature flexueuse qui constitue le *plexus choroïde*. Ces plexus membraneux sont ainsi la continuation, d'une part, de la toile choroïdienne, qui pénètre en avant près l'origine de la voûte à trois piliers par deux ouvertures arrondies qui font communiquer le ventricule moyen avec les ventricules latéraux ; et de l'autre part, des bords latéraux de cette même toile choroïdienne qui s'engagent entre les bords de la voûte à trois piliers et le milieu des couches optiques, en passant dans la fente qui, de chaque côté, sépare ces deux parties.

Les plexus choroïdes sont donc contenus dans les ventricules latéraux; ils sont placés le long des bords de la voûte à trois piliers et des corps frangés qui circonscrivent ces bords en arrière. Du point de leur continuation avec la toile choroïdienne, ils se portent obliquement en arrière et en dehors, tout le long des bords de la voûte, au-dessous desquels ils continuent à communiquer avec la toile choroïdienne, par la fente qui reste entre eux et les couches optiques. En avant, ils se contournent comme les cavités ventriculaires, suivant le trajet des corps frangés, et se terminent à l'angle antérieur des ventricules, où ils communiquent directement avec la pie-mère extérieure qui s'enfonce dans le cerveau, entre le corps frangé et la couche optique. Les plexus choroïdes sont très-épais à leur origine à la toile choroïdienne, et vont en s'amincissant progressivement jusqu'à leur partie antérieure; ils sont aussi plus larges en arrière qu'en avant. Mais c'est spécialement à leur partie moyenne environ, là où ils se recourbent en arrière, qu'ils ont le plus de largeur et d'épaisseur, disposition signalée par Vicq-d'Azyr. Dans ce point aussi les vaisseaux, et surtout les veines, sont plus gros, plus nombreux, et réunis par des plis membraneux plus multipliés : c'est là que se remarquent le plus ordinairement les altérations que les plexus choroïdes peuvent offrir, comme l'épaississement, l'opacité de leur tissu, l'agglommération plus considérable des granulations qu'on y rencontre quelquefois. Suivant Meckel, le développement plus considérable du plexus choroïde en cet endroit, dépend spécialement, et même uniquement, de ce que c'est également là que naît la corne postérieure du ventricule, qui ne reçoit pas de plexus vasculaire particulier.

Les artères qui se répandent dans la toile choroïdienne et les plexus choroïdes, et que pour cette raison on a appelées *choroïdiennes*, sont des rameaux de la cérébrale antérieure et de la cérébelleuse; elles pénètrent principalement dans la cavité du ventricule par l'extrémité la plus inférieure du sillon qui reçoit leur tronc; les unes se distribuent dans les parois ventriculaires, et les autres se répandent d'une manière flexueuse dans les duplicatures choroïdiennes. Les veines sont bien plus volumineuses et plus nombreuses que les artères; leur direction est différente. Leurs ramifications successives forment d'abord deux branches principales, l'une à droite et l'autre à gauche, qui passent sous le bord postérieur du corps calleux, se réunissent en un seul tronc qui se porte du côté de l'occiput, et s'ouvre dans le sinus longitudinal supérieur. Ce tronc veineux, qui reçoit ainsi le sang des cavités intérieures du cerveau, et dont la situation est remarquable, est nommé ordinairement *grande veine* de Galien. Les membranes choroïdiennes contiennent aussi des granulations semblables à celles de la pie-mère externe : on les observe même dans les circonstances où l'on rencontre ces dernières, et plus souvent en même temps qu'elles : ils contiennent assez fréquemment aussi des kystes séreux.

Indépendamment de ces prolongemens de la pie-mère interne, il en existe encore deux autres petits dans le troisième ventricule, s'étendant, dit Meckel, d'avant en arrière, depuis l'extrémité antérieure des ventricules latéraux jusqu'aux environs et à la circonférence de la glande pinéale; s'écartant l'un de l'autre dans ce trajet, ils sont continus avec la face inférieure de la toile choroïdienne, augmentent peu à peu de volume, et reçoivent les vaisseaux du troisième et du quatrième ventricule. Enfin, cette dernière cavité ventriculaire contient aussi un plexus choroïde qui a été décrit par Willis, Vieussens, Tarin, Haller, Vicq-d'Azyr, les frères Wenzel, Tiedemann et Meckel, et dont les traités d'anatomie ne font pas généralement mention. Ce plexus commence de chaque côté sur la partie latérale et la face inférieure des lobules inférieurs du cervelet, passe transversalement sur la partie antérieure du *calamus scriptorius*, et se rapproche de celui du côté opposé. Les deux plexus unis alors par une bandelette étroite de la pie-mère, se partagent chacun en deux prolongemens, l'un antérieur, et l'autre postérieur. Les prolongemens antérieurs, plus courts que les postérieurs, se rapprochent l'un de l'autre d'avant en arrière, et se confondent ensemble sur la partie antérieure de l'éminence vermiforme inférieure du cervelet, désignée par Malacarne, sous le nom de *nodule*. Les prolongemens postérieurs montent dans le sillon postérieur du cervelet, le long de la partie antérieure de la face interne de ses lobules inférieurs, se confondent ensemble en se terminant en pointe à l'extrémité supérieure de la luette, ou éminence vermiforme inférieure.

Ce plexus reçoit de bas en haut des ramifications de l'artère basilaire et de la vertébrale, et de haut en bas et latéralement, celles des veines qui naissent de la face interne du cervelet. Ce plexus contient très-communément des granulations de la même nature que celles qui sont décrites plus haut. *Voyez* ENCÉPHALE et MOELLE ALONGÉE et ÉPINIÈRE. (C. P. OLLIVIER.)

PIERRE. Les médecins se servent de ce mot pour désigner diverses concrétions qui peuvent se former dans nos organes; mais le plus souvent ils lui donnent une acception moins générale, et l'appliquent ordinairement aux calculs urinaires et spécialement à ceux qui sont contenus dans la vessie.

Aux mots *calcul*, *cathétérisme*, *gravelle*, *lithotomie*, *néphrite* et *néphrotomie*, on a tracé l'histoire des concrétions urinaires; on a exposé leurs caractères physiques et chimiques, les symptômes qui indiquent leur présence et les accidens auxquels ces corps étrangers peuvent donner lieu : on a fait connaître les moyens de s'opposer à leur formation et à leur accroissement; enfin on a indiqué la manière dont on doit procéder à leur extraction. Ce que je vais ajouter ici ne doit être considéré que comme le complément de ce qui a été déjà dit ailleurs sur les calculs urinaires.

La présence d'un ou de plusieurs calculs dans la vessie donne quelquefois lieu à des accidens qui altèrent la santé et peuvent même compromettre l'existence des personnes qui sont affectées de cette maladie. L'opération de la lithotomie a été considérée jusque dans ces derniers temps comme le seul remède efficace qu'on pouvait opposer à une semblable affection; mais ce grand moyen thérapeutique est si dangereux, qu'on a dû chercher les moyens de soustraire les malades aux chances terribles qu'il présente. Des tentatives de différens genres ont été faites à diverses époques pour arriver à ce but; elles se sont renouvelées depuis trente ans avec plus de méthode et de persévérance; quelques-unes d'entre-elles donnent aujourd'hui plus que des espérances : ces tentatives se réduisent à cinq méthodes de traitement. 1° Médicamens lithontriptiques ingérés dans les organes de la digestion; 2° injections dissolvantes dans la vessie; 3° dissolution par la pile galvanique; 4° extraction par le canal de l'urètre sans incision préliminaire; 5° brisement mécanique.

1° *Médicamens lithontriptiques ingérés dans les organes de la digestion.*—Nous n'avons rien à ajouter aux détails donnés sur la médication lithontriptique à l'article *gravelle;* nous ferons seulement observer que si cette médication est souvent insuffisante dans le cas où les graviers sont tous formés, on doit croire quelle le sera encore plus lorsqu'il s'agira de calculs plus ou moins volumineux à dissoudre. Passons aux moyens qui s'appliquent spécialement au traitement des pierres contenues dans la vessie.

2° *Injections dissolvantes dans la vessie.*—Les médicamens lithontriptiques pris à l'intérieur ne pouvant agir sur les calculs contenus dans la vessie que d'une manière très-indirecte, on a pensé qu'une injection portée dans ce viscère offrait un moyen plus certain pour opérer cette dissolution, le liquide dont on fait choix exerçant alors une action immédiate sur le calcul. Les avantages de ce mode de médication étant reconnus, il fallait trouver un moyen propre à séparer les élémens de la pierre sans trop irriter la vessie.

Long-temps avant de connaître les substances qui entrent dans la composition des calculs urinaires, on avait fait pour dissoudre ces concrétions par la voie de l'injection des tentatives qui, bien que dirigées par le hasard, semblaient cependant avoir donné quelques résultats favorables. Hales, qui voyait entre le tartre du vin et les calculs vésicaux une grande analogie, avait été conduit, malgré ces idées erronées, à faire des expériences très-curieuses pour prouver l'innocuité des injections portées dans la vessie avec des liqueurs acides et alcalines. Langrisch a introduit dans la vessie de quelques chiens des injections avec de l'eau de chaux contenant quelques gouttes d'une solution de potasse caustique. Butter a imaginé un appareil pour porter cette injection dans la vessie de l'homme; Rutherfood l'a essayé sur un Écossais. La présence d'une pierre volumineuse ayant été reconnue par la sonde, on injecta soir et matin quelques onces d'eau de chaux; cette même eau fut donnée en boisson. Après quatre mois de traitement, les douleurs cessèrent et on ne trouva plus de pierre.

Deux choses manquaient à la méthode de traitement par les injections; 1° distinguer les calculs solubles dans les alcalis de ceux qui peuvent être dissous par les acides; 2° connaître de quelle nature est le calcul contenu dans la vessie. Ce second point présente des difficultés qui ne sont pas encore aplanies. Les belles recherches de Fourcroy et de M. Vauquelin nous ont procuré des données exactes sur le premier; elles nous ont appris que la lessive de potasse ou de soude pure étendue d'eau jusqu'au point de pouvoir être facilement supportée dans la bouche, et même d'être avalée, ramollit, fond et dissout en quelques jours l'acide urique natif ou les petits calculs, ainsi que les fragmens des gros qu'on tient plongés dans ce dissolvant; que l'acide nitrique ou l'acide muriatique assez affaiblis pour imiter une simple limonade et pour n'être guère plus âcres que l'urine, ramollissent et dissolvent beaucoup plus vite encore les phosphates calcaire et ammoniaco-magnésien. Quant aux calculs d'oxalate de chaux, ce sont les plus difficiles à détruire par des réactifs faibles. On réussit cependant à les dissoudre dans de l'acide nitrique étendu d'eau ou dans une lessive de carbonate de potasse ou de soude; mais leur dissolution exige beaucoup plus de temps. Les liqueurs alcalines ou acides doivent être injectées dans la vessie à la température de vingt-cinq degrés environ; on fait séjourner chaque injection depuis un quart d'heure jusqu'à une heure. Après chaque injection il est prudent de porter de l'eau tiède dans la vessie. Comme les injections, faites d'abord trois ou quatre fois, et ensuite six ou huit fois par jour, doivent être continuées pendant long-temps, il est nécessaire que les malades gardent la sonde. On ne peut espérer d'obtenir quelques succès, dit Fourcroy, qu'en mettant une grande persévérance dans le mode de traitement qui doit être nécessairement très-long.

Si des réactifs faibles introduits en petite quantité dans la vessie pendant un temps limité exercent sur les calculs qui s'y trouvent contenus une action assez marquée, la dissolution doit être opérée plus rapidement lorsque le liquide dissolvant arrive dans la vessie par un courant presque continu. C'est d'après ce raisonnement et dans l'intention d'arriver à ce but, que Hales fit construire une sonde à double courant, qu'il adapta à un appareil propre à faire parvenir dans la vessie une grande quantité de liquide. La liqueur était introduite dans la vessie par un des tuyaux de la sonde, et elle sortait par l'autre après avoir circulée dans la cavité de ce viscère. M. Gruithuisen a modifié plus tard l'appareil de Hales. Ce chirurgien allemand comptant sur la collision que le liquide exerce sur la pierre, a proposé de faire arriver l'eau dans la vessie, d'une hauteur de trente pieds environ; enfin, en 1821, M. J. Cloquet proposa de dissoudre les calculs avec de l'eau distillée, et de faire parvenir cette eau dans la vessie au moyen d'une sonde double; ce chirurgien ingénieux, avant de tenter ce moyen sur l'homme, soumit à un courant d'eau distillée des calculs de diverse nature; il avait eu la précaution de placer sur les calculs, de distance en distance, une goutte de cire à cacheter, qui, préservant quelques points de la pierre de l'action de l'eau distillée, pût lui indiquer le point de départ. Une pierre soumise pendant un mois, cinq heures chaque jour, à l'action du courant, avait perdu une ligne et demie de son diamètre. M. Cloquet va publier incessamment un beau travail sur les calculs urinaires dans lequel il offrira le tableau du degré de solubilité des différens calculs par l'eau distillée.

On a craint, non sans quelque apparence de raison, que des liqueurs capables d'agir sur les calculs ne portassent leur énergie sur les parois de la vessie, et ne désorganisassent ce viscère. Un pareil malheur, qu'on assure avoir eu lieu dans quelques essais imprudens où l'on a employé des lessives alcalines ou des acides trop concentrés pourrait être évité si l'on parvenait à envelopper préalablement le calcul dans une sorte de poche qui, n'étant pas altérée par les réactifs, préserverait la vessie de leur atteinte. On pourrait en même temps espérer de dissoudre plus sûrement et plus proptement les concrétions urinaires, puisqu'on serait autorisé alors à employer des injections plus actives. Percy a déposé dans les archives de l'ancienne Académie de chirurgie la description et les dessins d'un instrument qu'il destinait à cette opération. M. Civiale, dans ces derniers temps, a conçu aussi l'espoir de faciliter la dissolution des calculs dans la vessie, en les enveloppant dans une sorte de poche; mais comme Percy, il a été arrêté par la difficulté de trouver un tissu inaltérable. MM. Leroy et Robinet se sont occupés du même objet. Le premier a proposé d'envelopper le calcul dans une poche de toile faite avec de l'amiante; et le second, dans un petit sac fait en baudruche.

Les injections poussées dans la vessie, quoique promettant

d'avantage que les lithontriptiques administrés à l'intérieur, n'ont pas eu plus de succès.

3° *Dissolution par la pile voltaïque.*—Lorsqu'on eut reconnu que le galvanisme pouvait exercer une action très-puissante sur les corps inorganiques, et en déterminer la décomposition, on pensa qu'il serait possible de l'appliquer à la dissolution des calculs urinaires. M. Bouvier des Mortiers fut le premier qui conçut et manifesta cet espoir. M. Gruithuisen entreprit d'en démontrer l'exactitude; il fit exécuter des sondes propres à isoler l'un de l'autre les deux fils conducteurs; ce chirurgien trouva qu'aucune pierre ne résiste à l'action d'une bonne pile de trois cents couples. En 1823 MM. Prevost et Dumas eurent également l'idée d'appliquer la pile galvanique à la dissolution des calculs urinaires. Une pierre introduite dans la vessie d'un chien a été soumise par ces habiles expérimentateurs à l'action d'une pile de cent-quarante paires de deux pouces de diamètre: il n'y eut pas de symptômes d'inflammation de la vessie; la pierre parut avoir diminué de volume. Le résultat définitif de cette expérience n'a point été publié.

4° *Extraction des calculs de la vessie sans incision préliminaire.*—Les écrivains rapportent que des calculs gros comme des pois, des noisettes, des olives et même du volume de petites noix se sont échappés spontanément de la vessie de l'homme, et ont traversé ensuite toute l'étendue du canal de l'urètre. Chez la femme, des pierres beaucoup plus grosses sont sorties par la même voie. Ces faits, dus aux seuls efforts de la nature, ont dû suggérer aux praticiens l'idée de dilater le canal de l'urètre, afin de déterminer et de faciliter l'issue des calculs. La dilatation de l'urètre a été d'abord mise en usage par les Égyptiens; ils avaient recours à l'insufflation. Lorsque le canal avait acquis par ce moyen les dimensions jugées nécessaires, le chirurgien introduisait le doigt dans l'anus, poussait le calcul vers le col de la vessie et le forçait à s'engager dans l'urètre. Prosper Alpin a vu un médecin arabe extraire de la sorte des calculs gros comme des olives et même comme des petites noix. Ledran a conseillé, pour dilater l'urètre, de se servir de cordes à boyaux. On emploie maintenant des sondes en gomme élastique qui, se succédant d'une manière graduée, produisent bientôt l'effet désiré. Lorsque la dilatation paraît assez grande, on engage le malade à retenir ses urines; lorsqu'on juge qu'il s'en est amassé une certaine quantité, on le fait incliner en avant, et on retire brusquement la sonde : le flot d'urine entraîne ordinairement le corps étranger. Chez la femme, la dilatation du canal de l'urètre a été pratiquée un grand nombre de fois, et on est parvenu, par ce moyen à extraire des calculs très-volumineux. Différens moyens ont été employés pour opérer cette dilatation. Aujourd'hui on se sert d'éponges préparées, dont on augmente peu à peu la grosseur. Pour ne pas empêcher l'écoulement de l'urine, M. A. Cooper conseille de placer une sonde au centre de l'éponge.

La dilatation du canal de l'urètre ne doit procurer l'issue que des petits calculs : en effet, on n'obtient un diamètre de cinq lignes qu'avec peine. On sait que chez la femme la dilatation peut être portée beaucoup plus loin; mais outre la douleur qui est inséparable d'une distension forcée, on peut donner lieu à une incontinence d'urine. Pour peu que les calculs soient volumineux, il vaut donc mieux les briser et les extraire par morceaux que de chercher à les faire sortir entiers.

On ne s'est pas toujours borné à dilater le canal pour favoriser la sortie des calculs. Lorsque leur volume n'était pas trop considérable, on a été les saisir jusque dans la vessie, et on les a amenés au dehors. Sanctorius a décrit une pince à trois branches qu'il introduisait fermée dans le canal de l'urètre : parvenue dans la vessie, la pince s'ouvrait, au moyen d'un stylet que l'on glissait dans son intérieur. Desault pensait qu'en alongeant la pince de Halès, attribuée mal à propos à Hunter, on pourrait aller saisir une pierre dans la vessie. M. A. Cooper a extrait d'une même vessie quatre-vingt-quatre petits calculs au moyen de sa pince courbe.

5° *Brisement mécanique des calculs urinaires contenus dans la vessie.*— Quelques médecins ont proposé tout récemment d'introduire par l'urètre un appareil instrumental propre à saisir ces corps dans la vessie, et à les réduire en poudre ou en fragmens assez petits pour pouvoir être entraînés et sortir avec les urines. Ce projet aussi hardi qu'ingénieux, et qui doit désormais prendre rang parmi les conquêtes de la chirurgie moderne, a été exécuté en France. Avant de faire connaître le nom des médecins recommandables qui ont proposé ce nouveau moyen, avant de décrire les instrumens dont ils se servent, et la manière dont ils procèdent, je crois devoir jeter un coup d'œil rapide sur les tentatives faites antérieurement pour briser les calculs et les extraire sans le secours de la lithotomie.

Albucasis est le premier qui ait recommandé de briser le calcul engagé dans l'urètre quand on ne pouvait pas l'extraire autrement; il se servait pour cela d'un fer triangulaire qu'il introduisait avec précaution, jusqu'au calcul. Ce corps étranger était maintenu au moyen d'une ligature placée autour de la verge et derrière lui. Ambroise Paré introduisait un foret à la faveur d'une canule; lorsque l'instrument touchait la pierre, il faisait tourner le foret entre ses doigts. Fischer a fait construire un perforateur avec lequel il faisait au calcul un trou de la grosseur d'une plume d'oie. Introduisant ensuite dans ce trou les mors d'une pince, il cherchait à briser, en les écartant, le calcul engagé dans l'urètre.

Haller dit que Sanctorius a donné le dessin d'un cathéter à trois branches dans lequel il introduit une tige terminée en forme de flèche que l'on fait agir sur les calculs contenus dans la vessie pour les briser. En méditant le passage de Sanctorius, on voit que cet auteur n'avait point en vue le brisement de la pierre, mais qu'il se proposait seulement de faire l'extraction des petits calculs à travers le canal de l'urètre. Deux hommes étrangers à la médecine, deux malades ont essayé de se débarrasser eux-mêmes des calculs qui les faisaient souffrir depuis plusieurs années. Un moine de Cîteaux introduisait dans sa vessie une sonde creuse et flexible, il faisait glisser ensuite, dans cette sonde, une longue tige d'acier droite, et terminée en biseau. Lorsqu'il avait rencontré le calcul et qu'il avait appuyé son ciseau contre ce corps, il prenait un marteau d'acier avec lequel il frappait à petits coups secs et brusques sur le bout extérieur de la tige. Ces percussions réitérées manquaient rarement de détacher quelques parcelles, quelques éclats que les urines entraînaient au dehors. Ce religieux avait eu le soin de les recueillir, et en avait rempli une boîte qu'il montrait aux curieux. Un officier anglais imagina, pour se débarrasser d'un calcul qu'il portait dans la vessie depuis plusieurs années, d'introduire une canule dans l'urètre et de faire passer dans cette canule un mandrin courbe en acier sur la convexité duquel il avait pratiqué une petite lime bien trempée. Il fit passer et repasser si souvent cette lime sur le calcul, qu'il finit par l'user et le réduire en poudre.

M. Gruithuisen est, je crois, le premier médecin qui ait publié, en 1813, le modèle d'un appareil pour briser les pierres dans la vessie. A la vérité, ce médecin ne se proposait en perforant plusieurs fois le calcul que de permettre aux agens dissolvans de s'insinuer dans son intérieur, et de hâter par là, la destruction du corps étranger. Il veut qu'on introduise une sonde d'un calibre convenable, et dans cette sonde, une tige armée d'un trépan destiné à diviser la pierre à l'extrémité opposée; cette tige entourée d'une poulie est mise en rotation au moyen d'un archet. Deux trous pratiqués sur les parties latérales et inférieures de la sonde laissent passer des fils métalliques qui vont former une anse destinée à saisir le calcul. L'auteur n'a donné aucune suite à son projet qui paraît même n'avoir jamais reçu d'exécution. En 1819, M. Eldgerton imagina, pour briser les calculs dans la vessie, un instrument courbe, qui, lorsqu'il est développé, présente quatre pièces articulées, qu'un ressort fait écarter en espèce de losange. La pierre saisie par les côtés de ce losange est soumise à l'action d'une lime supportée par une tige élastique; ce chirurgien anglais ne paraît pas avoir donné de suite à ses idées.

Ce nouveau projet d'opération, consigné dans des journaux étrangers, était-il connu en France à l'époque où trois jeunes médecins de la faculté de médecine de Paris (MM. Amussat, Civiale et Leroy) s'occupaient, dans le même moment, et peut-être à l'insu les uns des autres, des moyens de briser les calculs vésicaux par des agens mécaniques? On sent que cela est assez difficile à déterminer. Quoi qu'il en soit de cette opinion, on sait que ces médecins ont proposé leurs procédés presque à la même époque, et que les instrumens de MM. Civiale et Leroy ayant quelque analogie, il s'est élevé entre ces estimables confrères une discussion sur la question de priorité d'invention et de publication. Les bornes de cet article ne me permettent pas de mettre sous les yeux du lecteur les pièces de cette espèce de procès. Je me bornerai à rappeler rapidement les travaux de chacun de ces médecins. M. Amussat, connu si avantageusement par ses belles préparations anatomiques et par une heureuse application de la mécanique à la pratique de la chirurgie, a proposé un brise-pierre que je ne décrirai pas, parce que ce médecin ne semble pas avoir poursuivi ses premières vues sur le broiement des calculs. M. Leroy a publié un ouvrage qui renferme un aperçu très-bien fait des divers procédés employés jusqu'à ce jour pour guérir de la pierre sans avoir recours à l'opération de la taille. Ce médecin, ne sachant pas encore qu'on pouvait parvenir dans la vessie avec une sonde droite, avait d'abord fait construire, pour briser les calculs, un instrument courbe, analogue à celui de M. Eldgerton; il l'abandonna bientôt, et en fit faire des droits. Celui qu'il montra en 1822, à l'Académie royale de médecine, était garni de quatre ressorts de montre et d'une tige de fer munie d'un petit trépan destiné à perforer le calcul. Plus tard il a proposé d'appliquer au brisement des pierres le tire-balle d'Alphonse Ferri auquel il a adapté le perforateur dont je viens de parler. M. Leroy avoue n'avoir fait des essais que sur deux malades; M. Civiale, qui semble avoir appelé et fixé sur lui seul l'attention du public, a, en effet, sur ses compétiteurs l'avantage incontestable d'avoir brisé le premier, et un grand nombre de fois, des calculs sur l'homme vivant. Ce médecin a présenté à l'Académie des sciences un mémoire très-étendu sur la destruction des calculs vésicaux par des moyens mécaniques. Ce travail, médité par son auteur pendant six ans, a fixé l'attention de l'Académie; une commission a été nommée pour examiner le procédé opératoire et les instrumens nécessaires à son exécution; elle a été très-satisfaite des essais faits en sa présence. Depuis cette époque, vingt-huit malades ont été opérés par M. Civiale. Ce médecin admet volontiers à ses opérations tous ceux de ses confrères qui en montrent le désir : j'ai assisté à deux séances; j'ai été très-satisfait des procédés opératoires et de leur mode d'exécution. M. Civiale y a donné des preuves d'une grande habileté et de beaucoup de dextérité. Ce médecin étant encore le seul qui pratique habituellement le broiement de la pierre, je vais décrire succinctement l'appareil instrumental, le procédé qu'il emploie et les résultats qu'il a obtenus. Toutefois avant de commencer cet exposé, je dois citer le nom de deux jeunes médecins qui s'occupent du même point de thérapeutique, MM. Heurteloup et Meyrieux. Le premier de ces médecins vient de faire quelques essais à l'Hôtel-Dieu sous les yeux du premier chirurgien de ce grand hôpital.

L'appareil instrumental de M. Civiale, consiste, 1° en une canule ou sonde droite, de onze pouces de longueur, et d'un diamètre qui varie depuis deux, jusqu'à trois lignes et demie; elle est ouverte par ses deux extrémités : à l'une d'elles se trouve un rebord de trois lignes; une vis de pression et un engrenage destiné à recevoir un touret; 2° une seconde canule également métallique, plus longue de trois pouces, d'un diamètre moindre, est divisée à l'une de ses extrémités en trois branches élastiques et recourbées en dedans en forme de crochet ; c'est ce qui constitue la pince destinée à saisir et à fixer la pierre dans la vessie : on fixe à l'autre extrémité une plaque qui fait rebord, et facilite les mouvemens qu'on doit lui imprimer, lorsqu'elle est placée dans la canule extérieure, qui lui sert de gaîne. Aux extrémités correspondantes de ces deux canules, sont des appareils propres à empêcher l'écoulement du liquide, pendant l'opération; 3° une tige d'acier, plus longue de six lignes que la canule intérieure, dans laquelle elle est reçue, constitue le *lithotriteur* ou la partie de l'appareil destiné à broyer la pierre. Pour augmenter son action sur le calcul, M. Civiale y a ajouté une tête garnie de dents, et disposée de manière à attaquer la pierre par une surface de 3, 4, 5, et même 6 lignes de diamètre, suivant la grosseur de l'instrument employé. Cette tête a de plus, l'avantage en retirant le lithotriteur, d'augmenter à volonté l'écartement des branches de la seconde canule. Une ou plusieurs pinces, un touret dans le genre de ceux dont servent les horlogers, plusieurs poulies, un archet ou une manivelle à rouages; tel est l'appareil instrumental employé par M. Civiale.

Ce medécin fait subir à ses malades un traitement préparatoire, qui consiste en général à observer pendant huit ou dix jours un régime doux, à éviter la fatigue, à prendre quelques bains, des lavemens. On introduit chaque jour, dans l'urètre, des sondes flexibles, que le malade garde de cinq à dix minutes.

Lorsqu'on veut pratiquer l'opération, on place le malade sur un lit étroit ou sur un canapé, le sacrum un peu élevé, et les membres abdominaux légèrement fléchis. On introduit dans la vessie, au moyen d'une sonde, une quantité d'eau suffisante pour tenir écartées les parois de ce viscère; on prend un instrument proportionné à la capacité de l'urètre et au volume présumé de la pierre; on l'introduit dans la vessie, après l'avoir préalablement enduit d'un corps gras; on cherche, on charge et l'on fixe la pierre dont on apprécie le volume par l'écartement des branches, écartement que l'on connaît au moyen d'une échelle graduée. On procède à la trituration, après avoir adapté à l'instrument le touret avec ses accessoires, et l'archet ou la manivelle. Si la pierre est petite, si le lithotriteur, dans son mouvement de rotation, attaque toute sa surface, l'opération peut être terminée en peu de minutes. Lorsque la pierre est plus volumineuse, ou qu'il y en a plusieurs, l'opération est moins prompte; il faut même la recommencer à plusieurs reprises, mais en ayant soin de ne pas prolonger chaque séance au delà de dix minutes. En général, le malade n'éprouve aucune espèce d'accidens, et on peut recommencer au bout de quatre ou cinq jours. Immédiatement après chaque opération, le malade rend avec les premières urines un peu de *detritus* et quelques fragmens calculeux; on prescrit ce jour-là un bain tiède, un régime plus ou moins sévère, des boissons abondantes et le repos. Le lendemain, le malade reprend sa manière de vivre accoutumée. Quelques malades rendent, après l'opération, des urines sanguinolentes. Le sang paraît venir alors de l'urètre, ainsi qu'on l'observe quelquefois après le cathétérisme simple. Les applications de cette méthode peuvent être multipliées sans danger; la vessie semble s'accoutumer à la présence des instrumens. Un malade a éprouvé, à la suite de cette opération, des accidens qui se sont terminés par la mort; on a reconnu, par l'ouverture du corps, que ces accidens étaient dus à une inflammation de l'estomac. Dans plusieurs autres cas, que l'on avait jugés défavorables, il s'est manifesté des phénomènes morbides qui paraissaient tenir, les uns aux désordres occasionés par le séjour prolongé de la pierre dans la vessie; les autres étaient dus à quelques complications fâcheuses.

On a fait plusieurs objections à cette nouvelle opération; je me bornerai à signaler les suivantes : on a cru que les recherches nécessaires pour saisir, broyer, retourner la pierre, et pour extraire les fragmens, devaient occasioner de vives souffrances. La plupart des malades supportent cette opération sans accuser de fortes douleurs. On en a vu retourner chez eux à pied, immédiatement après l'opération. On a pensé que des débris du calcul, restés dans la vessie après l'opération, pourraient devenir le noyau de nouvelles pierres. Trois malades sont morts, mais d'une maladie qui était étrangère à l'opération; on n'a trouvé dans leur vessie aucune trace de l'ancienne affection. Les premières personnes opérées par M. Civiale continuent à jouir d'une bonne santé. On a dit avec raison, que cette opération n'était pas applicable aux cas où le calcul est très-volumineux. L'expérience apprend qu'elle réussit d'autant mieux, que la maladie est moins ancienne, et que la pierre est plus petite. En général, on ne pratique guère cette opération qu'après la puberté. En effet, les enfans ne peuvent que difficilement jouir de ses bienfaits, à cause du diamètre moindre de l'urètre, de la courbure plus marquée de ce canal, et enfin, à cause du défaut de patience et de docilité. J'ai déjà dit que les malades supportent en général cette opération sans éprouver de dérangemens notables; par conséquent, elle est, par elle-même, peu dangereuse. Lorsqu'elle n'a pas le succès désiré, on peut avoir recours à la lithotomie.

Il existe des dispositions particulières, des vices organiques, des maladies de l'appareil urinaire, qui doivent mettre un obstacle à l'exécution de cette opération. Ainsi, il y a des individus chez lesquels la sensibilité est telle que l'introduction de la sonde est insupportable et détermine des convulsions. Le mauvais état de santé des calculeux, l'existence d'autres maladies, une cystocèle congéniale, les calculs des reins et des urètres, lorsqu'ils ont produit la destruction de l'organe, ou profondément altéré la santé du sujet, les calculs enchatonnés, le spasme de la vessie, le catarrhe aigu, la cystite, les ulcérations de ce viscère, les tumeurs fongueuses, l'engorgement variqueux, l'épaississement de la vessie, l'engorgement de la prostate, les rétrécissemens du canal de l'urètre, sont autant de maladies qui contre-indiquent l'opération de la lithotritie, nom donné par M. Civiale à l'opération que je viens de décrire.

(MURAT.)

PIERRE A CAUTÈRE. *Voyez* POTASSE A LA CHAUX.

PIERRE INFERNALE; nitrate d'argent fondu. *Voy.* ARGENT.

PIERREUX, adj. (anat.), synonyme de PÉTRÉ ou PÉTREUX.

PIGNON, s. m., On distingue, dans le commerce, deux espèces de pignons : les pignons doux, et les pignons d'Inde. Nous avons déjà parlé de ces derniers à l'article *médicinier*. *Voyez* ce mot.

PIGNONS DOUX. On appelle ainsi les fruits d'une espèce de pin (*pinus pinea*, L.) de la famille des Conifères, que pour cette raison, on appelle *pin pignon*. C'est un des plus beaux arbres de cette famille intéressante; il est originaire des contrées méridionales de l'Europe, et son port le distingue facilement des autres espèces de son genre. En effet, son tronc, simple inférieurement, se termine à sa partie supérieure, par une vaste cime convexe et bombée. Ces pignons doux étaient d'abord renfermés entre les écailles d'un cône, de la grosseur des deux poings; ils sont ovoïdes, noirâtres, composés d'un teste osseux et très-dur, formant une sorte de noyau, qui renferme une amande blanche, charnue, recouverte d'une pellicule mince, sèche et brunâtre. Cette amande, qui est allongée, a un saveur douce, agréable, assez semblable à celle des amandes douces. Dans le midi de la France, et en Italie, on en mange beaucoup. On peut en préparer une émulsion qui est très-agréable, et remplace parfaitement celle qu'on prépare avec les graines de l'amandier. (A. RICHARD.)

PILEUX, EUSE, adj., *pilosus*; qui a rapport aux POILS.

PILIER, s. m., *pila*, *columna*. Expression employée en anatomie pour désigner certaines parties, comme les PILIERS DU VOILE DU PALAIS, du DIAPHRAGME, la voûte à trois piliers. *Voyez* ENCÉPHALE. (MARJOLIN.)

PILULE, s. f., *pilula*. Nom donné à des médicamens de forme ronde, de consistance presque solide, composés de poudres mêlées avec soin et incorporées au moyen d'un sirop, d'un mucilage, du miel, ou d'une conserve. Ce mélange, que sa consistance doit permettre de manier facilement sans qu'il adhère aux doigts, est divisé en globules du poids d'un grain jusqu'à six grains. Les bols ne diffèrent des pilules qu'en ce qu'ils sont plus volumineux et plus mous. Pour les prendre, on les enveloppe avec avantage dans du pain azyme. Cette forme de médicament est la plus favorable, quand il s'agit d'administrer des substances désagréables au goût. Lorsque la masse est divisée en globules, on roule ordinairement ceux-ci dans une poudre inerte, telle que celles de réglisse ou de lycopode; ou bien on les enveloppe de feuilles d'or ou d'argent, lorsqu'elles ne contiennent ni sels mercuriels, ni préparations de soufre. Par là, on empêche les pilules d'adhérer entre elles, et quand le malade les prend, elles ne laissent pas dans le gosier une saveur désagréable.

Les pilules sont le plus souvent composées extemporanément d'après les ordonnances variées du médecin; mais il en est d'officinales, que l'on conserve toutes faites d'après des formules constantes. Toutefois ce n'est pas sous la forme de globules ou de pilules qu'elles sont conservées, mais en masse, dont on fait au besoin celles-ci; c'est ce que l'on nomme masse pilulaire; autrement elles seraient exposées à s'altérer et surtout à durcir considérablement. Les masses pilulaires elles-mêmes exigent certains soins pour ne pas subir cette altération à laquelle elles sont également sujettes quand elles sont composées depuis longtemps; les masses pilulaires les plus usitées sont les suivantes :

PILULES DE SAVON. Avec le savon amygdalin, qui en fait le principal ingrédient, il entre dans ces pilules de la poudre de racine de guimauve et du nitrate de potasse. On fait des pilules de 1 à 6 grains que l'on prescrit à la même dose que le *savon*, *voyez* ce mot. Ces pilules sont légérement *excitantes*, *altérantes*.

PILULES D'ALOÈS ET DE QUINQUINA, dites PILULES STOMACHIQUES, ANTE CIBUM, GOURMANDES; unis à une petite proportion de cannelle et à du sirop d'absinthe, l'aloès entre pour un quart, et le quinquina pour un huitième. On les donne à la dose de 10 à 24 grains; elles sont toniques, légèrement laxatives.

PILULES D'ALOÈS ET DE SAVON. L'aloès y entre également pour un quart; elles ont les mêmes propriétés que les précédentes et s'administrent à la même dose.

PILULES D'ALOÈS ET DE MYRRHE, dites DE RUFUS. Il entre aussi dans ces pilules du safran et du sirop d'absinthe. L'aloès y est pour un quart. On les donne ordinairement à la dose de 10 à 24 grains; elles sont alors toniques et déterminent un effet légèrement laxatif; administrées à la dose d'un demi-gros à 48 grains, elles deviennent purgatives.

PILULES BALSAMIQUES, dites DE MORTON : c'est un composé de cloporte, de gomme ammoniaque, d'acide benzoïque, de safran, de baume du Pérou sec et de baume de soufre anisé. Ces pilules sont stimulantes; elles ont été préconisées dans les cas de catarrhe pulmonaire chronique, d'asthme, etc. On les administre à la dose de 1 à 6 grains.

PILULES D'ELLEBORE ET DE MYRRHE, dites PILULES TONIQUES DE BACHER : elles sont stimulantes. Elles étaient employées dans le traitement de l'hydropisie, de l'aménorrhée, de dartres, des vers. On les donnait à la dose de 1 grain chaque soir.

PILULES DE BELOSTE : elles sont composées de mercure cru, de sucre, de diagrède et de jalap. Baumé substitua la crême de tartre au sucre. Elles sont employées comme antisyphilitiques à la dose, répétée chaque jour, de 6 à 24 grains, et comme purgatives, à celle de 24 à 36 grains.

PILULES DE MERCURE, DE SCAMMONÉE ET D'ALOÈS, dites PILULES MERCURIELLES : quatre grains de ces pilules contiennent un peu moins de 1 grain de mercure, un peu plus de 4 grains de substances purgatives et un demi-grain d'aromates. Elles sont toniques, altérantes, purgatives, suivant la dose de 8 à 48 grains, à laquelle elles sont administrées.

PILULES D'ALOÈS ET DE SUBSTANCES FÉTIDES, dites PILULES BÉNITES DE FULLER : c'est un composé d'aloès, de séné, d'assa-fœtida, de galbanum, de myrrhe, de safran, de macis, de sulfate de fer, d'huile de succin, de sirop d'armoise. Les substances purgatives y entrent à peu près pour un septième; ces pilules étaient regardées comme antispasmodiques et purgatives. Ces deux genres de médications sont peu usités aujourd'hui simultanément.

PILULES D'ALOÈS ET DE GOMME-GUTTE, dites PILULES HYDRAGOGUES DE BONTIUS : c'est un composé à parties égales des deux substances nommées ci-dessus, et de gomme ammoniaque, dissoutes dans du vinaigre très-fort. La dissolution est réduite ensuite à l'aide du bain-marie, à la consistance d'extrait. Ces pilules sont drastiques et comme telles employées dans le traitement de l'hydropisie à la dose de 12 à 36 grains.

PILULES D'EXTRAIT D'OPIUM, dites DE CYNOGLOSSE; elles sont composées de poudre de racine de cynoglosse, de semence de jusquiame blanche, d'extrait vineux d'opium ou laudanum liquide, de myrrhe, d'oliban, de safran, de castoréum et de sirop d'opium pour intermède. Ces pilules sont assez usitées comme calmantes. L'opium y entre pour un neuvième. On les administre par conséquent depuis la dose de 3 à 9 grains, et plus, suivant le besoin.

PIMENT, s. m. Plusieurs plantes qui ont toutes pour caractère commun d'être excessivement âcres, portent le nom de piment. Ainsi, on donne le nom de piment ou de poivre long, au fruit du *capsicum annuum*, L. plante annuelle de la famille des Solanées, et qui est employée comme condiment, après avoir été confit dans le vinaigre. On nomme *piment de la Jamaïque*, *piment anglais*, toute épice ou poivre de la Jamaïque, les petites baies du *myrtus pimenta*, L. Elles ont une saveur et une odeur très-fortes, qui rappellent à la fois celles du girofle, de la cannelle et de la muscade; on les emploie comme condiment. Enfin, le nom de *piment royal* a été donné aux fruits du *myrica-gale*, petit arbrisseau de la famille des Amentacées, qui croît dans les lieux humides et tourbeux. Ces fruits, qui sont de petites baies globuleuses, ont la saveur du poivre; ils contiennent une huile concrète, que l'on nomme *cire* ou *beurre de gale*. (A. R.)

PIN, s. m., *pinus*. Genre de plantes de la famille des Conifères, composé d'arbres résineux et toujours verts, et dont plusieurs espèces fournissent quelques produits à la thérapeutique. Ainsi, l'on retire du pin maritime (*pinus maritima*. L.) et de quelques autres espèces voisines, diverses substances résineuses, telles que la térébenthine de Bordeaux, la poix de Bourgogne, le galipot, l'huile essentielle de térébenthine, la colophane et la poix noire. Les fruits du pin pignon (*pinus pinea*, L.) sont connus sous le nom de *pignon doux*, et renferment une amande bonne à manger. (A. RICHARD.)

PINCE, s. f., *volsella*. On emploie ce mot pour désigner un assez grand nombre d'instrumens dont les anatomistes et les chirurgiens se servent dans la plupart de leurs préparations et dans beaucoup d'opérations. La pince est en général destinée à suppléer la main : en effet, on a recours à cet instrument toutes les fois que l'on veut saisir un corps quelconque que l'on ne peut enlever ou soulever convenablement au moyen des doigts; ainsi, on se sert d'une pince dans les pansemens pour détacher des pièces d'appareil; dans plusieurs opérations, pour saisir et extraire des tumeurs, des corps étrangers renfermés dans nos organes; pour lier les vaisseaux, pour soulever des parties délicates que l'on veut isoler ou disséquer, etc. etc. Des usages aussi variés réclament nécessairement des instrumens de forme et de dimension différentes. Je ne parlerai pas ici de toutes les pinces qui ont été proposées successivement, ni des nombreuses modifications qu'on a cru devoir leur faire subir. Je ne m'occuperai que de celles dont on se sert de nos jours. Je vais décrire le plus succinctement qu'il me sera possible : 1° la pince à pansement; 2° la pince à polype et à faux germe; 3° la pince de Muzeux; 4° la pince à dissection et à ligature; 5° la pince à cataracte; 6° enfin la pince de Hunter et celle de M. A. Cooper.

1° *Pince à pansement.*—Cet instrument, que l'on désigne sous le nom de pince à anneaux, est le plus ordinairement en acier, assez souvent en argent et quelquefois en or ou en vermeil; il a quelque ressemblance avec les ciseaux droits; il est composé de deux branches de même longueur, polies et arrondies à l'extérieur, aplaties à l'intérieur, unies ensemble par jonction passée, et fixées l'une à l'autre à l'aide d'un clou rivé. Chaque branche peut être divisée en partie antérieure et en partie postérieure. La première commence au-devant de la jonction passée et se termine par une extrémité mousse et arrondie extérieurement. La face opposée de cette extrémité est garnie dans l'étendue de quatre à cinq lignes de dentelures transversales. Cette branche antérieure, qui a deux ou trois pouces de longueur, est un peu courbée dans son milieu, disposition qui donne au bec de la pince la faculté de saisir les corps les plus déliés. La partie postérieure de la pince longue de deux pouces se termine par deux anneaux adaptés à son côté externe. La totalité de l'instrument a environ cinq pouces et demi de longueur. La pince à pansement, pour être bonne, doit être libre et facile dans ses mouvemens, et les deux faces de son extrémité antérieure se toucher exactement. L'écartement des anneaux détermine, à raison du croisement des branches, un écartement analogue des extrémités opposées de celles-ci.

Cet instrument est tellement nécessaire qu'il doit se trouver toujours dans la trousse du chirurgien. Il sert à enlever les pièces d'appareil, à nettoyer les plaies, à extraire les corps étrangers que l'on y découvre; à soulever les parties molles altérées dont on veut faire la résection, et enfin à porter dans le fond des plaies de la charpie sèche ou garnie de substances médicamenteuses. On emploie encore cet instrument pour extraire différens corps étrangers contenus dans le nez, les oreilles, etc. Lorsque ces corps doivent présenter quelque résistance, on doit donner la préférence aux pinces d'acier. Pour se servir de la pince à pansement, il faut passer le pouce dans un des anneaux, le doigt annulaire dans l'autre, placer le second et le troisième doigt sous la branche correspondante, porter l'instrument fermé sur les objets qu'on veut saisir, l'ouvrir, charger ceux-ci et les retirer doucement. *Voyez* PANSEMENT.

2° *Pince à polype, pince à faux germe.*—La pince dont on se sert pour arracher et extraire les polypes, diffère sous plusieurs rapports de celle que je viens de décrire. Comme cette dernière, elle est formée à la vérité par deux branches dont l'union se fait par jonction passée, et se termine postérieurement par deux anneaux; mais la pince à polype, toujours confectionnée avec de l'acier, et longue de six, huit ou dix pouces, présente non-seulement de plus grandes dimensions, mais encore un degré de solidité qui lui permet de se prêter à l'emploi d'une plus grande force. La partie postérieure de cette pince est plus longue que celle de la pince à pansement. Sa partie antérieure légèrement arrondie en dehors, aplatie en dedans, se termine par une extrémité large, mousse et arrondie. On remarque sur cette extrémité, qui est un peu creuse en dedans, deux petites ouvertures qui ont quatre lignes de hauteur sur deux lignes et demie de diamètre. Les bords de cette espèce de cuiller fenêtrée sont garnis de dentelures qui s'entrecroisent avec celles du côté opposé. Les pinces à polype sont droites ou courbes; ces dernières sont courbes, tantôt sur leur plat, tantôt sur leur côté. M. Dupuytren se sert, pour l'arrachement des tumeurs fibreuses souvent implantées d'une manière très-solide dans les cavités nasales, de pinces très-fortes, très-épaisses, dont les extrémités sont garnies à leur surface interne de dents nombreuses, aiguës et recourbées.

La pince à faux germe, imaginée par Levret, se compose de deux branches égales, unies par jonction passée. Une des extrémités de cet instrument se termine en anneau, tandis que l'autre forme une cuiller fenêtrée oblongue, et légèrement courbée. Ces cuillers laissent entre elles un espace suffisant pour loger le corps qu'on se propose d'extraire. Cet instrument, qui a de huit à neuf pouces de longueur, est peu ou point usité; on pourrait très-bien le remplacer, s'il devenait jamais nécessaire, par la pince à polype.

3° *Pince de Museux.* — Cette pince, qui porte le nom de son auteur, chirurgien à Reims, est composée de deux branches courbes. Chaque branche se termine par une double érigne. Les pointes de ces quatre crochets, s'enfonçant dans les tissus, ne leur permettent pas de s'échapper, une fois qu'il ont été bien saisis. Cette pince est si commode, que tous les chirurgiens la portent maintenant dans leur trousse. M. Museux l'avait proposée pour saisir les glandes amygdales, dont on veut faire la réfection; on s'en sert à présent dans un très-grand nombre d'opérations, et spécialement dans les cas où l'on se propose de tirer à soi différentes tumeurs plus ou moins volumineuses.

4° *Pince à dissection, pince à ligature.* — Cet instrument se compose de deux lames d'acier ou d'argent, réunies en arrière et libres en avant. Ces lames ou branches aplaties, sont lisses et polies à l'extérieur. Présentant de cinq à six lignes de largeur vers leur base, elles vont toujours en diminuant de largeur, en augmentant d'épaisseur, et se terminent par une extrémité alongée et mousse. Cette extrémité est garnie, à sa face interne, de petites dents transversales, afin de pouvoir serrer plus exactement les corps ou les tissus qu'on veut saisir. Les branches de cet instrument s'écartent l'une de l'autre par leur propre ressort, et se joignent lorsqu'on les rapproche avec les doigts. Ces pinces ont ordinairement de quatre à cinq pouces de longueur. Les couteliers en confectionnent qui ont de dix à douze pouces, et qui sont fortes en proportion. Bayle en employait de semblables dans ses travaux anatomiques, le mauvais état de sa santé lui faisant appréhender de toucher aux cadavres. La force d'élasticité des pinces, ne doit être ni trop considérable, ni trop faible; il faut qu'une pression légère puisse opérer le rapprochement de la partie antérieure de ses branches; que les deux extrémités de cet instrument ne soient ni trop mousses, ni trop pointues; qu'elles s'appliquent exactement l'une contre l'autre, il faut enfin que les rainures s'emboîtent bien.

Cet instrument a éprouvé plusieurs modifications. Je ne parlerai ici que des pinces à coulisse. A un pouce au-dessous de l'union des deux lames, celles-ci sont percées d'une coulisse longue de seize lignes, dans laquelle joue un petit coulant qui, abaissé rapproche les extrémités de la pince, et qui leur permet au contraire de s'écarter lorsqu'il est relevé. On se sert de ces sortes de pinces lorsqu'on est seul, et qu'il est cependant urgent de saisir et de lier un vaisseau sanguin, ou lorsque peu confiant dans les aides dont on est entouré, on veut faire soi-même la ligature de ce même vaisseau.

On se sert des pinces que je viens de décrire pour soulever les parties qu'on veut disséquer; on emploie le même instrument dans plusieurs opérations de chirurgie, spécialement pour saisir les vaisseaux; attirer leur extrémité au delà de la plaie, afin d'en faire la ligature. De grosses pinces conviennent pour les artères volumineuses; on doit en prendre de dimensions moindres, pour les vaisseaux de moyenne grosseur, et pour ceux qui sont d'une grande ténuité. Cet instrument doit se trouver toujours dans l'étui portatif du chirurgien.

5° *Pince à cataracte.* — Cette pince ressemble entièrement à celle que je viens de décrire, seulement elle est construite sur de plus petites dimensions; ses extrémités doivent être très-ténues, et se joindre avec une grande exactitude. M. Maunoir a proposé d'apporter quelques modifications à la pince à cataracte; il veut que cet instrument se termine par deux petites lentilles fenêtrées, et dans quelques cas, par une double érigne. Dans cette dernière modification, chaque branche porte deux petits crochets très-déliés, qui doivent s'engrainer parfaitement lorsqu'on ferme la pince. On se sert de ce petit instrument pour saisir et extraire, soit les débris du crystallin, soit les lambeaux de sa capsule. *Voyez* CATARACTE.

6° *Pince de Hunter, pince de M. A. Cooper.* — Le premier de ces instrumens, imaginé par Hales, et attribué mal à propos à Hunter, se compose de deux pièces. L'une est une tige d'acier longue de neuf pouces sur une ligne de diamètre, garnie d'un anneau à l'une de ses extrémités et fendue à l'autre dans l'étendue de deux pouces. Les deux branches formées par cette fente s'écartent par l'effet de leur propre ressort : elles sont terminées par de très-petites cuillers dentelées. La seconde pièce consiste en une sonde droite d'argent qui a six pouces et demi de longueur et deux lignes de diamètre; elle est munie de deux anneaux. Cette sonde, ouverte par ses deux extrémités, est destinée à recevoir la tige d'acier. On ouvre ou on ferme cette pince selon que l'on avance ou que l'on recule plus ou moins la tige d'acier. Cet ingénieux instrument sert à extraire les calculs engagés dans l'urètre.

M. A. Cooper a extrait de la vessie un très-grand nombre de petits calculs à l'aide d'une pince particulière. Cette pince a le diamètre et la courbure d'une sonde ordinaire; elle se termine par deux branches qui ont la forme de la pince dont on se sert le plus communément pour extraire les balles. (MURAT.)

PINÉAL, ALE, *adj.*, *pinealis,* de *pinus*, qui ressemble à une pomme de pin. On donne le nom de *glande pinéale* à un petit corps conique, d'un rouge grisâtre, peu consistant, situé entre la voûte à trois piliers et les tubercules quadrijumeaux. *Voyez* ENCÉPHALE. (MARJOLIN.)

PIPÉRINE, s. f., principe immédiat des végétaux découvert par M. Pelletier, dans le poivre noir. Il est sous forme de prismes incolores, presque insipides, peu solubles dans l'eau chaude, solubles dans l'alcohol et dans l'éther, surtout à l'aide de la chaleur. Il n'a point d'usages. (ORFILA.)

PIQURE (thérapeutique), s. f., *punctio* de *pungere*, piquer. Dans le premier volume de ce dictionnaire, M. Béclard fit connaître à l'article *acupuncture* le jugement un peu trop sévère peut-être qu'il portait alors sur l'emploi de ce moyen. Depuis cette époque, des expériences nombreuses ont appelé plus particulièrement l'attention des médecins et des physiciens sur cette opération, qui, comme tout ce qui est nouveau et singulier, a trouvé et devait trouver en effet des enthousiastes et des détracteurs. Employée dès la plus haute antiquité par les Chinois et les Japonais, on sait déjà qu'elle est l'un des principaux agens de leur médecine curative. Elle paraît avoir été apportée en Europe par Ten Rhyne, chirurgien hollandais de la fin du dix-septième siècle, qui inséra un mémoire relatif à l'acupuncture, à la suite d'une dissertation sur la goutte, publiée à Londres, en 1693. Kœmpfer donna, en 1712, dans le 3e fascicule de ses *Amœnitates academicæ*, une autre note sur le même sujet. C'est à cette double source qu'ont été puisés les renseignemens qui ont trait à l'acupuncture des Japonais et qu'on trouve dans l'histoire de la chirurgie par Dujardin, dans l'encyclopédie, le dictionnaire des sciences médicales, etc. Quoique incomplets et à certains égards même contradictoires, ces renseignemens provoquèrent de temps en temps des essais, qui n'ont été suivis toutefois avec la persévérance convenable que depuis deux ou trois ans.

MM. Berlioz, Béclard, Bretonneau, Haime, Demours, Sarlandière, etc. en France, et plus tard en Angleterre MM. Scott et Churchill se sont attachés à l'examen des phénomènes qui suivent l'introduction des aiguilles dans les corps vivans, et ont publié des observations curieuses; mais c'est surtout aux recherches multipliées et tout-à-fait neuves de M. J. Cloquet, que l'acupuncture doit sa célébrité récente, et le rang qu'elle semble désormais devoir tenir parmi les agens thérapeutiques, sinon les plus puissans, au moins les plus extraordinaires.

N'ayant pas essayé nous-mêmes assez souvent l'acupuncture dans les maladies, nous extrairons de l'ouvrage publié sous la direction de M. J. Cloquet par M. le docteur Dantu, la plus grande partie de ce que nous allons en dire.

Pour pratiquer l'acupuncture on peut se servir à peu près indifféremment de toutes espèces d'aiguilles, pourvu qu'elles soient très-fines, très-polies et très-acérées. (Celles dont se servent les Chinois ne sont pas, à ce qu'il paraît, toujours d'or ou d'argent comme on l'a cru; le plus souvent elles sont d'acier et viennent de la Hollande.) Leur longueur varie suivant la profondeur à laquelle on veut les faire parvenir. Quand elles sont d'acier elles doivent être recuites, pour éviter qu'elles ne se brisent dans l'intérieur des parties. Il est bon aussi d'adapter à leur extrémité mousse une tête en plomb ou en cire, afin de prévenir leur introduction complète dans le tissu des organes. L'aiguille ainsi préparée et la peau étant tendue convenablement, on l'enfonce perpendiculairement soit par rotation, soit et mieux, dit-on, par une pression lente et directe. La peau une fois traversée dans toute son épaisseur, on dirige ensuite la pointe de l'aiguille obliquement ou directement selon que les parties molles sont plus ou moins épaisses, et selon que le siége de la douleur est plus ou moins profond.

« Quelquefois, dit M. J. Cloquet, à l'instant même de l'introduction, le malade sent partir de l'aiguille une sorte d'étincelle électrique, qui sillonne les tissus voisins. D'autrefois on voit de légers frémissemens agiter l'aiguille introduite dans un muscle, et pendant qu'ils ont lieu, le malade éprouve des élancemens dans la région de l'aiguille. Pendant que l'instrument traverse la peau, on sent ordinairement un léger picotement : quand il pénètre dans un muscle, les contractions déterminent un tiraillement douloureux. Si le malade éprouvait auparavant des douleurs vives, il ne sent pas communément celle de l'aiguille. En général quelques minutes ou seulement une demi-heure après l'introduction, il se manifeste au pourtour de la piqûre une aréole rouge, plus ou moins régulière, d'un pouce à deux pouces d'étendue. Quand on laisse l'aiguille en place, l'aréole disparaît au bout de quelques heures : il ne sort point de sang; quelquefois cependant on en voit suinter une ou plusieurs gouttelettes, sans qu'il en résulte aucune influence sur le succès de l'opération. Généralement l'extraction est un peu plus douloureuse que l'implantation, surtout si l'acupuncture a été prolongée.

Les expériences de MM. Béclard, Bretonneau, Ségalas, Dantu, etc., ont démontré l'innocuité presque constante des piqûres faites aux artères et aux nerfs par des aiguilles très-déliées. On doit cependant éviter avec soin d'intéresser les artères d'une certaine grosseur et les gros troncs nerveux. Quant aux viscères, M. Bretonneau nous a dit avoir perforé d'outre en outre, dans plusieurs directions et avec une aiguille assez forte, le cerveau, le cervelet, les poumons, l'estomac et les intestins de jeunes chiens, sans qu'il en soit résulté aucun accident consécutif. Il y a quelques années, dit-on, que M. Velpeau fit passer une aiguille très-fine à travers les parois du cœur d'un chien et l'y laissa plusieurs minutes. L'animal ne donna aucun signe de douleur et n'éprouva pas le moindre accident. M. J. Cloquet a souvent introduit des aiguilles profondément dans la poitrine, dans la région du foie, dans l'intérieur de l'estomac et des intestins, il a piqué le testicule, sans que les malades aient présenté de phénomènes fâcheux. Enfin on assure que les Japonais, quand les mouvemens du fœtus fatiguent la mère, ne craignent pas de piquer l'utérus et le fœtus lui-même de part en part, pour l'obliger à rester en repos!

Quelquefois, aussitôt après l'introduction de l'aiguille, les malades éprouvent des douleurs lancinantes; on les fait cesser en retirant l'aiguille tout-à-fait, ou en l'enfonçant un peu moins. Dans un cas où l'artère temporale avait été piquée, il se forma une petite tumeur sanguine, qui disparut complètement en quelques heures, sous l'influence d'une compression légère. Chez certains individus, il se manifeste des lipothymies et même des syncopes; mais elles sont en général de peu de durée. M. Béclard cite néanmoins l'observation d'un malade, dans la jambe duquel une aiguille ayant été enfoncée pour faire cesser une douleur nerveuse très-aiguë, détermina des accidens fort graves; à une syncope prolongée succéda un délire furieux : insensiblement cette exaltation cérébrale diminua, et le malade resta plongé dans un état d'hébétude qui dura toute la journée, et qui disparut ensuite peu à peu. Un abcès se développa plus tard dans la région où l'acupuncture avait été pratiquée. Ce cas est heureusement unique, et à l'hôpital Saint-Louis où cette opération a été répétée des milliers de fois, on n'a jamais observé d'accidens fâcheux. Quant aux dangers qui pourraient résulter de la perte de l'aiguille dans l'intérieur des tissus, il est facile de les éviter en se servant toujours d'aiguilles à tête. M. Berlioz parle d'une jeune personne, atteinte de fièvre nerveuse avec gastralgie, qui s'étant introduit elle-même une aiguille courte, non armée de cire, dans la région épigastrique, l'enfonça tellement qu'il fut impossible de la retirer. L'aiguille chemina, dit-il, du côté gauche, et déterminait une douleur assez vive quand la malade montait ou descendait un escalier, et lorsque les alimens arrivaient dans l'estomac. Durant tout le temps qu'elle y resta, il n'y eut aucun accident nerveux; peu à peu la gêne et la douleur causées par la présence de ce corps étranger s'évanouirent complétement, et la santé se rétablit.

M. le docteur Dantu dit avoir vu trois fois des aiguilles se perdre ainsi dans les tissus, sans qu'il en soit résulté rien de fâcheux.

Phénomènes physiques de l'acupuncture. Les aiguilles s'oxydent au bout de quelques minutes. Ordinairement elles le sont plus à la pointe qu'ailleurs; quelquefois la partie qui plonge dans l'intérieur des parties molles est recouverte de toutes parts d'une couche d'oxyde, d'autres fois elle ne présente que des plaques irrégulières. Cette oxydation n'est point en rapport avec les phénomènes de guérison; elle s'observe à peu près sur l'homme sain, comme sur l'homme malade sur les animaux, et même sur des parties de cadavre placées dans de l'eau à une haute température; elle n'a pas lieu d'une manière notable sur le cadavre froid. Quel que soit l'animal, quel que soit l'individu sain ou malade, quelle que soit la nature de la partie sur laquelle une aiguille d'un métal oxydable est implantée, si cette aiguille est continuée par son extrémité opposée jusqu'au sol, ou jusqu'à une partie humide du corps de l'individu, elle devient le siége d'un courant galvanique, reconnaissable par le multiplicateur de Shweiger. MM. Pelletan fils et Pouillet ont reconnu que ce phénomène était dû à l'oxydation, aucun courant galvanique appréciable ne s'établissant lorsqu'on opère avec le platine ou tout autre métal non oxydable. Il résulte de ce qui précède que les phénomènes galvaniques semblent n'être pour rien dans le soulagement qu'éprouvent les malades, et M. le docteur Dantu en a administré une dernière preuve, en vérifiant que le même effet électrique se manifestait sur le cadavre placé dans des conditions hygrométriques et thermométriques convenables. Ajoutons enfin que des aiguilles faites de métaux non oxydables produisent la cessation de la douleur aussi bien que celles d'acier.

Différentes hypothèses ont été émises, pour rendre compte de l'action de l'acupuncture; les uns n'ont vu dans cette opération qu'un corps étranger implanté dans les tissus vivans et y déterminant un mouvement fluxionnaire qui devient révulsif d'une douleur profonde. D'autres pensent, avec M. Berlioz, que ce remède agit en stimulant les nerfs ou en leur restituant un principe dont ils étaient privés par la douleur. M. Haime, d'après ceux qui regardent les douleurs nerveuses comme le produit d'une accumulation vicieuse dans la partie qui en est le siége, du fluide qu'on dit parcourir les nerfs, demande si l'on peut admettre que, dans ce cas, l'acupuncture agisse en favorisant la libre circulation de ce fluide et en débarrassant ainsi ces organes de la surcharge qui exaltait ou pervertissait leur sensibilité. La théorie de M. J. Cloquet rentre en partie dans celle qui précède. Supposant en effet que la douleur et même l'inflammation reconnaissent pour cause l'accumulation du fluide électrique ou nerveux, dans l'organe où elles existent, il établit qu'il n'y a ni disparition ni diminution de la douleur, sans soustraction de ce fluide. Des expériences rigoureuses ayant démontré, comme nous l'avons dit, que le fluide électrique dégagé pendant l'opération était étranger à des effets thérapeutiques, faudra-t-il admettre un autre fluide, d'une nature spéciale, dont l'existence dans notre économie ne pourrait être constatée, dit M. le docteur Dantu, que par des instrumens plus délicats ou différens qui manquent encore à la science? M. le professeur Pelletan fils, s'appuyant sur des recherches d'anatomie et de physiologie expérimentales plus récentes, admet 1° que des nerfs différens, mais qui se retrouvent ensemble dans toutes les parties de l'organisation, sont le siége de courans opposés d'un fluide qui se comporte comme le fluide galvanique; 2° que le cerveau et ses annexes sont les appareils par lesquels ces courans sont entretenus; 3° que l'innervation dépend de la rencontre de ces courans opposés dans le tissu intime de chaque organe. Cela posé, une aiguille métallique, étant introduite dans les parties molles, rencontrera nécessairement un certain nombre de ces filets nerveux, siége de courans opposés; en qualité de plus court et de meilleur conducteur, elle réunira immédiatement ces courans, qui dès lors cesseront de traverser les organes où se rendent ces filets nerveux. De semblables suppositions expliqueraient d'une manière parfaitement satisfaisante, dit-il, tous les phénomènes de l'acupuncture ; la douleur serait diminuée ou guérie, parce que l'on aurait diminué l'innervation, en arrêtant un certain nombre de courans qui la déterminent ; le mode particulier de l'oxydation de l'aiguille dépendrait du siége et de la nature des courans qu'elle aurait rencontrés. La grande variété des effets obtenus serait déterminée par le hasard des rapports de l'aiguille avec les filets nerveux ; l'engourdissement serait la suite d'une diminution notable dans l'innervation. On pourrait même concevoir qu'une communication facile et prompte, entre quelques-uns des nombreux conducteurs nerveux qui seraient le siége de courans opposés, diminuât l'innervation générale de manière à produire soit un calme général, comme on l'a souvent observé, soit un degré de faiblesse qui pût aller jusqu'à la lipothymie.

Si l'on ne doit admettre une théorie qu'autant qu'elle repose sur des faits nombreux et bien constatés, on sera obligé d'avouer que toutes les explications précédentes ne sont encore que des hypothèses fondées pour la plupart sur des suppositions. Mais qu'importe la théorie par laquelle on l'explique, s'il est vrai que l'acupuncture soit un agent thérapeutique utile?

Les affections dans lesquelles ce moyen paraît avoir réussi le plus souvent, sont les névralgies sus-orbitaires, temporales, faciales et sciatiques. Après les névralgies, viennent les rhumatismes aigus et chroniques et plus particulièrement ceux qui affectent les muscles ; les douleurs récentes, suites de tiraillemens des ligamens articulaires, les raideurs des articulations suites de ces tiraillemens, ou de contusions. M. J. Cloquet, en ayant obtenu de bons effets dans les contractures musculaires, les crampes, pensait qu'on pourrait l'essayer avec avantage dans le tétanos, et le journal des sciences médicales contient une observation de trismus guéri en Angleterre par l'implantation de deux aiguilles dans le muscle masseter, et dans le sterno-mastoïdien. Depuis cette époque, M. J. Cloquet a employé l'acupuncture dans douze cas de tétanos, sans succès. Relativement aux contractures musculaires, je n'ai obtenu aucun effet sensible de l'implantation prolongée et réitérée de plusieurs aiguilles, dans un cas de contracture des extrémités inférieures, qui datait à la vérité de plusieurs années. Des observations multipliées prouvent qu'elle a été couronnée de succès dans les céphalalgies, les odontalgies, les pleurodynies, les gastrodynies. Elle a réussi, dit-on, dans la chorée, dans l'ophthalmie, et dans certaines affections du globe de l'œil où la vue était affaiblie ou pervertie. Quelques essais heureux engageraient à l'essayer dans l'asthme, etc., dans la goutte. Il paraît que M. Récamier a calmé, à l'aide de ce moyen, des douleurs lancinantes de l'utérus. Enfin M. Cloquet est parvenu plusieurs fois, dit-il, dans l'ophthalmie, la pleurésie, l'inflammation des intestins, des testicules, et dans les douleurs abdominales anciennes paraissant entretenues par des phlegmasies chroniques, à faire cesser ou à diminuer seulement la douleur et les symptômes inflammatoires. M. Berlioz a guéri une coqueluche avec douleur à l'épigastre à l'aide d'une seule acupuncture, et M. Haime a réussi par cette opération à faire cesser un hoquet qui avait résisté pendant long-temps aux remèdes les plus variés et les mieux indiqués.

M. J. Cloquet introduit le plus ordinairement l'aiguille dans le point le plus douloureux. Cependant dans les maladies des yeux, il choisit la région temporale et dirige la pointe de l'instrument jusque vers la commissure des paupières. Dans les céphalalgies, il l'applique dans le point du cuir chevelu qui correspond au siége de la douleur; il place dans ce cas une ou plusieurs aiguilles qu'il laisse pendant plusieurs heures ou pendant quelques jours. Dans les convulsions, l'épilepsie et le délire, il conseille d'introduire des aiguilles à la nuque, ou derrière les oreilles, ou bien au sommet de la tête. Dans les contractures musculaires c'est dans l'épaisseur du muscle contracté que l'aiguille doit être mise. Lorsqu'il y a plusieurs points douloureux, il faut introduire une aiguille pour chacun de ces points; quelquefois cependant une seule a suffi pour faire disparaître une douleur qui s'étendait à toute la longueur d'un membre. Quand après l'introduction de l'aiguille une douleur se manifeste dans un autre endroit, que la première ait disparu ou non, on conseille d'y introduire aussitôt une autre aiguille, et de poursuivre ainsi les nouvelles douleurs dans tous les points où elles se développeraient. Le temps pendant lequel il faut laisser l'aiguille en place varie beaucoup; tantôt elle a produit son effet en cinq ou six minutes, et d'autres fois il faut l'attendre pendant plusieurs jours, c'est le cas des affections chroniques. Dans quelques circonstances les douleurs augmentent d'abord, puis elles diminuent et cessent enfin; ou bien elles restent les mêmes qu'avant l'acupuncture, et le soulagement n'a lieu que plusieurs heures après l'opération; quelquefois on n'observe aucun changement dans la maladie. Dans un petit nombre de cas, les douleurs ont paru exaspérées. Ordinairement la disparition de la douleur est suivie d'un sentiment d'engourdissement qui se dissipe lui-même bientôt après. Quand on a été obligé de recourir plusieurs fois à cette opération, on observe en général que chaque fois le soulagement devient moindre, quoique les douleurs produites par l'aiguille aillent en augmentant. Après les névralgies traitées par l'acupuncture, on voit, chez certains malades, persister un sentiment de froid; mais quand les névralgies sont récentes, au froid succède le plus ordinairement une douce chaleur qui se répand dans toutes les parties.

Dans des affections articulaires anciennes, il n'est pas rare que cette opération fasse disparaître toutes les douleurs, sans rendre aux articulations leur mobilité naturelle, et aux muscles leur énergie ordinaire. Il ne faut pas alors, dit M. le docteur Dantu, s'obstiner à pratiquer cette opération, mais recourir à l'exercice, aux bains, et aux frictions presque toujours avantageuses dans cette circonstance.

On ne s'est point contenté des effets obtenus à l'aide de l'acupuncture simple, on a voulu y joindre l'électricité, et cette opération a reçu le nom d'*électro-puncture*. Cette idée avait été aperçue d'abord par M. Berlioz qui, toute fois, ne paraît pas l'avoir mise à exécution. Il ne s'agit plus ici de soutirer un fluide morbide, ou d'en interrompre le cours, M. Sarlandière, auteur de ce procédé, a pour but d'opérer une décharge électrique, et de la diriger sur les parties qu'il juge utile de stimuler, et cela, au moyen d'une aiguille métallique. Les aiguilles dont cet expérimentateur fait usage, sont d'or ou d'argent, et construites de manière à pouvoir s'adapter, d'une part, à un manche de cristal que l'opérateur tient sans être en communication avec le malade, et de l'autre, à un fil d'or ou de laiton, qui sert de conducteur. Une fois introduites, on les maintient en place, à l'aide d'un tube de verre, qui sert en même temps à les soustraire au contact des corps environnans; cela fait, on établit la communication entre l'aiguille et les conducteurs d'une machine électrique en mouvement, et l'on présente, à la partie supérieure de l'aiguille, le bouton d'un excitateur. A l'instant où l'étincelle passe d'un bouton sur l'autre, le choc se communique de la pointe de l'aiguille à toutes les ramifications nerveuses de la partie qu'elle touche. Si au lieu d'un excitateur à bouton, on se sert de pointes, le malade ressent un picotement assez aigu dans le tissu que pénètre la pointe de l'aiguille. Suivant M. Sarlandière, la douleur produite par l'introduction des étincelles n'est jamais excessive, si l'on garde quelques précautions en les excitant. Il rapporte même un fait assez singulier, c'est celui d'une colique de plomb, qui fut guérie comme par enchantement, au moyen de l'électro-puncture. Le malade, soumis à l'expérience, éprouvait *une sensation si délicieuse*, disait-il, des commotions électriques qu'on lui administrait, qu'il suppliait que l'on continuât, quoiqu'il ne ressentît plus aucune douleur. M. Sarlandière dit avoir obtenu, par ce moyen, les plus heureux résultats; toutefois, il restreint les cas où il convient d'y recourir, et ne le conseille que dans les occasions où les douleurs nerveuses ou rhumatismales ne sont accompagnées d'aucune altération organique, ni d'inflammation prononcée; il recommande, en outre, de combattre d'abord les complications, s'il en existe, à l'aide des émissions sanguines, des antiphlogistiques généraux, etc.; il nous semblerait préférable, dans des affections semblables, de recourir à l'acupuncture simple, l'opération étant plus facile, et ne nécessitant point tout l'attirail d'instrumens indispensables, pour pratiquer l'électro-puncture. On essayerait, au contraire, cette dernière, dans les cas où l'acupuncture ne suffirait point, comme par exemple, dans la paralysie, le tremblement mercuriel, et toutes les affections qui semblent dépendre d'une diminution d'énergie dans l'influx nerveux. M. J. Cloquet s'occupe, dit-on, de recherches à ce sujet, et M. Magendie a lu, tout récemment à l'Académie des sciences, une note pleine d'intérêt, sur l'application directe du galvanisme aux nerfs de l'orbite, et l'emploi de ce moyen pour la cure de l'amaurose. Guidé par l'étrange influence, comme il le dit, du nerf de la cinquième paire, sur tous les sens, et plus particulièrement sur le sens de la vue, il supposa qu'une excitation énergique, dirigée sur diverses branches de ce nerf, pourrait produire quelque effet utile. Piquant d'abord sur des animaux les différentes ramifications faciales du nerf trijumeau, il n'en vit survenir aucun accident; il put donc tenter la même expérience sur l'homme. Une aiguille d'acier, enfoncée dans le nerf frontal, à sa sortie du trou sourcillier, fit éprouver au malade, dans tout le côté correspondant de la tête, un phénomène semblable à celui qui arrive quand on se *cogne* le coude. Le malade indiquait avec précision toutes les divisions et les subdivisions du nerf, sur la partie supérieure du crâne. Le nerf sus-orbitaire fut ensuite piqué, et l'effet fut absolument analogue. Dans une seconde séance, le nerf frontal fut atteint dans l'orbite même, et à la suite de plusieurs tâtonnemens, l'habile expérimentateur parvint à piquer le nerf lacrymal, dont il avait précédemment prouvé l'influence sur la sécrétion des larmes; à l'instant où il fut touché, le malade éprouva un sentiment particulier dans l'orbite, et les larmes coulèrent avec une abondance extraordinaire. En faisant ces tentatives, qui n'eurent aucune suite fâcheuse, M. Magendie remarqua que la pupille se resserrait chaque fois qu'il piquait l'une ou l'autre des branches orbitaires de la cinquième paire, mais aucun changement n'eut lieu dans l'amaurose. C'est alors qu'il employa le galvanisme, en modifiant ainsi le procédé de M. Sarlandière. Une aiguille fut implantée dans le nerf frontal, et une autre dans le maxillaire supérieur; ces aiguilles furent mises en contact avec les deux pôles d'une pile voltaïque, composée de douze paires de disques, de six pouces de diamètre, en hauteur et en largeur. Chaque fois que les contacts s'établissaient, le malade éprouvait une commotion douloureuse dans le trajet des nerfs, et dans la profondeur de l'orbite; la lumière devenait plus sensible, et la pupille se contractait. Le départ du malade a empêché de donner suite à cette observation; mais M. Magendie rapporte d'autres cas d'amauroses incomplètes, avec ou sans paralysie des muscles de l'œil, dans lesquels l'électro-puncture a fourni des résultats très-satisfaisans. Il cite même la cure complète d'une paralysie de la moitié de la retine, accompagnée de celle de la paupière supérieure et des muscles droit interne et droit supérieur de l'œil, après un traitement de trois mois.

L'électro ou galvano-puncture a encore été employée dans d'autres circonstances. Ainsi, M. le docteur Leroy d'Etiolle a imaginé d'y avoir recours dans les hernies étranglées : il porte alors les deux conducteurs sur la tumeur même, humectant la peau avec une dissolution saline, ou mieux pénétrant jusqu'à l'intestin avec des aiguilles métalliques, qu'il met en contact avec les conducteurs de la pile voltaïque. L'anse intestinale étranglée se contracte puissamment alors, et la pression peut lui faire traverser une ouverture qu'elle ne pouvait franchir auparavant. Des expériences nombreuses sur les animaux, dans lesquelles M. Leroy produisait artificiellement des hernies étranglées, l'ont porté à conseiller, avant d'en venir à une opération toujours chanceuse, ce nouveau moyen qui serait tout-à-fait sans danger, et n'entraînerait pas, d'ailleurs, une grande perte de temps. Une pile de vingt à vingt-cinq couples, de deux pouces de diamètre, est celle qu'indique M. Leroy. Il recommande de porter les aiguilles jusque sur l'intestin incarcéré, tenant leurs pointes à peu de distance l'une de l'autre, les appliquant successivement sur différens points, et faisant ensuite des tentatives de réduction.

Le même médecin a encore imaginé d'avoir recours à l'électro-puncture dans l'asphyxie. Dans un mémoire lu à l'Académie des sciences, après avoir démontré par l'exposé d'expériences sur les animaux les dangers de l'insufflation pulmonaire, il a proposé divers moyens d'ôter à cette insufflation les dangers qu'il signalait, considérant que, dans la respiration artificielle, c'est l'air extérieur qui distend la poitrine, en pénétrant dans cette cavité; tandis que dans la respiration naturelle, c'est la poitrine qui se dilate pour admettre l'air.

M. Leroy a eu l'idée d'imiter la respiration naturelle en faisant traverser le diaphragme par un courant galvanique. Pour cela, il fait pénétrer une aiguille, à quelques lignes seulement, dans le dernier espace intercostal thoracique, de manière à rencontrer à leurs insertions les fibres du diaphragme, puis dans l'instant où il fait avec beaucoup de précaution l'insufflation, il établit le courant. Le diaphragme se contracte, la poitrine est agrandie, et l'air pénètre sans effort. L'insufflation et le contact entre les conducteurs et les aiguilles cessent, et un aide presse sur l'abdomen, pour produire l'expiration. Une nouvelle inspiration est déterminée comme la première, et ainsi de suite. Trente à quarante couples de deux pouces de diamètre suffisent pour produire cet effet. Les expériences de M. Leroy ont été répétées devant les commissaires nommés par l'Académie.

Enfin, pour ne rien omettre de ce qui a trait à l'acupuncture, nous rappellerons que M. Demours, qui avait d'abord proposé de réunir à l'introduction des aiguilles l'application d'une ventouse, a depuis imaginé un autre procédé, qui consiste dans l'emploi d'une pince à mords plats, avec laquelle on saisit un pli de la peau, que l'on traverse ensuite avec une aiguille. La peau ainsi traversée, on laisse l'aiguille, en coupant avec des tenailles incisives toute la portion restée en dehors. La présence de ce corps étranger ne produit, dit-il, aucune suppuration, et il a guéri la plupart des ophthalmies traitées par ce moyen. Cette modification change complètement, comme on voit, le mode d'action ordinaire de l'acupuncture. (GUERSENT.)

PIRIFORME, ou mieux PYRIFORME, adj., *pyriformis*, qui a la figure d'une poire. Nom donné par quelques anatomistes au muscle PYRAMIDAL. (MARJOLIN.)

PISIFORME, adj., *pisiformis*, qui a la forme du pois.

PISIFORME (l'os) est situé à la partie interne et antérieure du CARPE; il est arrondi, et présente en arrière une facette articulaire, un peu concave, encroûtée de cartilage, et qui est contiguë avec l'os pyramidal; dans le reste de sa surface, l'os pisiforme est convexe, inégal, et donne attache en haut au tendon du muscle cubital antérieur, en bas, au muscle adducteur du petit doigt, et en avant, au ligament annulaire du poignet. Cet os s'articule seulement avec l'os pyramidal, et forme une des quatre saillies que présente la face antérieure du carpe.

PISIFORMES (tubercules). M. Chaussier a ainsi nommé les *éminences mamillaires* qu'on remarque à la base de l'ENCÉPHALE.

(MARJOLIN.)

PISSENLIT, s. m., *taraxacum dens leonis*. Hall. Rich., *Bot. méd.*, t. 1, p. 397. C'est une plante vivace, extrêmement commune dans les lieux incultes, sur la lisière des bois et des champs, où elle fleurit pendant la plus grande partie de l'année. Elle fait partie de la famille des Synantherées, tribu des chicoracées et de la syngénésie égale. Sa racine est pivotante, brune extérieurement, blanche à son intérieur; ses feuilles sont étalées en rosette, alongées, pinnatifides et roncinées; de leur centre, naît une hampe ou pédoncule radical, cylindrique, de quatre à huit pouces de hauteur, terminé par un capitule de fleurs jaunes. Toutes les parties du pissenlit contiennent un suc blanc et laiteux, d'une grande amertume, mais qui, dans la plante fraîche, est mitigée par les sucs aqueux qu'elle renferme en abondance, en sorte que cette amertume n'a rien de désagréable ; aussi mange-t-on en salade les jeunes pissenlits, avant que leur sève ne soit trop élaborée; car quand la plante est tout-à-fait développée, l'amertume est beaucoup plus intense, et c'est alors qu'on recueille le pissenlit pour les usages de la médecine. Ce médicament, par son amertume très-prononcée, agit à la manière des médicamens toniques. On fait avec ses feuilles et sa racine des tisannes que l'on administre dans les fièvres intermittentes simples. Quelques auteurs en ont recommandé l'usage dans les affections chroniques de la peau, et dans les engorgemens des viscères abdominaux, quand ils ne sont accompagnés, ni de fièvre, ni d'aucun autre signe d'irritation; en un mot, ils paraissent agir à la manière des autres médicamens désignés sous le nom de fondans, comme le savon, le protochlorure de mercure, etc. On prépare, avec les feuilles fraîches du pissenlit, un suc que l'on emploie à la dose d'une à deux onces dans les mêmes circonstances. Quant à son extrait, il est assez fréquemment usité; on l'administre à la dose de six à douze grains, dose que l'on augmente ensuite graduellement.

(A. RICHARD.)

PISTACHE, s. m. C'est le fruit du pistachier (*pistacia vera*, L. Rich., *Bot. méd.*, t. II, p. 396), grand arbrisseau de la famille des Térébenthacées et de la Diœcie pentandrie. Le pistachier, originaire de l'Asie mineure, est naturalisé aujourd'hui dans toutes les isles de l'Archipel et les régions méridionales de l'Europe ; il y forme un arbrisseau de dix à douze pieds d'élévation, portant des feuilles alternes imparipinnées, composées le plus souvent de trois à cinq folioles ovales, obtuses, coriaces et glabres; ses fleurs sont petites et dioïques; ses fruits sont des espèces de drupes ovoïdes, alongées, sèches, c'est-à-dire ayant la chair très-mince, de la grosseur d'une olive, contenant un noyau s'ouvrant en deux valves, et contenant une amande verte, recouverte d'une pellicule rougeâtre. Presque toutes les pistaches qu'on emploie en France nous arrivent de la Sicile.

L'amande est la seule partie dont on fasse usage; sa saveur est douce et très-agréable. On peut en préparer des émulsions entièrement semblables à celles que l'on fait avec les amandes douces, et qu'on emploie comme elles dans l'inflammation des organes génito-urinaires, etc. Cette boisson, fort agréable, est adoucissante et tempérante. (A. RICHARD.)

PITUITAIRE, adj. et subst. quelquefois, *pituitaris*.

PITUITAIRE (fosse). Enfoncement situé à la face supérieure du SPHÉNOÏDE, et qui renferme le corps pituitaire.

PITUITAIRE (la glande, ou mieux le corps), est arrondi, alongé transversalement, et situé dans l'enfoncement dont on vient de parler. *Voyez* ENCÉPHALE.

PITUITAIRE (membrane). Nom donné à la membrane muqueuse qui tapisse les fosses NASALES; on l'appelle aussi *membrane de Schneider*, anatomiste qui l'a décrite avec soin.

PITUITAIRE (tige). Prolongement conique qui s'élève de la partie supérieure du corps pituitaire, et se termine au tubercule nommé *tuber cinereum*. *Voyez* ENCÉPHALE. (MARJOLIN.)

PITUITE, s. f., *pituita*. *Voyez* PHLEGME.

PITUITEUX, adj., *pituitosus*; qui a rapport à la pituite. On nomme vulgairement pituiteux les individus qui sont sujets au coryza, au catarrhe pulmonaire chronique.

PITUITEUSE (fièvre). Quelques auteurs ont donné ce nom à la fièvre qu'on a décrite sous celui de MUQUEUSE.

PITYRIASIS, s. m.; mot grec dérivé de πίτυρα, *furfures*, son; inflammation chronique, superficielle et squameuse caractérisée par de petites taches roses, souvent à peine apercevables et suivies d'une desquamation furfuracée permanente.

§ 1er. Je ne connais point d'histoire du pityriasis exempte de faux rapprochemens. Car, si Willan et Bateman n'ont pas, comme beaucoup d'autres, décrit indistinctement sous ce nom, les desquamations furfuracées du cuir chevelu consécutives au développement du lichen, du psoriasis, de la lèpre, de l'eczéma chronique, etc., ils ont eu le tort grave de rapprocher du pityriasis certaines altérations du pigment de la peau (*chloasma, maculæ hepaticæ, etc.*). Elles peuvent sans doute être suivies ou accompagnées d'une desquamation furfuracée; mais elles diffèrent essentiellement de l'inflammation chronique et superficielle qui fait l'objet de cet article.

§ 2. Le pityriasis peut se montrer sur toutes les régions du corps; mais on l'observe le plus ordinairement sur le cuir chevelu.

Les personnes atteintes du pityriasis *capitis* éprouvent habituellement une démangeaison assez vive qui les porte à se gratter ou à se frotter la tête, avec plus ou moins de force. Par cette manœuvre elles détachent du cuir chevelu une poussière blanchâtre, formée par de petites squames épidermiques. Si elles répètent plusieurs fois, dans le même jour, ces frictions avec la main, ou à l'aide d'une brosse, elles donnent constamment lieu à cette desquamation furfuracée, qui est plus ou moins abondante, suivant que le pityriasis est borné à une partie du cuir chevelu ou étendu à toute la surface. Après avoir écarté plusieurs masses de cheveux, si on examine la peau, peu de temps après le développement de cette maladie, on aperçoit au dessous des squames quelques petites taches rouges, irrégulières, très-superficielles, disséminées sur le cuir chevelu. La peau est luisante, sèche et un peu rude au toucher. Il est rare que cette inflammation soit portée à un plus haut degré; j'ai vu cependant quelques malades se plaindre d'un sentiment de tension ou de roideur dans la peau. L'épiderme est fendillé; sur plusieurs points on peut le détacher en petites squames furfuracées, très-minces, le plus souvent circulaires, au-dessous desquelles un nouvel épiderme s'est formé. Celui-ci ne tarde pas à éprouver la même altération, et l'augmentation des dimensions des squames épidermiques est ordinairement le seul changement appréciable que présente la peau à la suite de ces desquamations successives. Chez les enfans dont les cheveux sont rares, et chez les vieillards dont la tête est souvent dégarnie de cheveux, ces diverses altérations qui constituent le pityriasis sont plus faciles à constater. Je dois dire cependant que les petites taches rouges dont j'ai parlé ne sont bien distinctes que sur les points ou la desquamation ne s'est pas établie depuis long-temps. A la suite d'un grand nombre de desquamations furfuracées successives, la peau, au lieu de paraître rouge, est souvent au contraire d'un blanc plus mat que dans son état normal.

La durée du pityriasis du cuir chevelu peut être fort longue; lorsque la guérison est prochaine, l'inflammation du corps réticulaire disparaît graduellement, la peau se couvre d'un épiderme lisse et poli, et la transpiration se rétablit à sa surface.

Le pityriasis *capitis* peut coïncider avec d'autres inflammations chroniques du cuir chevelu. Il accompagne souvent la chute des poils. (*Voyez* ALOPÉCIE, PELADE.) Il peut survenir pendant la convalescence des maladies aiguës, et à diverses périodes des maladies chroniques.

§ 3. Chez les jeunes enfans le pityriasis *capitis* se développe souvent à la partie supérieure du front et sur les tempes. Une semblable affection se déclare quelquefois sur le cuir chevelu et les sourcils des personnes avancées en âge; sans qu'on puisse assigner de cause probable à cette inflammation chronique et superficielle de la peau.

§ 4. Le pityriasis a été confondu avec une foule de maladies accompagnées ou suivies d'une desquamation furfuracée. Les petites taches qui le caractérisent diffèrent de celles du psoriasis *guttata*, en ce que ces dernières sont plus larges et présentent toujours au dessous des squames qui les recouvrent, un point central rouge, qui dépasse le niveau de la peau. Les plaques squameuses de la lèpre sont orbiculaires, chatoyantes, et déprimées dans leur centre. Dans l'ichthyose nacrée, la chute de l'épiderme n'est point précédée d'une inflammation du corps réticulaire. La desquamation qu'on observe à la suite du lichen ou de l'eczéma chronique est précédée de papules ou de vésicules. Enfin les éphélides et les taches hépatiques diffèrent du pityriasis en ce que la desquamation qu'elles présentent quelquefois est consécutive à une altération du pigment de la peau. La *crasse du cuir chevelu* qu'on observe souvent chez les nouveau-nés dont la tête est constamment couverte, est formée par une matière jaunâtre, douce, friable, plus ou moins abondante, ordinairement déposée à la partie antérieure et supérieure de la tête; ce n'est point une production épidermique, comme les squames du pityriasis, et sa formation est indépendante de l'inflammation chronique du tissu réticulaire de la peau. Cette remarque est également applicable à la crasse qu'on observe sur le cuir chevelu des vieillards peu soigneux ou malpropres.

§ 5. Il est difficile d'assigner un terme à la durée du pityriasis; elle varie entre quelques semaines et plusieurs années. On emploie avec succès les lotions savonneuses pour nétoyer la surface du cuir chevelu, et les décoctions de racine de guimauve et de tête de pavot, avec ou sans addition d'acétate de plomb, pour diminuer la démangeaison que les malades éprouvent. Les purgatifs salins ont été recommandés dans le but d'opérer une révulsion momentanée sur les organes digestifs. Enfin les diverses maladies qui peuvent compliquer le pityriasis exigent elles-mêmes des médications variées qu'on a eu soin d'exposer en traitant de chacune d'elles, ou dont il sera ultérieurement fait mention.

§ 6. Les médecins grecs ont plutôt indiqué que décrit le pityriasis. Alexandre de Tralles et Paul d'Ægine disent que le pityriasis consiste *en des exfoliations légères et furfuracées de l'épiderme, sans ulcération.* (*Voyez* Alexandre de Tralles, lib. I, cap. 4. — Paul d'Ægine, lib. III, cap. 3.) Ils désignent tous le nom de πιτυρωδεῖς, *furfurosi*, les personnes chez lesquelles *assiduè furfures in capite gignuntur.* (Galen. *Comment.* III, *in lib.* 6, *epid.*) Quelques traducteurs des médecins grecs ont latinisé le mot *pityriasis*; d'autres l'ont rendu par *porrigo*, et ont commis une faute grave, qu'ils eussent pu éviter en traduisant *pityriasis* par *furfures capitis*, *farrea nubes*, comme l'avait fait Quintus Sérénus. En effet, Celse ayant compris sous le nom de *porrigo* les maladies généralement connues aujourd'hui sous le nom de *teignes*, le mot *porrigo* présente dès-lors deux acceptions très-différentes. Les uns, tels que Lorry et Joseph Frank, l'ont employé pour désigner le pityriasis des Grecs. « *Desquamatio epidermis, nullo prævio, aut præsenti evidenti cutis, vitio originem debens, relictâ abnormi pellis subjacentis conditione*, PORRIGO *dicitur.* (J. Frank.) » D'autres, tels que Willan, Bateman, Samuel Plumbe, etc., s'en sont servi, d'après Celse, pour désigner les maladies plus généralement connues en France sous le nom de *teignes*.

Pour compléter ce petit article de vocabulaire, j'ajouterai que l'*alvarati* d'Avicenne semble correspondre au pityriasis des Grecs: « *Est modus excorticationis levis accidentis capiti propter corruptionem accidentem in complexione proprie cum impressione in superficie cutis.* » Enfin, M. Alibert a donné une bonne figure du pityriasis sous le nom de *dartre furfuracée volante*.

Willan a décrit sous le nom de pityriasis *versicolor* (*maculæ hepaticæ*) et de pityriasis *nigra*, deux altérations du pigment de la peau bien différentes du pityriasis. Joseph Frank a compris, dans la description du *porrigo*, le pityriasis, les psoriasis *palmaria*, *scrotalis*, *diffusa*, *etc.* de Willan; d'autres ont décrit sous les noms de *pityriasis* ou de *porrigo* la desquamation furfuracée consécutive au lichen de la face. Avec des matériaux et des vues aussi dissemblables on n'a pu faire que des descriptions générales peu exactes, qui n'offrent entre elles qu'une analogie fort équivoque. *Voyez* PSORIASIS, PORRIGO, ÉPHÉLIDES, etc.

(P. RAYER.)

PIVOINE, s. f., *pæonia officinalis.* L. Rich., *Bot. méd.*, t. II, p. 623. Grande plante vivace, originaire des contrées méridionales de la France, et cultivée communément dans les jardins, à cause de la grandeur et de la belle couleur rouge de ses fleurs, et qui a été rangée dans la famille des Renonculacées, et dans la Polyandrie digynie. La racine de la pivoine se compose d'une touffe de tubercules alongés, fusiformes ou globuleux, brunâtres extérieurement, blancs à leur intérieur. Sa tige, haute de deux pieds, rameuse, cylindrique et un peu glauque, porte des feuilles alternes, très-grandes, deux fois ailées; à lobes inégaux, elliptiques, lancéolés aigus, très-glauques en-dessous; les fleurs sont très-grandes, d'un rouge violacé, solitaires et terminales; le fruit se compose de deux ou trois capsules uniloculaires polyspermes, renflées à leur base, cotonneuses, s'ouvrant irrégulièrement du côté interne, par une suture longitudinale; les graines sont noirâtres.

Lorsque la racine de pivoine est fraîche, elle a une odeur forte et nauséeuse, et une saveur d'abord douce, âcre, mais ensuite amère et désagréable. L'analyse chimique qui en a été faite récemment par M. Morin, pharmacien à Rouen, a prouvé que, sur 500 grammes de racine fraîche, on trouve environ 339 d'eau; 69 d'amidon; 4 d'oxalate de chaux; 57 de fibres ligneuses; 1 $\frac{1}{2}$ de matière grasse; 14 de sucre incristallisable; 1 d'acides phosphorique et malique libres; 5 de malate et de phosphate de chaux; $\frac{1}{2}$ de gomme et de tannin; 8 de matière végéto-animale.

Lorsque l'on compare les résultats de l'expérience avec les éloges pompeux, prodigués à cette plante par les médecins anciens, on sent plus que jamais la nécessité de soumettre leurs assertions à une critique sévère et à de nouveaux essais. La racine de pivoine a été vantée comme un des antispasmodiques les plus puissans, et comme un des remèdes les plus efficaces contre l'épilepsie, les convulsions, l'hysterie, enfin contre les maladies les plus rebelles par leur nature à l'action des médicamens. Ces éloges, dont nous trouvons la première source dans les écrits de Galien, ont été répétés par Fernel, Willis, Tissot et plusieurs autres. Cependant, des médecins non moins célèbres, parmi lesquels nous citerons Boerhaave et Tissot, n'ont retiré aucuns bons effets de ce médicament dans les différens cas d'épilepsie où ils en avaient fait usage. Cette opinion a prévalu parmi les modernes, qui ont presqu'entièrement abandonné l'usage de ce médicament.

On avait attribué aux graines et aux fleurs les mêmes propriétés qu'avait la racine de pivoine, mais elles méritent encore moins l'attention des praticiens. Quant à la racine, on l'administre de différentes manières; 1° sous forme d'extrait alcoolique, à la dose de 10 à 20 grains, que l'on peut augmenter graduellement; 2° sous celle d'extrait fait avec le suc exprimé de la racine fraiche. Selon Murrai, cette préparation est beaucoup plus efficace que la précédente.

La racine de pivoine fait partie des poudres dites *antiépileptiques*, des anciennes pharmacopées. (A. RICHARD.)

FIN DU SEIZIÈME VOLUME.

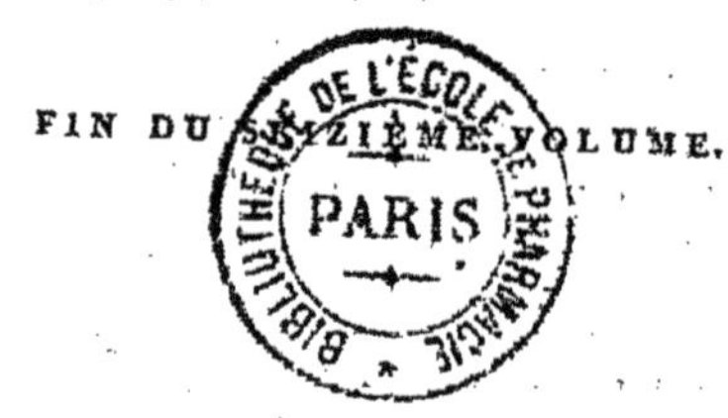

TABLE

DES PRINCIPAUX ARTICLES

CONTENUS DANS LE SEIZIÈME VOLUME.

DISTRIBUTION DES MATIÈRES.

	MM.
Anatomie.	MARJOLIN, professeur de la Faculté de méd., H. CLOQUET, OLLIVIER, doct. en méd.
Physiologie	ADELON, profess. de la Fac. de médec. COUTANCEAU, RULLIER, docteurs en méd.
Anatomie pathologique	BRESCHET, chef des travaux anatomiques de la Fac. de méd., ANDRAL *fils*, doct. en méd.
Pathologies générale et interne.	CHOMEL, COUTANCEAU, LANDRÉ-BEAUVAIS, RAYER, ROCHOUX, ANDRAL *fils*, docteurs en méd.
Pathologie externe et opérations chirurgicales	J. CLOQUET, chir. de l'hôpital Saint-Louis; MARJOLIN, ROUX, prof. de la Fac. de méd., et MURAT, chirurgien en chef de la maison royale de Bicêtre, OLLIVIER, doct. en méd.
Accouchemens, Maladies des femmes et des nouveau-nés	DESORMEAUX, professeur de la Fac. de méd.
Maladies des enfans.	GUERSENT, médecin de l'hôpital des Enfans.
Maladies des vieillards	FERRUS et ROSTAN, méd. de l'hospice de la Salpêtrière.
Maladies mentales.	GEORGET, docteur en méd.
Maladies cutanées.	BIETT, méd. de l'hôpital Saint-Louis, et RAYER, doct. en méd.
Maladies syphilitiques.	LAGNEAU, docteur en médecine.
Maladies des pays chauds.	ROCHOUX, doct. en méd.
Thérapeutique générale	GUERSENT, médecin de l'hôpital des Enfans.
Histoire naturelle médicale.	H. CLOQUET, docteur en méd., ORFILA, prof. de la Fac. de méd., et A. RICHARD, démonstrateur de botan. de la Faculté de méd.
Chimie médicale et pharmacie.	ORFILA, et PELLETIER, professeur de l'École de pharmacie.
Physique médicale et hygiène.	ROSTAN.
Médecine légale et police médicale.	MARC, doct. méd., ORFILA, et RAIGE-DELORME, docteur en médecine, qui est aussi chargé des articles de vocabulaire.

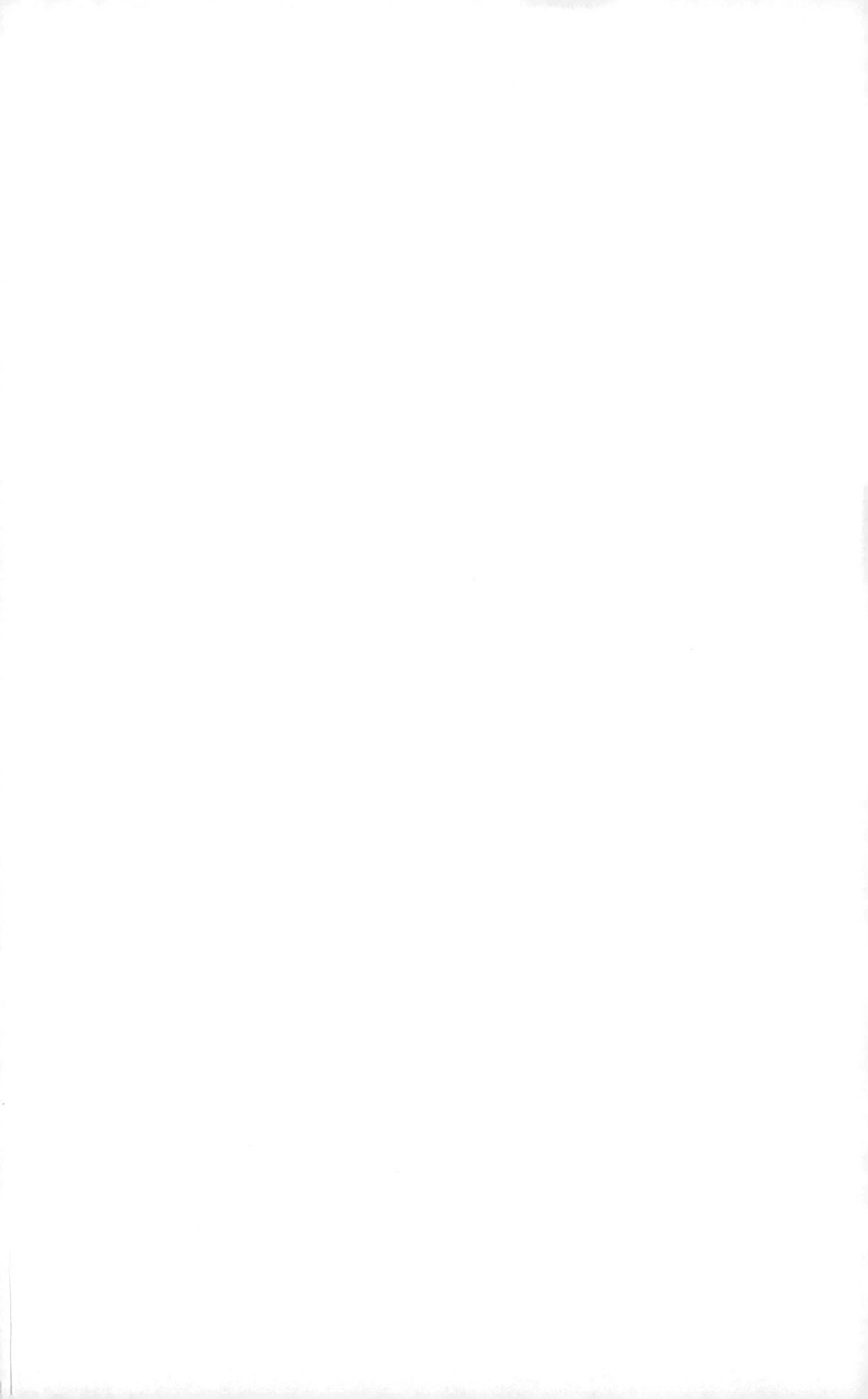

www.ingramcontent.com/pod-product-compliance
Ingram Content Group UK Ltd.
Pitfield, Milton Keynes, MK11 3LW, UK
UKHW021839190726
13855UKWH00001B/53

9 782013 538251